E. W. Morscher (Hrsg.)
Endoprothetik

Springer
Berlin
Heidelberg
New York
Barcelona
Budapest
Hong Kong
London
Mailand
Paris
Tokyo

E. W. Morscher (Hrsg.)

Endoprothetik

Mit einem Geleitwort von M. E. Müller

Mit 196 Abbildungen und 32 Tabellen

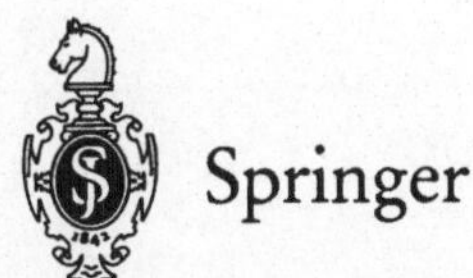

Professor Dr. E. Morscher
Orthopädische Universitätsklinik
Felix-Platter-Spital
Burgfelderstr. 101
CH-4012 Basel

ISBN-13: 978-3-642-79299-1 e-ISBN-13: 978-3-642-79298-4
DOI: 10.1007/978-3-642-79298-4

Die Deutsche Bibliothek-CIP-Einheitsaufnahme

Endoprothetik: mit 32 Tabellen; [Gedenkschrift für Otto Frey-Zünd] / E. W. Morscher (Hrsg.) – Berlin; Heidelberg; New York; Barcelona; Budapest; Hong Kong; London; Mailand; Paris; Tokyo: Springer, 1995
ISBN-13: 978-3-642-79299-1

NE: Morscher, Erwin [Hrsg.]; Frey-Zünd, Otto: Gedenkschrift

Softcover reprint of the hardcover 1st edition 1995

Herstellung: PRODUserv Springer Produktions-Gesellschaft, Berlin;
Einbandentwurf: Erich Kirchner, Heidelberg;
Satz: Graphische Werkstätten Lehne GmbH, Grevenbroich-Kapellen
SPIN 10129026 24/3020 – 5 4 3 2 1 0 – Gedruckt auf säurefreiem Papier

Gedenkschrift für Dr. med. h. c.

Otto Frey-Zünd

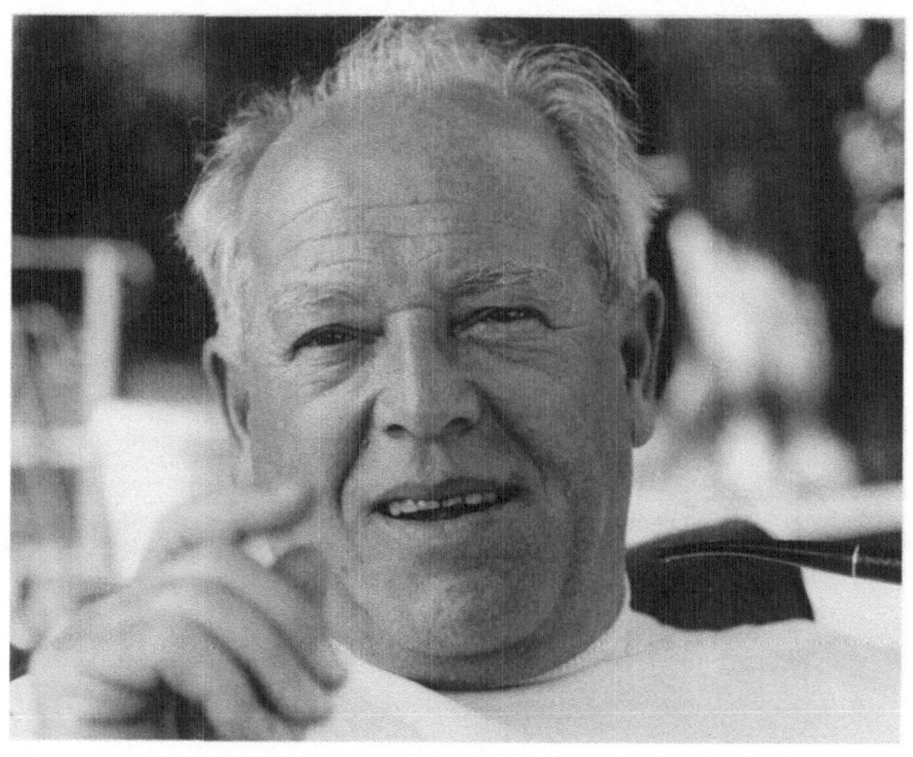

Dr. med. h. c. Otto Frey-Zünd

geb. 1. Juli 1925

verst. 19. Dezember 1992

Dieses Buch verfaßten Orthopädische Chirurgen sowie Mitarbeiter der SULZER Medizinaltechnik zum Gedenken an Dr.med.h.c. Otto-Frey-Zünd, der gemeinsam mit ihnen künstliche Gelenke entwickelt hat und »Vater der SULZER-Gelenke« genannt wurde.

Für seine Verdienste wurde Otto Frey 1988 von der Medizinischen Fakultät der Universität Basel die Würde eines »Doctor medicinae honoris causa« verliehen.

Geleitwort

Die Firma Sulzermedica, ein Unternehmensbereich des Weltkonzerns Gebrüder Sulzer, hat sich im Laufe der letzten Jahre intensiv mit der Herstellung von Gelenkimplantaten für die Chirurgie des Bewegungsapparates befaßt. Der Gießerei-Technologe Dr. med. h. c. Otto Frey hat zur Entwicklung der Sulzer Medizinaltechnik zwischen 1965 und Ende der 80er Jahre entscheidend beigetragen. Nach seinem Ableben hat Prof. Erwin Morscher, der »Vater« der medizinischen Ehrung von Otto Frey, keine Mühe gescheut, unter Mitwirkung einiger Mitarbeiter von Sulzermedica und namhafter Autoren der Verkaufsfirmen Protek und Allo Pro eine Gedenkschrift herausgegeben. Herr Morscher hat mich gebeten, ein Geleitwort zu schreiben und es mit kritischen Bemerkungen und persönlichen Meinungen zu ergänzen.

Was die Hüftprothesen anbelangt, so haben Autoren von Sulzermedica, wie E. Morscher, P. Schuster, L. Spotomo, H. Wagner, B. G. Weber, D. Weill, H. G. Willert und K. Zweymüller, Beiträge beigesteuert. Andere Beiträge betreffen Prothesen für das Kniegelenk (N. Gschwend, M. A. R. Freeman, W. Schwägerl, N. Böhler) und die obere Extremität (N. Gschwend, H. C. Meuli), oder Implantate, die noch im experimentellen Stadium sind. Nicht zu vergessen ist A. H. Huggler, der erste medizinische Berater der damaligen Sulzer Medizinaltechnik, der schon 1965 eine McKee-ähnliche Prothese mit besseren Kongruenzverhältnissen entwickelt hat. Hier präsentiert er seine interessante Druckscheibenprothese.

Der Einfluß der Sulzer Medizinaltechnik auf ihre Autoren zeigt sich am besten an deren Bereitschaft, die drei charakteristischen Neuentwicklungen bei Sulzer mindestens teilweise in ihre Prothesenkomponenten einzubauen. *Protasul-100* ist die Titan-Niobium-Legierung von Sulzer für Prothesenschäfte, *Sulmesh* ist die Polyäthylenbeschichtung mit Reintitandrähten (dünner als 1 mm, mehrschichtig). *Metasul* ist die Metal-Metall-Paarung der Gleitkörper. Diese drei Markennamen sind von Sulzer geschützt.

Protasul-100 wird von allen Autoren für nichtzementierte Schäfte (zementfrei erscheint mir sprachlich fraglich!) benützt. *Sulmesh* garantiert nach Ansicht des Histologen Schenk, des auch experimentell tätigen Chirurgen Bereiter und des Klinikers Morscher die Osseointegration, d. h. die direkte Ossifikation zwischen Knochen und Implantat. Nach Morscher läßt sich die Osseointegration bei über 95 % seiner Press-fit-Pfannen nachweisen. Zweymüller zieht die Osseointegration mit einer mikrostrukturierten (3–5 μm) Pfannenoberfläche vor.

Gschwend, Weber, Weill und Willert benützen *Sulmesh* zur Beschichtung ihrer Kunstpfannen mit z. T. anderer Indikation als Morscher. *Metasul* stößt weltweit auf größtes Interesse und wurde im Laufe der letzten drei Jahre von allen erwähnten Autoren mindestens versuchsweise angenommen.

Kennt man die kritische Einstellung der Chirurgen gegenüber neuen, noch nicht bewährten Produkten, kann diese Übereinstimmung als großer Erfolg für den wissenschaftlichen Stab von M. Semlitsch und R. Streicher sowie das technische Team von Sulzer Medizinaltechnik in Winterthur bewertet werden. In einem wichtigen Grundlagenbeitrag über Werkstoffkonzepte für Hüftendoprothesen erörtern M. Semlitsch und H. G. Willert die Vorteile der Titanlegierung für nichtzementierte Prothesenkomponenten und die Nachteile der seinerzeitigen Titan-Polyäthylen-Gleitpaarung. Leider vermißt man die Beschreibung der zahlreichen Korrosionsdefekte nach Einzementierung von Titanschäften aus den Jahren 1989/90, die mich und andere Orthopäden in Schwierigkeiten brachten.

»Fixation mit oder ohne Zement?« fragt Willert in seiner Einleitung: »Was lehren uns 30 Jahre Erfahrung?« Bei den Arbeiten von Zweymüller, Wagner und Weill könnte man denken, nur nichtzementierte Implantate seien »modern«. Glücklicherweise beweist der kompromißlose Zementierer Weber mit ausgezeichneten Resultaten nach Anwendung seiner Hochdruckzementierungstechnik, daß Zement unter keinen Umständen vernachlässigt werden darf. Persönlich überblicke ich zahlreiche Fälle von zementierten Primärprothesen, die nach 25 und gar 30 Jahren noch einwandfrei stabil sind. Es ist abzuwarten, ob nichtzementierte Prothesen an solche Ergebnisse herankommen werden. Wenn das PE zugunsten der Metall-Metall-Paarung verlassen werden könnte, würde nach Weber die Anzahl der Abriebpartikel so stark abnehmen, daß man dann mit Standzeiten von 30 und mehr Jahren rechnen könnte. Morscher, Schuster, Spotorna und Willert glauben eher an die Zukunft der sog. Hybridprothesen. Sie fordern aber, daß die Schäfte in der Markhöhle genau zentriert werden, damit ein regelmäßiger Zementmantel entsteht, der jeden Kontakt zwischen Knochen und Metall ausschaltet. Ist das in allen Fällen machbar?

Alle Beiträge über Hüftprothesen sind von hoher Qualität. Konzept und Zielsetzung sowie Vor- und Nachteile ihrer Prothesen werden von den Autoren klar dargestellt. Zweymüller spricht z. B. auch von der erschwerten Extraktion seiner Prothese. Jeder Beitrag wird zudem mit umfangreichen Literaturangaben untermauert. Von E. Morscher werden beispielsweise über 320 Arbeiten zitiert.

Ähnliche Einflüsse der bei Sulzermedica entwickelten Neuerungen lassen sich bei Prothesen an anderen Gelenken finden. Das GSB-Kniegelenk von N. Gschwend hatte seine große Zeit vor 20 Jahren. Noch heute darf diese »alte« Prothese der dritten Generation bei über 75jährigen Patienten oder bei schwersten Deformitäten nicht vergessen werden. Die Kniegelenkersatzoperation von M. A. R. Freeman und K. M. Samuelson wurde in den letzten 21 Jahren so oft verändert, daß die Ansichten vieler Techniker dadurch stark geprägt worden sind. Die gesammelten Erfahrungen waren für das von W. Schwägerl und P. Zenz entwickelte APS-Kniegelenk wichtig. Auch die nicht zementierte monokondyläre Knieendoprothese von N. Böhler et al. fußt auf den bei Sulzermedica in den letzten Jahren realisierten technischen Neuerungen. Die GSB-III-Ellenbogenprothese von N. Gschwend, B. Simmen und H. Bloch ist nach etlichen Verbesserungen zum großen Erfolg geworden. Auch die Handgelenkprothese von H. C. Meuli kann nun nach einer 10jährigen Versuchszeit empfohlen werden.

Die Impulse von Otto Frey waren für die Entwicklung der Sulzer Medizinaltechnik und für die allgemeine Hüftprothesengestaltung wesentlich. Viele seiner Vorschläge waren hervorragend. Etwas fraglich war seine Entscheidung bei allen Hüftprothesensystemen den »Offset«, d. h. die Distanz zwischen Prothesenachse und Bewegungszentrum, zu vereinheitlichen. Dies hatte zur Folge, daß die zur Erreichung gleicher Beinlängen unerläßliche präoperative zeichnerische Planung mit einer einzigen Schablone pro System praktisch unmöglich wurde. Auch sind alle Prothesen modular, d. h. sie besitzen einen Konus, auf den verschiedene Köpfe aufgesetzt werden können. Persönlich verwende ich ohne den geringsten Nachteil in einem Drittel meiner Fälle eine Monoblockprothese und bin der Meinung, daß die Modularprothesen nach und nach wieder verlassen werden. Das gleiche gilt ebenfalls für die noch jetzt fast allgemein befürwortete Gammabestrahlung des PE!

Auf Dysplasieprothesen wird nicht speziell eingegangen, obwohl gerade sie ggf. eine Prothese auf Maß (sog. custom made) überflüssig machen. Die Wechseleingriffe infolge aseptischer Lockerung mit erheblichem Knochenverlust sind heute zum großen Problem der Hüfttotalprothesen geworden. Einzig H. Wagner hat sich mit wenigen Sätzen mit dieser Frage auseinandergesetzt. Dabei stellen die Revisionseingriffe die Zukunft der Prothesenchirurgie dar.

Über Dokumentation und Bewertung der Ergebnisse einer Totalprothese herrschen unter den Orthopäden bekanntlich unklare Vorstellungen. Die wenigsten Operateure besitzen Röntgenbildkarten mit Mikrokopien aller Röntgenbilder ihrer Fälle; die Auswertung von standardisierten Röntgenbildern ist nicht einheitlich; die seinerzeitigen Vorschläge von Merle d'Aubigné und Harris zur Bewertung einer Totalprothese sind heute nicht mehr adäquat. Bei Prüfung einer fortlaufenden, geschlossenen Serie von Operationen erscheinen nach mehr als 5 Jahren nur 60–80 % der aufgebotenen Patienten. Über 20 % gehen verloren wegen Tod, Revisionen, Adreßänderung, weil sie nicht zur Kontrolle kommen wollen oder weil sie inzwischen von einem anderen Chirurgen übernommen worden sind. Zudem werden voroperierte Patienten und schwierige Spezialfälle im allgemeinen nicht erfaßt. Dies erklärt, warum die publizierten Ergebnisse 90 % und mehr ausgezeichnete Resultate aufweisen können.

In Anbetracht der hohen Kosten jeglicher Dokumentation wäre es von Vorteil, wenn die Produzenten einspringen und beim Aufbau eines zuverlässigen Dokumentationssystems zumindest für ihre eigenen Implantate helfen würden!

Diese wertvolle Gedenkschrift zu Ehren von Otto Frey orientiert über Konzepte, Realisierungen und Gründe zu Verbesserungen der Endoprothesen wesentlicher Autoren von Sulzermedica. Sie zeigt den Stand der Prothesenentwicklung in der Schweiz im Jahr 1995. Schon deshalb wird sie immer wieder konsultiert werden. Die von den Autoren zusammengestellten Literaturangaben sind für Wissenschaftler und Praktiker auf dem Gebiet der Totalprothesen eine wichtige Informationsquelle

Bern Maurice E. Müller*

* Prof. Dr. med., Hon. FRCS (Eng.), Dr. med. h. c. mult.
Gründer und Präsident der International Hip Society 1979–1982
Präsident der SICOT 1981 bis 1984

Danksagung

Der Herausgeber und die Autoren dieses Buches danken Herrn Professor M. E. Müller, dem neben Sir John Charnley bedeutendsten Pionier der Endoprothetik, der in enger Zusammenarbeit mit Otto Frey Prothesen und Instrumente entwickelt hat, für das Verfassen des Geleitwortes. Dank gebührt ferner den Firmen SULZERmedica, PROTEK und Allo Pro, der M. E. Müller-Stiftung und der »Otto-Frey-Zünd-Stiftung« für die moralische und finanzielle Unterstützung beim Zustandekommen der Dr. med. h. c. Otto Frey gewidmeten Gedenkschrift. Besonders danken möchte ich überdies meiner Sekretärin, Frau Regina Brunner, für ihren unermüdlichen Eifer und die Geduld bei der Zusammenstellung der Manuskripte. Große Hilfe bei der Herausgabe des Buches gewährten mir außerdem die Herren Joe Steiner, SULZER Medizinaltechnik, Dr. Andrea Mumenthaler und Dr. Willy Frick, PROTEK.

Basel, im Juni 1995 Erwin Morscher

Beitragsautoren

A. Bähler
Orthopädie-Technik, Consulting, Kapfsteig 44a, CH-8032 Zürich

Dr. med. H. Bereiter
Leitender Arzt Orthopädische Abteilung, Kantonsspital, CH-7000 Chur

Dr. med. H. Bloch
Viale Castagnola 21F, CH-6900 Lugano

Prim. Univ. Prof. N. Böhler
Vorstand Orthopädische Abteilung, Allgemeines Krankenhaus der Stadt Linz, Krankenhausstr. 9, A-4020 Linz

Dr. G. Böhm
Patholog.-Anatom. Institut, Allg. Krankenhaus der Stadt Wien, Währinger Gürtel 18–20, A-1090 Wien

P. A. Costigan, M. Sc.
Research Associate, Motion Laboratory Manager, Clinical Mechanics Group, Kingston General Hospital Kingston, Ontario, K7L 2V7/Canada

M. A. R. Freeman, FRCS
Consultant Orthopaedic Surgeon, 149, Harley Street, London W1N 2DE/UK

Dr. phil. II W. Frick
Protek AG, Erlenauweg 17, CH-3110 Münsingen

G. Grappiolo, M. D.
Ospedali Riuniti Finale e Pietra Ligure, I-17027 Pietra Ligure (SV)

Prof. N. Gschwend
Chefarzt Orthopädie, Wilhelm Schulthess Klinik, Neumünsterallee 3, CH-8008 Zürich

Prof. A. Huggler
Steigstr. 181A, CH-7304 Maienfeld

Dr. A. Infanger
Orthopädische Abteilung, AKH Linz, Krankenhausstr. 9, A-4020 Linz

Dr. H. A. C. Jacob
Leiter Institut für Biomechanik, Orthopädische Universitätsklinik Balgrist, CH-8008 Zürich

Dr. med. O. Knüsel
Chefarzt Rheumatologie, Klinik Valens, CH-7317 Valens

Dr. H. P. Köhler
Orthopädische Universitätsklinik, Robert Koch-Str. 40, D-37075 Göttingen

Dr. med. G. Köster
Oberarzt Orthopädische Universitätsklinik, Robert Koch-Str. 40, D-37075 Göttingen

Univ. Prof. Dr. F. Lintner
Vorstand Pathol.-Bakteriolog. Institut, Baumgartner Höhe 1, A-1145 Wien

Prof. H. Ch. Meuli
Lindenhofspital, Bremgartenstr. 117, CH-3012 Bern

Prof. E. Morscher
Felix Platter-Spital, Burgfelderstr. 101, CH-4012 Basel

Prof. M. E. Müller
Murtenstr. 35, CH-3008 Bern

Dr. med. A. Mumenthaler
Redingstr. 4, CH-9000 St. Gallen

Dr. K. Pastl
Oberarzt Orthopädische Abteilung, AKH Linz, Krankenhausstr. 9, A-4020 Linz

K. M. Samuelson, M. D.
Director Intermountain Bone and Joint Institute, Total Joint and Arthritis Surgery of the Hip, Knee and Foot, 370 Ninth Avenue, Suite 205, Salt Lake City, Utah 84103-2818/USA

Prof. Dr. H. G. Scheier
Chefarzt Orthopädie, Klinik W. Schulthess, Neumünsterallee 3, CH-8008 Zürich

Prof. R. Schenk
Pathophysiologisches Institut, Murtenstr. 35, CH-3010 Bern

Prof. Dr. E. Schneider
Technische Universität Hamburg Harburg, Denickestr. 15, D-21073 Hamburg

Dr. med. P. Schuster
Chirurgie Orthopédique, Clinique Saint Nabor, 5, rue de Maillane, F-57504 St. Avold Cedex

Univ.-Prof. W. Schwägerl
Vorstand Orthopädische Abteilung KAV-PZ, Ludwig-Boltzmann-Institut für Orthopädische Rheumachirurgie, Wien, Sanatoriumstr. 2, A-1145 Wien

Dr. phil. M. Semlitsch
Sulzer Medizinaltechnik AG, Entwicklung Implantat Werkstoffe, Postfach 65, CH-8404 Winterthur

Dr. med. H. Siegrist
Oberärztin Orthopädie, Klinik Wilhelm Schulthess, Neumünsterallee 3, CH-8008 Zürich

Dr. med. B. Simmen
Chefarzt Orthopädie, Klinik Wilhelm Schulthess, Neumünsterallee 3, CH-8008 Zürich

Dr. L. Spotorno
Ospedali Riuniti Finale e Pietra Ligure, I-17027 Pietra Ligure (SV)

Dr. phil. R. M. Streicher
Sulzer Medizinaltechnik AG, Entwicklung Implantat Werkstoffe, Postfach 65, CH-8404 Winterthur

Prof. Dr. Heinz Wagner
Chefarzt Orthopädische Klinik Wichernhaus, Ärztl. Direktor Krankenhaus Rummelsberg, Postfach 1162, D-90588 Schwarzendruck/Nbg.

Dr. med., Dr. med. univ. M. Wagner
Oberarzt Orthopädische Klinik Wichernhaus, Brennerstr. 2, D-905921 Schwarzenbruck/Nbg.

Prof. B. G. Weber
Orthopädie am Rosenberg, Rorschacherstr. 150, CH-9006 St. Gallen

Prof. D. Weill
Chef de Clinique chirurgicale Hôpital „Belle Isle“, 2, rue Belle Isle, F-57045 Metz Cedex 1

Dr. med. L. Wiedmer
Bürgerspital, CH-4500 Solothum

Prof. H. G. Willert
Leiter der Orthopädischen Klinik, Postfach 3742, D-37070 Göttingen

Prof. U. P. Wyss
McLaughlin Hall, Queen's University, Kingston Ont. K7L 3N6/CDN

Dr. P. Zenz
Pulmologisches Zentrum der Stadt Wien, Sanatoriumstr. 2, A-1140 Wien

Prim. Prof. Karl Zweymüller
Ärztlicher Direktor 2. Orthopädische Abteilung, Orthopädisches Krankenhaus Gersthof, Wielemansgasse 28, A-1180 Wien

Inhaltsverzeichnis

Teil I Grundlagen

Teil II Pfannenfixation mit Zement

Teil III Pfannenfixation ohne Zement

Teil IV Zementfixierte Femurschaftprothese

Teil V Zementfreier Femurschaft

Teil VI Zementfreie Endoprothesensysteme

Teil VII Kniegelenkarthroplastik

Teil VIII Arthroplastiken der oberen Extremitäten

Teil I

Grundlagen

Was lehren uns 30 Jahre Erfahrung mit dem künstlichen Gelenkersatz?

H.-G. Willert, M. Semlitsch

Seit mehr als 25 Jahren verfolgen wir die Entwicklung des künstlichen Gelenkersatzes, in dessen bewegter Geschichte sich Erfolge und Mißerfolge aneinanderreihen. An dieser Entwicklung haben wir selbst mitgearbeitet und auf den Gebieten der Orthopädie, der pathologischen Anatomie und der Biomaterialforschung eigene Erfahrungen gemacht. Die Lehren, die wir hier aus den Erfolgen und Mißerfolgen ziehen, spiegeln deshalb auch in erster Linie unsere persönlichen, subjektiven Ansichten wider.

Genaugenommen müßte der Titel dieser Rückschau heißen: „Was lehren uns 100 Jahre Erfahrungen mit dem künstlichen Gelenkersatz?", denn es ist jetzt genau 100 Jahre her, daß Ende des 19. Jahrhunderts Themistokles Gluck in Berlin bereits „Endoprothesen" für den Ersatz von Teilen des Hüft- und Kniegelenkes konzipierte und seine Gedanken und Erfahrungen mit diesen ersten Versuchen veröffentlichte [25, 26].

Es dauerte dann bis in die 30er Jahre dieses Jahrhunderts, daß von verschiedenen Seiten neue Versuche unternommen wurden, auf diesem Gebiet weiterzukommen. Einer dieser Pioniere war Philip Wiles. Er entwickelte und implantierte 1938 die erste, ganz aus Metall bestehende Hüftgelenktotalendoprothese [92]. Wiles' Prototyp bestand nämlich schon aus je einer Komponente für den Femurkopf und für die Pfanne und ähnelte sehr einer frühen Version der Prothese von McKee und Farrar [50, 51]. Die Modelle der Brüder Judet und die von Austin Moore, Thompson, Townley, Valls und anderen wurden dagegen als Hüftkopfendoprothesen, also nur für den Ersatz des Hüftkopfes, entwickelt [37, 54, 55, 83, 85]. Alle diese Implantate wurden damals direkt im Knochen verankert, nach dem heutigen Sprachgebrauch kann man sie deshalb als zementfreie Implantate bezeichnen.

Allerdings beschäftigten sich auch schon Anfang der 50er Jahre unabhängig voneinander Kiaer und Haboush damit, das aus der Zahnheilkunde bekannte Methylmethakrylat zur Befestigung von Endoprothesenteilen am Knochen nutzbar zu machen [27, 39]. Kiaer et al. [40] sowie Henrichsen et al. [30] berichteten bereits 1951 und 1953 über Untersuchungen der Gewebereaktion auf Akrylat-Kunststoff. Später berichteten Wiltse et al. [106] über Experimente mit autopolymerisierendem Methylmethakrylat. Sie implantierten bei Tieren den Kunststoff in Knochen und regten ebenfalls seine Verwendung als Befestigungsmittel für Gelenkimplantate im Knochen an, machten davon selbst bei Menschen aber keinen routinemäßigen Gebrauch.

Es ist eines der großen Verdienste von John Charnley, diesen Schritt getan zu haben. Offenbar waren Charnley aber weder die vorangegangenen Untersuchungen noch die Anwendung von Polymethylmethakrylat bekannt, das damals schon von der Firma North Hill Plastics in London hergestellt und als „Surgical Simplex“ vertrieben wurde [88]. Statt dessen folgte Charnley einer Anregung von D. C. Smith, der seinerzeit am Material-Labor der Turner Dental School an der Universität Manchester tätig war [12]. Smith empfahl 1958 den selbsthärtenden Akryl-Dental-Zement „Nu-Life“. Charnley sterilisierte das Ausgangsmaterial mit Formaldehydgas und erprobte, nach erfolgreichen Labortests, seine Anwendung zwischen 1958 und 1960 bei Hemiarthroplastiken an 6 Patienten [10]. Aus der engen Zusammenarbeit zwischen Charnley und den CMW Laboratories Ltd. ging schließlich der Calculated Molecular Weight (CMW) Bone Cement hervor, den dieser Hersteller in der Folgezeit produzierte [2].

Charnleys bahnbrechende Leistungen auf dem Gebiet des künstlichen Gelenkersatzes sind heute allgemein anerkannt. In der Anfangszeit konnten sich jedoch viele Orthopäden und Chirurgen einfach nicht vorstellen, daß man Knochen und Gelenke erfolgreich durch Fremdmaterialien wie Metall und Kunststoff ersetzen könnte.

Es mußte erst eine verhältnismäßig lange Zeit vergehen, bis sich der künstliche Gelenkersatz als Behandlungsmethode überall durchgesetzt hatte. Dies bestätigt eine alte Erfahrung:

Neuentdeckte Methoden finden erst dann allgemeine Anwendung, „wenn die Zeit dafür gekommen“ ist.

Die erste und wichtigste, die Endoprothetik betreffende Erkenntnis bestand in der Einsicht, daß *ein Ersatz von Gelenken durch geeignete Implantate möglich ist und tatsächlich auch funktioniert, die Methode jedoch noch verbessert werden muß.*

Dem schloß sich dann bald die Erfahrung an, *daß die Materie weit komplizierter ist, als dies anfangs erschien.*

Und dies gilt heute noch unverändert – vor allem für diejenigen, die aus der Vergangenheit keine Lehren gezogen haben.

Wie komplex die Problematik des künstlichen Gelenkersatzes wirklich ist, wird möglicherweise leichter verständlich, wenn man die einzelnen Faktoren betrachtet, die die Langzeitresultate beeinflussen. Sie gehören zwar ganz unterschiedlichen Bereichen an, sind jedoch aufs engste miteinander verknüpft und wechselseitig voneinander abhängig:

- **Technik** (repräsentiert durch Entwicklungsingenieur und Konstrukteur, Materialkundler, Tester und Hersteller)
- **Operativer Eingriff** (repräsentiert durch den Chirurgen)
- **Biologie** (repräsentiert durch den Patienten)

Die Umsetzung jedes einzelnen Faktors entscheidet über Erfolg oder Mißerfolg der Methode.

Technik

Planung und Konstruktion. Nach welchen Funktionsprinzipien soll der Gelenkersatz realisiert werden?

Fixation. Wie sollen die Endoprothesenteile am Knochen befestigt werden, bei der Implantation und auf Dauer?

Werkstoffe. Welche Biomaterialien sind für die spezifischen Anforderungen bei Endoprothesen geeignet?

Herstellung. Welche Qualitätsansprüche muß eine Endoprothese als Produkt erfüllen?

Operativer Eingriff

Planung. Indikationsstellung für den künstlichen Gelenkersatz, Auswahl der Implantate, Planung der Operation.

Implantation.
- Welcher Zugang wird gewählt?
- Wie wird das Gelenk eingesetzt?
- Wie ist die Qualität der Primärfixation?

Erfahrung. Wie erfahren ist der Operateur und an welcher Stelle der Lernkurve steht er in bezug auf das verwendete Implantat?

Biologie

Anatomie. Was soll ersetzt werden?

Gewebereaktion.
- Wie reagiert das angrenzende Gewebe auf die Implantate?
- Wie sind die Implantate auf Dauer im Knochen fixiert?
- Welchen Einfluß haben Abbau- und Verschleißprodukte des Implantatmaterials auf das umgebende Gewebe?

Beanspruchung. Wie werden die Implantate im menschlichen Körper beansprucht? Und zwar:
- an den Verankerungsstellen,
- an den Gelenkflächen,
- innerhalb der Endoprothesenteile selbst.

Aus dieser Vielzahl von Faktoren sollen nur diejenigen herausgegriffen und ausführlicher erörtert werden, die die Verankerung und die Wahl der Werkstoffe betreffen.

Verankerung

Implantate funktionieren im menschlichen Körper nur dann schmerzfrei und zufriedenstellend, wenn sie so fest am Knochen befestigt sind, daß an der Grenzfläche keine Bewegungen stattfinden [11, 14, 19]. Bei der Verankerung von Endoprothesenteilen am oder im Knochen ist zwischen primärer oder initialer und sekundärer oder dauerhafter Fixation zu unterscheiden.

Eine möglichst optimale primäre Fixation muß bereits bei Beendigung der Implantation erzielt sein. Dabei ist aber zu bedenken, daß das Gewebe bei der Präparation des Implantatbettes erheblich geschädigt wird: Die Knochenmarkräume werden eröffnet, die Knochenbälkchen frakturiert und der angrenzende Knochen und das Knochenmark nekrotisch. Unmittelbar nach Implantation der Endoprothese beginnt der Heilungsprozeß, in dessen Verlauf die nekrotischen Knochenbälkchen resorbiert und durch neuen, vitalen Knochen ersetzt werden. Dabei können vollkommen neue Knochenstrukturen entstehen und auch direkt bis an die Oberfläche des Implantates heranreichen. Dieser neugebildete Knochen gewährleistet dann erst die sekundäre, dauerhafte Verankerung. Man bezeichnet diesen Vorgang auch als „Einheilung“ des Implantats. Dieser Vorgang ist im Prinzip bei der Verankerung von Implantaten mit und ohne Zement der gleiche [97, 100, 102].

Gleichzeitig paßt sich der Knochen an die Veränderung in der Lastübertragung an, die dadurch entstanden ist, daß beim Einsetzen der Endoprothese ehemals lastübertragende Knochenteile, wie z. B. der Hüftkopf, entfernt und die Implantate an den verbleibenden Knochenabschnitten fixiert werden, die bis dahin weniger oder anders belastet wurden. Dort, wo nun die Endoprothese die Last in das Skelett einleitet, wird Knochen neu aufgebaut, während an nichtbelasteten Stellen Knochen abgebaut wird. Wie jeder normale Knochen unterliegt im weiteren dann auch der neugebildete Knochen dem kontinuierlichen Umbau.

Bei der Resorption vorwiegend von nekrotischem Knochen während der „Einheilung“ der Implantate und während des danach ablaufenden „Remodelling“, werden auch Knochenbälkchen abgebaut, die ursprünglich für die Primärfixation des Implantates mitverantwortlich waren. Eine bleibend stabile Verankerung eines Implantates ist deshalb nur dann garantiert, wenn seine primäre Fixation so gut ist, daß sie – nach dem Prinzip der doppelten Sicherheit – auch durch Verlust einiger Knochenanker infolge von Umbauvorgängen nicht gefährdet ist.

Nicht nur während der Einheilung und des fortwährenden Remodelling, sondern auch infolge mechanischer Überbeanspruchung, also Überlastung der knöchernen Verankerung, kann es zur Knochenresorption und damit zum Verlust der Implantatfixation kommen. Dies kann auch dann noch geschehen, wenn das permanente Implantatbett längst etabliert ist.

Für die Verankerung von Endoprothesen mit und ohne Zement gelten folgende Erkenntnisse:

Der Knochen, in den die Endoprothese implantiert wurde, ist nicht derselbe Knochen, der die Endoprothese auf Dauer trägt. Bei der Reparatur der implantationsbedingten Schäden, bei der Adaptation an die Änderung der Krafteinleitung und bei dem anhaltenden Umbau des Knochens handelt es sich um normale, physiologische Vorgänge, die einerseits mit über die dauerhafte Verankerung einer Endoprothese entscheiden, andererseits aber Ausdruck für eine Auseinandersetzung des Gewebes mit dem implantierten „Fremdkörper" sind. Da diese Vorgänge höchstens optimiert, aber nicht vollkommen vermieden werden können, muß die primäre Fixation qualitativ gut genug sein und trotz Umstrukturierung des Knochens die Voraussetzungen für einen nahtlosen Übergang in eine ebenfalls genügend stabile, dauerhafte (sekundäre) Verankerung bieten.

Überlastung der knöchernen Anker kann zu jeder Zeit zur Knochenresorption und damit zum Verlust der Fixation führen.

Selbstverständlich wurden in der Vergangenheit schon Schlußfolgerungen aus diesen Erkenntnissen gezogen.

So wurden zahlreiche Versuche unternommen, die Zementiertechnik zu verbessern, beispielsweise durch die Verwendung von Spritzen für die Applikation, von Zementstoppern, von „pressurizing" niedrig-visköser Zemente und Vakuumanmischen sowie durch Verbesserungen in der Zusammensetzung der Zemente, um deren Nebenwirkungen zu reduzieren.

Dem Erfolg der bisherigen Bemühungen verdanken wir heute, daß die primäre Fixation der Endoprothesen mit Zement wesentlich verbessert werden konnte.

Bei Endoprothesen, die ohne Zement am Knochen fixiert werden, ist man sich über deren optimale Form und Oberflächenstruktur noch nicht einig.

Verschiedene Modelle nichtzementierter Endoprothesen bedienen sich poröser Oberflächen. Hier soll Knochen in die Poren von meist genau definierter Größe einwachsen [8, 15, 17, 20, 21, 31, 38, 46, 47]. Bei Metallkomponenten werden die porösen Oberflächen durch Beschichtung mit Kugeln oder einem Maschenwerk aus Draht oder ähnlichem hergestellt. Das erfordert allerdings spezielle Materialien und einen oft sehr speziellen und zum Teil komplizierten Herstellungsprozeß, der wiederum die Eigenschaften des Implantatmaterials verändern kann.

Bei einigen Endoprothesentypen funktioniert das Einwachsen von Knochen in die porösen Oberflächen offenbar recht gut, und es läßt sich damit auch eine dauerhafte sekundäre Verankerung erzielen, während bei anderen Gelenkimplantaten dieses Prinzip nicht zuverlässig nutzbar gemacht werden konnte.

Die Frage, ob man die beim Raspeln und Fräsen anfallenden Knochen- und Knochenmarktrümmer entfernen oder im Implantatbett belassen soll, wird neuerdings wieder kontrovers diskutiert. Die schon seit längerem geübte sorgfältige Reinigung des präparierten Knochens von Gewebetrümmern, z. B. durch Spülen oder/und Bürsten, wird immer noch empfohlen, um die Voraussetzungen für ein besseres Eindringen des Zements in die Knochenkanäle und Knochenmarkräume zu schaffen [3]. Demgegenüber bevorzugen es neuerdings Hoffman et al. [33], die „bone paste" im Implantatbett zu belassen oder gezielt autologe Knochenchips einzubringen; sie begründen dies damit, daß der autologe Knochen eine osteokonduktive und osteoinduktive Matrix darstellt, die eine „Befestigung" von Implantaten mit porösen Oberflächen im Knochen begünstigen soll.

Mit Problemen ist insbesondere dann zu rechnen, wenn eine Revisionsoperation erforderlich wird, weil die Entfernung poröser Endoprothesenteile aus dem Knochen extrem schwierig sein kann [52]. In Knochen mit großflächigen porösen Implantaten kann sich eine stark ausgeprägte Atrophie entwickeln, weil die Belastung über das Implantat vom Knochen abgeleitet wird („stress shielding"). Deshalb sind nicht nur Größe und Form der Poren, sondern auch die Ausdehnung der porösen Ummantelung auf den Verankerungsflächen der Prothesen von Bedeutung.

Ein anderer, sehr wichtiger Faktor ist das Material, das für die nichtzementierten Endoprothesenteile verwendet wird.

Es darf inzwischen als gesichert gelten, daß Titan und seine Legierungen über besonders günstige Eigenschaften verfügen, die das Anwachsen von Knochen stimulieren [65, 66, 79]. Im Körpermilieu lagern sich an die Oberfläche des oxydierten Titans Hydroxylionen an, die wiederum mit Aminosäuren reagieren und diese binden können. Dadurch werden gute Voraussetzungen für das Anwachsen von Knochen geschaffen. Wir bevorzugen deshalb für die Verankerungsflächen nichtzementierter Endoprothesen Titan und seine Legierungen.

Erstaunlicherweise hat sich inzwischen herausgestellt, daß auch plane, nichtporöse Oberflächen ausgezeichnete Bedingungen für das Anwachsen von Knochen und den Aufbau einer guten und dauerhaften Osseointegration bieten – vorausgesetzt, es handelt sich um titanhaltiges Material und die Oberfläche ist extragrob (Rz = 20–30 μm) gestrahlt [44, 63, 76, 100, 109].

Es zeigt sich also, daß gegenwärtig immer noch neue Details gefunden werden, die zur Verbesserung der Verankerung ohne Knochenzement beitragen.

Die Verankerung der Endoprothesenteile im Knochen muß jeder möglichen Beanspruchung im menschlichen Körper gewachsen sein.

Bergmann und seine Arbeitsgruppe in Berlin untersuchen seit einiger Zeit mittels instrumentierter Hüftköpfe aus Al_2O_3-Keramik die Kräfte, die auf das künstliche Hüftgelenk einwirken. Sie fanden, daß die Größe dieser Kräfte von der Geschwindigkeit beim Gehen und der Muskelkoordination abhängt. Dabei wächst die Belastung mit der Gehgeschwindigkeit und mit Insuffizienz der Muskelkoordination. Extreme Belastungsspitzen wurden vorwiegend als Ergebnis plötzlicher und unkontrollierter Krafteinwirkungen gemessen, wenn beispielsweise der Proband beim Gehen stolpert. Das bedeutet aber auch, daß normales und langsames Gehen trotz voller Belastung des Beines das künstliche Hüftgelenk und seine Verankerung keineswegs am höchsten beansprucht. Die an sich schon den Knochen stark beanspruchenden Torsionsmomente vergrößern sich noch mit Verminderung des Antetorsionswinkels; aus diesem Grunde sollte die Antetorsion der Femurkomponente unbedingt berücksichtigt werden [6].

Die gleichen Autoren fanden auch, daß die Entlastung des Beines, die der Patient postoperativ beim Gehen mit Unterarmstützen erzielen kann, in stärkerem Maße vom Schmerz und von der Gehfähigkeit als von der Anleitung des Physiotherapeuten abhängig ist. Da eine Belastungsreduktion an der Hüfte durch die Benutzung von Unterarmstützen nach mehr als 4–6 Wochen postoperativ nur noch sehr gering ist, erscheint eine Entlastung über diesen Zeitraum hinaus nicht mehr empfehlenswert [4, 5]. Aus den hier zitierten neuen Untersuchungsergebnissen müssen wir die Lehre ziehen, daß *die Kräfte, die bei der Belastung eines künstlichen Hüftgelenkes auf die Implantate, auf deren Verankerung und auf den Knochen selbst einwirken, in Wirklichkeit ganz anders verteilt sind, als bisher angenommen wurde.*

Wenn man darüber hinaus bedenkt, daß es Rotationskräfte sind, die den Verankerungsmechanismus am stärksten beanspruchen, wird verständlich, warum die primäre Fixation das Implantat besonders auch gegen Auslenkungen im Rotationssinne sichern muß. Diese Forderung erfüllen jedoch nicht alle derzeit angebotenen, zementfrei zu verankernden Endoprothesenmodelle. So erscheint es uns z. B. einleuchtend, daß bei Femurschäften ein rechteckiger Querschnitt [108, 109] und/oder Vorsprünge, Rillen oder Flossen [78, 82, 87] wesentlich mehr zur Rotationsstabilität beitragen als nichtstrukturierte Schäfte mit rundem Querschnitt.

Werkstoffe

Werkstoffe, aus denen Implantate hergestellt werden, bezeichnet man auch als Biomaterial, weil sie im biologischen Milieu eingesetzt werden.

Die Probleme der Endoprothetik kann man jedoch nicht diskutieren, ohne die Werkstoffe einzubeziehen. Deshalb greifen wir aus den die Langzeitresultate des künstlichen Gelenkersatzes beeinflussenden Faktoren die Werkstoffe heraus und wenden uns der Frage zu, wie sich die bisher für Endoprothesen verwendeten Biomaterialien im klinischen Einsatz bewährt haben.

Die Anforderungen an Endoprothesenwerkstoffe sind unterschiedlich, entsprechend den unterschiedlichen Aufgaben, die sie im klinischen Einsatz zu erfüllen haben. Grundsätzlich muß jedes Biomaterial körperverträglich (biokompatibel) und chemisch stabil (also korrosionsfest) sein und über die erforderlichen mechanischen Eigenschaften verfügen. Von Materialien, die speziell für Gelenkflächen von Endoprothesen Verwendung finden, erwartet man einen niedrigen Reibungskoeffizienten und eine hohe Verschleißfestigkeit. Materialien für Verankerungsteile müssen den Beanspruchungen unter Wechsellast widerstehen.

Heute sind die Anforderungen, die jedes Material erfüllen muß, wenn daraus Endoprothesenteile hergestellt werden sollen, auf nationaler und internationaler Ebene genormt und standardisiert.

Bis dieser Zustand erreicht war, mußten jedoch zahlreiche Fehlschläge hingenommen werden.

Werkstoffe für Gelenkflächen

Als Charnley mit seiner Hüftgelenktotalendoprothese das Low-friction-Prinzip einführte, kombinierte er Teflon als Material für die Pfanne mit einem verhältnismäßig kleinen Kopf der Femurkomponente aus rostfreiem Stahl. Während sich das Low-friction-Prinzip als sehr erfolgreich erwies, war die Verschleißfestigkeit von Teflon jedoch absolut ungenügend.

Hinsichtlich der Anforderungen an die Abriebfestigkeit von Endoprothesenwerkstoffen muß allerdings die Einschränkung gemacht werden, daß an sich jedes Material einem gewissen Verschleiß unterliegt, sobald es in einer Gelenkpaarung gegen ein anderes Material bewegt wird [93]. Beanspruchung und Belastung der Endoprothese haben dabei insofern einen Einfluß, als der Materialverschleiß an den Gelenkflächen mit den auf das Gelenk einwirkenden Muskelkräften und mit der Anzahl der Bewegungen steigt. Jüngere und sehr aktive Menschen verschleißen „ihr" künstliches Gelenk stärker und schneller als wenig aktive, ältere Menschen.

Der Verschleißvorgang setzt kleine Partikel frei. Beim künstlichen Gelenk kommen die von den Gelenkflächen abgeriebenen Partikel in Kontakt mit dem umgebenden Gewebe. Dies ist in der Regel zuerst die neugebildete Gelenkkapsel. Hier werden die Verschleißpartikel von Makrophagen und Fremdkörperriesenzellen phagozytiert und im Gewebe gespeichert oder, z. B. über die perivaskulären Lymphspalten, abtransportiert. Hält sich der Verschleiß in gewissen Grenzen, kann sich ein Gleichgewicht zwischen der Entstehung und der Speicherung bzw. dem Abtransport von Verschleißpartikeln einstellen.

Bei stärkerem Verschleiß überschreitet möglicherweise die Menge der anfallenden Partikel die Fähigkeit des Gewebes, diese zu eliminieren. Die die Partikel speichernden Makrophagen und Fremdkörperriesenzellen sammeln sich in den die Implantate umgebenden Geweben an und bilden Granulome. Anfangs bilden sich diese Granulome vor allem in der Gelenkkapsel; sie dehnen sich immer mehr aus und neigen zur Nekrose. Schließlich dekompensiert die Gewebereaktion. Die Gelenkkapsel kann die Partikel nicht mehr länger aufnehmen, was zur Folge hat, daß auch Gewebe in der weiteren Umgebung des eigentlichen Gelenkes, z. B. des Knochenmarkes und der Implantat-Knochen-Grenze, in die Partikelspeicherung einbezogen werden und daß sich auch in diesen Geweben Fremdkörpergranulome entwickeln. Die Granulome induzieren aber eine Resorption des angrenzenden Knochens. Dadurch geht zumindest ein Teil der knöchernen Implantatverankerung verloren, und die Endoprothese kann sich lockern.

Diesen Mechanismus beschrieben wir bereits Mitte der 70er Jahre [103, 104]. Er wurde durch die Arbeiten von vielen anderen Autoren bestätigt [13, 18, 24, 29, 35, 42, 49, 53, 59, 61, 64, 67, 86].

Folgende Erkenntnis ist demnach für die Haltbarkeit des künstlichen Gelenkersatzes von großer Bedeutung:

Eine Ansammlung von Verschleißpartikeln im Gewebe der Prothesenumgebung löst die Entwicklung von Fremdkörpergranulomen aus. Diese können zu Osteolysen führen, wenn sie an der Grenze zwischen Implantat und Knochen entstehen.

Den Zusammenhang zwischen Materialverschleiß, Osteolysen und Endoprothesenlockerung sahen wir zuerst Ende der 60er Jahre bei Hüftgelenkpfannen aus Teflon. Aber auch andere Polymerwerkstoffe wie Polyester, Polyacetal, Silicon rubber, Polymethylmethakrylat und verschiedene Arten von Metallen waren nicht genügend verschleißfest. Sie lieferten ebenfalls große Mengen von Abriebpartikeln, die wiederum Fremdkörpergranulome, Osteolysen und schließlich Implantatlockerungen induzierten. Verschiedene Innovationen auf dem Gebiete des künstlichen Gelenkersatzes scheiterten an einer derart ungenügenden Verschleißfestigkeit der verwendeten Werkstoffe [96].

Polyethylen, von Charnley nach dem Teflon-Desaster als Material für Hüftpfannen eingeführt, ist heute praktisch das einzige Polymer, welches noch als Endoprothesenwerkstoff verwendet wird und einigermaßen verschleißfest ist. Dies gilt aber nur, wenn die Gelenkflächen konkav sind, denn an konvexen Flächen neigt Polyethylen zu starkem Abrieb [57, 58, 61, 62, 89, 91, 95, 96]. Kugelköpfe von Hüftendoprothesen, wie bei den sog. Soft-top-Endoprothesen, und konvexe Gelenkflächen von Knieendoprothesen sollten deshalb nicht mehr aus ultrahochmolekularem Polyethylen hergestellt werden.

Das Problem des Polyethylenverschleißes wird noch kompliziert durch zusätzliche Faktoren wie Beschädigung der Gelenkfläche des metallischen Gleitpartners, materialspezifische Alterungsprozesse des Polymers und Dreikörperverschleiß durch Einklemmung harter Partikel (z. B. Knochenzement) zwischen die Gelenkflächen. Jeder dieser Faktoren erhöht die Verschleißrate des Polyethylens beträchtlich. Nach unseren Beobachtungen können auch in großer Menge freigesetzte Polyethylenpartikel, ebenso wie Partikel anderer Implantatmaterialien, Osteolysen hervorrufen und damit eine Lockerung der Implantate verursachen [96, 98].

Diese Phänomene berechtigen u. E. nach aber nicht dazu, Polyethylen als Werkstoff für Gleitflächen künstlicher Gelenke vollständig zu verwerfen. Denn unter der Voraussetzung, daß es in der richtigen Weise angewandt und mit den richtigen Gleitpartnern gepaart wird, ist Polyethylen ein ebenso akzeptabler wie preiswerter Werkstoff für diesen Zweck.

Aus diesen Erfahrungen ist folgende Lehre zu ziehen:

Für den Einsatz von Biomaterialien bei Gelenkendoprothesen müssen die Eigenschaften der Werkstoffe genau bekannt sein und entsprechend berücksichtigt werden.

Diese Feststellung ist kürzlich durch neue Erfahrungen mit Köpfen von Hüftendoprothesen aus Titan-Aluminium-Vanadin-Legierung wieder bestätigt worden. Die nicht oberflächengehärtete Titanlegierung war selbst in der Paarung mit Polyethylen nicht verschleißfest genug. Am Kopf entstand ein beträchtlicher Abrieb von Metallpartikeln, der zur Metallose im umgebenden Gewebe und zur frühzeitigen Lockerung der Endoprothesenteile im Knochen führte [1, 7, 45].

Um Schäden und Verschleißerscheinungen an Hüftköpfen aus geschmiedeter Titan-Aluminium-Niob Legierung zu vermeiden, wurde in jüngster Zeit bei Sulzer ein spezielles Verfahren zur Oberflächenhärtung mit Hilfe der Sauerstoffdiffusion (Oxygen Diffusion Hardening: ODH) entwickelt. Das Verfahren erhöht die Verschleiß- und Abriebfestigkeit dieser Legierung so beträchtlich [81], daß eine ODH-behandelte Titan-Aluminium-Niob-Schmiedelegierung nun auch als Material für Gleitflächen in der Paarung mit UHMW-Polyethylen eingesetzt werden kann [76].

Anfang der 70er Jahre führte die Suche nach neuen Werkstoffen, die sich als Material für künstliche Gelenke eigneten, zur Aluminiumoxydkeramik. Von Sulzer wurde damals die Kombination von Hüftköpfen aus Al_2O_3-Keramik mit Pfannen aus UHMW-Polyethylen eingeführt [22, 69, 77]. Messungen anhand von Röntgenbildern, die wir seinerzeit in Frankfurt begannen und in Göttingen fortsetzten, ergaben, daß die Verschleißrate des Polyethylens bei diesen Gelenken nur halb so groß war wie in der Paarung von Metallköpfen mit Polyethylenpfannen [105].

Inzwischen wurde von Sulzer eine weitere Innovation eingeführt: Die Metall-Metall-Paarung. Die Nachuntersuchungen früherer, originaler McKee-Farrar-, Huggler- und Müller-Hüftendoprothesen aus Kobalt-Chrom-Molybdän-Kohlenstoff-Legierung hatten gezeigt, daß diejenigen Gelenke nur einem sehr geringen Verschleiß unterlagen, bei denen zwischen Kopf und Pfanne ein geringes Spiel von 0,15–0,20 mm bestand, so daß Flüssigkeit (als Schmiermittel) in diesen Spalt eindringen konnte. Nachdem man dies erkannt hatte, entschied man sich bei Sulzer 1988, die Metall-Metall-Paarung in Form eines modernen Designs wiederzubeleben und gab ihm den Namen METASUL. Die inzwischen vorliegenden Fünfjahresresultate sind vielversprechend [73, 74, 80, 90].

Werkstoffe für Verankerungsteile

Bei zementierten Endoprothesen ist Polymethylmethakrylat das Verankerungsmaterial.

Die Erfahrung, daß sich zementierte Endoprothesen im Laufe der Zeit lockern können, stammt noch aus den Anfängen der Verwendung von Knochenzement. Das mag zum Teil auf eine damals noch unzureichende Zementiertechnik zurückzuführen sein. Erst später erkannte man, daß *Methylethakrylat-Knochenzement mechanisch zerrütten und in kleine Partikel zerfallen kann.*

Zementpartikel entstehen an der Grenzfläche entweder zwischen Knochen und Zement oder zwischen Zement und Implantat. Auch sie lösen im angrenzenden Gewebe eine Fremdkörperreaktion aus, mit der wiederum eine Bildung von Granulomen verbunden ist, die in gleicher Weise zu Osteolysen und damit zur Implantatlockerung führen können, wie dies als Folge der Freisetzung von Abriebpartikeln von den Gelenkflächen beschrieben wurde. Durch Desintegration des Knochenzementes hervorgerufene Osteolysen entwickeln sich oft weit entfernt vom eigentlichen Gelenk [13, 28, 35, 42, 64, 105]. Einige Autoren, wie z. B. Jones u. Hungerford [36], bezeichneten dieses Phänomen als „cement disease". Dabei wird jedoch die Tatsache nicht berücksichtigt, daß die gleichen Gewebereaktionen auch bei nicht zementierten Endoprothesen beobachtet wurden. Damit taucht wiederum das Problem der Fremdkörperreaktion auf, denn der allen Fällen gemeinsame ursächliche Faktor sind Partikel. Diese Erkenntnis hat weitreichende Konsequenzen und ist von wesentlich größerer Bedeutung, als man sich anfangs eingestehen wollte:

Die wichtigste Ursache für die aseptische Lockerung von Gelenkendoprothesen ist die biologische Reaktion auf die Freisetzung von Partikeln aus den Endoprothesenwerkstoffen durch Verschleiß, Abrieb oder Zerrütung. Die Art des Materials ist dabei von untergeordneter Bedeutung, d. h. es gibt keine spezifischen Veränderungen, die etwa durch Knochenzement-, Polyethylen- oder Metallteilchen verursacht werden. Allein die Tatsache, daß Partikel entstehen, im Gewebe gespeichert werden und hier eine granulomatöse Fremdkörperreaktion auslösen, ist ausschlaggebend. Wenn man dies treffend bezeichnen will, müßte man von „particle disease" sprechen.

Unsere Bemühungen, die Funktionsdauer von Endoprothesen zu verlängern, sollten deshalb v. a. das Ziel haben, Osteolysen durch Partikel zu vermeiden.

Für die Zementiertechnik ergeben sich aus den Untersuchungen von Carlsson et al. [9] und Huddlestone [34] Hinweise für weitere Verbesserungen. Sie fanden, daß Lücken im Zementmantel und direkte Kontakte von Endoprothesenteilen mit dem Knochen die Desintegration des Knochenzementes fördern und daß sich Osteolysen bevorzugt an Stellen solcher Defekte entwickeln. Daraus ergibt sich, daß versucht werden muß, den Knochenzement möglichst gleichmäßig im knöchernen Implantatlager zu verteilen, um einen vollständigen Zementköcher zu garantieren. Dies kann man durch eine gute Zentrierung der Endoprothesenteile während der Einführung in den Zement erreichen [94].

Auch ultrahochmolekulares Polyethylen wurde bei zementfreien Endoprothesen nicht nur als Werkstoff für Gelenkflächen, sondern auch für Verankerungsteile verwendet. Bereits Mitte der 80er Jahre mußte man aber erkennen, daß *Polyethylen und andere Polymere auch für eine direkte Verankerung im Knochen ungeeignet sind.*

Wenn Knochen (oder Knorpel) direkt an das nichtzementierte Polyethylenimplantat heranwächst, wird unter der fortwährenden Belastung der Gelenkteile das relativ weiche Polyethylen abgerieben und im angrenzenden Gewebe der Implantat-Knochen-Grenze die bekannte Reaktion mit Phagozytose der Partikel, Granulombildung und Knochenresorption in Gang gesetzt.

Nach relativ kurzzeitigen Erfolgen mit diesen Pfannen [56] stellten sich in der Regel nach 4 – 8 Jahren zunehmende Osteolysen und Implantatlockerung ein. In einigen Fällen wanderten die von den Verankerungsflächen der Pfanne abgeriebenen Polyethylenpartikel sogar bis zur Implantat-Knochen-Grenze des Femurschaftes und riefen hier ebenfalls Osteolysen hervor [23, 32, 41, 43, 60, 99].

Eine weitere, erwähnenswerte Materialeigenschaft ist die Ermüdungsfestigkeit: Die unerfreulichen Erfahrungen mit Stielbrüchen zementierter Endoprothesen aus den 60er und frühen 70er Jahren sind uns noch in Erinnerung. Diese Brüche entstanden, weil die Ermüdungsfestigkeit der Werkstoffe (rostfreier Stahl bzw. CoCrMo-Guß-Legierung), aus denen diese Endoprothesenteile hergestellt wurden, ungenügend war. Wenn die Stiele durch partielle Lockerung im Zementköcher nicht mehr ausreichend abgestützt waren, konnte die auf sie einwirkende dynamische Wechsellast zu Ermüdungsbrüchen führen [48, 70, 71].

Die Lektion aus dieser Erfahrung lautet:
Legierungen mit geringer Ermüdungsfestigkeit eignen sich nicht für Verankerungsteile von Gelenkendoprothesen, insbesondere nicht für Endoprothesenteile, die möglicherweise auf Wechsellast beansprucht werden.

Aus dieser Erkenntnis zogen Sulzer und kurz darauf auch andere Hersteller die Konsequenz, indem sie auf hochermüdungsfeste Kobalt-, Eisen- oder Titanbasislegierungen übergingen [68, 72, 75].

Nur wenige Jahre später, als bei der Fixation von künstlichen Gelenken zunehmend auf Knochenzement verzichtet und „zementfreie" Implantate entwickelt wurden, begann man wieder, CoCrMo-Guß-Legierungen für die Endoprothesenstiele zu verwenden. Die Einführung bestimmter Strukturen wie die „madreporische" Oberfläche [47] oder das „Spongiosametall" [31, 37] erforderte einen Gießprozeß für deren Herstellung. Wie nicht anders zu erwarten, traten an den Endoprothesen aus Gußmetall wiederum Ermüdungsfrakturen auf.

Es mußte also die gleiche Lektion zu einem hohen Preis ein zweites Mal gelernt werden: *Für den Einsatz von Biomaterialien bei Gelenkendoprothesen müssen die Eigenschaften der Werkstoffe nicht nur genau bekannt sein, sondern diese Kenntnisse müssen auch wirklich entsprechend berücksichtigt werden.*

Aus dem Gesagten ergibt sich als letzte Lektion:
Beim Versuch, in der Endoprothetik Detailverbesserungen zu erzielen, dürfen die bisher gesammelten Kenntnisse und Erfahrungen nicht außer acht gelassen werden.

Schlußfolgerungen und ungelöste Probleme

Übereinstimmung herrscht heute über das Ziel des künstlichen Gelenkersatzes: Es soll eine möglichst lange, ungestörte Funktion der Implantate im menschlichen Körper erreicht werden.

Es gibt verschiedene Möglichkeiten, um Informationen über die Bewährung und über notwendige Verbesserungen des künstlichen Gelenkersatzes zu erhalten. Dies sind Laboruntersuchungen, Tierversuche, Aufzeichnung und Auswertung von kurz- und mittelfristigen klinischen Resultaten, klinische Langzeitstudien und Schadensfallanalysen.

Nach unseren eigenen Erfahrungen erhält man die wertvollsten Aufschlüsse über das Verhalten von Endoprothesen im menschlichen Körper durch klinische Langzeitstudien und Schadensfallanalysen.

Was die routinemäßige Nachuntersuchung von Endoprothesenträgern betrifft, muß man sich allerdings darüber im klaren sein, daß damit allein eine realistische Beurteilung des Erfolgs eines bestimmten Prothesentyps erst nach 7 - 10 Jahren möglich ist.

Der künstliche Gelenkersatz wurde bisher immer nur in kleinen Schritten verbessert, wobei die effektiven Neuerungen stets auf gesichertem Wissen und gründlicher Erfahrung aufbauten.

Jede Innovation birgt das Risiko des Mißerfolges in sich. Aus den Versagern lernten wir jedoch mehr als aus den Erfolgen.

Interessanterweise gibt es nur wenige Ursachen für das Versagen von Endoprothesen. Es sind dies rezidivierende Luxationen, Infekte und aseptische Lockerungen. Heute kommt der aseptischen Lockerung die größte Bedeutung zu, die wichtigste Ursache dafür ist Materialverschleiß und -degradation.

Viele Fragen sind jedoch immer noch offen und viele Probleme harren noch immer einer Lösung. Offene Fragen sind beispielweise:

- Welche Verankerungstechnik wird sich letztlich durchsetzen: diejenige mit oder die ohne Zement?
- Ist für die Verankerungsstiele zementierter Hüftgelenkendoprothesen eine glattpolierte oder eine rauhe Oberfläche günstiger?
- Bietet die grobgestrahlte Oberfläche nichtzementierter Titanimplantate bessere Voraussetzungen für eine dauerhafte Fixation als das Prinzip des „porous ingrowth"?
- Sind mit der Hydroxylapatitbeschichtung bessere Langzeitresulate zu erzielen als mit nichtbeschichteten zementfreien Implantaten?
- Wird die CoCrMo-Metall-Metall-Paarung bei Hüftgelenktotalendoprothesen die Kombinationen Metall- oder Keramik-Polyethylen überflügeln?

Literatur

1. Agins HJ, Alcock NW, Bansal M, Salvati EA, Wilson PD, Pellici PM, Bullough PG (1988) Metallic wear in failed titanium-alloy total hip replacements. J Bone Joint Surg 70 [Am]: 347–356
2. Amstutz HC, Clarke IC (1991) Evolution of hip arthroplasty. In: Amstutz HC (ed) Hip arthroplasty. Churchill Livingstone, New York Edinburgh London Melbourne Tokyo, pp 1–14
3. Amstutz HC, Yao J, Dorey FJ, Gruen TA (1991) Acrylic fixation – Stem and socket replacement: Results, principles, and technique. In: Amstutz HC (ed) Hip arthroplasty. Churchill Livingstone, New York Edinburgh London Melbourne Tokyo, pp 239–260
4. Bergmann G, Graichen F, Rohlmann A (1992) Loading of hip implants by torsional moments. 38 th Annual Meeting, Orthopaedic Research Society, Washington, D.C., February 17–20, p 19

5. Bergmann G, Graichen F, Rohlmann A (1992) Load reduction of hip implants by forearm crutches. VIII Meeting of the European Society of Biomechanics, Rome Italy, June 21–24, p 300
6. Bergmann G, Graichen F, Rohlmann A (1993) Hip joint loading during walking and running, measured in two patients. J Biomech 26/8: 969–990
7. Black J, Sherk H, Bonini J, Rostocker WR, Schajowitz F, Galante J (1990) Metallosis associated with a stable titanium-alloy femoral component in total hip replacement. J Bone Joint Surg [Am] 72: 126–130
8. Bobyn JD, Pilliar RM, Cameron HU, Weatherly GC (1980) The optimum pore size for the fixation of porous-surfaced metal implants by the ingrowth of bone. Clin Orthop 150: 263–270
9. Carlsson AS, Gentz GF, Linder L (1983) Localized bone resorption in the femur in mechanical failure of cemented total hip arhroplasties. Acta Orthop Scand 54: 396–402
10. Charnley J (1960) Anchorage of femoral head prosthesis to the shaft of femur. J Bone Joint Surg [Br] 42: 28
11. Charnley J (1967) Total prosthetic replacement of the hip. Centre for Hip Surgery, Wrightington Hospital, Internal Publication No 4, September 1967
12. Charnley J (1970) Acrylic cement in orthopaedic surgery. Churchill Livingstone, Edinburgh London
13. Charnley J (1975) Fracture of femoral prostheses in total hip replacement: A clinical study. Clin Orthop 111: 105–120
14. Charnley J, Kettlewell J (1965) The elimination of slip between prosthesis and femur. J Bone Joint Surg [Br] 47: 56
15. Engh CA, Bobyn JD, Glassman AH (1987) Porous coated hip replacement. The factors governing bone ingrowth, stress shielding, and clinical results. J Bone Joint Surg [BR] 69: 45
16. Engh CA, Bobyn JD (1988) Results of porous-coated hip replacement using the AML prosthesis. In: Fitzgerald R jr (ed) Non-cemented total hip arthroplasty. Raven, New York, pp 393–406
17. Engh CA, McGovern TF, Engh CA jr, Macalino GE (1993) Clinical experience with the anatomic medullary locking (AML) prosthesis for primary total hip replacement. In: Morrey BF (ed) Biological, material and mechanical considerations of joint replacement. Raven, New York, pp 167–184
18. Fiechter TH, Stanisic M, Frei W (1988) Granulombildung bei nicht gelockerten TEP. Orthop Praxis 6: 397
19. Follaci FM, Charnley J (1969) A comparison of the results of femoral head prostheses with and without cement. Clin Orthop 62: 156–161
20. Galante J, Rostoker W, Lueck R, Ray RD (1971) Sintered fiber metal composites as a basis for attachments of implants to bone. J Bone Joint Surg [Am] 53: 101
21. Galante J (1988) Clinical results with the HGP cementless total hip prosthesis. In: Fitzgerald R jr (ed) Non-cemented total hip arthroplasty. Raven, New York, pp 427–431
22. Geduldig D, Dörre E, Happel M, Lade R, Prüssner P, Willert HG, Zichner L (1975) Welche Aussicht hat die Biokeramik als Implantatmaterial in der Orthopädie? Med Orthop Tech 6: 138–143
23. Gierse H, Maaz B, Pelster C (1988) Probleme der Endler-Pfanne – Diskrepanz zwischen radiologischem und klinischem Befund bei mittelfristigen Ergebnissen. Orthop Praxis 6: 368–369
24. Goldring SR, Jasty M, Roelke M, Petrison KK, Bringhurst FR, Schiller AL, Harris WH (1988) Biological factors that influence the development of a bone-cement membrane. In: Fitzgerald R jr (ed) Non-cemented total hip arthroplasty. Raven, New York, pp 35–39
25. Gluck Th (1890) Die Invaginationsmethode der Osteo- und Arthroplastik. Berlin Klin Wochenschr 33: 732–757
26. Gluck Th (1891) Referat über die durch das moderne chirurgische Experiment gewonnenen positiven Resultate, betreffend die Naht und den Ersatz von Defekten höherer Gewe-

be, sowie über die Verwertung resorbierbarer und lebendiger Tampons in der Chirurgie. Arch Klin Chir 41: 187
27. Haboush EJ (1953) A new operation for arthroplasty of the hip based on biomechanics, photoelasticity, fast setting dental acrylic and other considerations. Bull Hosp Joint Dis NY 14: 242
28. Harris WH, Schiller AL, Scholler JM, Freiberg RA, Scott R (1976) Extensive localized bone resorption in the femur following total hip replacement. J Bone Joint Surg [Am] 58: 612
29. Heilmann K, Diezel PB, Rossner JA, Brinkmann KA (1975) Morphological studies in tissues surrounding alloarthroplastic joints. Virchows Arch A Pathol Anat Histol 366: 93–106
30. Henrichsen E, Jansen K, Krogh-Poulsen W (1953) Experimental investigations of the tissue reactions to acrylic plastics. Acta Orthop scand 22: 141
31. Henssge EJ, Peschel U (1987) Anatomisch angepaßte Hüftendoprothese mit spongiösmetallischer Oberfläche. Chir Praxis 37: 503–512
32. Herren Th, Remagen W, Schenk R (1987) Histologie der Implantat-Knochengrenze bei zementierten und nicht-zementierten Endoprothesen. Orthopäde 61: 239–251
33. Hofmann AA, Bloebaum RD, Rubman MH, Bachus KN, Plaster RL (1992) Microscopic analysis of autograft bone applied at the interface of porous-coated devices in human cancellous bone. Int Orthop 16: 349–358
34. Huddlestone HD (1988) Femoral lysis after cemented hip arthroplasty. J Arthroplasty 3: 285–297
35. Jasty MJ, Floyd WE, Schiller AL, Goldring SR, Harris WH (1986) Localized osteolysis in stable, non-septic total hip replacement. J Bone Joint Surg [Am] 68: 912
36. Jones LC, Hungerford DS (1987) Cement disease. Clin Orthop 225: 192–206
37. Judet J, Judet R (1950) Use of an artificial femoral head for arthroplasty of the hip joint. J Bone Joint Surg [Br] 32: 166
38. Judet R, Siguier M, Brumpt B, Judet T (1978) A noncemented total hip prosthesis. Clin Orthop 137: 76–84
39. Kiaer S (1951) Preliminary report on hip arthroplasty by use of acrylic head. Soc Int Chir Orthop, Stockholm 1951. Lielens, Bruxelles, p 533
40. Kiaer S, Jansen K, Krogh-Poulsen W, Henrichsen E (1951) Experimental investigation of the tissue reaction to acrylic plastics. Soc Int Chir Orthop, Stockholm 1951. Lielens, Bruxelles, p 534
41. Knahr K, Böhler M, Frank P, Plenk H, Salzer M (1987) Fünf-Jahres-Erfahrungen mit der Polyäthylen-Füßchenpfanne Modell Gersthof. Z Orthop 125: 375–381
42. Lennox DW, Schofield BH, McDonald DF, Riley LH jun (1987) A histologic comparison of aseptic loosening of cemented, press-fit, and biolologic ingrowth prostheses. Clin Orthop 225: 171
43. Lintner F, Böhm G, Bösch P, Endler M, Zweymüller K (1988) Ist hochdichtes Polyäthylen als Implantatmaterial zur zementfreien Verankerung von Hüftendoprothesen geeignet? Z Orthop 126: 688–692
44. Lintner F, Zweymüller K, Brand G (1986) Tissue reaction to titanium endoprostheses – autopsy studies in four cases, J Arthroplasty 1: 183–195
45. Lombardi AV, Mallory TH, Vaughn BK, Droulliard P (1989) Aseptic loosening in total hip arthroplasty secondary to osteolysis induced by wear debris from titanium-alloy modular femoral heads. J Bone Joint Surg [Am] 71: 1337–1342
46. Lord G, Bancel P (1983) The madreporique cementless total hip arthroplasty: new experimental data and a seven-year follow-up study. Clin Orthop 176: 67–76
47. Lord G, Hardy JR, Kummer FJ (1979) An uncemented total hip replacement. Clin Orthop 141: 2–16
48. Lorenz M, Semlitsch M, Panic B, Weber H, Willert HG (1978) Dauerschwingfestigkeit von Kobaltbasislegierungen hoher Korrosionsbeständigkeit für künstliche Hüftgelenke. Technische Rundschau Sulzer 1/1978, S. 31–40

49. Maguire JK, Cosci MF, Lynch MH (1987) Foreign body reaction to polymeric debris following total hip arthroplasty. Clin Orthop 216: 213
50. McKee GK, Watson-Farrar J (1966) Replacement of arthritic hips by the McKee-Farrar prosthesis. J Bone Joint Surg [Br] 48: 245–259
51. McKee GK (1970) Development of total prosthetic replacement of the hip. Clin Orthop 72: 85
52. McLelland SJ, James RL, Simmons N (1986) Atraumatic removal of a well-fixed porous ingrowth hip prosthesis. Orthop Rev 15: 387–392
53. Mirra JM, Marder RA, Amstutz HC (1982) The pathology of failed total joint arthroplasty. Clin Orthop 170: 175–183
54. Moore AT (1952) Metal hip joint. A new self-locking metallic prosthesis. Sth med J (Bghm Ala): 45: 10–15
55. Moore AT (1957) The self-locking metal hip prosthesis. J Bone Joint Surg [Am] 39: 811
56. Morscher E, Dick W, Kernen V (1982) Cementless fixation of polyethylene acetabular component in total hip arthroplasty. Arch Orthop Trauma Surg 99: 223–230
57. Müller M, Buchhorn GH (1994) Clinical Experience with total hip replacements – A review of the available literature. In: Buchhorn GH, Willert HG (eds) Technical principles, design and safety of joint implants. Hogrefe & Huberl, Seattle Toronto Bern Göttingen, pp 353–368
58. Patka P, Slingerland ACH, De Groot K, Van Velzen D (1991) Attrition of femoral head and neck prosthesis. In: Willert HG, Buchhorn GH (eds) Ultra-High Molecular weight polyethylene as biomaterial in orthopedic surgery. Hogrefe & Huber, Toronto Lewistin NY Bern Göttingen Stuttgart, pp 232–235
59. Pazzaglia UE, Ghisellini F, Barbieri D, Ceciliani L (1988) Failure of the stem in total hip replacement – A study of aetiology and mechanism of failure in 13 cases. Arch Orthop Trauma Surg 107: 195–202
60. Remagen W, Morscher E (1984) Histological results with cement-free implanted hip sockets of polyethylene. Arch Orthop Trauma Surg 103: 145–151
61. Revell PA, Weightman B, Freeman MAR, Vernon-Roberts B (1978) The production and biology of polyethylene wear debris. Arch Orthop Traum Surg 91: 167
62. Rose RM, Radin EL (1982) Wear of polyethylene in total hip prosthesis. Clin Orthop 170: 107–115
63. Schenk RK, Wehrli U (1989) Zur Reaktion des Knochens auf eine zementfreie SL-Femur-Revisionsprothese – Histologische Befunde an einem fünfeinhalb Monate post operationem gewonnenen Autopsiepräparat. Orthopäde 18: 454–462
64. Schmalzried TP, Finerman GAM (1988) Osteolysis in aseptic failure. In: Fitzgerald R jun (ed) Non-cemented total hip arthroplasty. Raven, New York, p 303
65. Schmidt M (1992) Spezifische Adsorption organischer Moleküle auf oxidiertem Titan: „Bioaktivität" auf molekularem Niveau. Osteologie 1: 222–235
66. Schmidt M, Steinemann SG (1991) XPS studies of amino acids adsorbed on titamium dioxide surfaces. Fresenius J Anal Chem 341: 412–415
67. Scott WW jr, Riley LH, Dorfman HD (1985) Focal Iytic lesions associated with femoral stem loosening in total hip prosthesis. AJR 144: 977–982
68. Semlitsch M (1992) 25 years Sulzer development of implant materials for total hip prostheses. Sulzer Medicajournal Spring 1992
69. Semlitsch M, Lehmann M, Weber H, Dörre E, Willert HG (1977) New prospects for a prolonged functional life-span of artificial hip joints by using the material combination polyethylene/aluminium oxide ceramic/metal. J Biomed Mat Res 11: 536–552
70. Semlitsch M, Lorenz M, Wintsch W (1973) Bruchuntersuchungen an gegossenen und geschmiedeten Kobaltbasis-Legierungen mit dem Rasterelektronen-Mikroskop und Verhütungsmaßnahmen gegen Ermüdungsbrüche und Hüftgelenkendoprothesen. Beitr Elektronenmikroskop Direktabb Oberfl 6: 263–286

71. Semlitsch M, Panic B (1980) Corrosion fatigue testing of femoral head prostheses made of implant alloys of different fatigue resistance. In: Hastings GW, Williams DF (eds) Mechanical properties of biomaterials. Wiley & Sons, New York pp 323–335
72. Semlitsch M, Panic B (1983) Ten years of experience with test criteria for fracture-proof anchorage stems of artificial hip joints. Engin Med 12: 185–198
73. Semlitsch M, Streicher RM, Weber H (1989) Verschleißverhalten von Pfannen und Kugeln aus CoCrMo-Gußlegierung bei langzeitig implantierten Ganzmetall-Hüftprothesen. Orthopäde 18: 377–381
74. Semlitsch M, Streicher RM, Weber H (1994) Long-term results with metal/metal pairing in artificial hip joints. In: Buchhorn GH, Willert HG (eds) Technical principles, design and safety of joint implants. Hogrefe & Huber, Seattle Toronto Bern Göttingen, pp 62–67
75. Semlitsch M, Weber H (1992) Titanlegierungen für zementlose Hüftprothesen. In: Hipp E, Gradinger R, Ascherl R (Hrsg) Die zementlose Hüftprothese. Demeter, Gräfelfingen, S 18–26
76. Semlitsch M, Weber H, Streicher RM, Schön R (1992) Joint replacement components made of hot-forged and surface-treated Ti-6AL-7Nb alloy. Biomaterials 13: 781–788
77. Semlitsch M, Willert HG, Dörre E (1975) Neue Werkstoffpaarung Al_2O_3 – Keramik/Polyaethylen zur Verminderung des Polyaethylenabriebs bei Gelenkpfannen von Hüfttotalendoprothesen. Med Orthop Tech 6: 143–144
78. Spotorno L, Schenk RK, Dietschi C, Romagnoli S, Mumenthaler A (1987) Unsere Erfahrungen mit nicht-zementierten Prothesen. Orthopäde 16: 225–238
79. Steinemann SG, Mäusli PA (1988) Titanium alloys for surgical implants – biocompatibility from physicochemical principles. In: Lacombe P, Tricot R, Beranger G (eds) Sixth World Conference on Titanium. Les éditions de physique, Les Ulis pp 535–540
80. Streicher RM, Schön R, Semlitsch M (1990) Untersuchung des tribologischen Verhaltens von Metall/Metall-Kombinationen für künstliche Hüftgelenke. Biomed Tech 35: 107–111
81. Streicher RM, Weber H, Schön R, Semlitsch M (1991) New surface modification of Ti-6Al-7Nb alloy: Oxygen diffusion hardening. Biomaterials 12: 125–129
82. Stühmer KG (1995) Das Ravensburger Hüftendoprothesensystem: Lamellenschaft und Schraubpfanne. In: METASUL in der Hüftendoprothetik. Huber, Bern
83. Thompson FR (1954) Two-and-a-half years' experience with a Vitallium intramedullary hip prosthesis. J Bone Joint Surg [Am] 36: 489
84. Townley CA (1982) Hemi- and total articular replacement arthroplasty of the hip with the fixed femoral cup. Orthop Clin North Am 13: 869
85. Valls J (1952) A new prosthesis for arthroplasty of the hip. J Bone Joint Surg [Br] 34: 308
86. Vernon-Roberts B, Freeman MAR (1976) Morphological and analytical studies of the tissues adjacent to joint prostheses: Investigations into the causes of loosening of prostheses. In: Schaldach M, Hohmann D (eds) Advances in artificial hip and knee joint technology. Springer, Berlin Heidelberg New York, pp 148–186
87. Wagner H, Wagner M (1993) Femur-Revisionsprothese. Z Orthop 131: 574–577
88. Waugh W, Charnley J (1990) The man and the hip. Springer, London
89. Webb PJ, Wright KWJ, Winter GD (1980) The Monk „Soft top" endoprosthesis – clinical, biomechanical and histopathological observations. J Bone Joint Surg [Br] 62: 174–178
90. Weber BG, Fiechter Th (1989) Polyäthylen-Verschleiß und Spätlockerung der Totalprothese des Hüftgelenkes. Orthopäde 18: 370–376
91. Weightman B (1977) Friction, lubrication and wear. In: Swanson SAV, Freeman MAR (eds) The scientific basis of joint replacement. Pitman Medical, Turnbridge Wells, United Kingdom, p 46
92. Wiles P (1957) The Surgery of the osteo-arthritic hip. Br J Surg 45: 488–497

93. Willert HG (1973) Tissue reactions around joint implants and bone cement. In: Chapchal G (ed) Arthroplasty of the hip. Thieme, Stuttgart, pp 11–21
94. Willert HG (1991) Ein neues Hüftgelenkendoprothesensystem für die Implantation mit Knochenzement. In: Neugebauer H (Hrsg) Was gibt es neues in der Medizin? Müller, Wien, S 141–148
95. Willert HG (1991) Differences and similarities of osteolyses from particulate polyethylene and PMMA-bone cement. In: Willert HG, Buchhorn GH (eds) Ultra-high molecular weight polyethylene as biomaterial in orthopedic surgery. Hogrefe & Huber, Toronto Lewiston NY Bern Göttingen Stuttgart, pp 89–103
96. Willert HG, Bertram H, Buchhorn GH (1990) Osteolysis in alloarthroplasty of the hip, the role of ultra high molecular weight polyethylene wear particels. Clin Orthop 258: 95–107
97. Willert HG, Buchhorn GH (1992) Biologische Fixation und knöcherne Reaktion auf zementlose Implantate - Heilung, Integration, Irritation. In: Hipp E, Gradinger R, Ascherl R (Hrsg) Die zementlose Hüftprothese. Demeter, Gräfelfingen, S 49–53
98. Willert HG, Buchhorn GH (1993) Particle disease due to wear of ultrahigh molecular weight polyethylene. Findings from retrieval studies. In: Morrey BF (ed) Biological, material and mechanical considerations of joint replacement. Raven, New York, pp 87–102
99. Willert HG, Buchhorn GH, Hess Th (1989) Die Bedeutung von Abrieb und Materialermüdung bei der Prothesenlockerung an der Hüfte. Orthopäde 18: 350–369
100. Willert HG, Lintner F (1987) Morphologie des Implantatlagers bei zementierten und nichtzementierten Gelenkimplantaten. Langenbecks Arch Chir 372: 447–455
101. Willert HG, Ludwig J, Semlitsch M (1974) Reaction of bone to methacrylate after hip arthroplasty. J Bone Joint Surg [Am] 56: 1368–1382
102. Willert HG, Puls P (1972) Die Reaktion des Knochens auf Knochenzement bei der Alloarthroplastik der Hüfte. Arch Orthop Unfallchir 72: 33–71
103. Willert HG, Semlitsch M (1976) Tissue reactions to plastic and metallic wear products of joint endoprostheses. In: Gschwendt N, Debrunner HU (eds) Total hip prosthesis. Huber, Bern Stuttgart Vienna, pp 205–239
104. Willert HG, Semlitsch M (1977) Reactions of the articular capsule to wear products of artificial joint prostheses. J Biomed Mater Res 11: 157–164
105. Willert HG, Semlitsch M, Buchhorn GH, Kriete U (1978) Materialverschleiß und Gewebereaktion bei künstlichen Gelenken. Orthopäde 7: 62
106. Wiltse LL, Hall RH, Stenehjem JC (1957) Experimental studies regarding the possible use of self-curing acrylic in orthopaedic surgery. J Bone Joint Surg [Am] 39: 961–972
107. Zichner LP, Willert HG (1992) Comparison of Alumina/Polyethylene and Metal/Polyethylene in clinical trials. Clin Orthop 282: 86–94
108. Zweymüller K, Deckner A, Lintner F, Semlitsch M (1988) Die Weiterentwicklung des zementfreien Systems durch das SL-Schaftprogramm. Med Orthop Tech 108: 10–15
109. Zweymüller K, Lintner F, Semlitsch M (1988) Biologic fixation of a press-fit titanium hip joint endoprosthesis. Clin Orthop 235: 165–206

Erfahrung mit Implantatwerkstoffen für Hüftendoprothesen

M. SEMLITSCH, H.-G- WILLERT

Einleitung

Die klinische Bewährung verschiedener Hüftprothesenmodelle mit Reoperationsraten unter 20 % und bis zu 15jähriger Verweildauer im Patienten gibt wertvolle Hinweise, um Richtungen bezüglich Design, Verankerungsprinzipien und Werkstoffkonzepte weiterhin zu verfolgen und zu optimieren.

In dieser Arbeit soll besonders auf persönliche Erfahrungen bei verschiedenen Designkonzepten für den Hüftgelenkersatz [15, 37] mit metallischen Werkstoffen, Polymerkunststoffen, Keramik und Beschichtungen eingegangen werden.

Verankerungsprinzipien für Hüftprothesen

Die ersten brauchbaren Hüftprothesenmodelle der 50er Jahre von Moore, Thompson, McKee, Ring und Sivash wurden zementlos direkt am Knochen verankert. Charnleys Zementiertechnik mit selbstaushärtendem monomerem und polymerem Methylmethakrylat brachte mit der sofortigen Primärfixation von Pfanne und Schaft den eigentlichen Durchbruch der Hüftendoprothetik. Die Optimierungen der Zementiertechnik durch Ling [6], Weber [31] und Draenert [2] führten dazu, daß heute noch immer über die Hälfte der Hüftendoprothesen mittels Akrylatzement verankert wird.

Erfahrungsgemäß haben sich bei zementierten Hüftprothesen Zementschichtdicken von durchschnittlich 3 mm und maximal 5 mm bewährt. Sehr dünne Zementköcher können frühzeitig brechen, und der entsprechende Zementabrieb verursacht Fremdkörpergranulome, die zur Implantatlockerung führen. Solide, perfekt verankerte und vorschriftsmäßig ausgehärtete Zementplomben weisen eine gute Langzeitstabilität auf.

In den 70er und 80er Jahren besannen sich viele Operateure wieder auf zementlos zu verankernde Hüftendoprothesen, da teilweise unbefriedigende Ergebnisse mit nicht immer optimal zementierten Hüftprothesen festgestellt wurden. Dabei wurden bei den verschiedenen Hüftprothesenmodellen folgende Verankerungsprinzipien verfolgt:

- *Makrostrukturen an Pfanne und Schaft,* wie z. B. Pfannengewinde bzw. Löcher, Vertiefungen, Hinterschnitte bzw. Stufen am Schaft oder der kraterförmig, aber auch kugelig oder spongiosaartig ausgebildete Oberflächen;

- *Mikrostrukturen an Pfanne und Schaft*, wie z. B. Aufsintern von feinkugeligem Metallpulver oder Titandrähten oder Grobstrahlen von Metalloberflächen;
- *Beschichtung von Pfanne und Schaft* mit Hydroxylapatit oder Reintitanpulver mittels Plasmaspritzverfahren.

Besonders erfolgreich sind zementlose Hüftpfannen und Schäfte, die durch ihr Press-fit-Design eine sehr gute primäre, aber auch sekundäre Stabilität ermöglichen und nicht nur vom Einwachsen von Knochengewebe in poröse Oberflächenstrukturen abhängig sind. Einmal gebildetes Bindegewebe als Folge von zu viel Mikrobewegung zwischen Implantat und knöchernem Lager führt unweigerlich zur Lockerung des Implantates. Durch Strahloperationen oder Beschichtungen aufgerauhte Oberflächen haben sich bezüglich Knochenanwachsen positiv bewährt. Hydroxylapatit bewirkt als eine dem Knochen artgleiche Substanz zusätzlich noch einen bioaktiven Effekt, allerdings stehen Zehnjahresresultate noch aus.

Werkstoffkonzepte für den Hüftgelenkersatz

Hüftkopfendoprothesen ohne Pfannen

Bei Schenkelhalsfrakturen werden in bestimmten Fällen Hüftkopfendoprothesen mit einem dem Acetabulum optimal angepaßten Kugeldurchmesser eingesetzt. Keiner der bisher verwendeten Polymerkunststoffe (Plexiglas, Polyethylen, Polyacetal, Polyester) hat sich klinisch gegen Knorpel und/oder Knochen als Gleitpartner bewährt. In allen Fällen kam es zu massiven Abriebvorgängen an den jeweiligen Kunststoffkugeln mit ausgeprägten Fremdkörperreaktionen als Folgeerscheinung [15].

Bewährt haben sich hingegen langfristig Kugeln aus der Kobalt-Chrom-Molybdän-Gußlegierung Co-28Cr-6Mo (ISO 5832-4), ebenso aus Eisen-Chrom-Nickel-Molybdän-Schmiedestahl Fe-18Cr-14Ni-3Mo (ISO 5832-1) und Aluminiumoxid-Keramik Al_2O_3 (ISO 6474). Metallkugeln können mit Hüftprothesenschäften entweder fix verbunden sein oder mittels Konussteckverbindung. Sogenannte Duoköpfe werden auf kleine Kugeln am Schaft aufgesetzt.

Schalenendoprothesen mit Pfannen

Die Schalenendoprothesen der 70er Jahre bestanden aus einer zementierten CoCrMo-Metallschale bzw. Al_2O_3-Keramikschale auf dem kugelig bzw. zylindrisch vorbearbeiteten Femurkopf und aus einer zementierten, dünnwandigen Polyethylenpfanne im Acetabulum.

Die langfristig ungünstigen Resultate sind einerseits auf die dünnwandigen, leicht verformbaren Polyethylenpfannen und andererseits auf biomechanisch ungünstige Lastübertragungsverhältnisse zurückzuführen. Ob neue Werkstoffkonzepte, wie z. B. die CoCrMoC-Metall-Metall-Paarung für Pfanne und Schale und eine zementlose Verankerung von zukünftigen Schalenendoprothesen, zum Ziel führen werden, ist aus biomechanischen Gründen im Femurkopfbereich eine offene Frage.

Reibungsarme Kugel-Pfannen-Paarung mit geringem Verschleiß

Bei Totalhüftendoprothesen soll sich die Kugel mit einer minimalen Reibung in der künstlichen Pfanne bewegen, damit möglichst wenig Kräfte auf die Prothesenverankerung übertragen werden. Beide Komponenten sollen während der Funktionsdauer im Patienten eine minimale Formänderung durch Kaltfluß und Verschleiß erfahren, damit es nicht zu einem Klemmeffekt von der Kugel in der Pfanne kommt.

In Paarung mit CoCrMo-Metallpfannen haben sich Kugeln aus Polymerkunststoff (Polyethylen, Polyacetal, Polyester) klinisch nicht bewährt. Alle Kunststoffkugeln als konvexe Gleitflächen erlitten massiven Abrieb, der zu Fremdkörperreaktionen führte [38].

Ebenso haben sich zementierte Hüftpfannen aus Polytetrafluorethylen (Teflon), mit Glimmerpartikel verstärktes Teflon, (Fluorosint) und Polyacetal in Paarung mit Metallkugeln aufgrund hoher Verschleißraten klinisch nicht bewährt.

Erst die von Charnley 1963 eingeführten Pfannen aus ultrahochmolekularem Polyethylen (ISO 5834-2) mit ausreichender Wandstärke von 6–8 mm ergaben in Paarung mit Kugeln aus dem FeCrNiMo-Schmiedestahl (ISO 5832-1) ein klinisch befriedigendes Ergebnis [1]. Es ist mit einem jährlichen Verschleißabtrag von 0,1–0,3 mm an der Polyethylenpfanne und einem zunehmenden Verkratzen der zu weichen Stahlkugel zu rechnen, wodurch der Verschleiß noch erhöht werden kann.

In den 80er Jahren wurde von Charnley der härtere und korrosionsbeständigere Eisen-Chrom-Nickel-Mangan-Molybdän-Niob-Stickstoff-Schmiedestahl Fe-20Cr-10Ni-4Mn-3Mo-Nb-N (ISO 5832-9) für die 22-mm-Kugel eingeführt [27]. Langfristig ist ein niedrigerer Pfannenverschleiß zu erwarten, da die härteren Kugeln nicht verkratzen.

Die in USA während vieler Jahre verwendeten Metallkugeln aus der Titan-Aluminium-Vanadium-Ti-6Al-4V-Schmiedelegierung (ISO 5832-3) haben sich in Paarung mit Polyethylenpfannen klinisch nicht bewährt. Es kam immer wieder zu stark verkratzten Titankugeln im Falle von Dreikörperverschleiß durch Zementpartikel und starker Schwarzfärbung des umgebenden Gewebes. Eine Beschichtung der Titankugel mit einer 3–5 µm dünnen Titannitridschicht sehr hoher Härte macht die Kugeloberfläche äußerst kratzfest und löst somit dieses Problem. Titannitrid befindet sich bereits seit 1986 bei Kugeln aus der Titan-Aluminium-Niob-Ti-6Al-7Nb-Schmiedelegierung (SN 056 512 und ASTM F 1295, ISO 5832-11) im klinischen Einsatz [22, 23]. Die Oberflächenhärtung der polierten Titanoberfläche auf eine Tiefe von nur 0.1 µm mittels

Stickstoffionenimplantation scheint nicht sehr aussichtsreich zu sein, da die Einhärtungstiefe mindestens 5 µm, besser 30 µm wie beim Oxygen-diffusion-hardening-Prozeß [26] betragen sollte. Derartig ODH-behandelte Ti-6Al-7Nb-Kugeln befinden sich seit 1992 in einer klinischen Feldstudie.

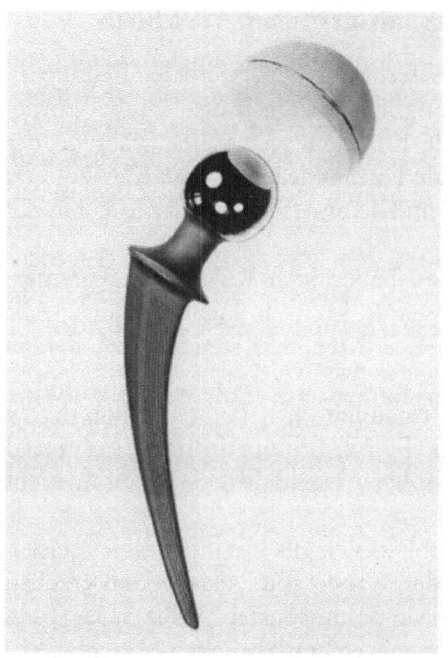

Abb. 1. Müller-Hüftendoprothese mit Polyethylenpfanne, Kugel aus CoCrMo Protasul-1 und Bogenschaft aus CoNiCrMo Protasul-10

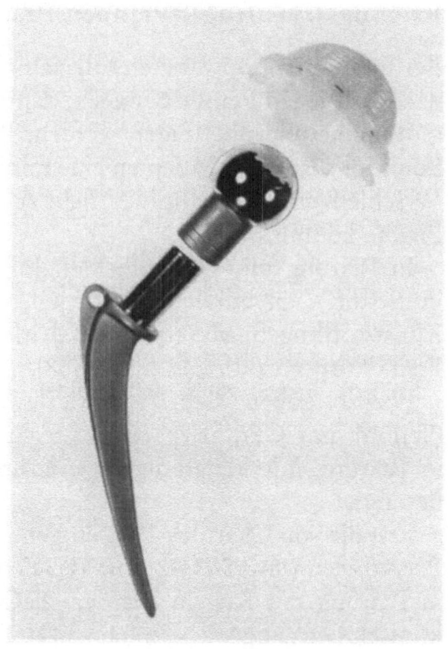

Abb. 2. Weber-Rotationshüftendoprothese mit Polyethylenpfanne, modularer Rotationskugel sowie Zylinderbolzen aus CoCrMo Protasul-2 und Schaft aus CoNiCrMo Protasul-10

Die Mehrzahl der implantierten Metallkugeln (Abb. 1 und 2) besteht heute aus der CoCrMo-Gußlegierung (ISO 5832-4) bzw. Schmiedelegierung (ASTM F-799). Mit diesen relativ harten und verschleißfesten Kugeln ist mit einem jährlichen Verschleißabtrag von 0,1–0,3 mm an der Polyethylenpfanne zu rechnen. Zur Reduktion des Verschleißes an der Polyethylenpfanne wurde diese seit 1975 mit Kugeln aus Al_2O_3-Keramik (ISO 6474) sehr hoher Härte und guter Benetzbarkeit mit Körperflüssigkeit gepaart (Abb. 3 und 4). Klinisch zeigte sich, daß man tatsächlich den jährlichen Verschleißabtrag an der Polyethylenpfanne auf 0,05–0,15 mm reduzieren kann [30, 42]. Noch geringerer Verschleiß (0–6 µm/Jahr) an Pfanne und Kugel kann mit der Paarung Al_2O_3-Keramik-Keramik von Boutin und Mittelmeier erreicht werden. Allerdings darf die Keramikpfanne nicht unter Winkeln steiler als 45° eingebaut werden. Bei klinischen Fällen

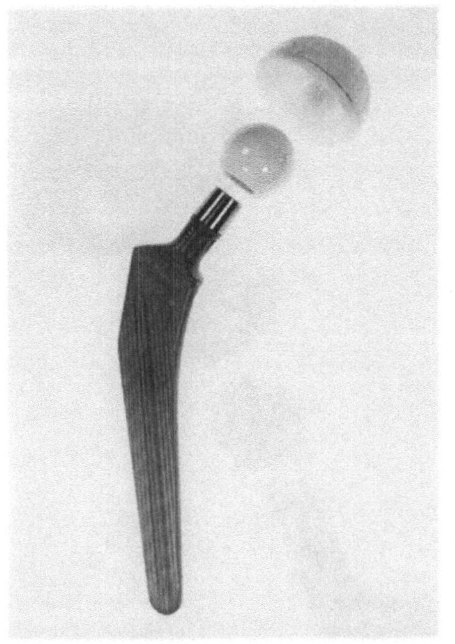

Abb. 3. Müller Hüftendoprothese mit Polyethylenpfanne, modularer Kugel aus Al_2O_3-Keramik, Biolox und Geradschaft aus CoNiCrMo Protasul-10

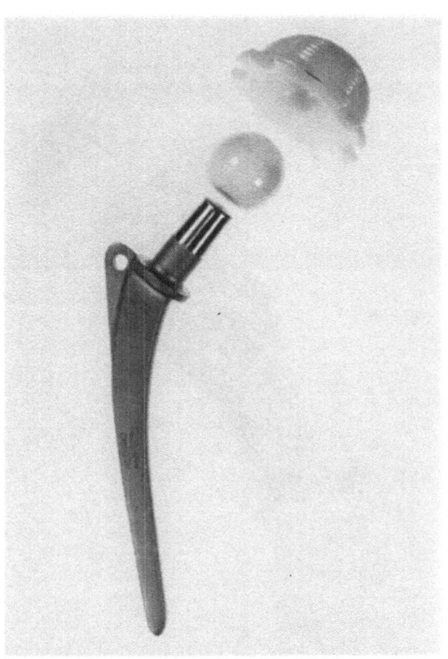

Abb. 4. Weber-Stühmer-Hüftendoprothese mit Polyethylenpfanne, modularer Kugel aus Al_2O_3-Keramik Biolox und Schaft aus CoNiCrMo Protasul-10

seit 1970 gab es immer wieder Einzelfälle mit fehlerhafter Steilimplantation der Keramikpfannen, wo massiver Keramikabrieb sowohl an der Kugel als auch an der Pfanne zufolge Halsanschlag der Kugel und rezidivierenden Subluxationen auftrat.

In den 60er Jahren ergänzte McKee die Thompson-Hüftkopfendoprothese mit einer CoCrMo-Gußpfanne zu einer Totalhüftendoprothese und sorgte für ein ausreichendes Spiel zwischen CoCrMo-Gußkugel und Pfanne, um der Gelenkflüssigkeit Zutritt zu den artikulierenden Metalloberflächen zu erlauben.

Huggler und Müller wählten 1963 und 1965 das gleiche Werkstoffkonzept für Pfanne und Kugel. Nach 10- bis 20jähriger Implantation dieser 3 Hüftprothesenmodelle resultierte ein jährlicher Verschleißabtrag von maximal 10 µm an Pfanne und Kugel [18, 25, 32, 36].

Die 1988 eingeführten 28- und 32-mm-Metallkugeln aus der Co-28Cr-6Mo-0.2C-Schmiedelegierung (Abb. 5–10) bei Hüftendoprothesen nach Weber [33], Zweymüller, Müller, Wagner und Stühmer ergaben für die Metall-Metall-Paarung außerdem ein vergleichbar niedriges Reibungsmoment wie für die Polyethylen-Metall-Paarung [28].

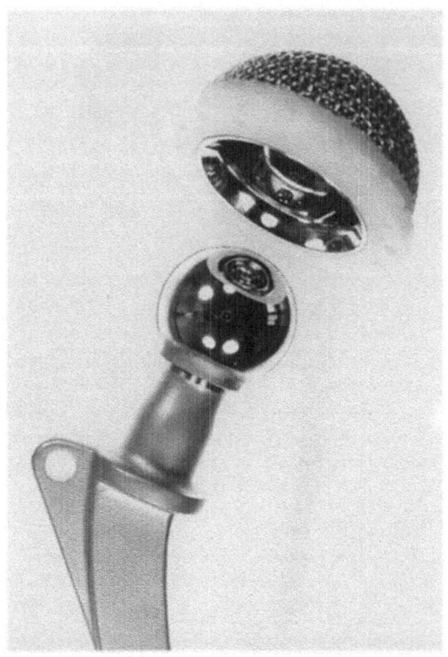

Abb. 5. Weber-Hüftendoprothese mit CoCr-Mo-Metall-Metall-Gleitpaarung Metasul

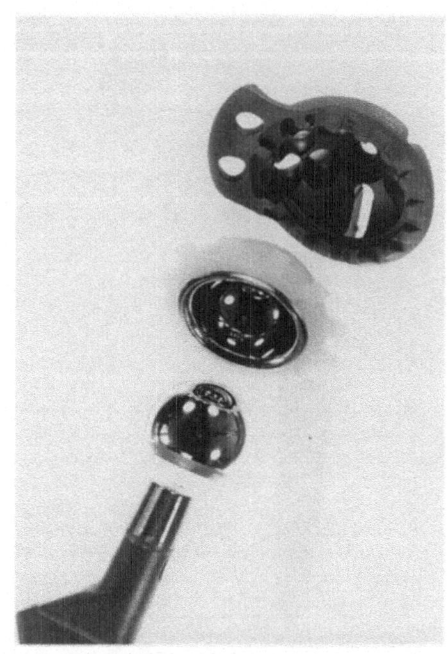

Abb. 6. Müller-Hüftendoprothese mit Co-CrMo-Metall-Metall-Gleitpaarung Metasul

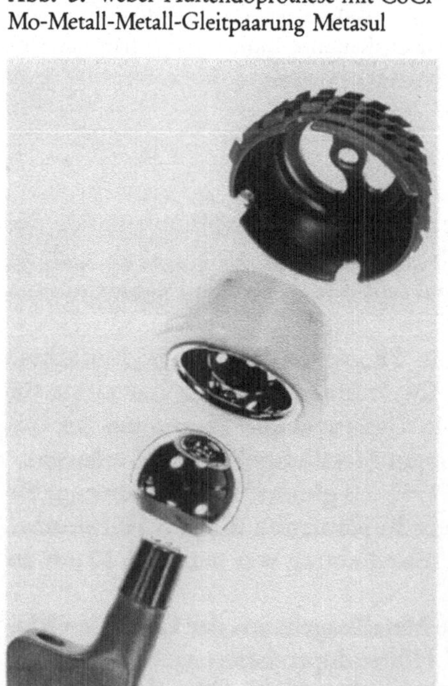

Abb. 7. Zweymüller-Hüftendoprothese mit CoCrMo-Metall-Metall-Gleitpaarung Metasul

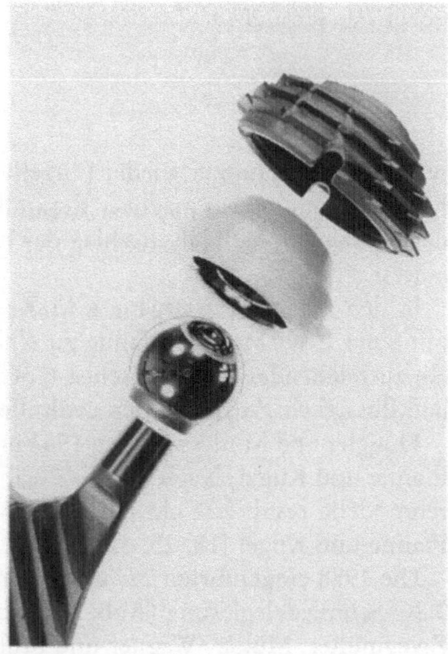

Abb. 8. Stühmer-Hüftendoprothese mit Co-CrMo-Metall-Metall-Gleitpaarung Metasul

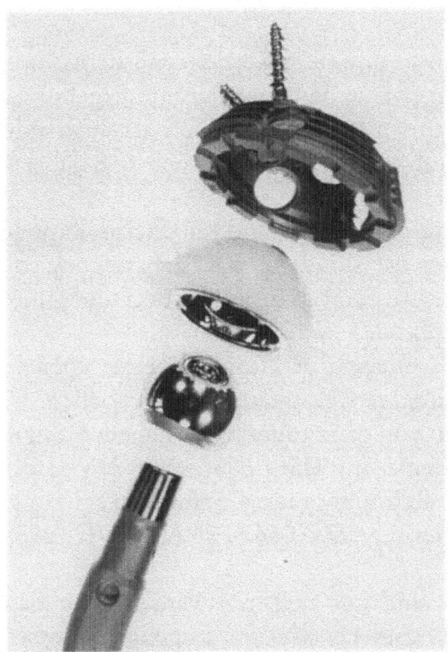

Abb. 9. Wagner-Hüftendoprothese mit CoCrMo-Metall-Metall-Gleitpaarung Metasul

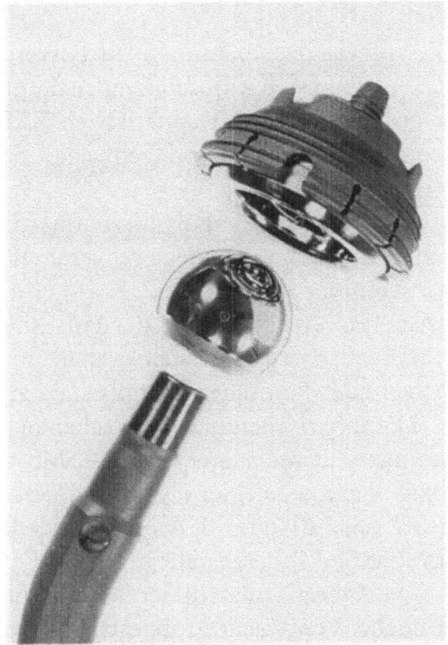

Abb. 10. Wagner Hüftendoprothese mit CoCrMo-Metall-Metall-Gleitpaarung Metasul ohne PE-Einsatz

Tabelle 1. Klinisch erprobte Werkstoffpaarungen für Pfanne und Kugel von Totalhüftendoprothesen

Pfanne	Kugel
UHMW-Polyethylen	Fe-18Cr-14Ni-3Mo
	Fe-20Cr-10Ni-4Mn-3Mo-Nb-N
	Co-28Cr-6Mo-0.2C
	Co-28Cr-6Mo-0.08C
	Ti-6Al-7Nb/TiN
	Ti-6Al-7Nb/ODH
	Al_2O_3
Al_2O_3	Al_2O_3
Co-28Cr-6Mo-0.2C	Co-28Cr-6Mo-0.2C

Basierend auf klinischen Langzeiterfahrungen bis zu 30 Jahren [21], verfügt man heute über ein ausreichendes Sortiment von brauchbaren bis sehr guten Werkstoffpaarungen für Pfanne und Kugel von Totalhüftendoprothesen (Tabelle 1).

Zementfreie Pfannen

Relativ elastische Pfannen aus Polyethylen in direktem Kontakt mit dem Knochen haben sich klinisch langfristig nicht bewährt. Gleich schlechte Ergebnisse wurden sowohl mit sphärischen RM-Pfannen mit Zapfen [12], als auch mit konischen Endler- und Schwägerl-Schraubgewindepfannen nach 6–8 Jahren erhalten [4, 10, 40].

Das allzu weiche Polyethylen wird durch knorpelige und knöcherne Zapfen im entstandenen Bindegewebemantel unter der ständigen Relativbewegung im Acetabulum abgerieben [7, 8, 14] und führt zu Fremdkörperreaktion und langfristig zur Auslockerung der Polyethylenpfanne.

Polyethylen eignet sich deshalb nur als Gleitkörpereinsatz in einer sphärischen oder konischen Metallschale zur direkten Verankerung am Knochen.

Die sphärischen oder konischen Schalen von ganz unterschiedlichem Design können entweder aus der CoCrMo-Gußlegierung (ISO 5832-4), TiAlV-Guß, bzw. Schmiedelegierung (ISO 5832-3), Reintitangrade-4-Schmiedelegierung (ISO 5832-2) oder TiAlNb-Schmiedelegierung (SN 056 512, ASTM F-1295, ISO 5832-11) hergestellt sein.

Die Oberflächen dieser Metallschalen sind zur besseren Verankerung des Knochens entweder grobgestrahlt (Abb. 11 und 12) oder mit kugeligem CoCrMo- bzw. Titanpulver oder aufgesinterten Titandrähten beschichtet. Mittels Plasmaspritzverfahren kann auch Titanpulver oder Hydroxylapatit als Beschichtung aufgebracht werden.

Mehrlagige, untereinander versinterte Metallgitter aus Reintitangrade-1 (ISO 5832-2) bilden im Verbund mit Polyethylenpfannen kontrolliert poröse Oberflächenstrukturen bei Morscher- und Griss-Pfannen (Abb. 13 und 14) zum besseren Einwachsen von Knochengewebe [17].

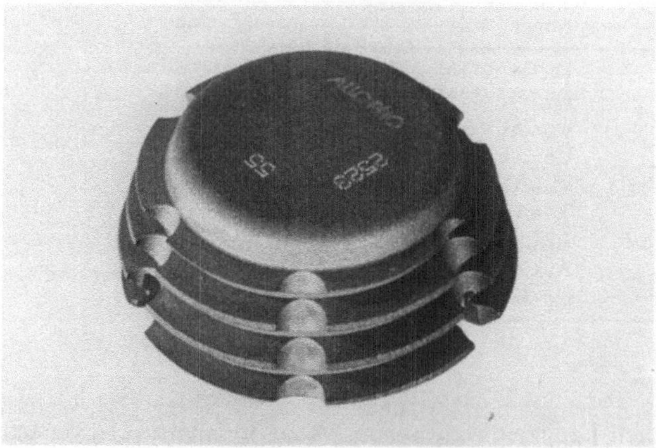

Abb. 11. Willert-Hüftgelenkpfanne mit konischer Schale aus Reintitan Protasul-Ti und Polyethyleneinsatz

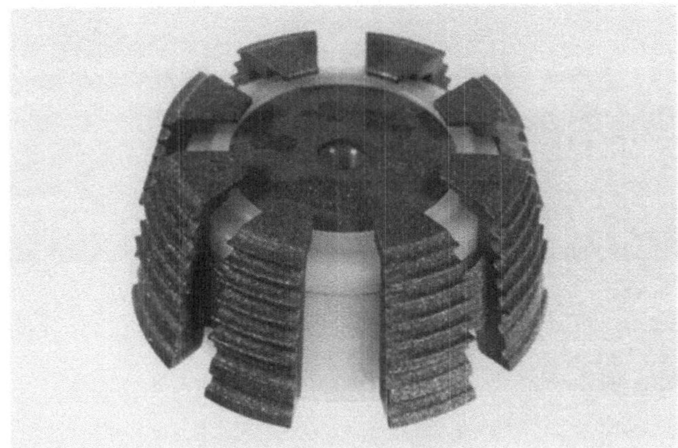

Abb. 12 Balgrist-Hüftgelenkpfanne mit konischem Spreizring und Abdeckungsblech aus Reintitan Protasul-Ti und Polyethyleneinsatz

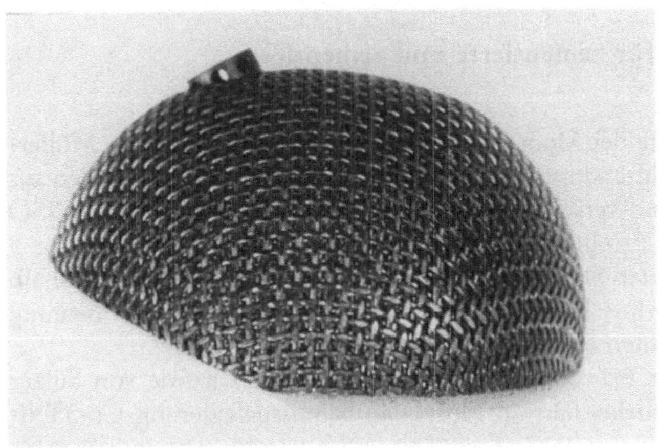

Abb 13. Morscher-Hüftgelenkpfanne aus Polyethylen mit mehrlagiger Sulmesh-Drahtgitterschale aus Reintitan Protasul-Ti

Konische Mittelmeier-Schraubpfannen aus Al_2O_3-Keramik haben sich bei optimaler Implantationsstellung im Acetabulum in Kontakt mit Knochen klinisch bewährt [11].

Man verfügt also auch bei den zementfreien Pfannen über eine große Werkstoffauswahl für die Außenschale und den Pfanneneinsatz aus Polyethylen, CoCrMo-Metall oder Al_2O_3-Keramik.

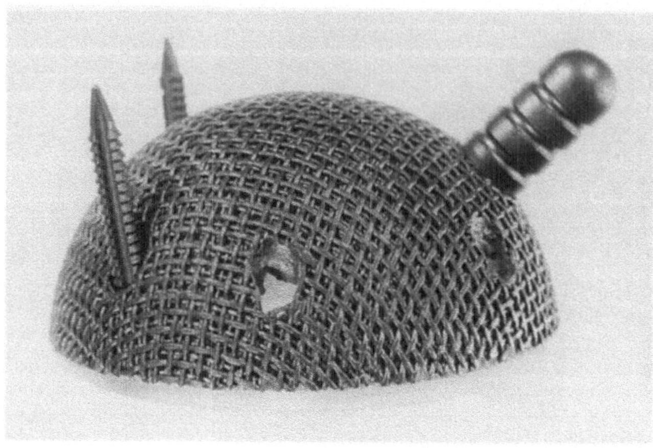

Abb 14. Griss-Hüftgelenkpfanne aus Polyethylen mit mehrlagiger Sulmesh-Drahtgitterschale aus Reintitan Protasul-Ti

Verankerungsschäfte für zementierte und zementlose Hüftendoprothesen

Die Verankerungsschäfte der Moore-, Thompson-, McKee-, Huggler-, Müller- und Weber-Huggler-Hüftendoprothesen der 50er und 60er Jahre bestanden aus der sehr korrosions- und verschleißbeständigen CoCrMo-Gußlegierung (ISO 5832-4) mit begrenzter Ermüdungsfestigkeit.

Im Falle von gelockerten Schäften mit kleinen Querschnitten kam es deshalb immer wieder zu unerwünschten Ermüdungsbrüchen der stark durch Biegung und Torsion beanspruchten Schäfte.

Zur Vermeidung von Brüchen bei gelockerten Schäften wurde von Sulzer 1972 [16] die Kobalt-Nickel-Chrom-Molybdän-Schmiedelegierung Co-35Ni-20Cr-10Mo (ISO 5832-6) mit hoher Festigkeit und Korrosionsbeständigkeit für Verankerungsschäfte von Müller- und Weber-Hüftendoprothesen (Abb. 1–4) eingeführt. Seitdem sind bei diesen Modellen Schaftbrüche unbekannt [20].

Bruchsichere Schäfte können ebenfalls aus der CoCrMo-Schmiedelegierung (ASTM F-799) hergestellt werden.

Bei den Charnley-Hüftendoprothesen der 60er und 70er Jahre bestanden die Kugel und der Verankerungsschaft aus dem FeCrNiMo-Schmiedestahl (ISO 5832-1) im weichgeglühten Zustand. Bei gelockerten Schäften kam es immer wieder zu bleibenden Verbiegungen und Ermüdungsbrüchen der Verankerungsschäfte [41].

Deshalb führten in den 80er Jahren Thackray [27] und Sulzer [17] den FeCrNiMnMoNbN-Schmiedestahl (ISO 5832-9) mit hoher Festigkeit und Korrosionsbeständigkeit für bruchsichere Verankerungsschäfte und kratzfeste Kugeln zementierbarer Hüftendoprothesen ein (Abb. 15 und 16).

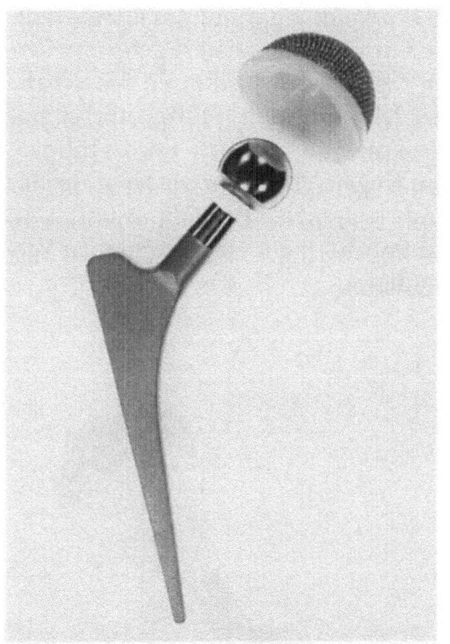

Abb. 15. Willert-CF-30-Hüftendoprothese mit Sulmesh-Polyethylenpfanne, modularer Kugel und Längslochschaft aus FeCrNiMnMoNbN Protasul-S30

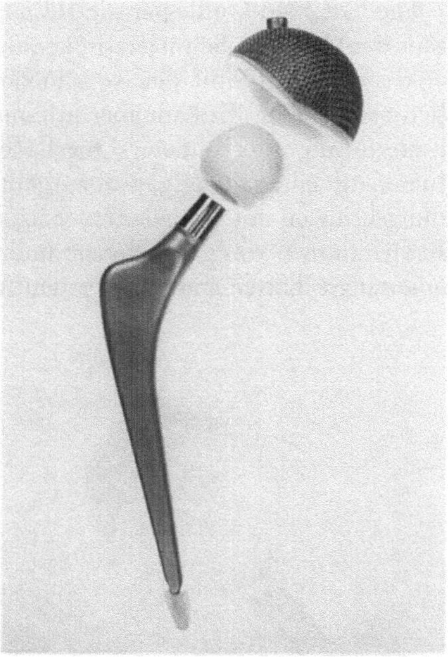

Abb. 16. Morscher-Spotorno-MS-30-Hüftendoprothese mit Sulmesh-Polyethylenpfanne, modularer Kugel aus Al_2O_3-Keramik Biolox und Schaft aus FeCrNiMnMoNbN Protasul-S30

Die Mehrzahl der zementfreien Verankerungsschäfte wird seit den 70er Jahren aus der hochfesten TiAlV-Schmiedelegierung (ISO 5832-3) hergestellt, da Knochengewebe auf das sehr körperverträgliche Titan gut heranwächst [9, 19, 22]. In Ergänzung dazu wurden in den 80er Jahren von Zwicker [43] die Titan-Aluminium-Eisen-Schmiedelegierung Ti-5Al-2.5Fe (ISO 5832-10) und von Sulzer [19, 22, 23] die Titan-Aluminium-Niob-Schmiedelegierung Ti-6Al-7Nb (SN 056 512, ASTM F 1295, ISO 5832-11) zur Herstellung von hoch beanspruchbaren Verankerungsschäften (Abb. 17–20) eingeführt. Alle 3 Titanlegierungen haben sich bis heute klinisch gut bewährt. Aus Gründen der Toxizität von Vanadium wird den beiden Titanlegierungen ohne Vanadium in den letzten Jahren der Vorzug gegeben.

Zur Verankerung von zementlosen Schäften im Knochengewebe werden die Schaftoberflächen entweder grobgestrahlt oder mit kugeligem CoCrMo- bzw. Titanpulver oder aufgesinterten Titandrähten beschichtet. Alle bei relativ hohen Temperaturen aufgesinterten Mikrostrukturen bewirken einen Abfall der Ermüdungsfestigkeit des Schaftes, was bei der Schaftdimensionierung berücksichtigt werden muß.

Die CoCrMo-Gußlegierung (ISO 5832-4) erlaubt aufgrund des Gießverfahrens der CoCrMo-Schmelze in keramische Formen, kompliziert geformte Verankerungsschäfte mit den verschiedensten Oberflächenstrukturen wirtschaftlich herzustellen. Es kam aber im Laufe der Jahre bei Judet-Hüftprothesen mit kraterförmig ausgebildeter Oberflächenstruktur und auch bei Lord-Hüftprothesen mit einer einlagig, grobausgebildeten Kugellage immer wieder zu Ermüdungsbrüchen von gelockerten Schäften mit begrenzter Ermüdungsfestigkeit. Reoperationen von gebrochenen und distal knöchern gut eingewachsenen Verankerungsschäften sind außerordentlich mühsam.

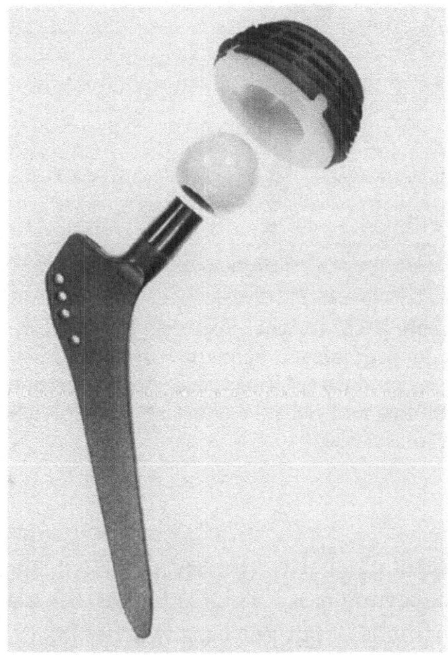

Abb. 17. Zweymüller-Hüftendoprothese mit Reintitanschale, Polyethyleneinsatz, modularer Keramikkugel und SL-Schaft aus TiAlNb Protasul-100

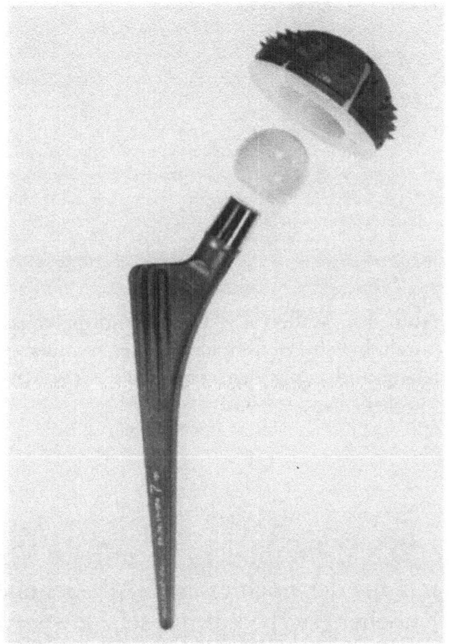

Abb. 18. Spotorno-Hüftendoprothese mit Schaft und Spreizschale aus TiAlNb Protasul-100, Polyethyleneinsatz und modularer Keramikkugel

Das Grobstrahlen von geschmiedeten Verankerungsschäften aus Titanlegierungen bewirkt ebenso wie das Plasmaspritzbeschichten mit Hydroxylapatit keine Reduktion der Ermüdungsfestigkeit des Hüftprothesenschaftes. Die bei Aesculap mittels Vakuumplasmaspritzen aufgebrachte Reintitanbeschichtung mit sehr rauher Oberfläche und offenen Mikroporen reduziert die Ermüdungsfestigkeit der Schäfte um etwa 20 %, was bei der Formgebung zu berücksichtigen ist.

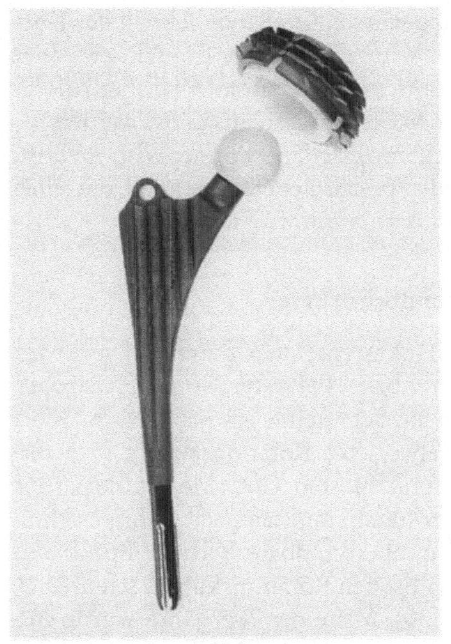

Abb. 19. Stühmer-Hüftendoprothese mit Reintitanschale, Polyethyleneinsatz, modularer Keramikkugel und Schaft aus TiAlNb Protasul-100

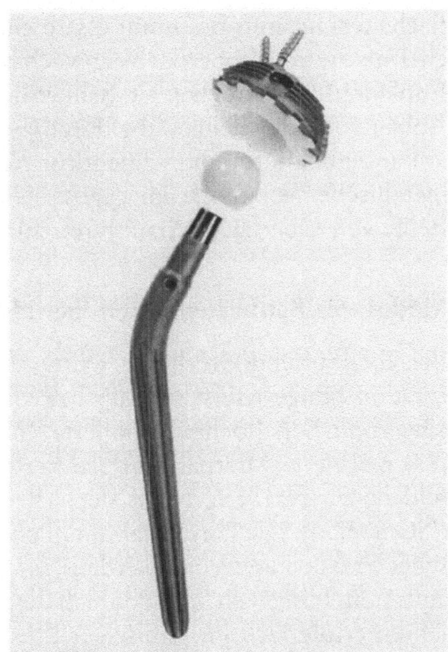

Abb. 20. Wagner-Hüftendoprothese mit Reintitanschale, Polyethyleneinsatz, modularer Keramikkugel und Schaft aus TiAlNb Protasul-100

Tabelle 2. Klinisch erprobte Werkstoffe für zementierte und zementlose Hüftendoprothesen (+ = geeignet, – = ungeeignet)

Schaft		Verankerung	
Werkstoff	Oberflächenstruktur	Zementiert	Zementlos
Fe-18Cr-14Ni-3Mo	poliert oder gestrahlt	+	–
Fe-20Cr-10Ni-4Mn-3Mo-Nb-N	poliert oder gestrahlt	+	–
Co-28Cr-6Mo-0.2C	gestrahlt	+	
	mikro- bzw. makrostrukturiert		+
Co-28Cr-6Mo-0.08C	gestrahlt	+	
	mikro- bzw. makrostrukturiert		+
Ti-6Al-4V	gestrahlt	+	+
	mikro- bzw. makrostrukturiert		+
Ti-6Al-7Nb	gestrahlt	+	+
	mikro- bzw. makrostrukturiert		+

Bei der Bewertung der Schaftoberflächen im Knochenlager spielen drei Faktoren eine bedeutende Rolle [19]. Die primäre Schaftstabilität entscheidet, ob Knochengewebe an die Schaftoberfläche anwächst bzw. einwächst. Der Oberflächenchemismus bestimmt bis zu einem gewissen Grad, wie schnell der Knochen an die Schaftoberfläche anwächst und wie beständig der Kontakt zwischen Implantat und Knochen ist. Schließlich kann eine Implantatlockerung zufolge Abbau von Knochengewebe durch zuviel Materialabrieb ausgelöst werden.

Für zementierte und zementlose Verankerungsschäfte können also mehrere metallische Werkstoffe im gegossenen oder geschmiedeten Zustand mit einer Reihe von Oberflächenstrukturen zum Einsatz kommen (Tabelle 2).

Modulares Baukastensystem bei Hüftendoprothesen

Bei Totalhüftendoprothesen wurde das Baukastensystem durch aufsteckbare, rotationsfähige Kunststoffkugeln (Polycetal bzw. Polyester) von 3 Halslängen auf zylindrisch, hochglanzpolierte Bolzen am Schaftende erstmals durch Weber [29] realisiert. Alternativ implantierte Weber 1972 Rotationskugeln in 3 verschiedenen Halslängen aus der sehr verschleißfesten CoCrMo-Gußlegierung (ISO 5832-4). Die Polyacetal- und Polyesterkugeln mußten nach 6jähriger klinischer Praxis aufgegeben werden [34], da unüberwindbare Verschleißprobleme auftraten. Hingegen befinden sich die metallischen Rotationskugeln seit über 20 Jahren erfolgreich im klinischen Einsatz [30]. Mitte der 70er Jahre wurde aufgrund eingehender Laboruntersuchungen [23] sowohl bei Müller-, als auch bei Weber-Hüftendoprothesen die 32-mm-Al_2O_3-Keramikkugel Biolox alternativ zur bisherigen Metallkugel in Paarung mit der Polyethylenpfanne eingeführt [35]. Zur Befestigung der Keramikkugeln mit 3 verschiedenen Halslängen bedient man sich der Konussteckverbindung mit einem strukturierten 14/16- oder 12/14-Konus am Ende des Metallschaftes aus Eisen-, Kobalt- oder Titanbasislegierung. Vom Operateur sollen nur Kugeln und Schäfte von derselben Lieferfirma verwendet werden, um eine optimale Konusanpassung zwischen Keramikkonus und Metallkonus sicherzustellen.

Die keramische Konusbohrung und der metallische Konus sind innerhalb sehr enger Toleranzen gefertigt, damit Kugeln und Schäfte vom gleichen Lieferanten untereinander problemlos gepaart werden können. Bei Kombination von Komponenten aus verschiedenen Bezugsquellen kann es zu Wackelbewegungen zwischen Keramikkugel und Metallkonus kommen, die zur Korrosion am Metallkonus und sogar zu Brüchen der Keramikkugeln führen können.

Außerdem ist vor dem Aufstecken bzw. Aufdrehen und dem leichten Aufschlagen der Keramikkugel mit einem Kunststoffhammer auf den strukturierten Metallkonus besonders auf die Sauberkeit der beiden Konusflächen zu achten. Es dürfen keine Blut- und Gewebereste oder Knochensplitter zwischen den Konusflächen liegen, da dies den perfekten Konussitz der Keramikkugel in Frage stellen könnte. Bei schlechtem Konussitz treten extrem hohe Spannungsspitzen im Bereich des Kugelkonus auf, was einen Bruch der Keramikkugel zur Folge haben kann. Seit 1975 kam es bei den über 300 000 implantierten Biolox Keramikkugeln in nur 0,01 % der Fälle zu einem Kugelbruch, der einen Ersatz durch eine CoCrMo-Metallkugel notwendig machte [5].

Die perfekte Konuspassung ist die Grundvoraussetzung dafür, daß es nicht zu Reibkorrosionserscheinungen zwischen Metallkugeln aus CoCrMo (ISO 5832-4 bzw. ASTM F-799) und FeCrNiMnMoNbN (ISO 5832-9) einerseits, und Konuszapfen aus CoCrMo (ISO 5832-4 bzw. ASTM F-799), FeCrNiMnMoNbN (ISO 5832-9) bzw. den Titanlegierungen TiAlV, TiAlFe, TiAlNb (ISO 5832-3, 5832-10 und ASTM F 1295, ISO 5832-11) andererseits kommen kann. Bei schlechtem Konuspaßsitz hingegen kann es nach Dujovne et al. [3] zu massiven Korrosionsvorgängen durch dauernde Relativbewegungen zwischen den metallischen Konusflächen kommen.

Wohin geht die Entwicklung der Implantatwerkstoffe für Hüftendoprothesen?

Zu dieser Frage hat Neugebauer [13] als Herausgeber der Buchreihe *Was gibt es Neues in der Medizin?* einige allgemein gültige Aussagen, betreffend Neuentwicklungen, gemacht:

- Nicht alles, was „neu" ist, muß auch „gut" sein.
- Das „Bessere" ist zwar der Feind des „Guten", doch es wird nicht so selten vom „Noch-Besseren" schon in Frage gestellt, bevor bewiesen ist, daß es tatsächlich besser als das „Gute" war.
- Eines Tages kommt man darauf, daß das längst verlassene „Gute" in Wirklichkeit viel besser war, als das allerbeste Neueste.
- Um die Bedeutung einer Methode (Hüftgelenkersatz) oder Technik (Werkstoffkonzept) für den menschlichen Organismus korrekt beurteilen zu können, braucht man oft die Erfahrung vieler Jahre (mindestens 10 bis 20), unter Umständen sogar eines ganzen Lebens.

Die diversen Irrwege der vergangenen 40 Jahre in der Hüftendoprothetik bezüglich Prothesenmodelle und Werkstoffkonzepte lassen hoffen, daß man für die Zukunft aus den Fehlern der Vergangenheit gelernt hat, den Stand der Gegenwart kritisch reflektiert und gegenüber dem Neuen mit großer Vorsicht aufgeschlossen bleibt.

Literatur

1. Charnley J (1979) Low friction arthroplasty of hip. Springer, Berlin Heidelberg New York
2. Draenert K (1986) Beobachtungen zur Zementierung von Implantatkomponenten. Med Orthop Techn 6: 200–205
3. Dujovne AR, Bobyn JD, Krygier JJ, Wilson DR, Brooks CE (1992) Fretting at the head/neck taper of modular hip prostheses. Transactions of 4th World Biomaterials Congress, Berlin (ISBN 90-72101-03-0). Eur Soc Biomater 264

4. Jantsch S, Schwägerl W (1990) Mittelfristige Verlaufskontrollen der zementfreien Schaftverankerung. In: Zweymüller K (Hrsg) 10 Jahre Zweymüller-Hüftendoprothese. Huber, Bern, 117–123, (ISBN 3-456-81903-X)
5. Kempf I, SemlitschM (1990) Massive wear of a steel ball head by ceramic fragments in the polyethylene acetabular cup after revision of a total hip prosthesis with fractured ceramic ball. Orthop Trauma Surg 109: 284–287
6. Ling RSM (1979) Cementing techniques. Revision Arthroplasty, Sheffield, 19–32
7. Lintner F, Böhm G, Bösch P, Endler M, Zweymüller K (1988) Ist hochdichtes Polyethylen als Implantatmaterial zur zementfreien Verankerung von Hüftendoprothesen geeignet? Z Orthop 126: 688–692
8. Lintner F, Böhm G, Zweymüller K, Endler M, Koitz S, Brand G (1988) Die Verträglichkeit von Polyethylen in der direkten Verankerung zum Knochen. Proc. 14. Jahrestagung der Österr. Ges. für Biomed. Technik, 76–79 (ISBN 3-900-60806-7)
9. Lintner F, Böhm G, Brand G (1990) Bone reactions to hip joint replacements made of titanium alloys. Titanium Int. Conf. Österr. Ges. Biomed. Technik 672–688 (ISBN 0-935297)
10. Lintner F, Böhm G, Bösch P, Brand G, Endler M, Zweymüller K (1991) Results of histological and microradiographical examination of cementless implanted polyethylene threaded hip sockets. In: UHMW Polyethylene as Biomaterial in Orthopedic Surgery. Hogrefe & Huber, Göttingen, Publishers, 173–180 (ISBN 3-456-81853-X)
11. Mittelmeier H, Heisel J (1986) 10 Jahre Erfahrungen mit Keramik-Hüftendoprothesen. Med. Lit.Verlagsgesellschaft Uelzen, ISBN 3-88136-117-0)
12. Morscher E, Dick W, Kernen V (1982) Cementless fixation of polyethylene acetabular component in total hip arthroplasty. Arch Orthop Trauma Surg 99: 223–230
13. Neugebauer H (1988) Was gibt es Neues in der Medizin? Müller, Wien, 17
14. Remagen W, Morscher E (1984) Histological results with cement-free implanted hip joint sockets of Polyethylene. Arch Orthop Trauma Surg 103: 145–151
15. Semlitsch M (1974) Technical progress in artificial hip joints. Engin Med 3: 10–19
16. Semlitsch M (1979) Eigenschaften der CoNiCrMo-Schmiedelegierung Protasul-10 für Gelenkendoprothesen mit klinischer Anwendung seit 1971. Swiss Med 1, 9: 15–21
17. Semlitsch M (1992) 25 years Sulzer development of implant materials for total hip prostheses. Medicajournal Spring 92: 4–9
18. Semlitsch M (1993) CoCrMoC metal/metal articulation as a solution to the problem of wear of hip joint replacements. In: IMechE Annual Expert Meeting „Failure of Joint Prostheses", Bournemouth (GB) 40–45
19. Semlitsch M, Lintner F (1991) Metallische Werkstoffe und deren Oberflächen für direkt am Knochen zu verankernde Hüftendoprothesenschäfte. Med Orthop Tech. 111: 60–64
20. Semlitsch M, Panic B (1983) Ten years of experience with test criteria for fracture-proof anchorage stems of artificial hip joints. Engin Med 12: 185–198
21. Semlitsch M, Willert (1988) Metallic materials for artificial hip joints. Encyclopedia of medical devices and instrumentation, Vol. 1 Wiley, New York 137–149
22. Semlitsch M, Weber H (1992) Titanlegierungen für zementlose Hüftendoprothesen. Die zementlose Hüftprothese, Demeter, Gräfelfing 18–26
23. Semlitsch M, Lehmann M, Weber H, Dörre E, Willert HG (1977) New prospects for a prolonged functional life-span of artificial hip joints by using the material combination polyethylene/aluminium oxide ceramic/metal. J Biomed Mater, Res 11: 537–552
24. Semlitsch M, Staub F, Weber H (1985) Titanium-Aluminium-Niobium alloy, development for biocompatible, highstrength surgical implants. Biomed Tech 30: 334–339
25. Semlitsch M, Streicher RM, Weber H (1989) Verschleißverhalten von Pfannen und Kugeln aus CoCrMo-Gußgierung bei langzeitig implantierten Ganzmetall-Hüftprothesen. Orthopäde 18; 377–381

26. Semlitsch M, Weber H, Streicher RM, SCHÖN R (1991) Gelenkprothesen-Komponenten aus warmgeschmiedeter und oberflächenbehandelter Ti-6Al-7Nb Legierung. Biomed Tech 36: 112–119
27. Smethurst E (1981) A new stainless steel alloy for surgical implants compared to 316 S 12. Biomaterials 2: 1–4
28. Streicher RM, Schön R, Semlitsch M (1990) Untersuchung des tribologischen Verhaltens von Metall/Metall-Kombinationen für künstliche Hüftgelenke. Biomed Tech, 35 5: 107–111
29. Weber BG (1970) Die Rotations-Totalendoprothese des Hüftgelenkes. Z Orthop 107: 304–315
30. Weber BG (1981) Total hip replacement: rotating versus fixed and metal versus ceramic heads. Proc. of 9th Hip Society Meeting. Mosby, St. Louis, 264–275
31. Weber BG (1988) Pressurized cement fixation in total hip arthroplasty. Clin Orthop 232: 87–95
32. Weber BG (1992) Metall-Metall-Totalprothese des Hüftgelenkes: Zurück in die Zukunft Z Orthop Grenzgeb 130: 306–309
33. Weber BG, Fiechter TH (1989) Polyethylen-Verschleiß und Spätlockerungen der Totalprothese des Hüftgelenkes. Neue Perspektiven für die Metall/Metall-Paarung für Pfanne und Kugel. Orthopäde 18: 370–376
34. Weber BG, Stühmer G, Semlitsch M (1974) Erfahrungen mit dem Kunststoff Polyester als Komponente der Rotations-Totalprothese des Hüftgelenks. Z Orthop Grenzgeb 112, 5: 1106–1112
35. Weber BG, Frey O, Semlitsch M, Dörre E (1977) Aluminiumoxid-Keramikkugeln für Hüftendoprothesen nach Baukastenprinzip. Z Orthop 115, 305–309
36. Weber BG, Semlitsch M, Streicher RM (1993) Total hip joint replacement using a CoCrMo metal-metal-sliding pairing. J Jpn Orthop Assoc 67, 391–398
37. Willert HG, Semlitsch M (1981) Biomaterialien und orthopädische Implantate. Thieme, Stuttgart (Orthopädie in Praxis und Klinik, 22.1–22.53
38. Willert HG, Buchhorn GH, Hess TH (1989) Die Bedeutung von Abrieb und Materialermüdung bei der Prothesenlockerung an der Hüfte. Orthopäde 18: 350–369
39. Willert HG, Semlitsch M (1990) Wohin geht die Entwicklung der Hüftendoprothetik? Prakt Orthop 2: 355–374
40. Willert HG, Trautmann M (1990) Verlaufskontrollen bei klinischen Problemfällen. In: Zweymüller K (Hrsg) 10 Jahre Zweymüller-Hüftendoprothese. Huber, Bern, 108–113
41. Wroblewski BM (1990) Revision surgery in total hip arthroplasty. Springer, Berlin Heidelberg New York, 131–138
42. Zichner L, Willert HG (1992) Comparison of Alumina/Polyethylene and Metal/Polyethylene in clinical trials. Clin Orthop Relat. Res 282: 86–94
43. Zwicker U, Bühler K, Müller R (1980) Mechanical properties and tissue reactions of a titanium alloy for implant material. In: Kimura H, Izumi O (eds) Titanium 80, Science and Technology, Proc. 4th Int. Conf. on Titanium, Kyoto 505–514 ISBN 89520-370-7

Tribologie künstlicher Gelenke

R. M. STREICHER

Einleitung

Mehr als eine halbe Million Hüft-, Knie-, Schulter-, Ellenbogen-, Hand-, Finger- und Sprunggelenkprothesen aus technischen Materialien werden weltweit jährlich als Ersatz für erkrankte natürliche Gelenke implantiert. Durch die Einführung approbierter Materialien, wie z. B. CoCrMo-Gußlegierungen mit entsprechender Körperverträglichkeit und Beständigkeit, sowie einer optimierten Implantationstechnik in aseptischen Operationen, erreichte der künstliche Gelenkersatz den Durchbruch. Heute sind solche Endoprotheseoperationen ein Standard mit Langzeiterfolgen von mehr als 10 Jahren [3, 4]. Werkstoffe, die als Biomaterialien in der Endoprothetik eingesetzt werden können, sind komplexen Beanspruchungen ausgesetzt. Daher haben sich in den letzten Jahren sog. modulare Prothesensysteme, die den teilweise widersprüchlichen Bedingungen für die Verankerungs- und tribologisch beanspruchten Komponenten entgegenkommen, durchgesetzt. Aufgrund der nach 20 Jahren wiederaufgegriffenen Erkenntnis, daß v. a. polymere Abriebpartikel die Langzeitergebnisse von zementierten und zementfrei fixierten Prothesen durch Osteolyse und nachfolgende Lockerung wesentlich beeinflussen, ist ein verstärktes Interesse an der Tribologie und an Materialoptimierungen für Komponenten artikulierender Implantate aufgekommen [1, 23]. In diesem Artikel wird ein einfacher Überblick über die tribologische Überprüfung neuer Werkstoffpaarungen und Designs zusammen mit einem kurzen Erfahrungsbericht gegeben.

Einführung in die Tribologie

Tribologie (DIN 50 323) beinhaltet als Sammelbegriff die Lehre von Reibungs- (DIN 50 281), Schmierungs- und Verschleißvorgängen (DIN 50 320). Die Anfänge dieser Wissenschaft gehen schon auf Leonardo Da Vinci (1425–1519) zurück. Ein tribologisches System besteht allgemein aus Grundkörper, Gegenkörper, Zwischenstoff und Umgebungsmedium. Die miteinander in Kontakt stehenden Körper werden abhängig von ihren geometrischen Abmessungen, ihren mechanischen Eigenschaften – speziell der Oberfläche –, sowie dem Zustand der Grenzfläche (Oberflächenenergie) durch Normal- und Tangentialkräfte beansprucht. Die effektive Berührungsfläche der Körper in Kontakt miteinander ist nur ein kleiner Teil der nominellen Fläche (1–1000 ppm). Sie ist abhängig von der Konformität der Komponenten, dem Elastizitätsmodul sowie den charakteristischen Größen der Verfestigung. Zudem kommen noch die Art der Beanspruchung (z. B. Gleit-, Rollreibung) und die Temperatur ins Spiel. Verschleiß und Reibung sind somit systemabhängig und keine reinen Werkstoffeigenschaften und erfordern daher eine entsprechende Analyse des Tribosystems (DIN 50 320). Die Reibungs- und Schmierungszustände in einem technischen Tribosystem unterteilen sich prinzipiell in zwei Zustände. Bei Flüssigkeitsschmierung sind beide Festkörper durch den Zwischenstoff vollständig getrennt, während bei Trocken- oder Grenzschmierung die Oberflächen der artikulierenden Körper im direkten Eingriff stehen. Als Mischreibung wird der Bereich mit Flüssigkeitsschmierung bezeichnet, wo der Zwischenstoff die beiden Körper nur partiell trennen kann. Während der Reibungskoeffizient μ eine Funktion der Oberflächenenergie und der plastischen oder elastischen Deformation ist, ist der Verschleißkoeffizient k vom Bruchausgang und der sub- bzw. kritischen Bruchausbreitung abhängig. Für unterschiedliche Materialkombinationen unterscheidet sich μ meist nur minimal, während k Unterschiede um Größenordnungen ergeben kann. Materialabtrag im technischen Bereich kann als Abrasiv-, Adhäsiv-, Ermüdungs- und tribochemischer Verschleiß auftreten und durch lineare (Verschleißtiefe und Volumen), gravimetrische (Volumenverlust oder Verschleißpartikel) sowie exotischere Methoden wie Ferrographie oder Dünnschichtaktivierung bestimmt werden.

Tribologie menschlicher Gelenke

Ein menschliches Gelenk besteht technisch gesehen aus je einem Festkörper (Knochen), der mit einer porösen, elastischen Schicht (Knorpel) überzogen ist. Dazwischen befindet sich eine strukturviskose Schmierflüssigkeit (Synovia), ein Dialysat von Blutplasma aus Wasser mit Proteinen und Salzen mit einem hochmolekularen Protein (Hyaluronsäure), die beide Festkörper abhängig von der Funktion des Knorpels mehr oder weniger vollständig trennt. Dieses Tribosystem wird durch eine undurchlässige Membran abgedichtet (Kapsel). Die Schmierung des Gelenkes zur Erreichung eines reibungsarmen und unter Normalumständen verschleißlosen Zustandes erfolgt über mehrere Mechanismen der Hydro- bzw. Elastohydrodynamik. Dazu zählen Quetscheffekt, Keileffekt, “weeping-” und “boosted lubrication” [21], die zu einem Reibungskoeffizienten von 0,005–0,025 für ein gesundes Gelenk führen [13]. Durch z. B. rheumatische Gelenkerkrankung entsteht durch die reduzierte Schmierfähigkeit der Synovia eine ungünstigere tribologische Situation. Die Flüssigkeitsschmierung unterbleibt, und es kann zu einem extremen Verschleiß der Gelenkoberflächen kommen. Dies führt zu erhöhten Reibungswerten und Schmerzen, sowie langfristig zum Ersatz des betroffenen Gelenks.

Tribologie künstlicher Gelenke

Um Patienten mit nicht funktionsfähigem Gelenk wieder zu rehabilitieren, wird in letzter Instanz der Gelenkersatz mit künstlichen Werkstoffen angewandt. Aufgrund der geänderten tribologischen Situation durch die Verwendung technischer, nicht poröser Werkstoffe unter den im Körper vorliegenden Belastungs- und Geschwindigkeitsverhältnissen ist ein permanenter hydro- oder elastohydrodynamischer Schmierfilm nur partiell zu erwarten. Somit ist Festkörperkontakt im künstlichen Gelenk praktisch immer gegeben, der neben erhöhten Reibungswerten auch einen Verschleiß der eingesetzten Werkstoffe unabwendbar macht. Dabei ist neben der chemischen Zusammensetzung, Größe und Morphologie der Abriebpartikel v. a. die anfallende Verschleißmenge pro Zeiteinheit für mögliche Osteolyseprozesse von Bedeutung [23]. Eine geringere Menge von kleinen Partikeln kann über das periartikuläre Lymphsystem des Patienten abgeführt werden, und somit sind nur geringe bis keine Fremdkörperreaktionen zu erwarten.

Nach ersten Versuchen mit der Implantation von diversen, vollkommen ungeeigneten Materialien erfolgte 1946 der Einsatz von Plexiglas als Kopfprothese, der ebenso wie die ersten Polymer-Metall-Gleitpaarungen mit Polyamid, Polyethylen und Teflon ein Mißerfolg war. Eine Auswahl der in größerem Ausmaß bisher klinisch zur Anwendung gekommenen Werkstoffpaarungen für Prothesengleitflächen ist in Tabelle 1 aufgeführt. Der Standard der Materialpaarung für künstliche Gelenke ist seit seiner Einführung 1962 heute ultrahochmolekulares Polyethylen (UHMWPE) gegen austenitische Stahl- oder CoCrMo-Legierungen mit einer mittleren Verschleißrate von ca. 0,2 mm/Jahr [17]. Die Versuche, UHMWPE durch andere Polymere zu ersetzen, waren bisher ohne Erfolg (z. B. Polyoxymethylen; Polyethylenterephthalat, strahlengehärtet).

Al_2O_3-Keramik als Reibungspartner gegen sich selbst zeigt bei idealer Position der Hüftprothese einen minimalen Abrieb von 8 µm/Jahr [7]. Bei einer evtl. vorkommenden Fehlstellung der Pfanne (> 50°) kann es allerdings aufgrund zu

Tabelle 1. Materialpaarungen für artikulierende Endoprothesen

Material	Pfanne						
Kugel	Polymere					Metall	Keramik
	PTFE	UHMWPE	PE-CF	POM	PETP	CoCrMo	Al_2O_3
FeCrNiMo	—	++	—	●	●	-	-
FeCrNiMnMoNbN	●	++	-	●	●	-	-
CoCrMo	●	++	—	—	—	++	-
TiAlV	●	—	—	-	-	-	-
Al_2O_3	●	++	●	●	●	-	++
ZrO_2	●	+	●	●	●	-	-

++ langjähriger klinischer Einsatz; + klinische Erprobung; - aus technischer Sicht ungeeignet; — klinisch ungeeignet; ● nicht untersucht.

hoher Kantenpressung zu katastrophalem Verschleiß durch einen "Lawineneffekt" kommen [10]. Als vorteilhaft hat sich klinisch hingegen die Paarung von UHMWPE-Pfannen mit Prothesenkugeln aus Al_2O_3-Keramik anstatt Metallkugeln erwiesen. Der Abrieb reduzierte sich um ca. 50 %/Jahr (0,05–0,13 mm) [25]. Bei Knieprothesen jedoch wird aufgrund fehlender Substitutionsmöglichkeiten durch die spröde Keramik noch immer die Kombination UHMWPE-Tibiateilen mit CoCrMo-Legierung für die femoralen Kondylen verwendet.

Paarungen von CoCrMo-Legierungen mit sich selbst als Kugel und Pfanne eines Herstellers, die vor 1960 eingeführt wurden [5], hatten aufgrund unpräziser Herstellung sowie des höheren Reibungsmomentes gegenüber der von Charnley eingeführten "Low-friction"-Materialkombination von Polymer und Metall eine erhöhte Lockerungsrate [14].

Untersuchungen an Metall-Metall-Hüftprothesen mit bis zu 20jähriger Verweilzeit im Patienten zeigten Verschleißraten von nur wenigen Mikrometern pro Jahr [14].

Tribologische Untersuchungen

Das tribologische Verhalten von neuen Materialien und Designs muß vor einer klinischen Studie im Labor überprüft werden. Problematisch ist neben dem komplexen Tribosystem im Patienten, daß z. B. einer Maschine gegenüber keine allgemein gültigen Beanspruchungen für die Gelenke gelten, da die individuellen Patientendaten als Eingabewerte immens streuen und eine exakte Nachstellung daher kaum möglich ist. Generell gilt für die Wahl der tribologischen Untersuchungsmethode: Ein Reduzieren und Vereinfachen der Versuchsparameter vermindert die spezifische Aussage, erhöht aber dafür die generelle. Um einen möglichst guten Überblick über das tribologische Verhalten von Werkstoffkombinationen zu erhalten, ist es wichtig, nicht einen Test exklusiv durchzuführen, sondern vor einer klinischen Einführung stufenweise vorzugehen (Tabelle 2). Deswegen ist die Ausarbeitung eines Prüfplanes für tribologische Untersuchungen von größter Bedeutung. Ein Vergleich diverser Möglichkeiten, um die tribologischen Eigenschaften von Werkstoffkombinationen zu testen, ist in *Tabelle 3* dargestellt. Um die Umgebungsbedingungen für tribologische Untersuchungen möglichst praxisnahe zu halten und Vergleiche zwischen verschiedenen Labors zu ermöglichen, sind inzwischen mehrere Richtlinien und Normen erstellt worden oder in Prüfung: ISO TR 9325 und 9326, ASTM F 732 etc.

In unserem Labor wurden nach über 15 Jahren Erfahrung mit tribologischen Versuchen [19] ein klimatisierter Reinraum mit Schleuse und Laminar-air-flow-Boxen der Klasse 100 direkt über den einzelnen Prüfstationen installiert. Damit wurde ein möglicher Einfluß von Kontaminationen aus der Raumluft stark reduziert. Zur zusätzlichen Vermeidung von Artefakten während der tribologischen Überprüfung wird für alle Versuche das Zwischenmedium mit einem Membranfilter 0,2 µm sterilfiltriert und der Versuchsbereich um die jeweilige

Tabelle 2. Tribologische Testphasen

Methode	Vorteile/Nachteile
Modellversuch (Stift/Scheibe)	Andere Beanspruchung als in vivo Schnell (7 Tage), billig Einfache, billige Maschinen Nur generelle Information
Modellversuch mit Implantaten (Pendel)	Beanspruchung leicht angenähert Schnell (Minuten) Generelle Information Nur Reibungswerte
Simulatorversuch	Physiologischer Beanspruchung stark angenähert Langzeitversuche (mehrere Monate) Teure, anspruchsvolle Maschinen Komplex Spezifische Information
Klinische Untersuchung	Physiologische Beanspruchung Schwierige und teure Studie Langzeit (Jahre) Beanspruchung individuell unterschiedlich Starke Resultatsstreuung

Tabelle 3. Vergleich von In-vivo- und In-vitro-Testbedingungen

	In vivo	Simulator	Modell
Kugeldurchmesser (mm)	55	22–37	3–6 (plan)
Kraft (N)	300–3500	300–2250	25/100
Pressung (MPa)	0–5	0–10	3.5
Geschwindigkeit (m/s)	0–0.055	0–0.013	0.025
Bewegung (°)	Oszillierend Zyklisch	Oszillierend Zyklisch	Kontinuierlich Rotierend
Flexion/Extension	20/25	21/21	-
Abduktion/Adduktion	5/8	5/11	-
Innere/äußere Rotation	8/6	8/8	-

Prüfkammer abgedeckt oder mit einer Polyurethan-Membrane versiegelt. Als Zwischenstoff für alle Standardversuche wird eine auf pH 7,2 gepufferte, stabilisierte Mischung von Ringer-Lösung mit 30 % Kälberserum verwendet [24]. Dadurch kann ein dem biologischen System ähnliches Medium verwendet werden, das einen Materialtransfer zwischen den Gleitpartnern verhindert [2, 6]. Im Gegensatz zu der natürlichen Synovia fehlt jedoch ein viskositätserhöhender polymerer Zusatz, da Hyaluronsäure zu teuer ist und wasserlösliche synthetische Polymere, wie z. B. Polyvinylpyrrolidon oder Polyakrylamid, keine Vorteile zeigen.

Modellversuche

Der Vorteil dieser Untersuchungsmethode ist ihre Einfachheit und die entsprechend niedrigen Kosten. Durch die einfachen Apparaturen können Mehrstationenmaschinen mit geringem Aufwand hergestellt werden, die in kurzer Zeit eine Vielzahl an Resultaten liefern. Damit ist auch die Basis für eine Berechnung der statistischen Relevanz von Ergebnissen gegeben. Modellprüfstände können geometrisch von flach-auf-flach bis zu Kugel-auf-Scheibe und kinematisch von kontinuierlich rotierend bis zu oszillierend variieren. Entsprechend stark streuen auch die publizierten Resultate. Die starke Vereinfachung der in-vivo-Bedingungen hat natürlich auch Auswirkungen auf die Aussagekraft solcher Versuche, und Resultate dieser Untersuchungen sind nur sehr bedingt und bei richtiger Interpretation auf die klinische Anwendung umzulegen. Mit Multiparameterversuchen, die speziell auf das sog. Pv-Kollektiv (Pressung/Geschwindigkeit) eingehen, kann die Aussagekraft der Resultate erhöht werden. Wichtig ist bei jeder Interpretation immer die Berücksichtigung der Kombination aus Rauhigkeit, Verschleiß- und Reibungsverhalten zusammen mit Beobachtungen der Veränderung der Oberflächen der artikulierenden Materialpaarungen in den Resultaten. Resultate, die klinisch nicht beobachtete zerkratzte Oberflächen ignorieren und nur den Polyethylenverschleiß beschreiben, sind irrelevant, kommen aber immer wieder vor. Zur Eichung einer Apparatur oder der Versuchsparameter sollten wie für Toxizitätstests immer bekannte klinische Materialkombinationen als positive (CoCrMo und Al_2O_3 gegen UHMWPE) und negative Referenz (Stahl gegen PTFE, CoCrMo gegen POM) verwendet werden.

Werkstoffpaarungen werden in unserem Labor in Stift-Scheibe-Modellprüfständen mit Scheiben aus dem härteren Werkstoff und Stiften aus UHMWPE überprüft. Die Versuchsbedingungen sind in stark vereinfachter Form an die natürlichen Gegebenheiten angepaßt (*Tabelle 3*). Aus dem kontinuierlich ermittelten linearen Verschleiß $\Delta l = k4 * P * s$ (k4 ist der Verschleißkoeffizient in mm/Nm) kann der Volumenverschleiß $\Delta V = k3 * F * s$ (k3 in mm3/Nm) und umgekehrt berechnet werden. Diese beiden Werte können auch aus gravimetrischen Messungen ermittelt werden. Der Reibungskoeffizient wird in unseren Prüfmaschinen ebenfalls kontinuierlich erfaßt und ergibt ein lückenloses Bild über die während der Versuche variierenden tribologischen Zustände.

Abbildungen 1 und 2 zeigen die Resultate einer Parameterstudie mit CoCrMo-Legierung und Variation der Prüfgeschwindigkeit. Der Verschleiß von ultrahochmolekularem Polyethylen (UHMWPE) im Serumgemisch zeigt eine starke Abhängigkeit von der Gleitgeschwindigkeit. Er nimmt mit zunehmender Geschwindigkeit ab, während der Reibungskoeffizient den bekannten Verlauf mit einem Minimum bei 0,01 m/s nach Stribeck zeigt. Durch erhöhte Prüfgeschwindigkeit entstehen bei dieser Werkstoffpaarung hydrodynamische Effekte, die die Verschleißwerte um eine Größenordnung und die Reibung um 50 % reduzieren. Die Wahl des flüssigen Zwischenmediums zeigte dabei keinen signifikanten Einfluß auf die Verschleißrate von UHMWPE, obwohl mit Aqua

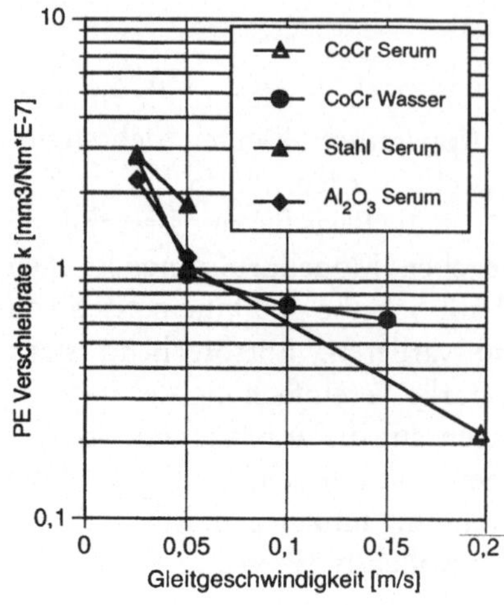

Abb. 1. Abhängigkeit der Polyethylenverschleißrate von der Gleitgeschwindigkeit im Modellversuch

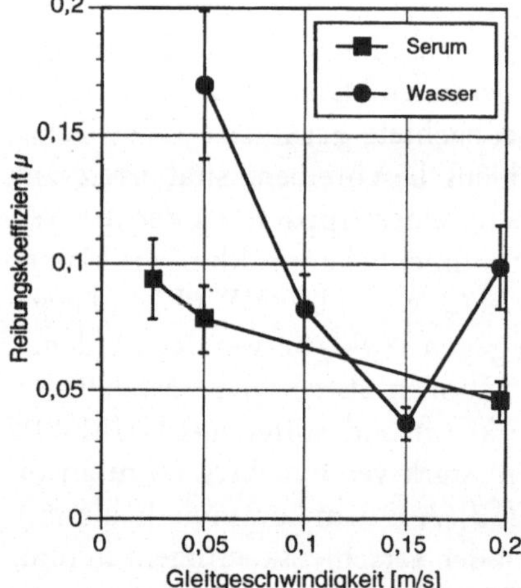

Abb. 2. Abhängigkeit der Reibung von der Gleitgeschwindigkeit bei der Paarung CoCrMo-Gußlegierung mit UHMWPE im Modellversuch

destillata ein Transferfilm von PE auf den Reibpartner beobachtet werden konnte, während die Reibungsverluste durch die Verwendung des Serumgemisches als Zwischenstoff von der Gleitgeschwindigkeit weitestgehend unabhängig werden. Der Einfluß der Flächenpressung auf die tribologischen Kenngrößen im untersuchten Bereich von 1–3 MPa hingegen ist vernachlässigbar.

Tabelle 4 zeigt eine Zusammenfassung der Resultate von Mittelwerten aus je mindestens 6 Versuchen mit Scheiben aus diversen Werkstoffen gegen Stifte aus UHMWPE. Die Standardabweichung für die Einzelresultate liegt im Bereich von 10–50 % der Mittelwerte. Für die CoCrMo-Legierung wurde ein linearer Zusammenhang zwischen der Rauhigkeit und dem Polyethylenverschleiß festgestellt (Korrelation = 83 %). Dies ist für eine Kombination von zwei unpolaren Werkstoffen unter Mischreibungsbedingungen üblich. In der Literatur ist über

Tabelle 4. Mittelwerte von Stift-Scheibe-Versuchen

Scheibe	Rz[a] (μm)	Kontakt-winkel (°)	HV[b] -	k-Wert ($mm^3/Nm*10^{-7}$)	μ -
CoCrMo-Guß (PROTASUL-2)	0,295	93	310	2,693	0,092
CoCrMo-SL[c] (PROTASUL-21WF)	0,114	78	330	2,265	0,080
FeCrNiMo-SL[c] (316L)	0,153	40	215	3,85	0,086
FeCrNiMnMoNbN-SL[c] (PROTASUL-S30)	0,092	60	330	2,864	0,078
TiAlNb-SL[c] (PROTASUL-100)	0,384	43	315	11,67	0,109
TiAlNb-SL[c] + N+ implantiert	0,160	70	700	3,317	0,100
TiAlNb-SL[c] + PVD-TiN	0,159	66	1800	2,111	0,078
TiAlNb-SL[c] + ODH	0,330	48	1200	1.353	0,051
Al_2O_3 (BIOLOX)	0,064	39	2300	2,131	0,079
ZrO_2N_4	0,155	48	1500	3,216	0,114
Si_3N_4	0,164	-	2500	2,917	0,107

[a] Rauhigkeit;
[b] Vickers Härte;
[c] Schmiedelegierung

den Zusammenhang von Rauhigkeit und UHMWPE-Verschleißrate auch für Stahllegierungen mehrfach berichtet worden [2]. Mit der Reduktion der Rauhigkeit der gegossenen CoCrMo-Legierung Protasul-2 durch einen thermomechanischen Prozeß (Protasul-21WF) mit der resultierenden Reduktion der Karbide von ca. 20 μm Durchmesser auf 2-3 μm konnte diese Erkenntnis vorteilhaft eingesetzt werden. Eine 20%ige Abnahme des Polyethylenverschleißes sowie ein um 15 % geringerer Reibungskoeffizient sind das Resultat der reduzierten Rauhigkeit der CoCrMo-Legierung.

Die Überprüfung der klinisch erfolgreichen Paarung Al_2O_3 [25] gegen UHMWPE brachte die bekannte Reduktion der Verschleißwerte und Reibung, obwohl nicht im selben Maße wie in vivo. Während eine klinische Reduktion der UHMWPE-Verschleißrate von 30–75 % gegenüber Metallkugeln berichtet wird [22], wurden im Labor nur 20 % erzielt. Die Ursache für diesen Unterschied liegt darin begründet, daß es nicht möglich ist, mit der harten Oxidkeramik auf planen Scheiben die gleiche Oberflächengüte wie auf Kugeln zu polieren. Die alternativen Keramiken ZrO_2 und Si_3N_4 ergaben durchweg höhere Verschleiß- und Reibungswerte. Dies dürfte auf die gegenüber Al_2O_3 niederenergetischeren Oberflächen und die somit geringere Adsorption des Zwischenstoffes zurückzuführen sein.

In keinem der Einzelversuche mit Eisen- und Kobaltbasiswerkstoffen wurden nach dem Versuch Kratzer auf der Scheibenoberfläche festgestellt. Im Gegensatz dazu kam es mit Reintitan und Titanlegierungen zu massivem Titan- und Polyethylenverschleiß mit entsprechender Schwarzfärbung des Testmediums. Um diese tribologisch schlechte Eigenschaft der klinisch für hochbelastete Implantate bestens akzeptierten Werkstoffe Titan und Titanlegierungen zu kompensieren, werden diverse Möglichkeiten der Oberflächenmodifikation angeboten: Anodisieren, CVD- und PVD-Beschichtungen, sowie Implantation von N+-Ionen [15]. Unsere Ergebnisse mit Doppel- bis Vierfach- N+-Ionenimplantation zeigten einen steigenden UHMWPE-Abrieb mit zunehmender Stickstoffionenkonzentration und Penetrationstiefe. Daher scheint diese Oberflächenbehandlung von tribologisch beanspruchten Titanlegierungen für Implantate nicht zielführend. Dagegen brachte eine PVD-Beschichtung mit einer optimierten TiN-Schicht auf hochglanzpolierte Scheibenlaufflächen eine Verbesserung des tribologischen Verhaltens von UHMWPE gegenüber CoCrMo-Guß. Vor allem eine sauerstoffgehärtete Oberfläche [17] zeigte positive Resultate mit deutlich reduziertem Polyethylenverschleiß im Bereich der klinisch vorteilhaften Al_2O_3-Keramik und kann eine bruchsichere Variante mit geringer Reibung und Verschleiß darstellen. Wie auch schon bei Versuchen mit anderen Werkstoffen war ein signifikanter, linearer Zusammenhang zwischen der Oberflächenenergie der Scheiben, die zur Bindung eines entsprechenden Flüssigkeitsfilms notwendig ist, und dem Polyethylenverschleiß sowie dem Reibungskoeffizienten feststellbar.

Modellversuche mit Implantaten

Solche Prüfapparaturen mit meist nur einem Bewegungsfreiheitsgrad produzieren gegenüber in vivo eine vereinfachte Bewegungsform und/oder Lastprofil. Ein Beispiel für diesen Versuch ist das einfache Pendelexperiment von Charnley. Ein Pendelapparat ermöglicht eine Schnellevaluation des Reibungsverhaltens diverser Materialien und v. a. auch von Designparametern, wie z. B. Durchmesser, Rundheit und Spiel. Der prinzipielle Schmierungsmechanismus kann dabei über die Art der Veränderung der Schwingungsamplitude bestimmt werden.

Mit einem adaptierten Pendelapparat Typ Buchs [11], bei dem die eine Seite des Pendels als Kugellager ausgelegt, während die andere Lagerseite die zu testende Prothese ist, wurden die Reibungseigenschaften diverser Materialpaarungen untersucht. Speziell CoCrMo-Legierungen gegen sich selbst mit verschiedenen Kugeldurchmessern sowie mit Kugeldurchmesser 32 mm gegen UHMWPE wurden getestet, da zu hohe Reibungsmomente für die Lockerung alter Metall-Metall-Hüftsysteme verantwortlich gemacht werden [14]. Außerdem wurde noch die Paarung Al_2O_3 mit Kugeldurchmesser 32 mm gegen UHMWPE geprüft. Als Kriterium wurde die Anzahl der Zyklen bis zum Stop bewertet.

Die Resultate zeigten ein lineares Verhalten der Hüllkurven der Schwingungsamplitude bei allen Metall-Metall-Paarungen und bei Verwendung von Serumgemisch als Zwischenstoff, also eine nur geringe Abhängigkeit der Reibung von der Gleitgeschwindigkeit. Die CoCrMo-Legierung mit Durchmesser

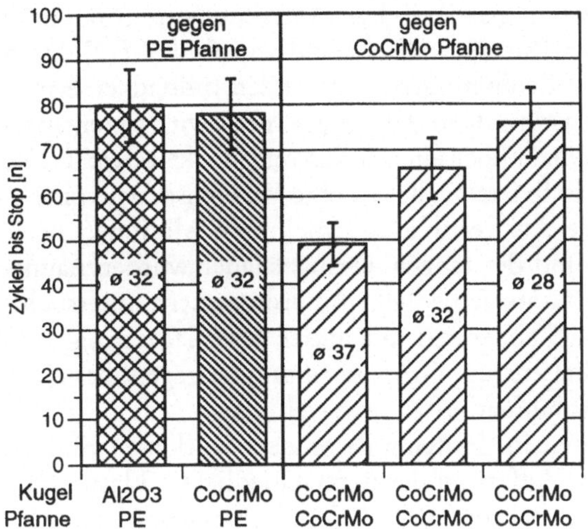

Abb. 3. Resultat der Pendelversuche mit diversen Materialkombinationen und Durchmessern

37 mm gegen sich selbst hatte ein um 70–100 % höheres Reibungsmoment als die Paarung mit Kugeldurchmesser 32 mm gegen Polyethylen (Abb. 3). Die Paarung Al_2O_3-Keramik mit Kugeldurchmesser 32 mm gegen Polyethylen ergab weitere 10 % geringere Reibungsverluste. Die Reduktion des Kugeldurchmessers der Metall-Metall-Paarung auf 32 und 28 mm sowie der Einsatz der CoCr-Mo-Schmiedelegierung Protasul-21WF statt der Gußlegierung Protasul-2 ergab im geschmierten Zustand eine Reduktion der Reibungsverluste bis auf die Werte der Polymer-Metall-Paarung. Ein Vergleich mit vor dem Pendelversuch schon klinisch oder im Hüftsimulator gelaufenen Prothesen zeigte eine gute Übereinstimmung des Reibungsverhaltens, wobei diese Prothesen aufgrund von Kratzern eine reduzierte Zyklenzahl erreichten.

Simulatoren

Zur Implantatprüfung werden Hüft- und Kniesimulatoren eingesetzt, die ähnliche Beanspruchungskollektive wie in vivo durch komplizierte mechanische, pneumatische oder hydraulische Abläufe erreichen. Dabei sind für Hüft- und Kniesimulatoren generell zwei und mehr Bewegungsfreiheitsgrade und eine Kinematik wie in vivo maßgeblich (ISO TR 9325). Manche sog. Simulatoren sind in Realität nichts anderes als motorisierte Modellprüfstände. Wichtig ist auch die Verwendung einer anatomischen Position des Implantats, um den Einfluß von Abriebpartikeln auf das Tribosystem richtig bewerten zu können. So werden die tribologischen Ergebnisse durch eine inverse Position der Prothese bei Kontamination oder bei Verschleißpartikeln mit einer höheren Dichte als das Zwischenmedium total verfälscht.

Die in unserem Labor eingesetzten mechanischen Hüftsimulatoren Stanmore Mk III [24] basieren auf den von Paul [8] indirekt und von Rydell [12] durch Telemetrie unter physiologischen Bedingungen an gesunden Individuen ermittelten Werten. Die natürliche Belastungsform mit Doppelpeak wird bei entsprechender Kinematik dieser Maschinen über eine Entlastungsnocke erreicht. Die Frequenz ist apparativ auf 1/2 Hz fixiert. Daher ist eine Versuchsdauer von 2–6 Monaten für eine entsprechende Auswertung von mehreren Millionen Belastungszyklen notwendig. Aufgrund der langen Versuchsdauer wurden hauptsächlich CoCrMo-Paarungen mit unterschiedlichen Durchmessern untersucht, da aus den Untersuchungen von Reoperaten mit dieser Materialpaarung eine Verbesserung des Verschleißverhaltens um Größenordnungen gegenüber einer Polymer-Metall- oder Keramikkombination zu erwarten war.

Metall-Metall-Paarungen zeigten im Hüftsimulator den deutlichen Einfluß der Berührungsflächengeometrie. Aufgrund der unterschiedlichen Elastizitätsmoduli und einem Fließgrenzenverhältnis von 1:50 liegen zwischen Metall-Metall- und Metall-UHMWPE-Paarungen völlig andere Kontaktflächenverhältnisse vor. Daher spielen bei der Metall-Metall-Paarung die lokalen Eingriffsverhältnisse der artikulierenden Komponenten eine gravierende Rolle. Alle im Hüftsimulator untersuchten Kombinationen hatten einen Einlaufverschleiß, meist im Bereich von 10-20 μm je Komponente (Abb. 4). Nach dieser Angleichzeit für die Oberflächen lag der gemessene Verschleiß im Bereich von 2-4 μ/Million Zyklen und Komponente. Lagen ungünstige geometrische Verhältnisse vor, erfolgte der Übergang vom Einlaufverschleiß in die Tieflage auch nach mehreren Millionen Zyklen noch nicht, und es kam zu starkem Verschleiß beider Komponenten. Der im Simulator festgestellte Verschleiß war bei optimaler Herstellung der Implantate unterschiedlicher Durchmesser praktisch identisch und lag im oberen Bereich von langjährig getragenen Prothesen [19]. Gegenüber reoperierten Implantaten zeigten solche aus den Simulatoren eine etwas bevorzugte Verschleißrichtung (Orientierung) mit verstärktem Furchungsverschleiß.

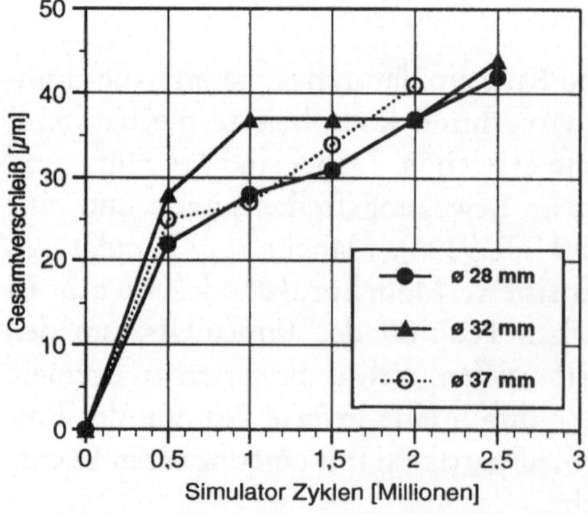

Abb. 4. Vergleich der Ergebnisse von Hüftsimulatorversuchen mit Metall-Metallpaarungen diverser Durchmesser

Die im Hüftsimulator gemessenen Reibungsmomente für Paarungen mit Kugeldurchmesser 37 mm lagen mit 5–7 Nm um Faktor 2–3 über den von Polymer-Metall-Kombinationen mit Durchmesser 32 mm. Mit geringerem Kopfdurchmesser reduziert sich bei gleichem Nominalspiel die Kontaktfläche mit den vorstehenden M_3C_7-Blockkarbiden und somit auch der Reibungswiderstand. Die kleinen, feinverteilten Karbide der CoCrMo-Schmiedelegierung Protoasul-21WF sollten sich ebenso wie die etwas höhere Härte aufgrund der reduzierten Rauhigkeit und des erhöhten Deformationswiderstandes zusätzlich gegenüber der Gußlegierung vorteilhaft auswirken. Für Paarungen mit Kugeln aus der Schmiedelegierung und reduziertem Durchmesser von 32 und 28 mm und optimiertem Spiel zur Pfanne wurden wie im Pendelversuch für Metall-Metall-Paarungen Reibungsmomente im Bereich der Polymer-Metall-Paarung gemessen. Dabei war in der Einlaufphase das Reibungsmoment ebenso wie der Verschleiß erhöht. Ist das Spiel zwischen Kugel und Pfanne optimal gewählt und gefertigt worden, so erfolgte nach 0,5–1 Million Zyklen eine stetige Verschleißphase mit stabilen Reibungs- und Verschleißverhältnissen auf niederem Niveau.

Als Kniesimulator kommt in unserem Labor das mechanische Modell von Stallforth und Ungethüm [16] zur Anwendung. Die Mechanik ermöglicht eine Flexion (Rollbewegung) von maximal 60° bei gleichzeitiger durch das Implantat vorgegebener „Schublade" (Gleitbewegung). Ein Körpermoment von 13 Nm wurde bei Rotationsneutrallage eingestellt. Die Versuchsdauer von nicht stabilisierten Knieprothesen mit selbstzentrierenden Tibiateilen aus UHMWPE gegen Femurteile aus CoCrMo-Gußlegierung im auf 37 °C temperierten Blutserumgemisch betrug 2–3 Millionen Zyklen. Versuche mit nicht stabilisierten Knieprothesen zeigten eine gute Übereinstimmung im UHMWPE-Verschleiß mit Resultaten der Modellversuche. So wurden z. B. für Femurteile aus gegossener CoCrMo-Legierung und solchen mit TiN-Beschichtung nach einem Einlaufen der Polyethylentibia eine stationäre Phase mit einer gleichbleibenden UHMWPE-Verschleißrate von 60 μm/Million Zyklen gemessen. Dabei erzeugte die

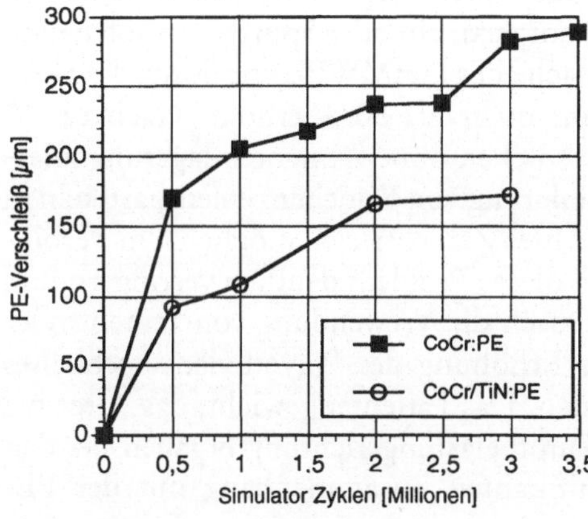

Abb. 5. Vergleich von Polyethylenverschleißraten im Kniesimulator

beschichtete Lauffläche weniger Abrieb (Abb. 5). Die klinische Verschleißrate konformer Knieprothesen ist geringer und beträgt ca. 25 mm/Jahr [9]. Gleichermaßen wie viele explantierte Knieprothesen ähnlichen Designs weist das Femurteil aus CoCrMo-Gußlegierung nach dem Versuch Kratzer in Laufrichtung der Prothese auf. In einigen Fällen konnten diese Kratzer auf freiliegende Katalysatorrückstände im UHMWPE zurückgeführt werden.

Klinische Untersuchung

Diese tribologische Untersuchung ist die einzige mit einer sehr hohen Relevanz, obwohl je nach Klinik und Auswertungsmethode die Ergebnisse stark variieren können. Prinzipiell können radiologische Messungen je nach angewandter Positionierungs- und Auswertungsmethodik unterschiedliche Resultate liefern. Das Auflösungsvermögen dieser Technik liegt ebenso wie die Reproduzierbarkeit bei ca. 0,2 mm. Somit ist erst bei großen Verschleißraten eine realistische Auswertung sinnvoll. Verschleißwerte von Reoperaten liefern aufgrund der Negativselektion meist schlechtere Ergebnisse als radiologische Vermessungen. Durch die Anwendung verschiedener Meß- und Auswertungsverfahren ist auch hier eine Vergleichbarkeit der Resultate diverser Autoren nur bedingt möglich.

Die Messung der linearen Verschleißrate an uns zur Verfügung stehenden 134 Hüftgelenkpfannen aus Chirulen in Paarung gegen 32-mm-Kugeln aus CoCrMo-Legierung ergab nach 10jähriger Laufdauer im Mittel 0,23 mm/Jahr, entsprechend ca. 180 mm^3 Polyethylen. Reoperate von männlichen Patienten hatten eine um 25 % erhöhte Verschleißrate. Mit zunehmender Laufdauer verringert sich das lineare Vordringen der Kugel durch die Reduktion des Kriechens und die geringere Flächenpressung durch die größere Tragfläche, d. h. das unidirektionale Verschleißverhalten von UHMWPE ist nicht linear [18]. Die Innenfläche der beanspruchten künstlichen Hüftgelenkpfannen aus UHMWPE ließ sich in fast allen Fällen in drei Zonen unterteilen: eine polierte Beanspruchungszone, eine nichtbeanspruchte Zone sowie einen Übergangsbereich, der die Grenze zwischen dem ursprünglichen Pfanneninnendurchmesser und der sich durch Verschleiß und Kriechen gebildeten neuen Kugelauflage darstellt. In den reoperierten Pfannen mit Knochenzementpartikeln oder Spuren von solchen in der tribologisch beanspruchten Innenfläche des UHMWPE war durch die Dreikörperbewegung die Verschleißrate um mehr als 50 % erhöht. Nach ca. 10 Jahren Laufzeit ist der Unterschied zu solchen ohne Zementeinlagerung allerdings nicht mehr signifikant. Die Eliminierung von Knochenzementpartikeln in der Artikulationsfläche durch fachgerechtes Zementieren, möglichst in Verbindung mit Zementkompaktierung, kann dieses Problem deutlich verringern und ist daher eine vorrangige Forderung. Durch die Verwendung von zementfreier Implantatfixierung kann ebenfalls die Erhöhung des Polyethylenverschleißes durch Knochenzement eliminiert werden. Das Patientengewicht, das Alter bei der Operation und der Winkel der Hauptbelastungsrichtung ergaben bei den untersuchten Reoperaten keinen signifikanten Zusammenhang mit der PE-

Verschleißrate, wohl aber die Laufdauer. Bei Pfannen ohne feststellbarem Dreikörperverschleiß durch Zementpartikel konnte kein negativer Einfluß auf den Verschleiß zwischen chemisch desinfizierten und strahlensterilisierten mit bis zu 15 Jahren Beanspruchung in vivo festgestellt werden.

Untersuchungen an 37 reoperierten Ganzmetallprothesen der Designs von Huggler, Müller, McKee-Farrar und Ring mit Durchmesser 35–42 mm und Tragezeiten im Patienten von bis zu 25 Jahren zeigten geringe Verschleißraten von 2–8 μm pro Komponente (Kugel und Pfanne) abhängig vom Prothesentyp. Die geringsten Werte wurden mit jeweils 2 μm/Jahr an den 12 Müller-Prothesen mit 37 und 42 mm Durchmesser aus der CoCrMo-Legierung Protasul-2 gemessen. Mit längerer Verweilzeit der Prothesen wird das optische Erscheinungsbild der artikulierenden Oberflächen immer besser. Die Kratzer aus dem Einlaufen von Kugel und Pfanne sowie vom Dreikörperverschleiß durch Knochenzementpartikel werden nachpoliert. Speziell die McKee-Pfannen zeigten aufgrund ihrer geringen Wandstärke ohne Versteifungsstrukturen partiell Deformationen in Lastrichtung. Außerdem hatten viele Pfannen am Pol eine herstellungsbedingte Vertiefung, die bei diesen Designs zu erhöhtem Verschleiß, v. a. an der Kugel, führte. In einigen Fällen konnte ein hoher Verschleiß auch auf andere Produktions- und Passungsprobleme aus der damaligen Fertigung zurückgeführt werden.

Zusammenfassung

Bevor ein neues Material oder Design für artikulierende Endoprothesen zur klinischen Studie freigegeben werden kann, muß das tribologische Verhalten der Gleitpaarung im Labor überprüft werden. Problematisch ist die Komplexität von Reibung, Verschleiß und Schmierung als Tribosystem, so daß das tribologische Verhalten der im Eingriff stehenden Oberflächen je nach Beanspruchungskollektiv nur bedingt von den Werkstoffeigenschaften abhängig ist. Diesem System überlagert sich noch das individuelle und instabile System des Patienten, das die Eingabewerte für die Prüfgrößen liefern soll. Aus diesen Gründen ist eine fundierte Auswahl der zur Anwendung kommenden tribologischen Prüfmethoden und eine fachgerechte Interpretation der Resultate unter Einbeziehung aller Beobachtungen und Messungen für eine möglichst kliniknahe Vorhersage des tribologischen Verhaltens unabdingbar. Um einen möglichst guten Überblick über das tribologische Verhalten von Werkstoffkombinationen oder Designs zu erhalten, ist es wichtig, nicht nur eine Testmethode anzuwenden, sondern vor einer klinischen Einführung stufenweise mit einem steigenden Komplexitätsgrad vorzugehen. Dabei sollte immer mit negativen und positiven Kontrollen sowie einer Kontrolle des Verschleißmechanismus die klinische Relevanz der erhaltenen Resultate überprüft werden.

In unseren Modellversuchen zeigte sich, daß ultrahochmolekulares Polyethylen als hochpolymerer Werkstoff aufgrund seines hohen Molekulargewichts mit den als physikalische Vernetzungsstellen wirkenden Verhakungen und Verschlaufungen der langen Ketten ein guter Partner für diverse metallische und keramische Werkstoffe ist. Die Paarung mit CoCrMo-Legierungen mit geringerer Rauhigkeit und v. a. hochwertiger Al_2O_3-Keramik und ODH-behandelter Titanlegierung ergab ein vorteilhaftes tribologisches Verhalten für den Einsatz als Biomaterialien für diverse Endoprothesen. Die ausgezeichneten Resultate der Metall-Metall-Paarung mit relativ geringer Reibung und Verschleiß im Labor und der klinischen Praxis bedeuten eine vorteilhafte geringere Belastung des Körpergewebes des Patienten mit Verschleißpartikeln.

Literatur

1. Bobyn JD, Collier JP, Mayor MB, McTighe T, Tanzer M, Vaughn BK (1993) Particulate debris in THA: problems and solutions. Scientific exhibition at the 61st AAOS, pp 1–6
2. Cooper JR, Dowson D, Fisher I (1993) The effect of transfer film and surface roughness on the wear of lubricated UHMWPE. Clin Mater 14: 295–302
3. Joshi AB, Poter ML, Trail IA, Hunt LP, Murphy JCM, Hardings K (1993) Long-term results of Charnley low-friction arthroplasty in young patients. JBJS 75-B: 616–623
4. Malchau H, Herberts P, Ahnfelt L, Johnell O (1993) Prognosis of THP. Scientific exhibition at the 61st AAOS, San Francisco, pp 1–9
5. McKee GK (1982) Total hip replacement-past, present and future. Biomaterials 3: 130–135
6. McKellop HA, Clarke IC (1984) Evolution and evaluation of materials screening machines and joint simulators in predicting in vivo wear phenomena. In: Ducheyne P, Hasting GW (eds) Functional behavior of orthopedic biomaterials, vol II: Applications. CRC, Boca Raton, pp 51–85
7. Mittelmeier H, Heisel J (1990) Fifteen years of experience with ceramic hip prosthese. In: Aldinger G, Sell S, Beyer A (eds) Noncemented total hip replacement. Thieme, Stuttgart, pp 142–150
8. Paul JP (1967) Forces transmitted by joints in the human body. Proc Inst Mech Eng 181: 8–15
9. Plante-Bordeneuve P, Freeman MAR (1993) Tibial HDPE wear in conforming tibiofemoral prostheses. J Bone Joint Surg [Br] 75/4: 630–636
10. Plitz W, Hoss HU (1980) Untersuchungen zum Verschleißmechanismus bei revidierten Hüftendoprothesen mit Gleitflächen aus Al_2O_3-Keramik. Biomed Tech 25: 165–168
11. Ruesch R, Thöny C (1981) Reibungsversuche an künstlichen Hüftgelenken. Diplomarbeit, Technikum Buchs
12. Rydell NW (1966) Forces acting on the femoral head prostheses. Acta Orthop Scand Suppl 88
13. Schurz J (1983) Biorheologie. Probleme und Ergebnisse in der Medizin. Naturwissenschaften 70: 602–608
14. Semlitsch MF, Streicher RM, Weber H (1989) Verschleißverhalten von Pfannen und Kugeln aus CoCrMo-Gußlegierung bei langzeitig implantierten Ganzmetall-Hüftprothesen. Orthopädie 18: 36–41
15. Sioshansi, P, Oliver RW, Matthews FD (1985) Wear improvement of surgical alloys by ion implantation. J Vac Sci Tech A3: 2670–2674
16. Stallforth H, Ungethüm M (1978) Die tribologische Testung von Knieendoprothesen. Biomed Tech 23/12: 295–304

17. Streicher RM (1991) Examinations of explanted hip joint cups made of UHMWPE. In: Willert HG, Buchhorn G, Eyerer P (eds) UHMWPE as biomaterial in orthopedic surgery. Hogrefe & Huber, Bern, pp 196–201
18. Streicher RM (1993) UHMW-Polyethylen als Werkstoff für artikulierende Komponenten von Gelenkendoprothesen. Biomed Tech 38/12: 303–313
19. Streicher RM, Schön R, Semlitsch M (1990) Untersuchung des tribologischen Verhaltens von Metall/Metall-Kombinationen für künstliche Hüftgelenke. Biomed Tech 35/5: 107–111
20. Streicher RM, Weber H, Schön R, Semlitsch M (1991) New surface modifiaction for Ti-6Al-7Nb alloy: oxygen diffusion hardening (ODH). Biomaterials 12: 125–129
21. Ungethüm M (1980) Tribologie der Gelenke und Endoprothesen. Osteosyn Endoproth 2: 91-100
22. Weber BG (1981) Total hip replacement: rotating versus fixed and metal against ceramic heads. In: Salvati E (ed) The Hip. Mosby, USA, pp 264–275
23. Willert HG, Semlitsch MF (1977) Reactions of the articular capsule to wear products of artificial joint prostheses. J Biomed Mater Res 11: 157–164
24. Wright KWJ (1982) Friction and wear of materials and joint replacement prostheses. In: Williams DF (ed) Biocompatibility of orthopedic implants vol I. CRC, Boca Raton, pp 141–195
25. Zichner LP, Willert HG (1992) Comparison of alumina-polyethylene and metal-polyethylene in clinical trials. Clin Orthop 282: 86–94

Der Weg zurück zur Metall-Metall-Paarung für die Hüfttotalprothese

B. G. Weber

Einleitung

Lange Lebensdauer einer Hüfttotalprothese ist in hohem Maße abhängig von geringem Reibungswiderstand und hoher Abriebfestigkeit von Prothesenkopf und -pfanne. Die mit diesem Aspekt verbundenen Fragen werden im folgenden erörtert und beantwortet.

Die Konzepte Metall-Metall (McKee)und Metall-Polyethylen (Charnley)

Im Jahr 1960, vor 35 Jahren, hat McKee seine zementierte Metall-Metall-Hüfttotalprothese (HTP) zum 1. Mal eingesetzt und bis 1965 zu seiner Standardprothese weiterentwickelt.

1961 publizierte Charnley seine Arbeit über die zementierte HTP (vorerst nur der Schaft, später auch die Pfanne). Das gereifte Konzept der Low-Friction-Arthroplasty mit Metallkopf und Polyethylenpfanne erfuhr danach einen weltweiten Durchbruch. Im Gegensatz dazu wird die McKee-Prothese heute nur noch wenig verwendet. Es sind Prothesen der 2. Generation oder Nachbildungen mit besseren Gleiteigenschaften und dünnerem Prothesenhals als die ursprünglich verwendete Thompson-Prothese.

Der HTP-Chirurg und sein Patient stehen heute vor inzwischen teils bestätigten, teils ernüchternden Erfahrungstatsachen. Dazu McKee (1982): „... we always learn more from our failures than our successes...".

Metall-Metall (1960–1994)

Die McKee-HTP in 1. Generation führte innerhalb von 8 Jahren in fast 50 % der Fälle zum Mißerfolg [16].

Die Norwich-School um McKee mußte auch mit der McKee-HTP 2. Generation nach ca. 14 Jahren in 50 % der Fälle eine Schaft- und in 51 % eine Pfannenlockerung feststellen [1].

Jantsch et al. [13] berichtet über 34 % gelockerte McKee-Pfannen und 26 % gelockerte Schäfte. Bemerkenswert ist das Untersuchungsergebnis bei 3 explantierten, gelockerten Prothesen, welche vor 13, 14 und 15 1/2 Jahren implantiert worden waren: Mit dem Auflichtmikroskop war ein nur minimaler Abrieb an Prothesenkopf und -pfanne von je 0,001 mm nachzuweisen.

Täger [28, 29] ist bis heute der McKee-HTP verpflichtet. Seine Untersuchungen an explantierten Prothesen lassen eine unbegrenzte Haltbarkeit erwarten. Offen bleiben jedoch die Fragen nach der Toleranz gegenüber Metallabrieb und der Antigenität solcher Prothesen [14].

Eine Erklärung für die hohe Lockerungsrate von Metall-Metall-HTP wurde bereits gegeben [15, 24, 25, 30] (Abb. 1).

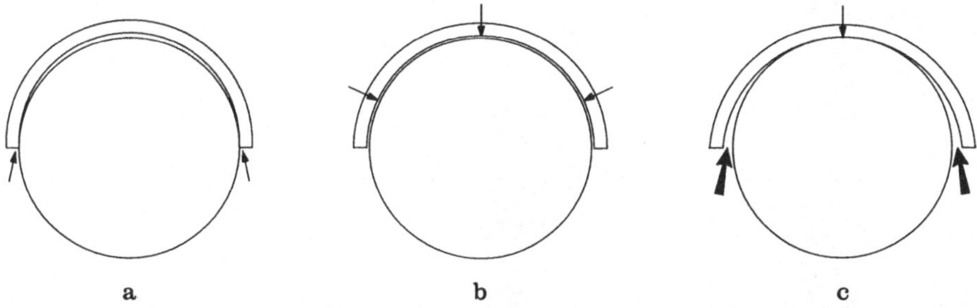

Abb. 1 a-c. Gelenkschluß bei Metall-Metall-HTP. **a** Kontakt zwischen Kopf und Pfanne nur am „Äquator" (→); **b** Exakte Paßform im gesamten Kontaktbereich (→); **c** Kontakt zwischen Kopf und Pfanne nur am „Pol" (→). Bei **a** und **b** besteht hoher Reibungswiderstand. Bei *c* ist Benetzungsschmierung (→) möglich und damit der Reibungswiderstand klein (low friction)

Die nachuntersuchten gelockerten und explantierten Prothesen waren allesamt ungenau gefertigt, so daß die Lockerung geradezu vorprogrammiert war: Obwohl der Metallverschleiß fallweise sehr gering war, so fehlte umgekehrt das erforderliche Kriterium der low friction.

1982 hatte McKee [16] seine eigene Metall-Metall-Prothese gewissermaßen verabschiedet. Für ihn war das Gleitpaarmaterial der Zukunft die Aluminiumoxydkeramik.

Im Jahr 1983 publizierte auch Ring [23] seine Arbeit über den Wechsel von der Metall-Metall-Paarung zu einer konischen Pfanne aus Polyethylen.

Von 60 eigenen Müller-McKee-HTP der späten 60er Jahre sind dem Autor heute 5, noch bestens funktionierende, Gelenke bekannt (Abb. 2). Dies gibt zu denken: Hatte man angesichts der hohen frühen Lockerungsraten zu Unrecht die Metall-Metall-Paarung schlechtgemacht und die wahre Ursache des Versagens, die ungenügende Fertigung der Gleitpartner, verkannt? Damit war der Weg frei für das Konzept von Charnley. Außerdem: Die Zementverankerung bei den eigenen genannten langlebigen Metall-Metall-HTP ist noch heute intakt.

Auch diese Tatsache stimmt nachdenklich. Von Alterung, Zerrüttung und Lockerung ist nicht die Spur zu erkennen. Für solche Veränderungen und Mängel bei bestimmten Systemen müßten unseres Erachtens andere Ursachen genannt werden als die der Alterung des Methylmethacrylates, in aller erster Linie aber Mängel der Zementiertechnik.

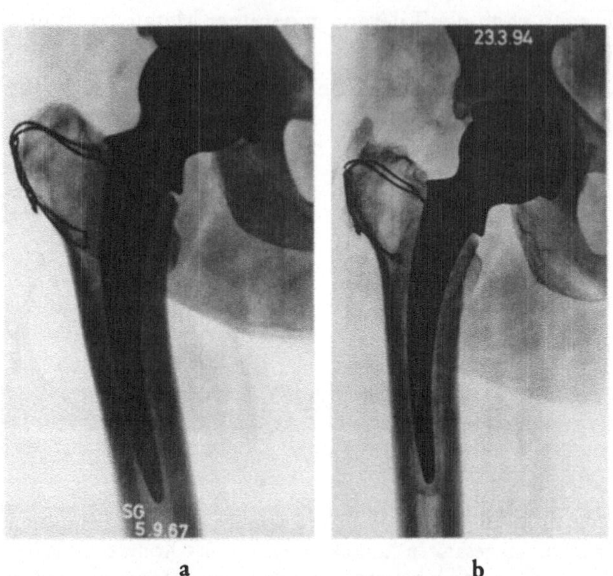

Abb. 2 a, b. 27 Jahre Metall-Metall-HTP. **a** 1/2 Jahr postoperativ, nach Müller-HTP 42 mm (Kopfdurchmesser) wegen Synovitis pigmentosa bei 40jähriger Frau; **b** 27 Jahre postoperativ: Harris-Score 100. Die zementierte HTP ist stabil. Kein stress-shielding, keine Subsidence, keine Migration, keine Radiolucency. Modellfall für zukünftige, nochmals zu entwickelnde HTP: „Back to the future“

Metall- oder Keramik-Polyethylen-Paarung

Die heute üblichen HTP mit Polyethylenpfannen, in all ihren unzähligen Varianten, waren vorerst, ohne Zweifel, weniger lockerungsgefährdet als die McKee-Prothesen. Wegen der kleineren Kopfdurchmesser von 22, 28 oder 32 mm handelte es sich meistens um Low-friction-Prothesen im Vergleich zu den ungenügend gefertigten und geradezu klemmenden McKee-high-friction-Prothesen mit Kopfgrößen um 40 mm.

Trotz dieses ursprünglichen Vorteiles konnte Willert [37] anhand von gelockerten Prothesen bereits 1978 jenes Geschehen beschreiben, welches heute als Polyethylen-Debris-Desease beschrieben wird: Die Spätlockerung wird verursacht durch abgeriebene Polyethylenpartikel bzw. durch eine dagegen gerich-

Tabelle 1. Vergleichende Radiologie 10 Jahre nach HTP verschiedener Gleitpaarung

Metall-Polyethylen n 139		Aluminiumoxydkeramik-Polyethylen n 108
n 92 = 66,1 %	Keine Osteolyse	n 86 = 79,6 %
n 34 = 24,4 %	Osteolysen ohne Lockerung	n 16 = 14,8 %
n 13 = 9,4 %	Lockerungen	n 6 = 5,6 %
n 139 = 100 %	Gesamt	n 108 = 100 %

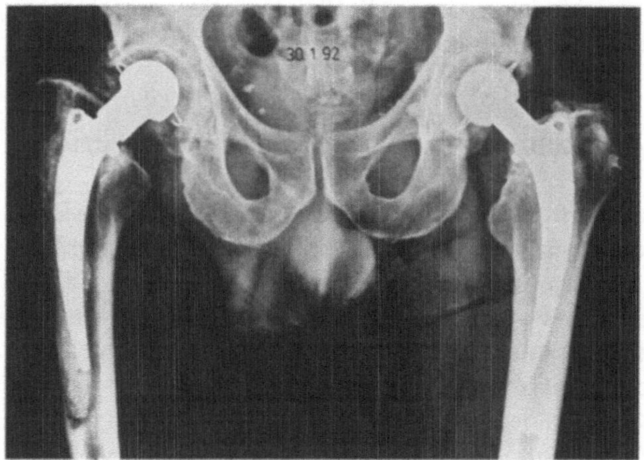

Abb. 3. Polyethylenabriebmenge und Lockerung. 1980: *links* eine HTP mit Keramikkopf, 1982: *rechts* eine identische HTP mit Metallkopf; 10 Jahre postoperativ, *rechts:* Abrieb 2 mm. Lockerung; 12 Jahre postoperativ, *links:* Abrieb 1/2 mm. HTP stabil

tete Fremdkörperreaktion, die sich entlang der Implantat-/Knochengrenze allmählich ausbreitet.

Eigene untersuchte Vergleichskollektive (Tabelle 1), 10 Jahre nach der Operation, zeigten folgendes: Aluminiumoxydkeramikköpfe erzeugen weniger Abrieb, sind weniger häufig mit Osteolysephänomenen im Röntgenbild behaftet und verursachen nur halb so viel ausgebildete Lockerungen als sonst analoge Prothesen mit Metallkugelköpfen. Polyethylen gegen Metallkopf oder Keramikkopf: Die Spätlockerung ist zwangsläufig. Metallkopfprothesen sind nach 10, spätestens 15, Keramikkopfprothesen nach 15, spätestens 20 Jahren gelockert. Seltene Ausnahmen bestätigen dabei die Regel (Abb. 3).

Der Zusammenhang zwischen Polyethylenabrieb und schleichend-progressiven Lockerungsphänomenen entlang der Knochen-/Zementgrenze, wie ihn Willert beschrieben und seither immer wieder darauf hingewiesen hat, fand vorerst keine genügende Aufmerksamkeit. Als Ursache solcher Lockerungen wurde der Knochenzement angegeben, worauf zementfreie Verankerungen eingeführt wurden. Zu diesem Thema sind seither zahllose Anregungen realisiert worden. Die Zementfixation besitzt aber einen Erfahrungsvorsprung von ca. 20 Jahren gegenüber der zementfreien Verankerung. Der Optimismus, wie er auch schon früher die Zementfixation begleitet hatte, beginnt nun auch für die zementfreie Verankerung zu schwinden. Denn auch die zementfrei verankerten Prothesen erleiden genau das gleiche Schicksal der Spätlockerung, weil auch hier an der Implantat-/Knochengrenze das Fremdkörpergranulationsgewebe, durch Polyethylenabrieb erzeugt, vermehrt auftritt.

Wenn im Gegensatz zu den Metall-Metall-Prothesen low friction gewährleistet ist, so scheitern die polyethylengepaarten Prothesen dafür an high wear, nämlich an der Polyethylen-Debris-Disease.

Auf der gleichzeitigen Suche nach low-wear und low friction

Angesichts der Spätlockerung, d. h. angesichts der besonderen Problematik der Lockerungsrevisionschirurgie, verwundert es nicht, daß erneut polyethylenfreie Paarungen vorgeschlagen werden (Metall-Metall, Keramik-Keramik [3, 18]).

Der fundamentale Unterschied zwischen herkömmlichen und gut funktionierenden Metall-Metall-Prothesen besteht im unterschiedlichen Verschleißverhalten. Der lineare Abrieb (Abb. 4), besser das Eindringen bzw. der Vortrieb des Prothesenkopfes im Kunstgelenk, beträgt für Polyethylen 0,1–0,2 mm/Jahr [33, 34, 16], für Metall-Metall 0,002 mm/Jahr, d. h. es besteht ein Unterschied von 50 bzw. 100 : 1 (Abb. 5).

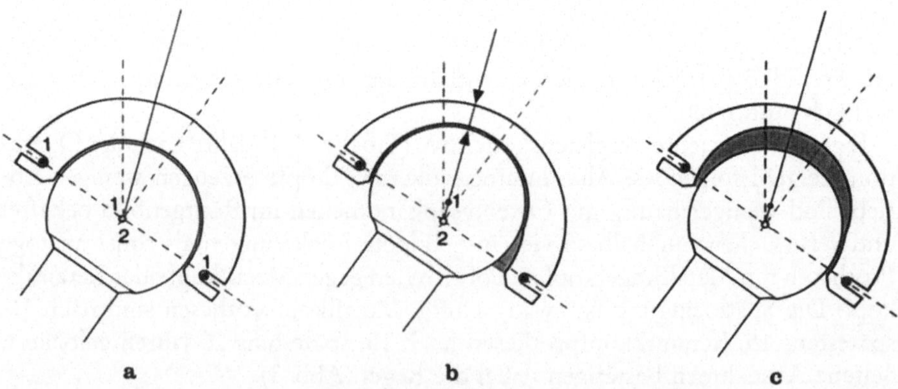

Abb. 4 a-c. Linearer Abrieb im Röntgenbild. **a** Peroperativ: Abrieb null. Die Zentren der Pfanne (1) und des Kopfes (2) fallen zusammen; **b** später: Der Kopf ist in die Pfanne eingedrungen um die Distanz zwischen 1 und 2 mm (linearer Abrieb); **c** die Abriebmenge entspricht eher der *schraffierten* Fläche, tatsächlich jedoch dem *verdrängten* Volumen

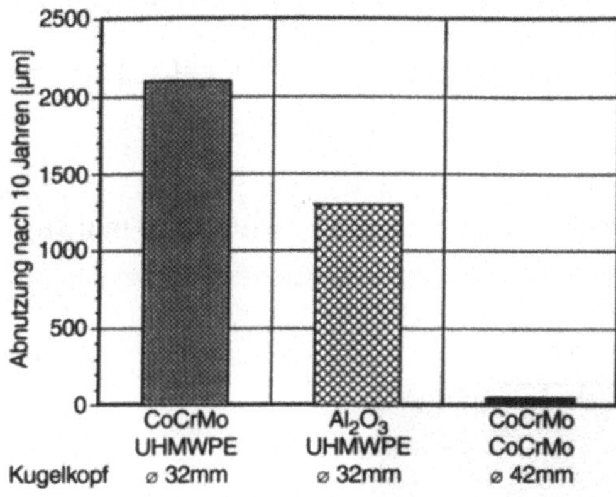

Abb. 5. Lineare Abnutzung unterschiedlicher Gleitpaarungen von HTP (Semlitsch)

In Wirklichkeit handelt es sich aber nicht nur um unterschiedliche Distanzen, sondern um unterschiedliche Mengen von abgeriebenem Gelenkkörpermaterial.

Das lebende Gewebe akzeptiert die „riesige" Menge von Polyethylen-„Schadstoff" nicht. Es entsteht die Polyethylen-Debris-Disease. Umgekehrt wird die „winzige" Abriebmenge von Kobalt-Chrom-Molybdän anstandslos angenommen.

Die eigenen 5 Metall-Metall-HTP, Typ Müller-McKee, mit Laufzeiten um 25 Jahre gaben Anlaß zur Reaktivierung des alten McKee-Konzeptes. Low wear und low friction erklären diese eindrücklichen Langzeitverläufer.

Metall-Metall-Gleitpaarungskonzept (Metasul)

Die Reaktivierung des Metall-Metall-Konzeptes

Ende der 70er Jahre hat der Autor die Ingenieure Otto Frei und Manfred Semlitsch (Firma Gebrüder Sulzer AG, Winterthur) mit damals beobachteten Zehnjahresverläufen früherer, bei Sulzer hergestellter Müller-McKee-Prothesen konfrontiert. Solche Beobachtungen, aber auch das günstige Verhalten der Weber-Rotationsprothesen bzw. des Metall-Metall-Rotationsbolzengelenkes waren der Auslöser für die Entwicklung der neuen, überarbeiteten Metall-Metallgepaarten HTP. Von 1983 bis 1988 entstand bei Sulzer die heutige METASUL-Paarung mit einem Kugelkopf und einer Pfanne aus metallurgisch verfeinertem Kobalt-Chrom-Molybdän-Metall. Seit 1993/1994 rüstet Sulzer auch die Prothesen von Müller, Zweymüller, Wagner, Spotorno, Marchetti und Stühmer damit aus.

Die Kugelköpfe haben 28 oder 32 mm Durchmesser, je nach Größe des Patienten bzw. dessen Acetabulum. Die Metallpfannen sind als Inlay gestaltet. Die Inlays sind unverrückbar in einem Polyethylenkern eingebettet, welcher wahlweise als normaler Cup ausgestaltet ist oder als Insert in die verschiedenen Metal-backings paßt.

An dieser Stelle wird nur das eigene Prothesensystem kurz beschrieben.

Die zementierte Weber-HTP

Von 1988–1992 hat der Autor die in Abb. 6 a dargestellte Prothese 110 mal eingesetzt.

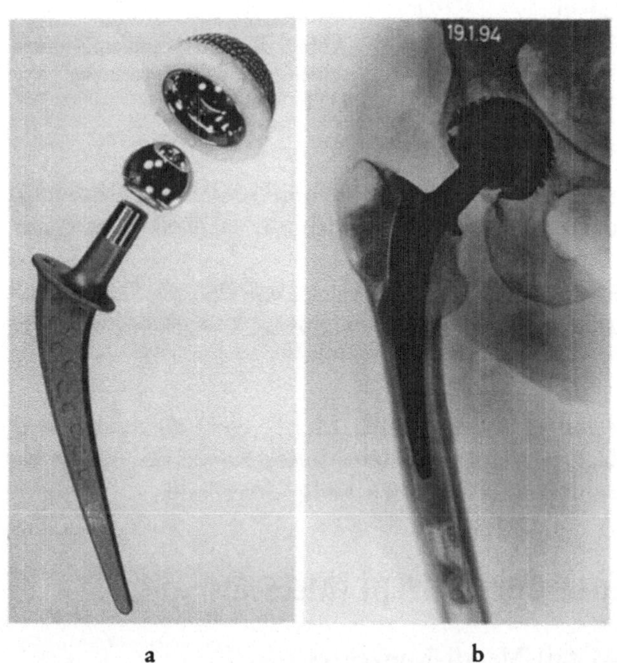

a b

Abb. 6 a, b. Die wieder neu entwickelte Metall-Metall-HTP zur Zementverankerung. **a** *Titanschaft.* CoCrMo-Kugelkopf, CoCrMo-Inlay eingepreßt in Polyethylenpfanne; **b** *Debonding* (→), Grund: Titan? Design? Ungeeignete Operationstechnik?

Die Titanschäfte zeigten, bei anderen Anwendern gehäuft und auch in drei eigenen Fällen, eine Lockerungsrate, die bis dahin unbekannt war (Abb. 5b). Das relativ hohe Elastizitätsmodul von Titan [2, 12] ist geeignet, eine mit Hammerschlägen in Zement eingetriebene Femurkomponente in Schwingung zu versetzen und den noch nicht ganz erhärteten Zementmantel auszuweiten, ihn u. U. sogar zu sprengen. Es kommt zum sofortigen peroperativen Debonding und zur programmierten Frühlockerung. Jedenfalls ist für die eigenen Lockerungsfälle dieser Sachverhalt zwingend.

Nach 33 Jahren Zementverankerung von Totalprothesen erlaube ich mir, einen Rat zu geben: „Wer zementiert, hämmert nicht, und wer hämmert, der zementiert nicht." Im viskoelastischen Zementbett ist das kontinuierliche Einstoßen des keilförmigen Prothesenschaftes das materialgerechte Verfahren, das Einhämmern dagegen ist materialfremd.

Abbildung 7 zeigt die derzeitige Prothese, den seit 1968 praktisch unveränderten CoCrMo-Schaft und die 2 neuen Pfannen, die eine mit backing aus 4lagigem Metallgitter SULMESH, die andere mit besonderer Strukturierung. Beide Oberflächen sind zwecks inniger Verbindung zwischen Zement und Pfannenoberfläche ausgestaltet.

Zu diesem Prothesensystem Weber-Metasul, zementiert, gehören ein angepaßtes Instrumentarium und eine auf das Implantat ebenso genau abgestimmte Operationstechnik. Darauf kann hier nicht näher eingegangen werden.

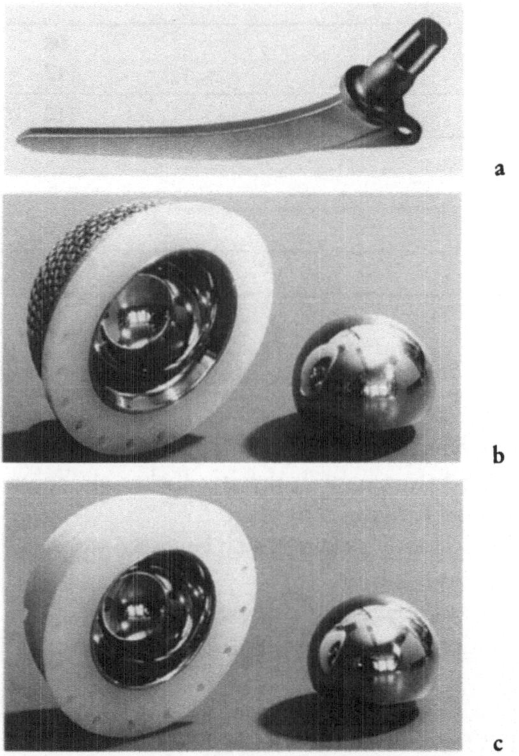

Abb. 7 a-c. Die Weber-Metall-Metall-HTP mit METASUL-Paarung. **a** CoCrMo-Schaft; **b** Pfanne mit Sulmesh-backing, Kugelkopf 28 mm oder (hier) 32 mm; **c** Pfanne ohne backing, mit optimierter Oberflächenstruktur und Grobstrahlung. Inlays 28 mm (hier) oder 32 mm. Weil die Pfannen wegen bestmöglicher Zementpressung genau in die Fräsung der knöchernen Pfanne passen müssen, sind für das Entweichen von überschüssigem Knochenzement Löcher im Pfannenrand vorhanden

Erste Erfahrungen mit dem Weber-Metasul-System (1988–1992)

Vorbemerkung

Es war ein Anliegen des Autors und der Firma Sulzer, das neue System zunächst genau zu erproben, um erst danach dessen Freigabe zu erwägen.

Patientenkollektiv

Von 1988–1992 sind 110 HTP, Weber-Metasul, eingesetzt worden (Tabelle 2).

Fünf Patienten sind aus Gründen, die nicht mit der Operation zusammenhängen, verstorben.

Tabelle 2. Ausgewertetes Patientengut bzw. HTP-Kollektiv

Primäre HTP		98
Revisions-HTP		12
Gesamt HTP		110
Gestorbene Patienten	5	
Revidierte HTP	5	
Studienausfall	10	–10
Nachkontrollierte und ausgewertete HTP		100

Bei 5 weiteren Patienten war eine Revisionsoperation erforderlich, jedoch nicht wegen der Gleitpaarung Metall-Metall-Metasul.

Drei Schäfte und eine Pfanne waren sofort bzw. frühzeitig locker als Folge eines Implantat-Zement-Debonding durch Hammerschläge.

In einem weiteren Fall, bereits 2 Revisionen, lockerten sich beide Komponenten nach primärer HTP-Operation vor 17 Jahren.

Diese 5 Mißerfolge werden bewußt aus der Studie ausgeschlossen, da sie mit der Metall-Metall-Paarung Metasul nichts zu tun haben. Es verbleiben 100 Metasul-HTP bei 98 Patienten.

100 konsekutive Metall-Metall-HTP Metasul: Methode

Alle 98 Patienten (100 HTP) sind klinisch und radiologisch nachuntersucht worden, längste Liegezeit der HTP 4 1/2, kürzeste 1 Jahr.

Die klinische Bewertung erfolgte nach dem Harris-Score. Die Röntgenbilder (Lauenstein-Technik a.-p.-Strahlengang) wurden beurteilt nach den Kriterien von Gruen et al. [10] und DeLee u. Charnley [9].

100 konsekutive Metall-Metall-HTP Metasul: Ergebnis

Gemäß Harris-Score ergibt sich folgendes (Tabelle 3):

Tabelle 3. Klinisches Resultat der Metall-Metall-HTP nach 1–5 Jahren postoperativ

Präoperativ		Harris-Score	Postoperativ	
0		90 – 100 sehr gut	88	} = 98 %
2		80 – 89 gut	10	
2	} = 98 %	70 – 79 befriedigend	2	
96		60 – 69 schlecht	0	
100 = 100 %		Gesamt	100 = 100 %	

Nur 2 Patienten erreichen ein befriedigendes Resultat: schmerzhafte ektopische Verknöcherungen und Bursitis trochanterica über Cerclagedrähten am Trochanter major.

Die Röntgenevaluation ergibt 90 HTP ohne Anzeichen einer Osteolyse, ohne Instabilität, weder an der Pfanne noch am Femur.

10 HTP zeigen minimale Aufhellungszonen ohne Progredienz, ohne klinische und prognostische Bedeutung, welche bereits unmittelbar postoperativ im Röntgenbild zu sehen waren. Es sind dies „Lunker" (Lücken) an der Knochen-/Zementgrenze, meist in der Zone 1 am Acetabulum oder in den Zonen 1 oder 7 am Femur. Solche ungenügenden Zementkontakte entstehen immer dann, wenn das „finger-packing" nach Charnley ungenügend oder im Pfannendachbereich die Anfrischung bzw. Entknorpelung nicht vollständig waren.

Das subjektive Befinden der Patienten ist durchwegs zufriedenstellend (Tabelle 4).

Nach den 5 Revisionen ist das Ergebnis 4mal gut oder sehr gut. Im Fall des wiederholten Wechsels wird voraussichtlich auch diesmal wieder eine Instabilität eintreten.

Ohne auf die üblich gemachten Erhebungen (Alter, Ätiologie etc.) weiter einzugehen, hat die jetzige Nachkontrolle nichts ergeben, was gegen die wieder

Tabelle 4. Subjektives Resultat der Metall-Metall-HTP nach 1–5 Jahren postoperativ

Sehr zufrieden	89	} = 99 %
Zufrieden	10	
Unzufrieden	1	

aufgegriffene und herstellungstechnisch verbesserte Metall-Metall-Paarung spricht.

Metall-Metall-Verschleiß

Aus Anlaß unserer Revisionsoperationen wurde das Explantat Semlitsch (Firma Sulzer) zur Untersuchung zugeschickt. Der von ihm gemessene lineare Abrieb an 3 METASUL-Kugelköpfen betrug 0,001, 0,003, 0,003 mm/Jahr. Dies entspricht früheren Beobachtungen von Semlitsch bei anderen Metall-Metall-Explantaten und den ausgedehnten Labortests im Hüftsimulator [75, 76]. Somit steht in Aussicht, daß die jetzige neue METASUL-Paarung, wie gewünscht, Standzeiten von 25 Jahren und länger erwarten läßt.

Zusammenfassung

Die Spätlockerung als Folge eines Polyethylenabriebs ist vermeidbar durch die Wahl der Metall-Metall-Paarung. Allerdings muß eine solche Prothese eine bessere Fertigung aufweisen als die früheren McKee-Prothesen oder deren damalige Nachbildungen.

Eine neuentwickelte Metall-Metall-Prothese wurde beschrieben, die von 1988–1992 110mal implantiert worden ist. Bis heute sind von Seiten der Metall-Metall-Paarung keinerlei Störungen aufgetreten.

Literatur

1. August AC, Aldam CH, Pynsent P B (1986), The McKee-Farrar hip arthoplasty. J Bone Joint Surg [Br] 68: 520–527
2. Boutin P (1972) Arthroplastie totale de la hanche par prothèse en alumine frittée. Rev Chir Orthop 58: 229
3. Bürgi M (1993) FE-analytische Untersuchung des Einflusses der Materialien auf die Belastung des Knochenzementköchers Protasul-100 und Protasul-10, Sulzer Medizinaltechnik AG, interne Mitteilung, persönliche Mitteilung
4. Charnley J (1960) Surgery of the hip joint. Present and future developments. Br Med J 1: 821–826
5. Charnley J (1961) Arthroplasty of the hip. A new operation. Lancet 1: 1129
6. Charnley J (1970) Total hip replacement by low friction arthroplasty. Clin Orthop 72: 7
7. Charnley J (1970) Acrylic cement in orthopaedic surgery. Livingstone, Edinburgh
8. Charnley J, Halley D K (1975) Rate of wear in total hip replacement. Clin Orthop 112: 170–179
9. De Lee J, Charnley J (1975) Radiological demarcation of cemented sockets in total hip replacement. Clin Orthop 121: 20–32
10. Gruen TA, McNeice GM, Amstutz HC (1979) „Modes of failure“ of cemented stem-type femoral components. A radiographic analysis of loosening. Clin Orthop 141: 17–27

11. Harris WH (1969) Traumatic arthritis of the hip after dislocation and acetabular fractures: treatment by mold arthroplasty. An endresult study using a new method of result evaluation. J Bone Joint Surg [Am] 51: 737–755
12. Huiskes R (1990) The various stress patterns of press-fit ingrown and cemented femoral stems. Clin Orthop 261: 27–37
13. Jantsch S, Schwägerl W, Zenz P, Semlitsch M, Fertschak W (1991) Long-term results after implantation of McKee-Farrar total hip prostheses. Arch Orthop Trauma Surg 110: 230–237
14. Masshoff W, Neuhaus-Vogel, A (1974) Die Gelenkkapsel nach Alloplastik. Arch Orthop Unfallchir 78: 175–198
15. McKee GK (1970) Development of total prosthetic replacement of the hip. Clin Orthop 72: 85–103
16. McKee GK (1982) Total hip replacement. Present and future. Biomaterials 3: 130–135
17. McKee GK, Watson-Farrar J (1966) Replacement of arhritic hips by the McKee-Farrar-Prosthesis. J Bone Joint Surg [Br] 48: 245–259
18. Mittelmeier H (1984) Total hip replacement with the Autophar cement-free ceramic prosthesis. In: Morscher E (ed) The cementless fixation of hip endoprostheses. Springer, Berlin Heidelberg New York Tokyo, p 225
19. Müller ME (1970) Total hip porostheses. Clin Orthop 72: 46
20. Ring PA (1968) Complete replacement arthroplasty of the hip by the ring prosthesis. J Bone Joint Surg [Br] 50: 720–731
21. Ring PA (1978) Five to fourteen year interim results of uncemented total hip arthroplasty. Clin Orthop 137: 87–95
22. Ring PA (1981) Uncemented total hip replacement. J R Soc Med 74: 719–724
23. Ring PA (1983) Ring UPM total hip arthroplasty. Clin Orthop 176: 115–123
24. Semlitsch M (1992) 25 years Sulzer development of implant materials for total hip porostheses. SULZER Med J 1: 1–6
25. Semlitsch M, Streicher R M, Weber H (1989) Wear behaviour of cast CoCrMo cups and balls in long-term implanted total hip prostheses. Orthopäde 18: 370–376
26. Semlitsch M, Streicher R M, Weber H (1989) Verschleißverhalten von Pfannen und Kugeln aus CoCrMo-Gußlegierung bei langzeitig implantierten Ganzmetall-Hüftprothesen. Orthopäde 18: 1–5
27. Semlitsch M, Vogel A, Willert H G (1971) Kombination moderner Mikroanalysemethoden zur Untersuchung von Gelenkendoprothesenabrieb im Bindegewebe der Gelenkkapsel. Acta Med 19: 38
28. Täger KH (1976) Untersuchungen an Oberflächen und Neogelenkkapseln getragener McKee-Farrar-Endoprothesen. Arch Orthop Unfallchir 86: 101–113
29. Täger KH (1994) Persönliche Mitteilung
30. Ungetüm M, Jäger M, Witt A N (1972) Sphärizitätsmessungen an Totalendoprothesen nach McKee-Farrar und Weber-Huggler. Arch Orthop Unfallchir 73: 1–6
31. Weber BG (1981) Total hip replacement: rotating versus fixed and metal versus ceramic heads. In: Proc 9th Open Scientific Meeting of the Hip Society. Mosby, St. Louis, pp 264–275
32. Weber BG (1988) Pressurized cement fixation in total hip arthroplasty. Clin Orthop 232: 87–95
33. Weber BG, Fiechter T (1989) Polyethylen-Verschleiß und Spätlockerungen der Totalprothese des Hüftgelenkes. Neue Perspektiven für die Metall-Metall-Paarung für Pfanne und Kugel. Orthopäde 18: 370–376
34. Weber BG, Semlitsch M, Streicher R (1993) Total Hip Joint Replacement using a CoCrMo metal-metal sliding pairing. J Jpn Orthop Ass 67: 391–398
35. Willert H G (1977) Reactions of the articular capsule to wear products of artificial joint prostheses. J Biomed Mat Res 11: 157–164

36. Willert H G, Semlitsch M (1976) Tissue reactions to plastic and metallic wear products of joint endoprostheses. In: Gschwend N, Debrunner H U (eds) Total hip prosthesis. Huber, Bern, pp 205–239
37. Willert H G, Semlitsch M, Buchhorn G, Kriete U (1978) Materialverschleiß und Gewebereaktion bei künstlichen Gelenken. Orthopäde 7: 62–83

Osteointegration von Sulmesh-beschichteten Press-fit-Pfannen

R. Schenk

Einleitung

Mit dem Ausdruck Osteointegration faßt man die Vorgänge zusammen, die zur knöchernen Einheilung von zementfrei implantierten Prothesen führen. Der Begriff geht auf Brånemark [2] zurück, der ihn histologisch als direkte Auflagerung von Knochen auf die Implantatoberfläche definierte. Der daraus resultierende direkte Kontakt zwischen Knochen und Implantat stellt in der Tat eine entscheidende Voraussetzung für eine feste und dauerhafte Verankerung aller Endoprothesen [23] dar. Mit der Ausbildung einer Kontaktfläche zum Implantat ist die Osteointegration jedoch noch nicht beendet. Die anschließenden An- und Umbauvorgänge führen zum Ersatz von alten Knochenanteilen und von neugebildetem, primitiveren Faserknochen, wobei mit diesen Umbauvorgängen eine funktionelle Anpassung der Knochenstruktur an die Belastung einhergeht.

Das 1. Stadium der Osteointegration ist an bestimmte Bedingungen gebunden. Entscheidend für den Erfolg sind insbesondere bioinerte Materialien, Implantatoberflächen, welche die Knochenanlagerung begünstigen („osteophile" Oberflächen), eine ausreichende Primärstabilität und eine adäquate Belastung durch den Patienten während der Einheilungsphase.

Es gibt verschiedene Wege, um eine Implantatoberfläche „osteophil", d. h. attraktiv für das Aufwachsen von Knochengewebe zu machen. In dieser Hinsicht bietet die Beschichtung mit einem bioaktiven Material wie Kalziumphosphat-Keramik (Hydroxyapatit, Tricalciumphosphat) den Vorteil, daß diese mit der mineralisierenden Knochenmatrix eine direkte chemische Bindung eingeht [9,26]. Eine Keramikbeschichtung schafft aber auch Probleme, die Brüchigkeit und die biologische Instabilität betreffend. Bioinerte Materialien, wie Reintitan oder Titanlegierungen erlauben ebenfalls ein direktes Aufwachsen von Knochengewebe, ohne daß eine chemische Bindung mit der Unterlage stattfindet. Ein gewisser Adhäsionsgrad kann jedoch durch das Aufrauhen der Implantatoberfläche erreicht werden. Im Vergleich zu glatten oder polierten Oberflächen führen ein Aufrauhen durch Sandstrahlen oder eine Titanplasmabeschichtung sowohl zu einer Vergrößerung der Knochen-/Implantatfläche [4] als auch zu einer Verbesserung der mechanischen Haftung [25, 27].

Poröse Implantatoberflächen führen noch einen Schritt weiter. In diesem Fall beschränkt sich die Kontaktaufnahme nicht nur auf ein Aufwachsen des Knochens, sondern das Knochengewebe dringt in die Poren und Maschen ein, die durch eine Beschichtung mit Kugeln, Drahtgeflechten oder geordneten Drahtgittern angeboten werden [1, 3, 5–7, 10, 11, 13]. Durch das Einwachsen des Knochens entsteht entlang der Grenzfläche ein Verbund von Knochen und Metall, der nicht nur Druckkräfte aufnehmen kann, sondern auch Zug und Abscherung. Damit sind optimale Voraussetzungen für eine Osteointegration gegeben.

Das 1. Stadium der Osteointegration, d. h. das Auf- und Einwachsen des Knochens, kann im Tierversuch an unbelasteten Probekörpern untersucht werden. Die anschließenden komplexen Vorgänge der Osteointegration, die zur funktionellen Eingliederung in das Skelettsystem führen, erfordern eine Analyse an Endoprothesen, die den mannigfaltigen mechanischen Einflüssen des alltäglichen Gebrauchs unterworfen sind. Dies ist nur an menschlichen Autopsiefällen möglich, in denen das Implantat in situ, zusammen mit dem umgebenden Knochen und den Weichgeweben, histologisch beurteilt werden kann. Die vorliegende Arbeit beschreibt die mikroskopischen Befunde an 3 Press-fit-Pfannen, welche Patienten entnommen wurden, die nach komplikationslosem postoperativem Verlauf in verschiedenen Zeitintervallen verstarben.

Material und Methoden

Die anamnestischen Daten der in diese Studie aufgenommenen Patienten sind in der Beschreibung der Befunde enthalten. Alle Pfannen konnten bei der Autopsie zusammen mit dem sie umgebenden Knochen entnommen und in 10 % neutralem Formalin fixiert werden. Die weitere Verarbeitung der großen Blöcke erforderte lange Verweilzeiten. Während der Entwässerung in Alkohol und der Infiltration mit Methylmetacrylat wurden die Präparate ständig bewegt. Die Polymerisation des Einbettungsmediums wurde durch Aufbewahrung im Kühlschrank bei 4–7 °C verzögert, um eine vorzeitige Härtung und eine Blasenbildung durch Überhitzung zu reduzieren.

Das Sägen und Schleifen der Implantate wurde durch die Kombination Metall/Polyethylen stark erschwert, da das Polymer die Körner der Diamantscheiben verschmiert. Abhilfe schaffte schließlich eine schwere Bügelsäge, die ursprünglich zum Sägen von Stahlrohren verwendet wurde. Die 1,5 mm dicken Sägeblätter führten allerdings zu einem recht großen Verlust an Untersuchungsmaterial. Die ca. 1 mm dicken Sägeschnitte wurden anschließend mit Acrylkleber auf opalisierende 7 × 7 cm große Plexiglasscheiben montiert und auf eine Dicke von 100–150 μm geschliffen. Nach dem Polieren wurde ihre Oberfläche eingefärbt, entweder mit McNeal-Tetrachrome allein, oder kombiniert mit basischem Fuchsin [22].

Resultate

Fall 1. Autopsie einer 82 Jahre alten Frau, der wegen einer schweren Koxarthrose eine Totalprothese implantiert worden war. Die Patientin starb 33 Tage später nach einem komplikationslosen postoperativen Verlauf an einem Herzversagen. Zu diesem Zeitpunkt hatte sie bereits mit Teilbelastung begonnen.

Die mikroskopische Untersuchung ergab einen guten Formschluß zwischen der Pfanne und der sie umgebenden, recht dichten Beckenspongiosa. In Übereinstimmung mit der Formgebung der Press-fit-Pfannen [13, 14] fand sich ein primärer Knochenkontakt im Bereich der Pfannenränder (Abb. 1A). Die Kompression führte zur lokalen Deformation und zu Mikrofrakturen einiger Trabekel. Zusammen mit den durch das Auffräsen gesetzten Zerstörungen aktivierten

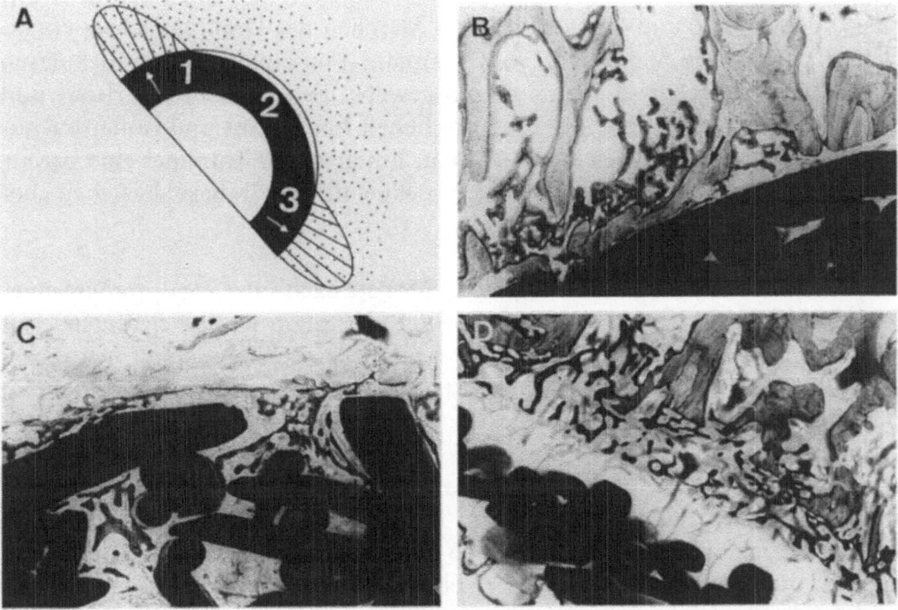

Abb. 1 A–D. *Fall 1:* 82 Jahre alte Patientin, Exitus 33 Tage nach Totalprothesenoperation. **A** Konzept der Press-fit-Pfanne: Der Pfannendurchmesser ist etwas überdimensioniert (+ 1,5 mm) und bewirkt zusammen mit der abgeflachten Kuppel eine Primärstabilität nach dem Druckknopfprinzip; **B** In der Zone 1 sind einige Trabekel durch die Kompression deformiert (*Pfeil*). Neu gebildeter Faserknochen (*dunkler angefärbt*) wächst in die intertrabekulären Räume ein (15 : 1); **C** In der Zone 1 liegt medial von der Kontaktzone eine schmale Spalte, die durch Faserknochen überbrückt wurde, der auch bereits in die Gittermaschen eindringt (20 : 1); **D** Im Bereich der Kuppel (Zone 2) erweitert sich die Spalte auf etwa 2 mm und überschreitet damit die „osteogenetische Sprungdistanz". Neugebildeter Faserknochen füllt die Spalte erst zur Hälfte aus. Das Granulationsgewebe mit den Blutgefäßen ist bereits in das SULMESH-Gitter vorgedrungen (8 : 1).

diese Läsionen eine intensive Neubildung von Faserknochen. Diese begann mit einer Ablagerung auf die vorbestehenden Trabekeloberflächen und breitete sich von dort in die intertrabekulären Räume und in Richtung auf die Implantatoberfläche aus (Abb. 1B). Der Abstand zwischen dem Implantat und der Oberfläche des Knochenbettes nimmt vom Pfannenrand in Richtung auf den Pol der Pfanne allmählich zu. Die daraus resultierende randnahe, noch schmale Spalte wurde durch Faserknochen ausgefüllt, der sich auch auf die Titanoberfläche ausdehnte und so zu sekundären Knochenkontakten führte (Abb. 1C). Gegen das Zentrum des Pols erreicht die Spalte eine Tiefe von nahezu 2 mm. Diese Distanz war offensichtlich zu groß, um in der gegebenen Zeit von Knochen überbrückt zu werden (Abb. 1D). Entlang der knöchernen Wand der Spalte sind die vorbestehenden Trabekel an der nur schwachen Anfärbung zu erkennen. Ihre freien Enden sind von neugebildetem Faserknochen bedeckt, der weiter gegen die Implantatoberfläche vorwächst, von der er aber immer noch etwa 300-500 µm entfernt ist. Die im Aufbau begriffenen Knochenbälkchen werden von Blußgefäßen begleitet, welche die Spalte bereits überbrückt haben und beginnen, in die Maschen des Drahtgeflechtes einzudringen; außerdem findet sich um das Implantat und in den intertrabekulären Räumen überwiegend ein Granulationsgewebe. Es ist gut vaskularisiert und schließt stellenweise Reste des ursprünglichen Koagulums und isolierte Knochenspäne, die vom Fräsen stammen, ein. Einige dieser Trümmer sind bereits von Knochen umgeben, die meisten der neugebildeten Trabekel bestehen aber ausschließlich aus Faserknochen.

Fall 2. eine 92 Jahre alte Patientin, die 21 Monate nach einer Totalprothese einer Herzinsuffizienz erlag. 4 Wochen nach der Operation konnte sie bereits voll belasten, und bis zu ihrem Tod war die Hüfte schmerzfrei und gut beweglich. Die Röntgenkontrollen ergaben einen tadellosen Sitz der Pfanne, ein Befund, der auch durch die nach der Autopsie angefertigten Röntgenaufnahmen bestätigt werden konnte.

Nach dem Einbetten wurden zunächst Frontalschnitte durch die Pfanne und den umgebenden Knochen angefertigt. In dieser Ebene verlaufen die zentralen Schnitte durch die Incisura acetabuli, so daß der untere Pfannenrand oft keinen Kontakt mit dem Knochen aufweist (Abb. 2a). Eine gute knöcherne Abstützung findet sich dagegen in etwas exzentrisch gelegenen Schnitten, welche die ehemalige Facies lunata treffen (Abb. 2D). Nach Anfertigung von 6 Frontalschnitten wurden die Restsegmente zur Darstellung des vorderen und hinteren Randes des Acetabulums horizontal geschnitten.

Bereits in der Übersicht zeigt sich ein bedeutender Fortschritt in der Ausgestaltung der Kontaktzone zwischen Knochen und Implantat, sowohl in der Dichte als auch in der Struktur des umgebenden Beckenknochens. Der Knochen hat mit der gesamten äußeren Oberfläche der Pfanne Kontakt aufgenommen und ist stellenweise tief in die Maschen des SULMESH-Gitters eingedrungen. Dies gilt besonders für die Zonen 1 u. 3, in denen der Pfannenrand von einer

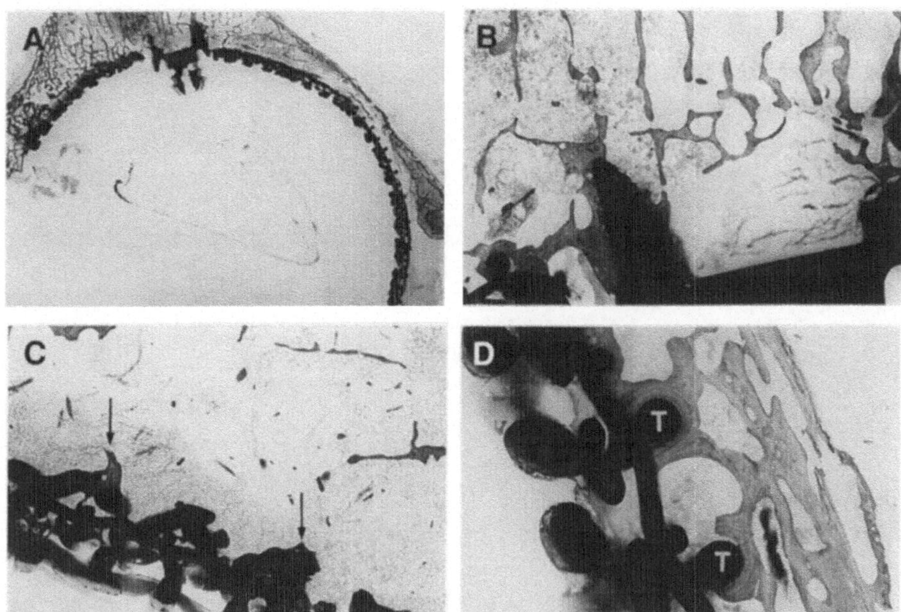

Abb. 2 A–D. *Fall 2:* 92 Jahre alte Patientin, 21 Monate nach der Operation verstorben. **A** Frontalschnitte durch das Zentrum der Pfanne verlaufen durch die Incisura acetabuli, der daraus resultierende Spaltraum verhindert in der Zone 3 einen Knochenkontakt (1 : 1); **B** Die Wand des stabilisierenden Hohlzylinders wird von einer kräftigen Knochenmanschette bedeckt, die mit radiär ausgerichteten Trabekeln in Verbindung steht (7 : 1); **C** In der Zone 2 ist die Spongiosadichte stark reduziert. Dennoch haben einige Knochentrabekel die Oberfläche des Titangeflechtes erreicht (*Pfeile*) (7 : 1); **D** Auf einem leicht exzentrisch gelegenen Frontalschnitt ist auch in der Zone 3 eine gute knöcherne Abstützung ersichtlich. Auf Querschnitten (*T*) durch einzelne Drähte sind konzentrische Lagen von Lamellenknochen sichtbar, die mit der inneren Beckenkortikalis über kräftige Knochenplatten in Verbindung stehen (7 : 1)

dichten Spongiosa umgeben ist (Abb. 2A). Die Struktur dieser Spongiosa ist ausgesprochen anisotrop: Sie besteht aus kräftigen, parallel ausgerichteten und radiär orientierten Platten. Diese stehen mit einer fast kompakten Knochenplatte in Verbindung, die sich entlang der Oberfläche des SULMESH-Gitters ausgebildet hat. Innerhalb der Zone 1 finden sich weitere bemerkenswerte Einzelheiten, z. B. der als Hohlzylinder ausgestaltete Zapfen, der zur Verbesserung der Rotationsstabilität dient (Abb. 2B). Seine Außenwand wird von einer ziemlich dicken Knochenplatte eingefaßt, die mit radiär entspringenden Trabekeln in Verbindung steht und zudem von Querverstrebungen abgestützt wird. Eine 2. Feststellung ergibt sich aus den Querschnitten einzelner Drähte. Diese sind oft vollkommen von einer Schale aus Lamellenknochen umgeben, der konzentrisch auf die Titanoberfläche abgelagert wurde. In mechanischer Hinsicht ermöglicht

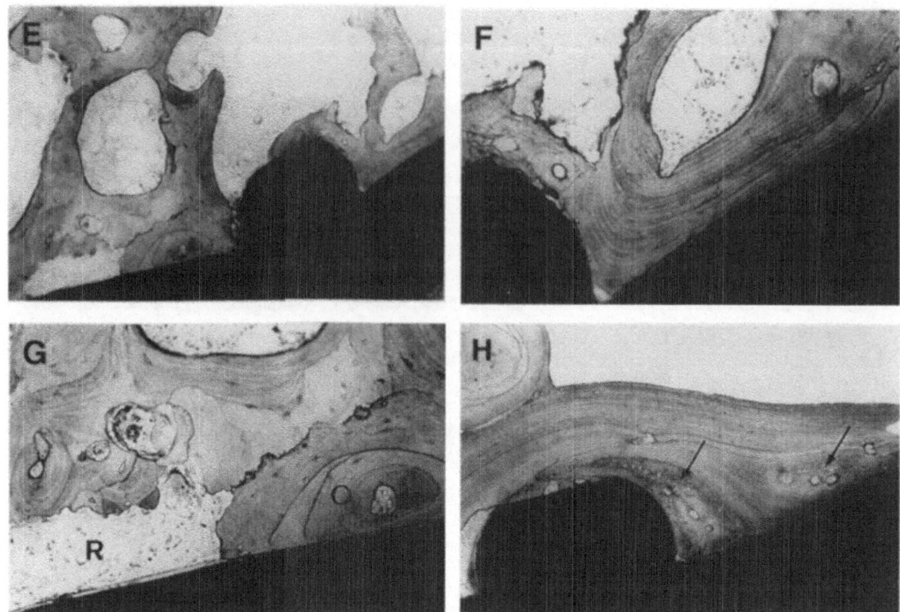

Abb. 2 E–H. E Direkte Anlagerung von Lamellenknochen und Knochenumbau entlang der Oberfläche des Drahtgeflechtes (32 : 1); **F** Lamellenknochen wurde direkt auf die sandgestrahlte Titanoberfläche deponiert (80 : 1); **G** Für das 3. Stadium der Osteointegration ist der Knochenumbau charakteristisch. Osteoklasten haben eine Resorptionslakune gebildet (*R*). Das Auffüllen solcher Lakunen führt zur Bildung sekundärer Osteone (*O*) (80 : 1); **H** Reste von Faserknochen sind selten (*Pfeile*), sie wurden bereits im Stadium 2 in Lamellenknochen eingeschlossen (52 : 1)

dieser Befund nicht nur die Übertragung von Druckbelastungen, sondern auch von Schär- und Zugkräften des Implantates auf den Knochen.

Auch in der Zone 2, d. h. in der Gegend der Pfannenkuppel, hat der Knochen Kontakt mit der Implantatoberfläche aufgenommen (Abb. 2C). Die Dichte der angrenzenden Spongiosa ist gegenüber dem Äquator aber drastisch reduziert. Sie besteht aus wenigen, eher zierlichen Trabekeln, die über diskontinuierliche Knochenplatten mit dem Drahtgeflecht in Verbindung stehen. Die weiten intertrabekulären Räume sind mit rotem Knochenmark ausgefüllt, das stellenweise mit der Titanoberfläche in Kontakt steht.

Im Bereich des unteren Pfannenrandes (Zone 3) nähert sich die Pfanne der nur 2 bis 3 mm dicken medialen Wand des Acetabulums. Diese steht durch kräftige Trabekel und ziemlich dicke Knochenplatten mit dem SULMESH-Gitter in Verbindung. Auch hier wird die Mehrzahl der Drähte von konzentrischen Lagen aus reifem Lamellenknochen umhüllt (Abb. 2D).

Die Schnitte durch die anteriore und posteriore Pfannenwand stimmen weitgehend mit denjenigen der Zone 1 überein. Auch in diesen Bereichen steht der

Knochen direkt mit dem Drahtgeflecht in Verbindung und ist in die Maschen eingedrungen. Abgestützt wird das Implantat auch hier durch eine kräftige Spongiosa mit radiär ausgerichteten, meist plattenartigen Trabekeln.

Auch die feinere Struktur des Knochengewebes in der Umgebung und innerhalb des SULMESH-Gitters weist einige bemerkenswerte Merkmale auf (Abb. 2C): Der in den ersten Monaten gebildete Faserknochen ist fast vollständig verschwunden. Er wurde durch Lamellenknochen ersetzt, und nur bei genauer Untersuchung können einzelne, verstreute Reste aufgefunden werden (Abb. 2H). Die Kontaktfläche mit dem Implantat hat sich ganz wesentlich ausgedehnt, und die oberflächliche Lage des Titangitters wird jetzt über größere Strecken von einer Schicht aus Lamellenknochen bedeckt, die 200 μm und dicker ist. An vielen Stellen sind die Lamellen streng parallel zur Kontur der Drähte ausgerichtet, was auf eine kontinuierliche Anlagerung durch Osteoblasten direkt auf der Titanoberfläche hinweist (Abb. 2F). Kittlinien, die streng parallel zu den Lamellen verlaufen, zeigen temporäre Unterbrechungen des Anbaues auf. An zahlreichen anderen Stellen ist eine Umbautätigkeit zu erkennen: Osteoklasten haben Resorptionskanäle gebildet, die anschließend durch Lamellenknochen ausgefüllt wurden (Abb. 2G).

Fall 3. Ein 66 Jahre alter Mann verstarb 25 Monate nach einer Totalprothese an einem Schlaganfall. 15 Monate nach der Operation ergab eine Kontrolluntersuchung Schmerzfreiheit und eine sehr gute Beweglichkeit. Abgesehen vom Alter und Geschlecht unterschied er sich vom vorhergehenden Fall hauptsächlich durch die wesentlich größere körperliche Aktivität. Dies spiegelt sich in der Qualität des die Prothese umgebenden Knochenlagers wider, sowohl im Hinblick auf die Spongiosadichte als auch im mittleren Bälkchendurchmesser.

Dennoch zeigt die allgemeine Reaktion des Knochens auf das Implantat eine auffallende Übereinstimmung mit dem 2. Fall. Die knöcherne Abstützung konzentriert sich wieder auf den Pfannenäquator. In den Zonen 1 u. 3 besteht ein ausgedehnter und enger Kontakt zwischen Knochen und Implantat, reifer Lamellenknochen ist bis in die tieferen Maschen des Drahtgeflechtes vorgewachsen (Abb. 3B, D). Daraus resultiert ein Verbund von Knochen und Titangitter, der an eine subchondrale Platte erinnert. Der knöcherne Anteil dieser Platte setzt sich in die umgebende Spongiosa fort, wobei in den Zonen 1 u. 3 eine dichte Plattenspongiosa dominiert, während in der Zone 2 diskontinuierliche, zarte Trabekelprofile vorherrschen (Abb. 3C). Auch hier sind die Trabekel radiär ausgerichtet, sowohl in den Frontalschnitten als auch in der vorderen und hinteren Pfannenwand.

Die Umbauaktivität entspricht weitgehend dem Fall 2. Neben Spuren des initial entstandenen Faserknochens enthält der an- und umgebaute Lamellenknochen auch Fragmente der ehemaligen subchondralen Platte und Reste von ursprünglichen Trabekeln. Solche avaskulären, nekrotischen Einschlüsse nehmen mit zunehmender Entfernung vom Implant an Zahl zu. Mit einem Abstand von ca. 5 mm bilden sie häufig das Zentrum der Knochenbälkchen.

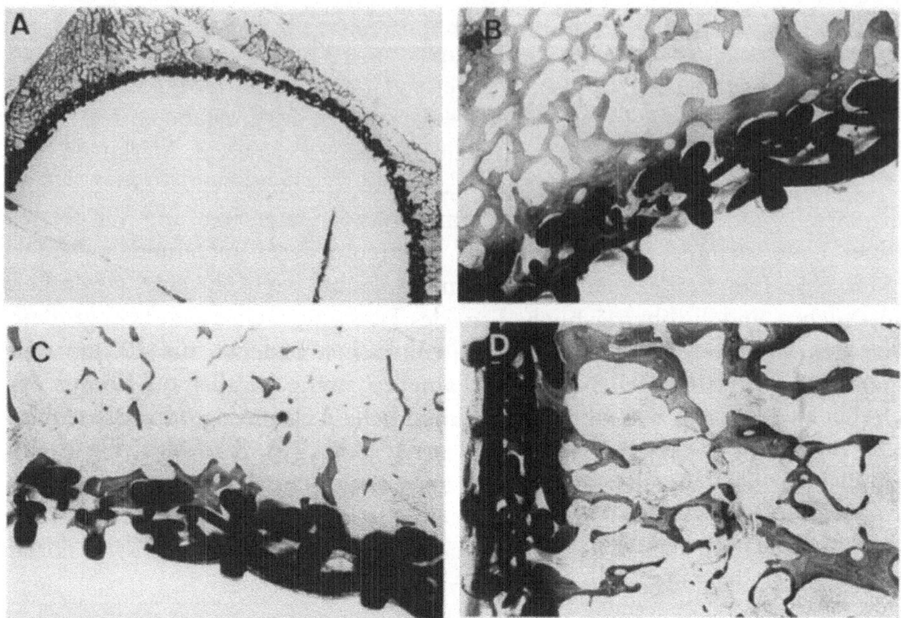

Abb. 3 A–D. *Fall 3:* 66 Jahre alter Mann, 25 Monate nach Totalprothese verstorben. **A** Übersicht eines Frontalschnittes, der die Unterschiede der Knochendichte in den Zonen 1, 2 und 3 aufzeigt (bei der Sektion wurde versehentlich ein Sägeschnitt angelegt) (1 : 1); **B** Das Auf- und Einwachsen von Lamellenknochen hat zur Ausbildung einer fast durchgehenden sekundären subchondralen Platte geführt (7 : 1); **C** In der Zone 2 ist die Spongiosadichte wieder sehr gering, obwohl das Drahtgeflecht recht ausgedehnt mit Knochen belegt ist (12 : 1); **D** In der Zone 3 besteht wieder eine ausgedehnte knöcherne Abstützung. Die Trabekel der Plattenspongiosa sind radiär ausgerichtet (12 : 1).

Diskussion

In ihrem histologischen Erscheinungsbild hat die Osteointegration vieles gemeinsam mit der primären oder direkten Frakturheilung. Das Hauptmerkmal der Primärheilung besteht darin, ohne ein intermediäres Stadium der Bindegewebe- oder Knorpeldifferenzierung, Fragmente direkt durch Knochen zu verbinden. [17, 19, 20]. Unerläßliche Vorbedingungen für die primäre Frakturheilung sind exakte anatomische Reduktion und stabile Fixation. Dies wird erreicht durch interfragmentäre Kompression. Druckkräfte bringen die Fragmentenden in direkten Kontakt, wobei die immer vorhandenen kleinen Inkongruenzen diese Kontaktzonen auf lokalisierte Flächen oder sogar Druckpunkte beschränken. Die Kontaktzonen werden durch schmale Spalten getrennt, welche durch die statische Vorlast gegen Deformationen geschützt sind. Unter stabilen Bedingungen können Blutgefäße und Osteoprogenitorzellen in die Spalten einwandern und mit der Bildung von Faserknochen beginnen. Schmale Spalten werden in der Regel innerhalb von 1-2 Wochen mit Faserknochen aufgefüllt, das Überbrücken von größeren Spalten dauert etwas länger [21].

Die primäre Frakturheilung kann in ihrem Ablauf in 3 Stadien unterteilt werden: 1) Überbrücken der Frakturspalten durch Faserknochen, 2) Verstärkung des Faserknochengerüstes durch Lamellenknochen und 3) Rekonstruktion der ursprünglichen Knochenstruktur in der Frakturzone durch Knochenumbau (Remodeling). Zeitlich gesehen dauert das 1. Stadium einige Wochen, das 2. einige Monate. Der Knochenumbau zieht sich mehrere Monate, oft Jahre hin, da er limitiert durch die relativ kleine osteoklastische Resorptionsrate (= 50 µm/Tag) ist und erst recht durch die auf ca. 1 µm/Tag beschränkte osteoblastische Anbaurate für Lamellenknochen.

Die mechanischen Grundlagen und ebenso das Muster der Primärheilung können ohne weiteres auf die histologischen Vorgänge bei der Osteointegration übertragen werden, die in der vorliegenden Serie von Autopsiefällen beschrieben sind. Der 1. Fall, der nach nur 33 Tagen untersucht werden konnte, entspricht weitgehend dem Stadium 1. In der Peripherie hat die spezifische Formgebung der Press-fit-Pfanne zu primären Kontaktzonen geführt, die offensichtlich eine, für die direkte Ossifikation ausreichende, Primärstabilität bedingen. Die Präparation des Knochenbettes hat eine eindrückliche Gewebereaktion ausgelöst, die v. a. in einer Neoangiogenese und in der Rekrutierung und Aktivierung der Osteoprogenitorzellen zum Ausdruck kommt. Sowohl die einsprossenden Gefäße als auch die Vorläuferzellen der Osteoblasten stammen aus dem Knochenmark. Die Aktivierung der Knochenbildung führt zur Ausbildung eines primitiven Gerüstes aus Faserknochen, das die umgebenden intertrabekulären Räume ausfüllt und in die Spalträume um das Implantat sowie in die Maschen des Drahtgeflechtes eindringt. Dank der Inkongruenz zwischen dem mit der Kugelfräse präparierten Knochenbett und der abgeflachten Kuppel der Press-fit-Pfanne kann auch die Abhängigkeit der knöchernen Überbrückung von der Spaltbreite demonstriert werden: In der Nähe des Poles liegt die Spaltbreite mit 2 und mehr Millimetern deutlich über dem Schwellenwert für ein rasches, in einem Zug erfolgendes Auffüllen mit Faserknochen. Diese Beobachtung bestätigt die in einer früheren, experimentellen Studie beschriebenen Ergebnisse über die Heilung kleiner Kortikalisdefekte am Kaninchen [12]. Bei einem Implantat gewinnt die Spaltbreite noch zusätzlich an Bedeutung, da die Knochenbildung nur von einer Wand des Defektes aus erfolgen kann. Als kritische Spaltbreite für Implantate wurde an Hunden experimentell ein Wert von ca. 1 mm ermittelt. Harris et al. [11] haben für diese Situation das Schlagwort „osteogenic jumping distance“ geprägt und meinen damit die Spaltbreite, welche die Faserknochenbildung noch „mit einem Sprung“ überbrücken kann.

Formal gleicht die Struktur des neugebildeten Knochens einem frühen Knochenkallus. Er besteht aus Faserknochen, der durch zahlreiche, große Osteozyten und durch die zufällige, filzartige Anordnung der kollagenen Fibrillen gekennzeichnet ist. Faserknochen besitzt die besondere Fähigkeit, Gerüste aus Balken und Platten auszubilden und rasch ins umgebende Gewebe vorzuwachsen. Der Aufbau des Faserknochengerüstes ist gekoppelt mit der Entstehung eines Gefäßnetzes und führt zur Bildung der primären Spongiosa, die isotrop gebaut ist, d. h. keine bevorzugte Orientierung ihrer Trabekel aufweist.

Im vorliegenden Fall (33 Tage alt) bildet der Faserknochen das einzige, neugeschaffene Kompartiment des Knochens. Mit seiner Ausbildung ist das Ziel des 1. Stadiums der Osteointegration erreicht: knöcherner Einbau des Implantates und das direkte Auf- und Einwachsen des Knochens entlang der Implantatoberfläche.

Das 2. Stadium der Primärheilung besteht in der Verstärkung sowohl des Faserknochens als auch der angrenzenden, vorbestehenden Knochenanteile. Dieser Prozeß beginnt nach etwa 4–6 Wochen und schreitet in den folgenden Monaten weiter fort. Ein wichtiges und entscheidendes Merkmal dieses Stadiums ist die Bildung von Lamellenknochen, der nur auf glatte, feste Unterlagen abgelagert werden kann. Solche Unterlagen werden durch die Oberflächen der vorbestehenden Trabekel, durch das neu erstellte Gerüst aus Faserknochen, aber auch durch die Oberfläche des Titangitters angeboten. Dementsprechend verstärkt der neugebildete Lamellenknochen nicht nur das vorbestehende, ursprüngliche und neugebildete Knochengerüst, sondern dehnt sich ebenso auf das Drahtgeflecht aus (Abb. 3b, 4b). Dies hat eine beträchtliche Ausdehnung der Knochen-Implantat-Grenzfläche zur Folge und führt auch direkt zu einem Kontakt mit reifen Lamellenknochen. Leider ist in der vorliegenden Serie kein geeignetes Präparat einer Press-fit-Pfanne oder eines ähnlichen Implantes verfügbar, das dieses Stadium der Osteointegration aufzeigt. Die Verstärkung durch Lamellenknochen und ihre mögliche Abhängigkeit von den Belastungsverhältnissen wurde dagegen an Autopsien von zementlosen Femurkomponenten nach 4 1/2 und 5 1/2 Monaten beschrieben [18, 24]. Außerdem ist die direkte Ablagerung von Lamellenknochen auf die Oberfläche der Titandrähte in den Fällen 2 u. 3 einwandfrei dokumentiert. In diesen Beispielen verlaufen die Knochenlamellen oft genau parallel zur Titanoberfläche und umgeben die Drähte in konzentrischen Lagen. Es kann angesichts dieser Befunde kein Zweifel bestehen, daß Osteoblasten sich direkt auf der Metalloberfläche angesiedelt haben und daß die weitere Ablagerung des Lamellenknochens in einer „implantofugalen“ Richtung erfolgte.

Im übrigen gehören die Fälle 2 u. 3 eindeutig zum 3. Stadium der Osteointegration, die analog zur Primärheilung durch Umbauvorgänge gekennzeichnet ist. Knochenumbau bedeutet Ersatz oder Substitution von vorbestehenden und neugebildeten Knochenkompartimenten durch reifen Lamellenknochen. Der Umbau basiert auf lokalisierten Umbaueinheiten (Bone Metabolizing Units, BMU), die im kompakten Knochen sekundäre Osteone aufbauen oder im spongiösen Knochen durch Zementlinien abgegrenzte Areale von Lamellenknochen, die sog. „Päckchen". Beim Umbau (Remodeling) bleiben die Gestalt und die innere Architektur der betreffenden Skelettanteile unverändert, im Gegensatz zu den modellierenden, gestaltverändernden Resorptions- oder Anbauvorgängen („Modeling") entlang der äußeren oder inneren Knochenoberflächen.

Trotz der beträchtlichen Unterschiede in den Krankengeschichten zeigt der Knochen um die Pfannen bei den beiden letzten Patienten auffallende Ähnlichkeiten. In der Nähe des SULMESH-Gitters findet man eine einheitliche mikroskopische Struktur. Sie besteht fast völlig aus Lamellenknochen, Einschlüsse von Faserknochen sind selten. Dies bedeutet, daß der anfänglich gebildete Faserknochen nach ca. 2 Jahren vollständig umgebaut und ersetzt wurde. Während dieser Umbauphase wurden auch die meisten Trabekelreste sowie die ursprüngliche subchondrale Platte durch neuen, vitalen Lamellenknochen ersetzt. Das gleiche gilt für die nekrotischen Fragmente, die beim Fräsen während der Operation entstanden sind.

Die Umbauvorgänge, sowohl im Sinne des Modeling als auch des Remodeling, dienen nicht nur der Knochensubstitution, sie stehen ebenso im Dienst der funktionellen Anpassung, die auf Änderungen in der Menge und in der Orientierung der tragenden Elemente beruht. In der Spongiosa kommt dies in lokalen Veränderungen der Volumendichte sowie des Durchmessers und der Orientierung der Trabekel zum Ausdruck. Auch in dieser Hinsicht besteht zwischen den Fällen 2 u. 3 nahezu eine Übereinstimmung. Der gesamte Umfang des Pfannenrandes wird von einer dichten Spongiosa eingefaßt, die aus Bälkchen und Platten besteht, welche überwiegend in radiärer Richtung zur Pfannenkontur ausgerichtet sind. Unter stetiger Zunahme ihres Durchmessers nähern sich die Trabekel der Implantatoberfläche, wo sie mit einer fast kompakten Knochenplatte auf dem Drahtgeflecht verschmelzen. Die Annahme scheint berechtigt, daß solche Strukturmerkmale auf die Krafteinleitung in der Peripherie der Pfanne zurückzuführen sind und damit das Konzept bestätigen, das dem Design der Press-fit-Pfanne zugrunde liegt. Ein weiteres Merkmal dieser Konstruktion ist der abgeflachte Pol, welcher eine Konzentration der Kräfte im Zentrum der Pfanne vermeiden soll [8, 16, 20]. Das damit verbundene anfängliche Problem der „Sprungdistanz" wird offensichtlich in einigen Monaten überwunden, und ein Knochenkontakt wird auch in der Zone 2 etabliert. Doch bleibt die Spongiosadichte in den zentralen Anteilen gering, und die knöcherne Abstützung ist auf wenige Trabekel beschränkt. Im Bereich der Zone 2 besteht überdies ein deutlicher Unterschied zwischen den Fällen 2 u. 3: Bei der 92 Jahre alten Frau ist die Spongiosadichte im Vergleich zu dem 66 Jahre alten Mann ganz wesentlich geringer, was eindeutig für das Vorliegen einer Osteopose spricht. Um so erstaunlicher ist aber die Tatsache, daß trotz des hohen Alters der Patientin die regenerativen Vorgänge und die Anpassung an die Belastungsverhältnisse, die für den Erfolg der Osteointegration entscheidend sind, mit kaum verminderter Intensität abgelaufen sind.

Zusammenfassung

Der Erfolg der Einheilung von zementfreien Prothesen basiert auf der Osteointegration. Dieser Prozeß ist mit der Frakturheilung vergleichbar und löst die bei der Operation erreichte Primärstabilität durch eine Sekundärstabilität ab, die auf einer festen Verankerung des Implantates in vitalem, gesundem Knochengewebe beruht.

In Analogie zur primären Frakturheilung kann die Osteointegration in 3 allerdings überlappende Stadien unterteilt werden. Das 1. Stadium stellt den knöchernen Einbau sicher und führt zu einer Überbrückung der Grenzflächen und Spalträume um das Implantat durch ein Gerüst aus Faserknochen. In einem 2. Stadium wird dieses initiale Gerüst durch eine Verstärkung mit Lamellenknochen an die zunehmende Belastung durch den Patienten angepaßt. Dieser Prozeß beginnt im 2. Monat und setzt sich in den folgenden Monaten fort. Im 3. Stadium dominiert der Knochenumbau. Er führt zum Ersatz von alten und neugebildeten Knochenanteilen und zur Anpassung an die definitiven Belastungsverhältnisse durch Änderungen in der Dimension und der Orientierung der tragenden Elemente. Der Knochenumbau beginnt nach 3–4 Monaten und dauert über Jahre an.

Nach etwa 2 Jahren stimmt die Spongiosaarchitektur schon gut mit den Belastungsverhältnissen überein, die aufgrund des Konzeptes der Press-fit -Pfanne zu erwarten sind. Sowohl die Dichte der Spongiosa als auch die Orientierung der Trabekel reflektieren eine Krafteinleitung im Bereich des Pfannenrandes und eine weitgehende Entlastung der Pfannenkuppel. Außerdem kann am Beispiel der über 90 Jahre alten Frau gezeigt werden, daß offenbar auch in einem hohen Alter das Regenerations- und Anpassungsvermögen des Knochens für eine Osteointegration zementfreier Pfannen noch völlig ausreichend sind.

Literatur

1. Bobyn JD, Engh CA (1984) Human histology of the bone-porous metal implant interface. Orthopaedics 7: 1420–1421
2. Brånemark PI, Hansson BO, Adell R, Breine U, Lindström J, Hallen O, Oemann A (1977) Osseo-integrated implants in the treatment of the edentulous jaw. Experience from a 10-year period. Scand J Plast Reconstr Surg (Suppl) 11
3. Brooker AF, Jr. Collier JP (1984) Evidence of bone ingrowth into a porous-coated prosthesis: a case report J Bone Joint Surg [Am] 66: 619–621

4. Buser D, Schenk RK, Steinemann S, Fiorellini JP, Fox CH, Stich H (1991) Influence of surface characteristics on bone integration of titanium implants. A histomorphometric study in miniature pigs. J Biomed Mater Res 25: 889–902
5. Cook SD, Thomas KA, Haddad RJ Jr (1988) Histologic analysis of retrieved human porous-coated total joint components. Clin Orthop 234: 90–101
6. Cook SD, Barrack SL, Thomas KA (1988) Quantitative analysis of tissue growth into human porous total hip components. J Arthroplasty 3: 249–262
7. Cook SD, Barrack RL, Thomas KA, Haddad RJ, Jr (1989) Quantitative histological analysis of tissue growth into porous total knee components. J Arthroplasty 4:33-45
8. Crowinshield RD, Brand RA, Pederson DR (1983) A stress analysis of acetabular reconstruction in protrusio acetabuli. J Bone Joint Surg [Am] 65: 495–499
9. de Groot K, Geesink R, Klein CPAT, Serekian P (1987) Plasma sprayed coatings of hydroxylapatite. J Biomed Mater Res 21: 1375
10. Galante J, Suner DR, Gächter A (1987) Oberflächenstrukturen und Einwachsen von Knochen bei zementfrei fixierten Prothesen. Orthopäde 16: 197–205
11. Harris, WH, White RE, McCarthy, JC, Walker, PS, Weinberg, EH (1983) Bony ingrowth fixation of the acetabular component in canine hip joint arthroplasty. Clin Orthop 176: 7–11
12. Johner R (1972) Zur Knochenheilung in Abhängigkeit von der Defektgröße. Helv Chir Acta 39: 409–411
13. Morscher EW (1987) Current state of cementless fixation of endoprotheses. Swiss Med 9: Nr. 8
14. Morscher E, Mazar Z (1988) Development and first experience with an uncemented press-fit cup. Clin Orthop 223: 96–103
15. Morscher E, Bereiter H, Lampert Ch (1989) Cementless „press-fit cup" – principles, experimental data and 3-year follow-up. Clin Orthop 249: 12–20
16. Pedersen DR, Crowinshield RD, Brand RA, Johnston RC (1982) An axisymmetric model of acetabular components in total hip arthroplasty. J Biomech 15: 305–315
17. Schenk RK (1992) Biology of fracture repair. In: Browner BD, Jupiter JB, Levine AM, Traften PG (eds) Skeletal Trauma. Saunders, Philadelphia, PP 31–75
18. Schenk RK, Wehrli U (1989) Zur Reaktion des Knochens auf eine zementfreie SL-Femur-Revisions-Prothese. Orthopäde 16: 454–462
19. Schenk R, Willenegger H (1963) (Zum histologischen Bild der sogenannten Primärheilung der Knochenkompakta nach experimentellen Osteotomien am Hund. Experientia 19: 593–595
20. Schenk R, Willenegger H (1964) Histologie der primären Knochenheilung. Langenbecks Arch klin Chir 308: 440–452
21. Schenk R, Willenegger H (1977) Zur Histologie der primären Knochenheilung. Modifikationen und Grenzen der Spaltheilung in Abhängigkeit von der Defektgröße. Unfallheilkunde 80: 155–160
22. Schenk, RK, Olah, AJ, Herrmann, W (1984) Preparation of calcified tissues for light microscopy. In: Dickson, GR (ed), Methods of calcified tissue preparation. Elsevier, Amsterdam, pp 1–56
23. Schroeder A, Pohler O, Sutter F (1976) Gewebsreaktion auf ein Titan-Hohlzylinderimplantat mit Titan-Spritzschichtoberfläche. Schweiz Monatsschr Zahnheilk 86: 713
24. Spotorno, L, Schenk, RK, Dietschi, C, Romagnoli, S, Mumenthaler A (1987) Unsere Erfahrungen mit nichtzementierten Prothesen. Orthopäde 16: 225–238
25. Steinemann, SG, Eulenberger, J, Maeusli, PA, Schroeder A (1986) Adhesion of bone to titanium. In: Christel, P, Meunier A, Lee AJC (eds) Biological and biomechanical performance of biomaterials. Elsevier, Amsterdam, PP 409–414
26. Thomas KA, Kay JF, Cook SD, Jarcho M (1987) The effect of surface macrotexture and hydroxylapatite coating on the mechanical strengths and histologic profiles of titanium implant materials. J Biomed Mater Res 21: 1395

27. Wilke HJ, Claes L, Steinemann S (1990) The influence of various titanium surfaces on the interface shear strength between implants and bone. In: Heimke G, Soltész U, Lee AJC (eds), Advances in Biomaterials, Amsterdam, Elsevier, pp 309–314

Biomechanik der Osteointegration einer zementfreien Hüftgelenkpfanne im Tierversuch

H. Bereiter

Einleitung

Die Voraussetzung für eine dauernde Verankerung und Osteointegration einer künstlichen zementfreien Hüftgelenkpfanne ist die primäre übungsstabile Befestigung des Pfannenimplantates im Knochen. Diese Tatsache ist notwendig, um die Knochenreaktionen um das Implantat analog den Gesetzen der Frakturheilung in physiologischer Weise zu gewährleisten. Dies bedeutet, daß im Pfannenlager weitestgehend mechanische Ruhe herrschen muß, auch wenn direkt nach der Operation auf das Implantat Kräfte einwirken. Das künstliche zementfreie Implantat soll zur dauernden festen Verankerung im Laufe der Zeit durchweg in den umgebenden Knochen integriert werden.

Die Verbindung bzw. Befestigung zwischen Implantat und Knochenlager muß von solcher Qualität sein, daß unter Einwirkung der physiologischerweise auftretenden Kräfte keine oder unwesentliche Relativbewegungen zwischen Implantat und umliegenden Knochen auftreten und der Kraftfluß Implantat-Knochen direkt gewährleistet ist. Ein Zuviel an Bewegung zwischen Implantat und Knochen führt analog einer Pseudarthrose zur bindegeweblichen Einheilung [3, 19, 27, 34, 39, 43, 44, 49].

Ist diese Voraussetzung gegeben, so ist das Implantat mechanisch stabil im Knochen verankert. Festigkeit und Stabilität sind in der Mechanik Begriffe für Materialeigenschaften und können daher in dieser Bedeutung nicht im eigentlichen Sinne verwendet werden.

Weitere Voraussetzungen sind bioinerte Materialien, die mit dem Knochen in direktem Kontakt stehen und entsprechend gestaltete Oberflächen, so daß Knochenan- und Knocheneinbau möglich werden. Dadurch ist eine direkte Krafteinleitung Implantat/Knochen und umgekehrt möglich und ein entsprechend adaptiertes Remodelling des Knochens zu erwarten [7, 10, 21, 26].

Demzufolge sollten folgende Bedingungen bei der zementfreien Implantation einer künstlichen Hüftgelenkpfanne vorliegen:

Primäre mechanische stabile Verankerung

Knochenneubildung ist nur in Anwesenheit von Blutgefäßen möglich. Für Knochenwachstum ist es demzufolge notwendig, daß zuerst Gefäße in entsprechend gestaltete Oberflächenstrukturen an- und einwachsen. Es hat sich gezeigt, daß dafür eine Porengröße von mindestens 100 μm nötig ist. Bei einer Verschiebung von 50 μm würde demzufolge ein einsprossendes Gefäß mechanisch geschädigt werden. Bei Mikrobewegungen über 150 μm kommt es unweigerlich zu Bindegewebebildung ohne Knochenneubildung [8, 14, 39, 40]. Die notwendige primäre, mechanisch stabile Verankerung wird durch entsprechende Befestigungselemente des Implantates im Knochen erzielt. Technisch stehen dabei 3 Kraftschlußprinzipien, nämlich Reibschluß, Formschluß und Stoffschluß, zur Verfügung. Einzelne dieser Möglichkeiten oder eine Kombination derselben kommen grundsätzlich bei der Implantatverankerung zur Anwendung. Das einzelne Befestigungselement kann dabei in das Design des Implantates integriert oder zusätzlich am Implantat angebracht sein [2, 4, 41, 42, 50].

Material und Oberflächenbeschaffenheit der dem Knochen anliegenden Implantatfläche

Dies ist für die Langzeitverankerung von entscheidender Bedeutung. Titan und Titanlegierungen haben sich im Hinblick auf die Gewebeverträglichkeit unter den bisher geprüften Metallen als optimal erwiesen [1, 9, 12].

Durch Vergrößerung der Oberfläche, sei es durch Makro-, Mini- oder Mikroporen, wird die Haftung des direkt an- oder einwachsenden Knochens zusätzlich erhöht. Für Porengröße und Porosität sind optimale Größen experimentell erarbeitet worden. Diese betragen für die Porengröße zwischen 100 und 500 μm, und für die Porosität 20–60 % [7, 8, 10, 11, 21, 23, 32].

Das Relief führt zu einer Verzahnung, welche die Kraftübertragung von Implantat zum Knochen verbessert (Formschluß) [14, 15, 26]. Nichtmetallische Materialien wie Calciumphosphatkeramiken können sogar eine chemische Verbindung in Form eines Bonding eingehen (Stoffschluß).

Sekundäre stabile Verankerung

Bei in Beton eingebrachten Dübeln nimmt die eingeleitete Vorspannkraft und damit die Klemmkraft infolge Kriechen und Relaxation im Spreizbereich ab. Der größte Abfall erfolgt innerhalb der ersten Stunden, und die Restvorspannung beträgt je nach Zeit nur noch 60–40 % des ursprünglichen Wertes [2]. Im Knochen bestehen analoge Verhältnisse. Einerseits besteht eine plastische Deformation und andererseits werden aufgrund des Wolff-Gesetzes durch Kraftflußänderungen oder Deformation Umbauvorgänge ausgelöst [3, 16, 33, 38].

Die biologische Aktivität des Knochens muß nun im Sinne der Knochenheilung diesem Verlust an primärer Verankerungsqualität durch zunehmende Integration des Implantates entgegenwirken. Durch diese Integration des Implantates in den Knochen wird die Langzeitverankerung gewährleistet. In der Phase der initialen appositionellen Knochenbildung können Spaltbildungen überbrückt werden, die sich auf Werte um 1 mm beschränken (sog. osteogenetic jumping distance). Diese Situation ist auch für die Spaltheilung unter stabiler Osteosynthese gegeben. Für Implantate ist der Spielraum aber noch enger, da im Unterschied zur Fraktur die Knochenbildung nur von einer Seite her erfolgen kann [16, 24, 44–46].

Äußere Form

Die äußere Form einer künstlichen zementfreien Hüftpfanne beinhaltet unterschiedliche Gesichtspunkte: Einerseits finden sich Pfannenkonzeptionen mit konischer oder zylindrischer und andererseits Pfannen mit sphärischer Form. Eine konische Außenform bedingt beim Vorbereiten des knöchernen Pfannenlagers wesentlich mehr Knochenverlust, und die physiologisch vorgegebene sphärische Form der knöchernen Pfanne zur Krafteinleitung wird dabei aufgegeben. Sphärische Pfannenformen hingegen lassen eine wesentlich sparsamere Knochenpräparation zu und erhalten die physiologisch vorgegebene Krafteinleitung im Sinne einer Kugelform im Beckenknochen. Die Kraftübertragung im Becken erfolgt über die Kortikalis und eine entsprechend angelegte Spongiosastruktur [17]. Die kräftigsten Spongiosatrabekel liegen dabei in den peripheren Bezirken des knöchernen Pfannenlagers, insbesondere im Bereich der Hauptbelastungszone. Diese morphologischen Vorgaben sollten weitestgehend erhalten bleiben (Abb. 1).

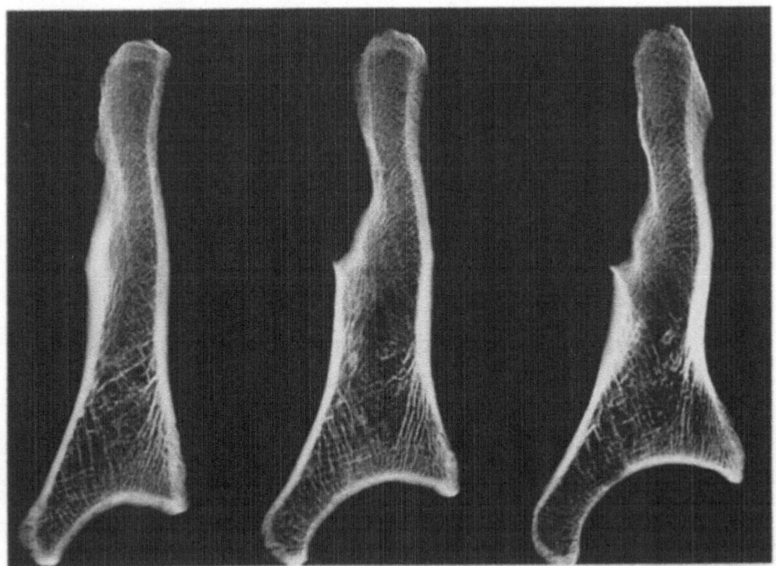

Abb. 1. Knochenschnitte, die parallel zur Linea arcuata gelegt sind, zeigen eine sehr schöne innere Trabekelstruktur mit direktem rechtwinkeligen Einstrahlen in die Hauptbelastungszone des kranialen Acetabulums und deren Überführung in die Kortikalis. Diese Schnitte liegen vorwiegend parallel in der resultierenden Hüftgelenkkraft in seitlicher Ansicht,wie von Paul berechnet [37].

Ist das Befestigungselement in das Design des Implantates integriert, so sprechen wir von einem Intrinsic-Fixationssystem. Dies liegt z. B. bei Schraubpfannen oder Press-fit-Pfannen (Reibschluß), welche eine Übergröße gegenüber der Knochenfräsung aufweisen, vor.

Ist das Befestigungselement zusätzlich am Implantat angebracht, so sprechen wir von einem Extrinsic-Befestigungssystem, wie beispielsweise bei Pfannen, welche mit zusätzlichen Schrauben oder Stiften im Knochen befestigt werden [47].

Stellenwert des Tierexperimentes

Qualitätsprüfungen für Neuentwicklungen in der Hüftendoprothetik sind nicht unproblematisch. Die klinischen und röntgenologischen Verlaufskontrollen bedürfen mindestens einer Beobachtungszeit von 5 Jahren oder mehr und haben nur bedingte Aussagekraft. Der wichtigste Parameter, d. h. histologische Untersuchungen, ist an Humanpräparaten schwer zugänglich. Deshalb ist das Tierexperiment in dieser Hinsicht wichtig. Die Knochenreaktionen gegenüber dem Implantat können dabei gezielt untersucht werden. Biomechanischen Unterschieden beim Vierfüßer ist dabei ebenso Rechnung zu tragen, wie nicht direkter Vergleichbarkeit von tierischem und menschlichem Knochen [5, 6, 13, 18, 20, 33].

Die Press-fit-Pfanne als künstliches Hüftgelenkpfannenimplantat beim Menschen

Durch das spezifische Design und die Elastizität dieses Implantates wird eine gleichmäßige Verteilung der Druckübertragung auf den Knochen erzielt, die sich v. a. auf die Flanken der Pfannen konzentriert. Bei der Implantation wird das Acetabulum im Durchmesser von 1,5 mm kleiner gefräst als der Nenndurchmesser der Pfanne. Durch diese Übergröße erreicht man beim Einschlagen eine periphere Verkeilung, die zu einer primären festen Verankerung führt. Es kommt dadurch das Prinzip des Reibschlusses zum Tragen. Die Forderung nach hoher primärer stabiler Verankerung wird durch diesen sog. Press-fit-Mechanismus erreicht.

Die mit dem Knochen in direktem Kontakt stehende Implantatoberfläche besteht aus einer Gitterschale, dem Sulmesh (Sulzer AG, Schweiz). Dabei handelt es sich um eine Gitterstruktur, von der 4 Lagen mit genau definierter Porengröße und bekanntem Porositätsvolumen übereinander angeordnet, widerstandsgeschweißt und in Polyethylen fest verankert sind. Das Gitter ist aus Reintitandrähten hergestellt. Die gesamte Gitterdicke liegt zwischen 2,3 und 2,6 mm. Daraus resultiert eine Porengröße zwischen 400 und 600 μm, wobei der Porositätsanteil maximal 65 % beträgt.

Durch die Sulmesh-Gitterschale vermindert sich die Elastizität des Implantates; trotzdem liegt sie noch höher als bei einer kompakten Metallschale. Dadurch kann eine verhältnismäßig hohe Eigenelastizität der Pfanne erhalten werden.

Durch die sphärische Grundform der Press-fit-Pfanne ist die chirurgische Bearbeitung des knöchernen Implantatlagers äußerst schonend. Die vorgegebene physiologische Kugelform wird aufrecht erhalten, und die Integrität der kraftüberleitenden Trabekel bleibt erhalten. Der Knochen wird nur soweit aufgefräst, daß die subchondrale Kortikalis möglichst erhalten bleibt. Die Fräsung erfolgt so tief, bis makroskopisch Blutpunkte sichtbar werden, um vitalen Knochen mit der Sulmesh-Gitterschale in direkten Kontakt zu bringen [4, 35, 36, 48].

Material und Methodik

Für den Tierversuch am Schaf wurde eine entsprechend dimensionierte Press-fit-Pfanne angefertigt, nachdem in röntgenologischen Reihenuntersuchungen am Kadaverbecken des Schafes die durchschnittliche Pfannendimension ermittelt worden ist. Die Außenform dieser Pfanne ist gleich dem Humanimplantat. Der Pfannendurchmesser beträgt 30 mm. Das Acetabulum wurde auf 29 mm aufgefräst, d. h. nur 1 mm kleiner als die Pfanne. Dadurch war bei diesen geometrischen Verhältnissen ein guter Reibschluß bzw. Press-fit gegeben.

Die im Tierversuch verwendete Sulmesh-Gitterschale besteht aus 4 Lagen rostfreiem Stahl, da aus herstellungstechnischen Gründen in dieser Dimensionierung Reintitangitter nicht hergestellt werden konnten. Deshalb wurde zur Verbesserung der Biokompatibilität das Stahlgitter mit Titannitrit beschichtet. Die Gesamtnetzdicke liegt bei 2 mm. Die Porengröße beträgt 400 μm und der Porositätsanteil maximal 65 %. Stirnseits der Pfanne ist der Polyethylenmantel etwas überstehend und mit Löchern versehen, in welche die Meßinstrumente zur Ermittlung des Dreh- und Kippmomentes befestigt werden können. Die mechanische Qualität der Verankerung bis zum Ausriß der Pfannen ist über einen Drehmomentschlüssel ermittelt worden, welcher direkt an den künstlichen Hüftgelenkpfannen befestigt werden konnte. Das kraniokaudale Kippmoment wurde über eine geeichte Federwaage ermittelt.

Ermittlung der primären mechanisch festen Verankerung

Das Acetabulum am Kadaver des Schafes wurde analog der Humanimplantation unter weitgehender Erhaltung der subchondralen Knochenschicht aufgefräst. Nach Prüfung des Sitzes mit einem Probeinstrument wurde eine Press-fit-Pfanne in das Knochenbett eingeschlagen. In der Folge wurde direkt nach dem Einbringen der Pfanne mit dem Drehmomentschlüssel dasjenige Moment ermittelt, welches zum Herausdrehen bzw. Auslockern der Pfanne nötig war. In analoger Weise ist mit der Federwaage das kraniokaudale Kippmoment in Newtonmetern bestimmt worden.

Zum Vergleich verschiedener Systeme wurde eine auf die Dimensionen des Schafbeckens verkleinerte zementierbare Pfanne einerseits und eine Schraubpfanne andererseits hergestellt und die Qualität der primären Verankerung mit den gleichen Meßmethoden ermittelt.

Bestimmung der sekundären biologischen Verankerung

Bei 8 Schafen wurde das linke Hüftgelenk durch eine Totalendoprothese ersetzt. Die Operation wurde gemäß standardisierter Technik entsprechend veterinärmedizinischen Regeln vorgenommen [28]. Nach Einsetzen der Press-fit-Pfanne wurde ein Prothesenstiel mit einem Keramikkopf von 16,5 mm Durchmesser nach konventionellen Methoden in das Femur einzementiert. Postoperativ erlaubte man den operierten Tieren 5 Tage lang durch eine spezielle Haltevorrichtung eine kontrollierte Belastung. Danach konnten sie in einer größeren Haltebox unter voller Belastung frei herumlaufen. Nach 3 Wochen wurden alle Tiere auf offener Wiese freigelassen. Adäquate Bewegung und Belastung wurden in Stichproben mittels einer Druckmeßplatte unter der operierten Extremität geprüft. Acht und 52 Wochen nach der Implantation der künstlichen Hüftgelenke wurden je 4 Tiere getötet. Das Becken wurde freipräpariert und die Qualität der Verankerung der künstlichen Hüftgelenkpfannen im Knochenbett ermittelt. Die Ermittlung der Verankerungsqualität wurde mit der gleichen Methode und den gleichen Meßinstrumenten wie im In-vitro-Versuch durchgeführt.

Histologische Aufarbeitung

Nach Ablauf der Implantationsdauer wurden die Tiere in Narkose getötet, die Kadaverbecken geröntgt und nach Bestimmung der Verankerungsqualität die Beckenknochen in Alkohol fixiert. Die Knochen wurden darauf mit den in situ liegenden Press-fit-Pfannen in Methylmetacrylat eingebettet. In der Folge ist der Knochen mit den Pfannen in kraniokaudaler Richtung mit einer Drahtsägemaschine in 800 µm dicke Schnitte zerteilt worden. Die einzelnen 800 -µm-Schnitte wurden zuerst geröntgt, wodurch eine weitgehende Beurteilung der Verhältnisse im Interface-Knochen-Implantat möglich wurde. Die wichtigsten Schnitte sind in der Folge auf 100 µm geschliffen worden. Mit Fuchsinlichtgrün erfolgte die Färbung des Präparates zur weiteren histologischen Untersuchung. Es liegen dadurch 269 Paräparate zur röntgenologischen und 52 zur histologischen Analyse vor.

Der Knochen wurde beurteilt hinsichtlich der Eindringtiefe in das Sulmesh, der Kontaktfläche vom Knochen am Sulmesh sowie der Ausrichtung der Knochentrabekel ausgehend von der Oberfläche des Sulmesh, und zwar an jeweils 3 Schnitten des größten Pfannendurchmessers.

Eindringtiefe. Gemessen wurde die Tiefe von zusammenhängenden Knochenflächen, die direkt in das Sulmesh eindringen. Zudem wurde die maximale Tiefe von einzelnen Knocheninseln im Sulmesh bestimmt. Verwendet wurden die fuchsinlichtgrüngefärbten histologischen Schnitte, bei einer 20fachen Vergrößerung. Zur Bestimmung wurden sie am Nikon profile projector durchgezeichnet.

Oberflächenkontakt. Die Kontaktlängen zwischen Metallimplantat und Knochen wurden ebenfalls zeichnerisch in 20facher Vergrößerung übertragen und deren Länge gemessen. Der Winkel der vom Sulmesh abgehenden Trabekel wurde an den gleichen Schnitten bestimmt und in Relation zur resultierenden Kraft gestellt.

Resultate

Primäre stabile Verankerung in vitro

Die Abb. 2 zeigt die durchschnittlichen Meßergebnisse für das Dreh- und Kippmoment, welche aufgewendet werden mußten, um die Pfannen im Kadaverbekken aus der knöchernen Verankerung zu lockern. Die Meßwerte in Newtonmeter geben das Ausrißmoment an. Die Meßgenauigkeit entspricht den bei der Eichung des Instrumentes erhaltenen Fehlergrenzen von 1/2 Nm. Pro Pfannentyp sind jeweils 6–8 Messungen durchgeführt worden.

Bei den zementierten Pfannen mußten durchschnittlich 23 Nm (22–25 Nm) Drehmoment und 20 Nm Kippmomente (18–21 Nm) aufgewendet werden, um die Pfanne aus dem knöchernen Lager herauszureißen. Dabei wurde der Zement z. T. aus dem knöchernen Lager herausgebrochen. Es wurden jeweils zwei 4,5 mm breite Verankerungslöcher im kranialen Pfannenteil angebracht, die Zementdicke betrug 1–2mm.

Es handelt sich demzufolge um Verankerungswerte einerseits zwischen Polyethylen und Zement und anderseits zwischen Zement und Knochen. Ein Knochenbruch wurde nicht beobachtet.

Für die Schraubpfannen mußten durchschnittlich 24 Nm (12–40 Nm) Drehmoment und 18 Nm Kippmoment (15–20 Nm) bis zum Ausriß aus dem Kno-

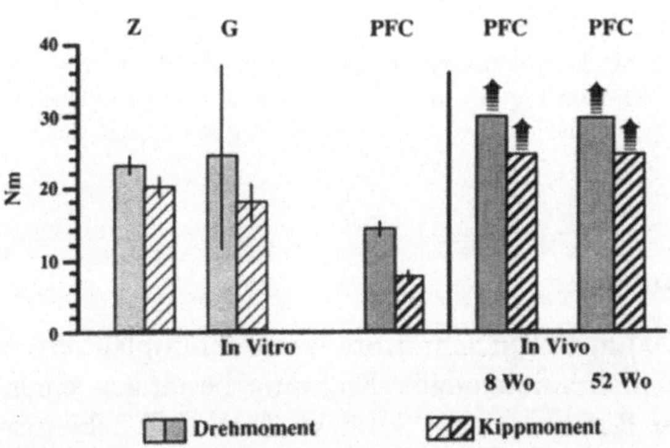

Abb. 2. *Ausrißmomente* der verschiedenen Pfannentypen in vitro und in vivo. *Säule:* Mittelwert x = ± 1 SD), *Z* zementierte Pfanne, *G* Schraubpfanne, *PFC* Press-fit-Pfanne

chen aufgewendet werden. Je nach Sitz des Schraubgewindes und der Eindringtiefe in das knöcherne Pfannenlager variierte die aufgewendete Kraft, welche bis zum Knochenbruch aufgewendet werden mußte, erheblich, und die Streubreite war demzufolge groß. Es wurden hier Knochenfestigkeitswerte in Abhängigkeit zur Knochendicke ermittelt.

Die Press-fit-Pfannen benötigten durchschnittlich 14 Nm (12–15 Nm) Drehmoment und 7,5 Nm Kippmoment (7–8 Nm) bis zur Auslockerung aus dem Knochenlager. In keinem Fall konnte ein Knochenbruch beobachtet werden. Die gemessenen Werte zeigen also isoliert die Pfannenverkeilung im Knochenlager, d. h. den Reibschluß bzw. den Press-fit-Mechanismus dieses Systems direkt nach dem Einschlagen der Pfannen.

Sekundäre biologische Verankerung in vivo

Sowohl nach einer Implantationszeit von 8 als auch von 52 Wochen war festzustellen, daß die in situ liegenden Pfannen mit der angewendeten Meßmethode nicht mehr aus den knöchernen Lagern herausgedreht bzw. -gekippt werden konnten. Bei allen 8 Pfannen wurde das am Polyethylen befestigte Meßinstrument aus der Polyethylenverankerung herausgerissen, wobei das Polyethylen verformt und destruiert wurde. Die ermittelten Meßwerte von 30 Nm Drehmoment und 25 Nm Kippmoment zeigen also die Qualität der Verankerung des Meßinstrumentes im Polyethylen der Press-fit-Pfanne (Abb. 2 und 3).

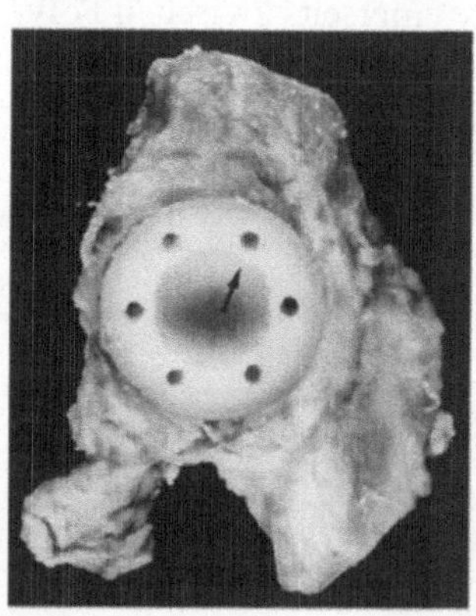

Abb. 3. Ausrißversuch im In-vivo-Präparat. An der Verankerung des Meßinstrumentes am Polyäthylenkörper typische Polyäthylenverformung mit Ausriß der Befestigungsschrauben (→)

Mikroradiographie und Histologie

Die radiologischen Bilder der 800 μm dicken Schnittpräparate der implantierten Press-fit-Sulmesh-Gitterschalen in kraniokaudaler Richtung bestätigen einen direkten Knochenkontakt in der Randzone zum Sulmesh. Nach 8 Wochen ist dieser Knochenkontakt bereits sichtbar. Der Knochen ist nicht strukturiert. Es finden sich noch keine gerichteten Trabekel. Nach 52 Wochen Implantationszeit

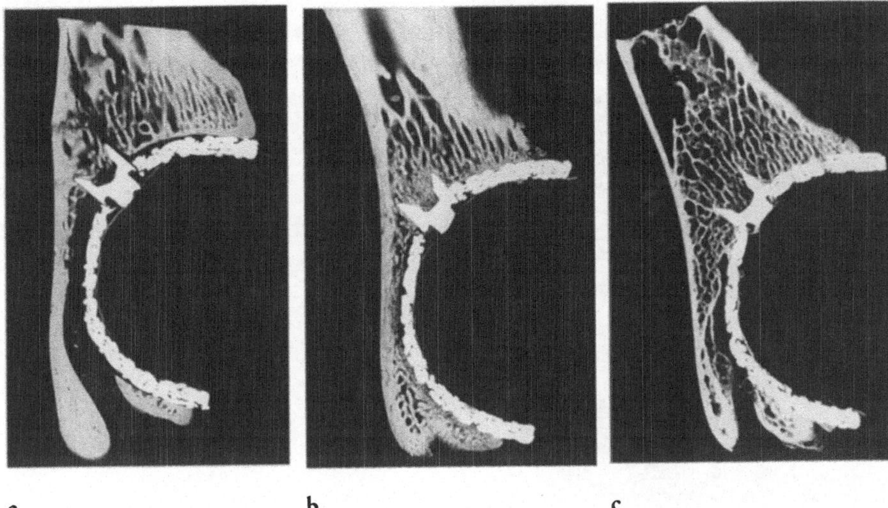

a b c

Abb. 4 a–c. Röntgenaufnahme der 800µm dicken Pfannenschnitte. **a** Situation direkt nach der Implantation. Guter Flankenkontakt der Sulmeshgitterschale. **b** Situation 8 Wochen nach Implantation. Sichtbare Knochenneubildung, nicht strukturiert, sulmeshnah; **c** Situation 52 Wochen nach Implantation. Ausrichtung der Trabekel mit Direkteinstrahlung ins Sulmesh. Subchondrale Kortikalis nicht mehr separiert sichtbar.

hingegen hat sich die sulmeshnahe Knochenstruktur deutlich verändert. Die Trabekel sind strukturiert und strahlen direkt in die Gitterschale ein. Die subchondrale Kortikalis ist in das Sulmesh integriert und von dieser nicht mehr deutlich zu unterscheiden (Abb. 4).

Die histologischen 100-µm-Schnitte bestätigen ebenfalls ein intensives Knocheneinwachstum von 1–2 Netzgittertiefen mit direktem Knochenkontakt zur titannitritbeschichteten Oberfläche. Nach 8 Wochen ist ebenfalls nichtstrukturierte Knochenneubildung in das Sulmesh hinein sichtbar. Nach 52 Wochen hat eine Strukturierung der Knochentrabekel stattgefunden, die nun aus lamellären Knochen bestehen. Stärkere Vergrößerungen zeigen engen bzw. direkten Knochenkontakt zur Oberfläche des Sulmesh, v. a. das Netzgitter ist von Knochen durchdrungen, wodurch eine dreidimensionale Verzahnung und Verflechtung stattfindet.

Die quantitative Bestimmung ergab durchschnittlich eine Eindringtiefe von 2 Netzgittern (0,5–1 mm). Die bedeckte Oberfläche des Sulmesh betrug 30–40 %. Die Ausrichtung der Trabekel, 52 Wochen nach Implantation, erfolgte gemäß der mechanischen Beanspruchung direkt ausgehend aus der Sulmesh-Gitterschale, so daß der Eindruck entsteht, das Sulmesh würde die subchondrale Kortikalis ersetzen. Je nach Ort der mechanischen Belastung ist eine Übertragung von Druck-, Zug- und Scherkräften anhand der Ausrichtung der neugebildeten Trabekel gegeben (Abb. 5).

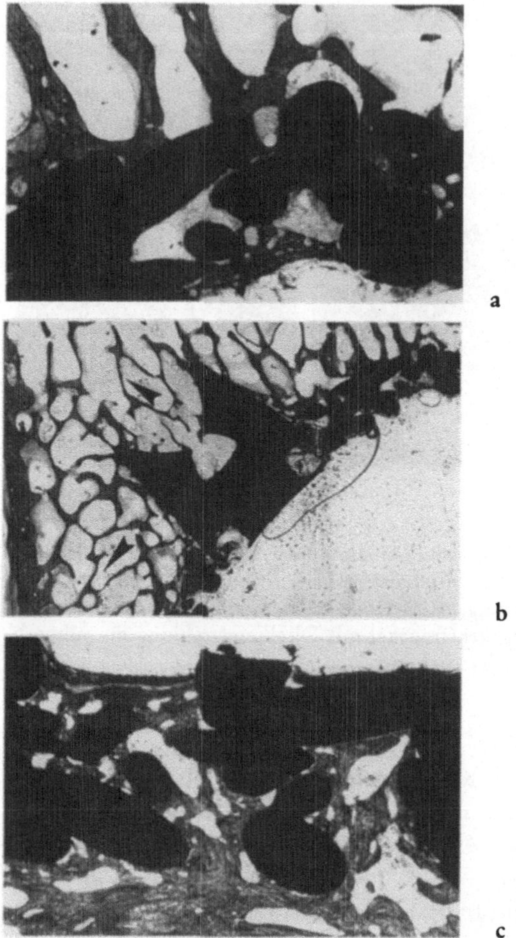

Abb 5. a *Pedunkulärer* Knochenkontakt: Aufnahme von Druckkräften in der Hauptbelastungszone kranial (Vergrößerung 43:1); **b** Änderung der Trabekelrichtung: Aufnahmen von Scherkräften (Vergrößerung 14:1); **c** Umfassen der Sulmeshgitterstruktur kaudal: Aufnahme von Zugkräften (Vergrößerung 43:1); (*grau* Knochen; *schwarz* Sulmesh).

Diskussion

Die tierexperimentellen Untersuchungen der primären und sekundären mechanisch stabilen Verankerung haben gezeigt, daß sich die Verankerungsqualität der Press-fit-Pfanne nach einer Verweildauer von 8 bzw. 52 Wochen in situ um mindestens das 3fache erhöht. Das bis zum Ausreißen der Pfanne aus dem Knochenlager notwendige Moment lag aber höher und war aufgrund des Limits der Meßanordnung nicht zu ermitteln. Man hat die Grenzen der Meßmethode erreicht. Durch die biologische Aktivität des Knochens kommt es zu einer zunehmenden Verzahnung und Verbindung mit der Sulmesh-Gitterschale. Der primäre Reibschluß, welcher für die rein mechanisch primäre stabile Verankerung verantwortlich war, ist also in einen Formschluß umgewandelt worden, d. h. der Knochen durchdringt die poröse Oberfläche des Sulmesh.

Die histologischen und mikroradiologischen Untersuchungsergebnisse zeigen eine Umstrukturierung der unter Beanspruchung stehenden Spongiosatrabekel. Einerseits ist eine Ausrichtung derselben entsprechend der auftretenden Kräfte festzustellen, anderseits besteht ein Einwachsen von neugebildetem Knochen in die Sulmesh-Gitterschale mit direktem Kontakt zum titannitritbeschichteten Netzgitter. Dies erklärt die hohe Verankerungsqualität. Aus diesem Grunde sprechen wir hier von der sekundären biologischen Verankerung.

Der neugebildete Knochen macht dabei Stadien der Knochenheilung durch. In der ersten Phase wird durch Apposition neuer Faserknochen gebildet, wodurch innerhalb der ersten 8 Wochen durch Verzahnung die mechanische Verankerung verbessert wird. In der Folge kommt es zu einem Modelling und Remodelling, d. h. der Knochen reagiert auf die Belastung und die Knochenstruktur paßt sich der Krafteinleitung an. Unter diesen Gesichtspunkten sprechen wir von einer optimalen Osteointegration [9, 43]. Die quantitative Beurteilung bezüglich Knocheneinwachstiefe und Menge ist in der zeitlichen Betrachtung hinsichtlich der Osteointegration sekundär.

Knocheneinwachsungstiefe und die mit Knochen in Kontakt stehenden Flächen bezogen auf das Sulmesh ändern sich im Verlaufe der Beobachtungszeit, zwischen 8 und 52 Wochen, nicht wesentlich. Der Hauptunterschied zwischen 8 und 52 Wochen liegt im Remodelling, welches unstrukturierte Knochen an die Kraftleitung anpaßt. Die Situation nach 52 Wochen zeigt Spongiosatrabekel, die direkt ins Sulmesh einstrahlen. Das Sulmesh scheint dabei die Funktion der subchondralen Kortikalis zu übernehmen, und die Trabekelstruktur der Spongiosa erscheint identisch mit der anatomisch-morphologisch normalen Struktur. Das verwendete Implantat verändert die morphologischen Vorgaben kaum. Die Haupteinleitung der Kräfte liegt peripher, und durch die schonende, sphärische operative Präparation wird der Spongiosa ein unwesentliches, neues Remodelling aufgezwungen, da die grundsätzliche Ausrichtung der Spongiosatrabekel erhalten bleibt [17, 29].

Die vorliegenden Ergebnisse decken sich mit analogen Tierexperimenten. Als poröse Oberflächen wurden aufgesinterte Chromkobaltkugeln sowie Reintitanfibermesh verwendet. Der Knocheneinbau war beim Titanmesh besser, wobei auf eine optimale primäre Verankerung und einen guten Flächensitz der dem Knochen anliegenden porösen Oberfläche hingewiesen wird. Eine zusätzliche Hydroxylapatitsinterung hat keine entscheidende Verbesserung gebracht [15, 24, 25, 30, 31]. Diese Bedingungen werden durch das Design der Press-fit-Pfanne erfüllt.

Die In-vitro-Untersuchungen der Verankerungsqualität am Kadaverbecken repräsentieren die Verhältnisse direkt nach dem Einbringen einer künstlichen Hüftgelenkpfanne. Eine biologische Reaktion des Knochens hat zu diesem

Zeitpunkt noch nicht stattgefunden. Die Verankerungsqualität des Implantates beruht in dieser Situation allein auf seinen mechanischen Befestigungseigenschaften, bei der Press–fit–Pfanne auf einem Reibschluß, welche durch das entsprechende Design oder die Befestigungselemente vorgegeben sind. Deshalb sprechen wir hier von der primären mechanischen Verankerung.

Die Abweichungen der Meßergebnisse der Press–fit–Pfanne im In–vitro–Experiment bei der primären mechanischen Verankerung lassen sich durch Varianten in der Größe der knöchernen Pfanne erklären. Die oberen Werte präsentieren einen optimalen knöchernen Sitz mit tiefen Acetabula. Bei den unteren Meßwerten war zu beobachten, daß die Press-fit-Pfanne aufgrund der kleineren Acetabula weniger tief ins knöcherne Lager eindringen konnte. Da nur eine Pfannengröße zur Verfügung stand, mußte diese Ungenauigkeit in Kauf genommen werden, wobei die Streuung der Meßergebnisse als gering zu betrachten ist. Die Messungen erfolgten direkt nach der Implantation. Die Beeinflussung der primären Verankerung durch das Kriech- und Fließverhalten des Knochens und die damit verbundene Abnahme der primären Verankerungsqualität über die Zeit wurde nicht berücksichtigt. Die gemessenen Momente spiegeln also die bestmögliche Situation des Reibschlusses wider. Die Abnahme der Spreizkraft des Reibschlusses durch plastisches Verhalten des Knochens kann aber teilweise über die Muskelkräfte, welche die Pfanne ins Knochenbett hineinpressen, kompensiert werden. Die biologische Potenz des Knochens muß aber in der zeitlichen Folge sämtliche rein mechanischen Befestigungselemente übernehmen oder ersetzen. Diese müssen von solcher Qualität sein, daß die diesbezüglich biologischen Reaktionen physiologisch im Sinne der Knochenheilung ablaufen können. Dadurch kann eine adäquate Osteointegration, d. h. direkter Knochenkontakt und an die eingeleiteten Kräfte angepaßte Knochenstruktur, erwartet werden. Implantate, die in Form und Design auch die morphologischen Vorgaben des Knochens berücksichtigen, scheinen dabei dem Knochen weniger „Arbeit" für die Integration vorzugeben.

Literatur

1. Albrektsson T, Branemark Pl, Hansson HA, Lindström J (1981) Osseointegrated titanium implants. Acta Orthop Scand 52: 155-170
2. Amman W (1990) Komponenten des Befestigungssystems. Schweiz Baubl 86: 2–8
3. Bereiter H, Huggler AH, Jacob HAC (1989) Künstliche Hüftgelenke. Probleme und Fortschritte. Swiss Med 4: 7–18
4 Bereiter H, Bürgi M, Rahn B.H. (1992) Das zeitliche Verhalten der Verankerung einer zementfrei implantierten Hüftpfanne im Tierversuch. Orthopäde 21: 63–70
5. Bergmann G, Siraky J, Rohlmann A, Kölbl R (1984) A comparison of hip joint forces in sheep, dog and man. J Biomech 17: 907–921
6. Bergmann G, Graichen F, Rohlmann A (1993) Hip joint loading during walking and running measured in two patients. J Biomech 26/8: 969–990
7. Bobyn JD, Engh CA (1983) Biologic fixation of hip prostheses: review of the clinical status and current concepts. Adv Orthop Surg 7: 137–150

8. Bobyn JD, Pillar RM, Cameron U, Weatherly GC (1980) The optimum pore size for the fixation of porous-surfaced-metal-implants by the ingrowth of bone. Clin Orthop 150: 263–270
9. Brönemark PJ, Hansson BO, Adell R, Breine U, Lindström J, Hallén O, Ohmann A (1977) Osseointegrated implants in the treatment of the edentulous jaw. Experience from a 10year period. Scand J Plast Reconstr Surg Hand Surg 11: 1–32
10. Callaghan JJ (1993) The clinical results and basic science of total hip arthroplasty with porous-coated-prostheses. J Bone Joint Surg [Am] 75: 299–310
11. Cameron HU (1982) The results of early clinical trials with a microporous coated metal hip prosthesis. Clin Orthop 165: 188–190
12. Carlsson L, Röstlund T, Albrektsson B, Albrektsson T, Bränemark Pl (1986) Osseointegration of titanium implants. Acta Orthop Scand 57: 285–289
13. Chen PQ, Turner TM, Rinnigen H, Galante J, Urban R, Rostoker W (1983) A canine cementless total hip prosthesis model. Clin Orthop 176: 24–33
14. Clemow AJT, Weinstein AM, Klawitter JJ, Koeneman J, Anderson J (1981) Interface mechanics of porous titanium implants. J Biomed Mater Res 15: 73-82
15. Cockshutt JR, Schatzker J, Sumner-Smith G, Fornasier VL (1988) Biological fixation of a porous-coated-,metal-blacked-acetabular-component in canine total hip arthroplasty. VCOT 3: 141–145
16. Cowin SC (1990) Structural adaptation of bones. Appl Mech Rev 43/5: 126–133
17. Dalstra M, Huiskes R, Odgaards A, van Erning L (1993) Mechanical and textural properties of pelvic trabecular bone. J Biomech 26, 4/5: 523–535
18. Demeter G, Matyas J (1928) Mikroskopisch vergleichend-anatomische Studien an Röhrenknochen mit besonderer Rücksicht auf die Unterscheidung menschlicher und tierischer Knochen. Acta Anat 87: 45–97
19. Ducheyne P, De Meester P, Aernoudt E, Martens M, Mulier JC (1977) Influence of a functional dynamic loading on bone ingrowth into surface pores of orthopedic implants. J Biomed Mater Res 11: 811–838
20. Eitel F, Seiler H, Schweiberer L (1981) Vergleichende morphologische Untersuchungen zur Übertragbarkeit tierexperimenteller Ergebnisse auf den Regenerationsprozeß des menschlichen Röhrenknochens. Unfallheilkunde 84: 250–254
21. Engh CA, Zeitl-Schaffer KF, Kukita Y, Sweet D (1993) Histological and radiographic assessment of well functioning porous-coated-acetabular-components. J Bone Joint Surg [Am] 75: 814–824
22. Galante J, Rostoker W, Lueck R, Ray RD (1971) Sintered fiber metal composites as a basis for attachment of implants to bone. J Bone Joint Surg [Am]) 53: 101–114
23. Galante J, Sumner DR, Gächter A (1987) Oberflächenstrukturen und Einwachsen von Knochen bei zementfrei fixierten Prothesen. Orthopäde 16: 197–205
24. Harris WH, White RE, McCarthy JC, Walker PS (1983) Bony ingrowth fixation of the acetabular component in canine hip joint arthroplasty. Clin Orthop 176: 7–11
25. Hedley AK, Kabo M, Kim W, Coster I, Amstutz HC (1983) Bony ingrowth fixation of newly designed acetabular components in a canine model. Clin Orthop 176: 12–23
26. Heekin RD, Callaghan JJ, Hopkinson WJ, Savory CG, Xenos JS (1993) The porous-coated-anatomic-total-hip-prosthesis, inserted without cement. J Bone Joint Surg [Am] 75: 77–91
27. Heimke G (1990) Osseo-integrated-implants, vol 1. CRC-Press, Boca Raton FL USA
28. Hohn RB, Olmestead ML, Turner TM, Matis U (1986) Der Hüftgelenksersatz beim Hund. Tierärztl Prax 14: 377–388
29. Huiskes R (1987) Finite element analysis of acetabular reconstruction. Noncemented threaded cups. Acta Orthop Scand 58: 620–625
30. Jasty M, Harris WH (1990) Experience with cementless porous-surfaced-acetabular-components. Orthop Reat Sci 1: 52–61

31. Jasty M, Rubash HE, Paiement GD, Bragdon CB, Parr J Harris WH (1992) Porous-coated-uncemented-components in experimental total hip arthroplasty in dogs. Clin Orthop 280: 300–309
32. Klawitter JJ, Weinstein AM (1974) The status of porous materials to obtain direct skeletal attachment by tissue ingrowth. Acta Orthop Belg 40/5-6: 755–765
33. Kummer B (1992) Knochenstruktur als Ergebnis eines Regelprozesses. Osteologie 1/1: 4–14
34. Morscher E (1992) Current status of acetabular fixation in primary total hip arthroplasty. Clin Orthop 274: 172–193
35. Morscher E, Bereiter H, Lampert Ch (1989) Cementless press-fit-cup. Clin Orthop 249: 12–20
36. Morscher E, Bereiter H, Bürgi M, Koller HJ, Semlitsch M, Weber H, Yurtsever M (1992) Sulmesh – a clinically proven implant surface. Sulzer Med J 92: 13–16
37. Paul JP (1976) Approaches to design: force actions transmitted by joints in the human body. Proc R Soc Lond [Bio] 192: 163–172
38. Perren SM, Huggler AH, Russenberger M et al. (1969) Reaktion der Kortikalis auf Kompression. Acta Orthop Scand Suppl 125: 4–13
39. Pilliar RM, Bratina WJ (1980) Micromechanical bonding at a porous surface structured implant interface – the effect on implant stressing. H Biomed Eng 2: 49–53
40. Pilliar RM, Lee JM, Maniatopoulos DDS (1986) Observations on the effect of movement on bone ingrowth into porous-surfaced implants. Clin Orthop 208: 108–113
41. Rehm G, Eligehausen R, Mallée R (1988) Befestigungstechnik. Betonkalender. Ernst, Berlin, S. 4–15
42. Sass F, Bouché Ch, Leitner A (Hrsg) (1974) Taschenbuch für den Maschinenbau. Springer Berlin Heidelberg New York
43. Schenk RK (1991) Reaktion des Knochens auf Implantate. In: Stuhler T (Hrsg) Hüftkopfnekrose. Springer, Berlin Heidelberg New York Tokyo. S. 533–538
44. Schenk RK, Wehrli U (1989) Zur Reaktion des Knochens auf eine zementfreie SL-Femur-Revisionsprothese. Orthopäde 18: 454–462
45. Schenk RK, Willenegger H (1977) Zur Histologie der primären Knochenheilung. Modifikationen und Grenzen der Spaltheilung in Abhängigkeit von der Defektgröße. Unfallheilkunde 80: 155–160
46. Schwartz JT, Engh CA, Forte MR, Kukita Y, Grandia SK (1993) Evaluation of initial surface apposition in porous-coated-acetabular-components. Clin Orthop 293: 174–187
47. Ungetüm M, Blömer W (1987) Technologie der zementlosen Hüftendoprothetik. Orthopäde 16: 170–184
48. Weber H, Yurtsever M (1992) Sulmesh – a clinically proven implant surface. Sulzer Med J 92: 13–16
49. Weinans H, Huiskes R, Grootenboer HJ (1993) Quantitative analysis of bone reactions to relative motions at implant-bone-interfaces. J Biomech 26/11: 1271–1281
50. Wisniewsky GK (1988) Befestigungstechnik. Systeme und Komponenten zur Anwendung im Bauwesen. Moderne Industrie (Bibliothek der Technik 11)

Primärstabilität zementierter und nichtzementierter Implantate

E. Schneider

Einleitung

Der Begriff Primärstabilität hat sich als Bezeichnung für die an der Grenzschicht zwischen Prothese und Knochen bzw. zwischen Zement und Knochen vorhandene, unmittelbar nach Implantation auftretende Relativbewegung eingebürgert. Diese Stabilität wird dabei als inverse Größe der Bewegung definiert. Eine große Relativbewegung entspricht also einer geringen Primärstabilität und umgekehrt. Da die auftretenden Relativbewegungen in der Größenordnung von 1–1000 μm liegen, spricht man von Mikrobewegung (micro-motion). Zum Konzept der Primärstabilität gehört, daß der Zustand vor Eintreten einer Gewebereaktion gemeint ist. Die Relativbewegung, nach Einsetzen entsprechender An- und Umbaureaktionen, müßte dann folgerichtig als Sekundärstabilität bezeichnet werden.

Der Primärstabilität wird im Hinblick auf die Lockerung von Endoprothesen eine große Bedeutung zugemessen, da die Bewegungsamplitude in der Grenzschicht zwischen Implantat und Knochen darüber entscheidet, ob Gewebe gebildet [72] oder resorbiert wird [71] und welche Eigenschaften das gebildete Gewebe aufweist. Eine direkte knöcherne Verbindung zum Implantat kann nur entstehen, wenn die Relativbewegungen zwischen Implantat und Knochen unter einer gewissen Größenordnung bleiben. Da Implantatlockerungen das Ergebnis aller, also auch der frühen Vorgänge an der Grenzschicht sind, liegt es nahe, die Primärstabilität als ein wichtiges Kriterium für Prothesenentwicklungen heranzuziehen [35]. Die Forderung nach entsprechenden Untersuchungen im Rahmen von präklinischen Messungen ist deshalb überlegenswert.

Die beim Implantat des Patienten auftretende Relativbewegung kann in dreierlei Weise beeinflußt werden: 1) durch das Design der Prothese, 2) durch die Art der Implantation und 3) durch das Verhalten des Patienten.

Das Design einer Prothese beinhaltet die Umsetzung einer Funktions- und Verankerungsstrategie durch die Wahl von äußerer Geometrie, spezifischen Material- und Oberflächeneigenschaften sowie Fertigungs- und Sterilisierungsbedingungen. Daraus ergibt sich eine Vielzahl von Einflußgrößen auf die Primärstabilität. Viele dieser Einflußgrößen wirken aufeinander. Sie sind ebenso abhängig von den unterschiedlichen anatomischen, biomechanischen und pathologischen Situationen im Knochenskelett.

Die „Qualität“ der Implantation einer Prothese, z. B. die erreichte Paßgenauigkeit oder die Verankerungsfestigkeit hat Einfluß auf die Relativbewegungen. Sie hängt u. a. vom Zugang, vom Geschick des Operateurs, vom Instrumentarium, von der Morphologie und Qualität des Knochenbettes und vom klinischen Verlauf ab.

Das Verhalten des Patienten, also das Maß seiner Aktivität, die Art und Intensität der Rehabilitation und zufällige Ereignisse, wie Mißtritte oder Stürze, sind ebenfalls entscheidend für die Relativbewegung, denn bei gegebenem mechanischem Verhalten der Prothese bestimmen letztlich Größe und Richtung der vom Patienten hervorgerufenen Belastung die in der Grenzschicht entstehende Bewegung.

Das Ziel der vorliegenden Arbeit ist es, einen Überblick über die bisher bekannten Methoden zur Bestimmung der Primärstabilität zu geben und die Wirkung der wesentlichsten Einflußgrößen auf die Primärstabilität darzustellen. Dabei soll den Unterschieden zwischen der femoralen und acetabulären Komponente Rechnung getragen werden.

Methoden zur Bestimmung der Primärstabilität

Die Bestimmung der Primärstabilität kann mathematisch unter Verwendung eines numerischen Modells, experimentell durch Labormessungen an entsprechenden Präparaten oder physiologisch durch Akutmessung bei Mensch oder Tier erfolgen.

Das mathematische Vorgehen hat den Vorteil, die Bewegungen an beliebigen oder zumindest ausgewählten Orten und in mehreren Raumrichtungen gleichzeitig erfassen zu können. Es eignet sich für parametrische Untersuchungen, bei denen z. B. die Geometrie oder die Materialeigenschaften von Implantat und Knochen, oder die Eigenschaften der Grenzschicht (Interface) variiert werden. Es können beliebig viele Lastfälle unter Berücksichtigung sämtlicher Muskelkräfte analysiert werden. Nachteile sind der verhältnismäßig große Aufwand bei der Modellbildung, die vereinfachte Modellierung der Gewebe und die schwierige Nachbildung der Verankerung der Implantate.

Das experimentelle Vorgehen im Labor erlaubt die realitätsnahe Untersuchung der wirklichen Implantate mit der aktuellen Verankerung im Knochen. Dabei können auch Implantate, die nach einer gewissen Liegezeit bei Mensch oder Tier wieder zur Verfügung stehen, mit derselben Methode untersucht werden. Der Nachteil dieser Methode ist der große meßtechnische Aufwand, die geringe Verfügbarkeit von Präparaten, die Unterschiede hinsichtlich der anatomischen, mechanischen und Grenzschichteigenschaften der Präparate sowie die anatomischen Restriktionen (z. B. Mindestabstand zwischen 2 Meßpunkten), die sich für die Messungen ergeben können. Es kann nur die Situation unmittelbar postoperativ oder zum Zeitpunkt der Entnahme beurteilt werden; die späteren Veränderungen durch Umbau oder Einwachsen können nicht erfaßt werden.

Die akute Untersuchung bei Mensch oder Tier ist z. Z. nur in Einzelsituationen anwendbar. Sie hat den Vorteil, Veränderungen unter realistischen Bedingungen auch über die Zeit zu erfassen. Als Nachteil ergibt sich, daß die Meßbedingungen wie z. B. Art und Größe der Belastung schwierig zu kontrollieren sind.

Numerische Methoden

Zur rechnerischen Bestimmung der Primärstabilität kann die Finite-Elemente-Methode (FEM) eingesetzt werden. Dazu werden das Implantat und die Gewebe in einem aus vielen Elementen bestehenden mathematischen Modell nachgebildet. Die in der Literatur verwendeten Modelle unterscheiden sich dabei ganz wesentlich hinsichtlich der Geometrie, der Wahl der Elemente und ihrer Eigenschaften, der Lastfälle, der Interfacebedingungen sowie des Kriteriums, das zur Abschätzung der Relativbewegung dient. Die Mehrzahl der Untersuchungen mittels der FEM betrifft die femorale Komponente und nichtzementierte Implantate. Zementierte Prothesen wurden u. a. von Brown u. Pedersen [10] untersucht, die die mechanischen Konsequenzen einer abnehmenden Steifigkeit zwischen Zement und Knochen bei Bildung einer fibrösen Zwischenschicht analysierten. Sie fanden wachsende Spannungen in der lateralen Spongiosa, ein zunehmendes Biegemoment in der Prothese und höhere Zementspannungen. Obwohl Bewegungen nicht explizit bestimmt wurden, müssen diese ebenfalls zugenommen haben.

Cheal et al. [16] verwendeten eine indirekte Größe, die Scherspannungen, in der Grenzschicht zwischen einer zementfreien Prothese und Knochen als Kriterium zur Beurteilung der Relativbewegungen. Sie gingen von einer festen Verbindung aus, modellierten also eine vollständig eingewachsene Prothese und verglichen das Verhalten von Prothesen mit identischer Geometrie, aber unterschiedlichen Materialien bei verschiedenen Lastfällen. Obwohl das mathematische Modell die Berechnung räumlicher Bewegungen zugelassen hätte, beschränkten sich die Autoren auf Bewegungen tangential zur Ebene der Prothesenoberfläche.

Verschiedene Autoren berechneten in ihren Modellen des Schaftes die eigentliche Relativbewegung und untersuchten dabei die Auswirkungen unterschiedlicher Reibungsbedingungen. Kuiper u. Huiskes [47] verwendeten dazu ein ebenes, Rohlmann et al. [74] und Mandell et al. [55] ein röhrenförmiges, vereinfachtes Modell des Femurs. Sie modellierten das Verhalten in der Grenzschicht entweder durch ein besonderes, nichtlineares Element mit oder ohne Reibung [47, 55] oder durch Lösen der Elementverbindungen [74]. Mandell et al. [55] untersuchten zusätzlich den Einfluß von Kragen und Konus.

Verschiedene Autoren verwendeten auch dreidimensionale Modelle. Keaveny u. Jaloszynski [43] bestimmten die Relativbewegungen einzeln und summarisch in den 3 Raumrichtungen bei 2 zementfreien Prothesen und untersuchten den Einfluß von partieller biologischer Verankerung (Einwachsen) sowie die Wirkung eines Kragens. Natarajan et al. [60] untersuchten neben dem Reibungskoeffizienten den Einfluß der Steifigkeit der Grenzschicht auf die Relativbewegung. Konieczynski u. Bartel [44, 45] bestimmten die Relativbewegung eines zementfreien Schaftes in der Femurschaftachse (axial, torsional) bei 4 verschiedenen Laststituationen des Ganges und variierten ebenfalls die Knochenqualität (normal und osteoporotisch). Rubin et al. [75] untersuchten eine andere zementfreie Prothese unter der Belastung von Einbeinstand und Treppensteigen. In ihrem Modell erlaubten sie im Interface Haftreibung mit entsprechender Schubspannung oder Gleitreibung mit einem Reibungskoeffizienten zwischen 0,2 und 1,2. Weinans et al. [93] verifizierten in ihrer mit zusätzlichen mathematischen Elementen versehenen FEM–Studie an verschiedenen Implantaten die enge Verzahnung zwischen Degeneration der Grenzschichtbefestigung und Bildung einer fibrösen Zwischenschicht. Davy u. Katoozian [20] verwendeten die Bewegung (und die Schubspannungen) in der Grenzschicht als Kriterium zur Berechnung eines optimalen Schaftdesigns.

Die Relativbewegungen im Becken wurden bisher über die FEM nicht untersucht. Die Studie von Kurtz et al. [48] betrifft zwar die Relativbewegung zwischen Polyethylen und Titanschale, sie untersuchten aber mit einem rotationssymetrischen Modell, wie sich die aus mangelnder Konformität zwischen den Bestandteilen bestehenden Zwischenräume verhalten und welche Bedeutung diese Bewegungen für die Kontaktspannungen zwischen Kugel und Pfanne haben.

Experimentelle Methoden

Die experimentellen Untersuchungen zeichnen sich durch eine große Vielfalt bezüglich der Eigenschaften der Präparate, der Art der Belastung und des Prinzips der Meßmethoden aus.

Die verwendeten Präparate sind meistens Humanknochen von Verstorbenen mit unterschiedlicher Art der Konservierung. Erstrebenswert wäre eine Verwendung von frisch entnommenen Präparaten, da Hinweise bestehen, daß sich v. a. das viskoelastische Verhalten von Knochen bei Eintreten des Todes ändert [8,51]. Eine Lagerung bei -20°C und einmalige Verwendung nach langsamem Auftauen, wie dies aus logistischen Gründen meist vorgenommen wird, ist vertretbar. Die Messung der Primärstabilität bei z. B. mit Formalin konservierten Knochen [24, 34, 57, 84,85] müßte noch hinterfragt werden, da der Einfluß dieser Konservierungsart nur für den Elastizitätsmodul von Knochen in einer Studie untersucht, dort allerdings als gering erachtet wurde [81].

Verschiedene Autoren verwendeten Femora oder Becken aus Kunststoff, um den Einfluß unterschiedlicher Geometrien und Eigenschaften der Knochen auszuschalten [1, 9, 18, 23]. Einige dieser anatomischen Modelle des Bewegungsapparates wurden ursprünglich zur Anschauungsverbesserung oder als Substrat zum Üben einer Implantation entwickelt, nicht als Knochenersatz mit vergleichbaren mechanischen Eigenschaften. In einzelnen Arbeiten [23] erfolgen (nicht weiter belegte) Hinweise, daß sich Kunststoff- und Humanknochen vergleichbar verhalten. Nur eine Studie [7] befaßt sich explizit mit der Primärstabilität bei Kunstknochen.

Große Unterschiede finden sich zwischen den verschiedenen Studien in bezug auf die Art der Belastung. Sie erfolgt in den meisten Fällen quasistatisch, indem einige [1–15] Belastungszyklen mit einer Frequenz um 1 Hz angelegt und die Bewegungen bei einer definierten Lastamplitude bestimmt werden. Bei der dynamischen Belastung (Tabelle 1) liegt ein Hauptunterschied in der Zahl der aufgebrachten Zyklen.

Tabelle 1: Zahl der Belastungszyklen bei Messungen der Primärstabilität in verschiedenen Literaturangaben

Anzahl Zyklen	Literaturangaben
300	[27]
2.000	[18]
2.400	[77]
2.500	[34]
5.000	[23, 58]
10.000	[63]
20.000	[9]
50.000	[26]
60.000	[39]
100.000	[84]
1.000.000	[21]

Durch den Setzprozeß während der anfänglichen Belastungszyklen ergeben sich praktisch immer große Unterschiede zwischen quasistatischen und dynamischen Messungen [34], so daß die Validität von quasistatischen Messungen ernsthaft hinterfragt werden muß [84]. Die Zahl der Zyklen bis zum Erreichen eines Gleichgewichtszustandes kann je nach Implantat verschieden sein, wird aber eine dreistellige Zahl nicht überschreiten. Als Meßgröße muß sowohl die Gesamtbewegung wie auch die Bewegungsamplitude unter der dynamischen Belastung erfaßt werden.

Auch die Richtung der Belastungen ist unterschiedlich und erschwert einen direkten Vergleich zwischen verschiedenen Studien. Bei der Untersuchung von Schäften werden entweder eine reine Torsion von 5 Nm [4], 10 Nm [3] oder 22 Nm [66] um die Schaftachse aufgebracht. In anderen Studien ist es Torsion gemischt mit einer Querkraft [64], Torsion gemischt mit Axialkraft [23,77] oder Biegebelastung durch eine zur Längsachse geneigte Kraft in der Frontalebene von 9 [94] oder 12° [92]. Auch Mischungen verschiedener Lastfälle, z. B. 12° und 5 Nm [15] oder 10° frontal und 9° sagittal [9] werden verwendet. Oftmals werden andere Lastfälle wie z. B. Einbeinstand bei 20 und 8° [5], bei 0 und 12° [13] oder bei 10 und 12° [34] oder Treppensteigen [5, 25, 65] verwendet. Aufstehen vom Sitzen bei 68 und 8° [5] oder bei 70° [34] ist dagegen seltener.

Auch beim Becken werden unterschiedliche Kraftrichtungen verwendet. Die eine Gruppe von Studien richtet sie an der Lage der Pfanne aus und erzeugt entweder eine reine Kompressionskraft [56,87], ein Torsionsmoment [17, 19, 90] oder ein tangential ausdrehendes Moment [1, 67, 95]. Die andere Gruppe von Studien verwendet eine Belastung relativ zum Becken, z. B. in Richtung der Hüftreaktionskraft beim Einbeinstand von 21° nach medial und 12° nach ventral [50], von 16 und 10° [79] oder von 15 und 10° [49]. Dynamische Belastungen, wie im Femur, wurden im Bereich des Beckens bisher nicht eingesetzt.

Einige Autoren messen nicht die Relativbewegung als Kriterium der Primärstabilität, sondern die Festigkeit der Verankerung. Im Femur bestimmten Jansson et al. [36] den Ausziehwiderstand des gesamten Schaftes in Abhängigkeit des Applikationsdruckes beim Aushärten von Knochenzement. Ohl et al. [66] bestimmten die Torsionsfestigkeit einer auf 3 verschiedene Arten verankerten Prothese. Otani et al. [68] verglichen die Torsionsfestigkeit von verschiedenen Fixationsmethoden nach Auftreten einer Femurfraktur bei der Prothesenimplantation. Im Becken bestimmten z. B. Curtis et al. [19] das maximal von einer bestimmten Hüftpfanne auf das Becken übertragbare Drehmoment. Lachiewicz et al. [50] verglichen die Verankerungsfestigkeit von verschiedenen Modellen unter Torsionsbelastung. Der Versagermechanismus stimmt aber bei beiden Untersuchungsarten nicht mit den bei Patienten beobachteten Lockerungsvorgängen überein [67], so daß solche Untersuchungen keine Aussage über das von der Relativbewegung bestimmte Einwachsverhalten ergeben können.

Relativbewegung als Kriterium für Primärstabilität im Becken messen Markolf u. Amstutz [56], Giraud et al. [28], Schneider et al. [80], Perona et al. [70] und Kwong et al. [49]. Unterschiede bestehen in der Art der Einspannung der Pfanne. Nur bei 2 Studien [28, 80] wurde das ganze Becken physiologisch eingespannt. In den übrigen Studien wurde nur der das Acetabulum umgebende Knochen eingespannt oder das Becken eingegossen [69] und damit seine Deformation reduziert.

Die Meßaufnehmer unterscheiden sich nach ihrem Wirkprinzip. Verschiedene Autoren [33, 69, 89] verwendeten Wirbelstromsensoren. Ein oder mehrere LVDT (Linear Variable Differential Transformer) gelangten bei anderen [3, 5, 26, 27, 32, 34] zum Einsatz. Die Bewegung wird dabei oft nicht am Ort des Auftretens gemessen, sondern über Stifte zu den Sensoren übertragen. Die Genauigkeit von guten Sensoren liegt in der Größenordnung von +/- 1,4 μm und +/- 0,003 ° [5]. Auch optische Sensoren [7] und Extensometer [12, 14, 15, 24] wurden eingesetzt.

Die Bewegungsmessung im Becken ist schwieriger als im Femur, da weniger Platz um das Acetabulum herum zur Verfügung steht und weil mit den meisten Sensoren zusätzlich zur Relativbewegung die Implantat- oder Knochendeformationen erfaßt werden. Schneider et al. [79] und Perona et al. [69] messen die Relativbewegungen zwischen 3 Punkten auf dem Becken und 3 Referenzpunkten auf dem Implantat. Markolf et al. [56] und Schneider et al. [79] messen auch die Relativbewegung zwischen Knochen und Implantat im höchsten Punkt der Pfanne.

Gilbert et al. [27] postulierten, daß für Primärstabilitätsmessungen Knochen und Implantat als Starrkörper betrachtet werden dürfen. Aber Berzins et al. [5] konnten durch vergleichende Messungen im proximalen und distalen Schaft zeigen, daß diese Annahme nicht zulässig ist.

Akute Methoden

Zu den hier als akut bezeichneten Methoden zählen radiologische oder intraoperative Verfahren bei Patienten, Messungen im Tierversuch und Stabilitätsmessungen an explantierten Prothesen.

Bei den radiologischen Messungen sollen die klinischen Untersuchungen, die mittels konventioneller Röntgenaufnahmen oder mittels EBRA (Einbildröntgenanalyse [88]) durchgeführt wurden, nicht besprochen werden, da sie Migration im Millimeterbereich, keine Mikrobewegungen, erfassen.

Eine größere Auflösung kann mittels der von Selvik [82] entwickelten RSA (Röntgen-Stereophotogrammetric-Analysis) oder einem ähnlichen Verfahren erreicht werden. Bei dieser Methode wird die dreidimensionale Lage von Metallkugeln über 2 Röntgenkameras erfaßt. Migration kann dann als Verschiebung der an der Prothese befestigten Kugeln im Vergleich mit den im Knochen implantierten Kugeln bestimmt werden. Diese Methode wurde z. B. von Kärrholm et al. [40] zur Bestimmung der Migration von nichtzementierten Prothesen eingesetzt. Dabei wurde bei einer bestimmten Prothese ein Einsinken bis zu 2,1 mm, eine seitliche Wanderung bis zu 3,5 mm und eine Rotation um die Längsachse bis zu 3,4 ° gefunden. In einer weiteren Studie [41] konnten mit dieser Methode bereits nach 6 Monaten die später auch klinisch als locker manifestierten Fälle korrekt klassifiziert werden. RSA ist v. a. geeignet, die Rotation eines Implantates nachzuweisen. So konnten Nistor et al. [61, 62] mit dieser Methode nach 36 Monaten Liegezeit bei einer mit Polyethylen beschichteten Titanprothese eine Rotation von bis zu 7.4 ° und bei einer Karbonfaserpolysulfonprothese sogar 16.2 ° nachweisen. Eine vergleichende Untersuchung der Primärverankerung von Schrauben aus PLA (Poly-Lactic-Acid) und Titan bei 39 Patienten [53] zeigte, daß bei Verwendung der resorbierbaren Schrauben nach 12 Monaten eine zunehmende Migration auftrat. Diese Methode ist zur Bestimmung der Migration geeignet, kann aber nur beschränkt zur Messung von Mikrobewegungen eingesetzt werden, da die standardisierte Belastung der Prothese beim Patienten schwierig ist.

Harris et al. [31] berichten von einer Einrichtung zur intraoperativen Messung der Torsionsstabilität von Hüftschäften mittels eines einfachen mechanischen Gerätes. Bei Revisionen kann damit z. B. der nicht gelockerte Schaft von der lockeren Pfanne unterschieden werden. Versuche zur intraoperativon Quantifizierung der Stabilität und eine Korrelation mit dem radiologischen Erscheinungsbild wurden auch von Vresilovic et al. [91] gemacht, aber die aufgebrachte Belastung wurde nicht quantifiziert und die Bewegung nur mit dem unbewaffneten Auge erfaßt.

In Tierversuchen wurden die Wirkungen definierter linearer [83] und rotatorischer Bewegungen [11, 13] auf die Bildung der Grenzschicht zwischen Implantat und Knochen untersucht. Der Einsatz von Hydroxylapatit [83] ermöglichte den Ersatz einer bewegungsinduzierten fibrösen Schicht bei Bewegungen unterhalb 150 µm durch Knochen. Der Versuch von Burke et al. [13] und dessen Modellierung mit finiten Elementen [73] ergab, daß Einwachsen bei Bewegungen um 40 µm erfolgte und daß diese stark von der gewählten Vorspannung abhängig sind.

Histologische Untersuchungen werden eingesetzt, um z. B. die Wirkung von Fixationselementen wie Schrauben aus verschiedenen Materialien anhand ihres Einwachsverhaltens zu überprüfen [2] oder die knöcherne Inkorporation von Implantaten zu studieren [76]. Solche Messungen zeigen in einer Art Momentaufnahme den Zustand unmittelbar bei Entnahme des Präparates. Dieser Zustand ist aber nicht nur das Ergebnis der durch die Fixationselemente verursachten Stabilität. Sämtliche Vorgänge bis zur Entnahme (Belastung, Abrieb, unterschiedliche Operationen, etc.) beeinflussen das Ergebnis. Die Stabilität kann damit erahnt, aber nicht bestimmt werden.

Stabilitätsmessungen an explantierten Humanfemora wurden z. B. von O'-Connor et al. [65] durchgeführt. Sie fanden bei 9 Präparaten, die klinisch als stabil zu bezeichnen waren, sehr geringe Bewegungen in der Größenordnung von 5 – 25 µm, sowohl zwischen Implantat und Zement als auch zwischen Zement und Knochen. Tooke et al. [87] bestimmten bei 2 Arten von Pfannen aus Tierversuchen die Mikrobewegungen und fanden, daß die porös beschichteten Pfannen deutlich geringere Bewegungen aufwiesen als Schraubpfannen. Zalenski et al. [96] verglichen die unter in vivo Bedingungen auftretenden Relativbewegungen mit denjenigen in der unmittelbar postoperativen Situation. Die in diesem Tierversuch erreichte Stabilität war außerordentlich groß und die Bewegung betrug nach 6 Monaten in axialer Richtung nur einige Mikrometer, in Torsion etwa das Doppelte.

Einflußgrößen der Primärstabilität

Eine Vielzahl von Größen hat Einfluß auf die Primärstabilität. Sie werden in der Folge für den Schaft und die Pfanne getrennt aufgeführt. Viele dieser Größen beeinflussen sich gegenseitig. Die Änderung einer dieser Größen während des Designprozesses, z. B. die Beschichtung eines Teiles der Prothese mit Hydroxylapatit, wird mit hoher Wahrscheinlichkeit Wirkung auf die gesamte Verankerung der Prothese haben.

Primärstabilität des Schaftes

Prothesenlänge und Schaftform

Bechtold et al. [3] und Gustilo et al. [29] fanden bei ihrem Vergleich eines kurzen, geraden Schaftes mit einem langen, gebogenen eine größere Stabilität des langen Schaftes unter Torsionsbelastung. Auch Berzins et al. [5] und Callaghan et al. [15] fanden in ihrer Literaturübersicht und durch eigene Messungen, daß ein gebogener Schaft stabiler ist, allerdings nur bei größerer Belastung und ausschließlich im proximalen Teil. Hua et al. [34] fanden nur geringe Unterschiede zwischen verschiedenen Schaftformen (symmetrisch, asymmetrisch, individuell-asymmetrisch) in axialer Richtung. In Torsion dagegen war der symmetrische Schaft am wenigsten stabil. Die Untersuchung von Walker et al. [92] zeigte ebenfalls die geringsten Relativbewegungen bei einer „anatomischen“ oder exakt passende Prothese. Abnehmende Passung vergrößerte die Bewegung, obwohl sie keine Torsionsbelastung verwendeten.

Prothesengröße

Eine größere Prothese ergab in den Messungen von Gebauer et al. [26] eine zunehmende Stabilität, da bei jeder nächsten Größe (in anatomischen Grenzen) ein besserer Sitz erzielt werden konnte. Die Gefahr einer Fissur nahm dabei aber zu.

Materialeigenschaften des Schaftes

Krushell et al. [46] berechneten in einem zweidimensionalen Modell und Rohlmann et al. [74] in einem einfachen röhrenförmigen Modell bei einer mit den Knocheneigenschaften vergleichbar elastischen Prothese größere Bewegungen als bei einem steiferen Schaft aus Titan. Unter Verwendung von Scherspannungen als Maß für die Relativbewegungen fanden dagegen Cheal et al. [16] in ihrer FEM-Studie, daß im distalen Schaftbereich eine Prothese aus steifem Material (Kobalt-Chrom) höhere Bewegungen zeigt als eine weniger steife Verbundprothese. Im proximalen Teil war dies in Übereinstimmung mit den ersten beiden Studien genau umgekehrt. Das Modell von Cheal ist allerdings dreidimensional und entspricht durch Einbezug aller, in den untersuchten Belastungsphasen, aktiven Muskeln besser der physiologischen Realität. Bedeutungsvoll in diesem Zusammenhang ist weiterhin, daß v. a. bei großen Prothesengrößen die Steifigkeit der Prothese höher als diejenige des Knochens ist. Bei kleinen Größen dagegen kann die Steifigkeit der Prothese sogar geringer als diejenige des Knochens sein [22].

Oberflächenbeschaffenheit

Ein Vergleich von 3 verschiedenen Oberflächen [39] ergab die geringsten Bewegungen bei makrotexturierter Oberfläche, gefolgt von einer sandgestrahlten

Oberfläche und einer Schicht von aufgesinterten Kugeln. Eine für das Einwachsen als geeignet angesehene Schicht ergibt also nicht notwendigerweise eine geringe Relativbewegung. Eine Studie an Autopsiepräparaten [24] ergab, daß porös beschichtete Prothesen insgesamt geringe Relativbewegungen zeigten. Eine zunehmende Bedeckung führte zu abnehmender Bewegung. Die Bewegung des distalen Schaftes reagiert besonders empfindlich auf die Ausdehnung der Beschichtung [42], d. h. je mehr die Beschichtung der Prothese in Längsrichtung, desto geringer die Bewegung. Die Elimination der Beschichtung auf der lateralen Seite im Vergleich zu einer auf dem Umfang vollständigen Beschichtung ergab dagegen keinen Unterschied [43], auch nicht bei verschiedenen Prothesen und unterschiedlichen Beschichtungslängen. Eine reduzierte Reibung im distalen Schaftbereich einer Prothese z. B. durch eine polierte Oberfläche, führt zu zunehmender Relativbewegung [44], die über entsprechende Maßnahmen im proximalen Teil aufgefangen werden muß. Tooke et al. [87] zeigten durch Messungen am Hundemodell, daß eine poröse Beschichtung nach 4 Monaten stabil war, aber immer noch mehr Bewegung aufwies als eine zementierte Prothese.

Proximale oder distale Verankerung

Eine nur distale Verankerung führte in der Studie von Gebauer et al. [26] zu großen proximalen Bewegungsausschlägen. Die Wirkung des distalen Schaftendes dokumentieren die Tierversuche von Jasty et al. [38]. Ein glatter langer Schaft reduzierte die proximalen Mikrobewegungen. Nach Einwachsen des Knochens in diesen Bereich verlor der distale Schaft seine zusätzlich stabilisierende Wirkung, wirkte sich aber auch anderweitig nicht negativ aus. Eine temporäre distale Verriegelung mit Schrauben bei einem mit Preßsitz verankerten Schaft verbesserte die Primärstabilität in axialer und torsionaler Richtung signifikant [52]. Diese Technik führte bei Blömer et al. [9] zu ähnlichen Ergebnissen. Noble et al. [63] fanden, daß eine gute Passung zwischen Implantat und Knochen die Relativbewegung von zementfreien Schäften verringert, daß sie dabei allerdings auch den Kontakt im proximalen Teil behindern und dort zu zunehmender Bewegung führen kann. Bei Ohl et al. [66] traten die geringsten Mikrobewegungen unter Rotationsbelastung bei gleichzeitig distaler und proximaler Fixation auf. Eine nur proximale Verankerung war etwas weniger stabil, eine nur distale Verankerung wegen des flexiblen Schaftes sehr beweglich.

Kragen

Die Wirkung des Kragens wurde bei einem Implantat mit konischem Kragen untersucht [25]. Er zeigte allerdings nur eine Wirkung bei Belastungen mit einer rotatorischen Komponente (z. B. Treppensteigen). Die Studie von Keaveny [42] zeigte, daß bei Vorhandensein eines Kragens die Größe der Oberfläche mit Einwachsmaterial weniger wichtig ist. Die Mikrobewegung nahm bei Entfernung des Kragens zu. Auch die numerische Studie von Mandell et al. [55] bestätigte die bewegungsreduzierende Wirkung des Kragens in axialer Richtung. Diese Studie zeigte ebenso, daß ein Kragen auch eine dehnungsreduzierende Funktion hat und damit der Knochen entlastet wird (stress protection). Dieser Effekt kann durch eine konische Form des Implantates verringert werden, aber eben nur auf Kosten zunehmender Mikrobewegungen. Die zusätzliche Verschraubung eines Kragens in der Region des Calcar femorale [57] führte auch zu reduzierter Relativbewegung, v. a. in axialer Richtung. Whiteside et al. [94] untersuchten das Zusammenspiel zwischen Kragen und distaler Fixation. Der Kragen reduzierte das Einsinken, nicht aber die seitlichen Bewegungen. Für eine geringe Mikrobewegung waren ein Kragen und ein guter distaler Sitz notwendig.

Stabilisierungselemente

Cook et al. [18] untersuchten verschiedene Elemente, die durch ihre zusätzliche Füllung des Markraumes die Stabilisierung verbessern sollten. Dies war nicht der Fall. In der Studie von Nunn et al. [64] dagegen zeigte eine Prothese mit 1 mm hohen Längsrillen im Vergleich zu einer glatten Prothese eine Verbesserung der Rotationsstabilität, sie blieb aber weniger stabil als dieselbe Prothese mit Zement. Berzins et al. [6] fanden, daß eine mittels Allograftteilen in Kombination mit Zement implantierte Revisionsprothese zwar stabiler als eine zementfreie Prothese war, aber immer noch weniger stabil als ein herkömmlich zementierter Schaft. Blömer et al. [9] dokumentierten bei Revisionsprothesen ebenfalls die stabilisierende Wirkung verschiedener Elemente wie Doppelkonus und Verriegelungsschraube. Heiner et al. [33] stellten fest, daß kein Unterschied bestand, ob der distale Teil eines in einen Allograft eingesetzten Schaftes durch Preßpassung oder durch Zement verankert wurde.

Grenzschichteigenschaften

Verschiedene Untersuchungen, v. a. mit finiten Elementen [60], haben die Bedeutung der Grenzschichtbedingungen (Steifigkeit, Reibungskoeffizient) gezeigt. Die Effekte sind dabei für verschiedene Bewegungsrichtungen unterschiedlich.

Prothesentypen

Vergleichende Untersuchungen wurden von verschiedenen Autoren durchgeführt [58,78]. Je ähnlicher die untersuchten Prothesen untereinander sind, desto eindeutigere Schlüsse lassen sich aus solchen Studien gewinnen. Da sich aber die Modelle oft in verschiedener Hinsicht unterscheiden, lassen nur ganz detaillierte Analysen der Bewegungen in den einzelnen Richtungen relevante Aussagen zu. Immerhin zeigte sich, daß die Bewegungen von einigen Prothesen gleich klein wie bei zementierten Prothesen waren.

Knocheneigenschaften

Die Primärstabilität bei weichem (spongiösem) Knochen ist geringer [18] als bei normalem Knochen. Die FEM-Studie von Konieczynski et al. [44] zeigte, daß die zunehmende Bewegung der Prothese in einem Knochen mit verringerter (osteoporotischer) Qualität das Verhältnis der entsprechend veränderten Elastizitätsmoduli widerspiegelt.

Belastung

Es ist nicht erstaunlich, daß die Belastung nach Richtung und Größe für die Entstehung der Relativbewegung entscheidend ist. Die Untersuchung von Konieczynski et al. [45] mit 4 verschiedenen Lastfällen zeigte darüber hinaus, daß die Relativbewegung mit der Belastung zunimmt, aber nicht in strenger Proportionalität. Eine geänderte Belastung verändert sowohl die Größe der Kontaktfläche als auch die Lastverteilung zwischen Implantat und Knochen und damit die Steifigkeitsverhältnisse. Die Primärstabilität sollte deshalb immer anhand verschiedener Lastfälle (unterschiedliche Richtungen) und vielleicht sogar bei mehr als einem Lastniveau bestimmt werden.

Fissuren

Fissuren, wie sie bei der Implantation einer Prothese als Komplikation auftreten können, führten in der Untersuchung von Gebauer et al. [26] wider Erwarten nicht zu einer erhöhten Relativbewegung. In der Studie von Otani et al. [68] dagegen wurde gezeigt, daß nach Auftreten einer Femurfraktur v. a. die Torsionstabilität mangelhaft ist. Eine Verbesserung konnte durch Drahtcerclagen erreicht werden. Die Stabilität wurde vergleichbar mit einer unfrakturierten Kontrollgruppe, wenn die Cerclage bei entfernter Prothese durchgeführt wurde.

Implantationstechnik

Die Studie von Sugiyama et al. [86] zeigt, daß eine auf Preßsitz basierte Implantationstechnik geringere Mikrobewegungen erzeugt als eine genau passende Implantationstechnik.

Zement

Zusammen mit anderen Autoren bestätigten Butler et al. [14] und Burke et al. [12] die stabilisierende Wirkung von Zement, v. a. bei nicht axialen Belastungsrichtungen. Dies bedeutet für die zementfreie Prothese, daß durch auftretende Bewegungen bei diesen Belastungsarten (Biegung, Torsion) das Einwachsen des Knochens behindert werden kann [37]. In einer Studie an 11 explantierten Autopsiepräparaten konnten Maloney et al. [54] die geringe Relativbewegung bei Zementfixation auch bei Liegezeiten von bis zu 17 Jahren nachweisen, dabei hatte sich auch zu diesem Zeitpunkt die Knochendehnung derjenigen des intakten Femurs immer noch nicht angeglichen. Verschiedene Arten der Zementfixation wurden von Sugiyama et al. [85] verglichen. Mischen unter Vakuum und Zementinjektion unter Druck waren anderen Verarbeitungstechniken überlegen. Allerdings fanden die Autoren bei allen Zementiermethoden Anzeichen von Zementversagen bereits bei relativ geringen Torsionsbelastungen.

Primärstabilität der Pfanne

Pfannendesign

Adler et al. [1] fanden, daß zusätzliche Schrauben oder Spitzen (spikes) für die Primärstabilität weniger wichtig waren als eine saubere chirurgische Vorbereitung und die geometrische Passung des Implantates. Indirekte Bestätigung erbrachte die Untersuchung von Anderson et al. [2], die mittels histologischer Untersuchungen an Hunden keinen Unterschied im Einwachsen zwischen Pfannen mit Preßpassung oder nach Fixation mit Schrauben (Titan oder Polylactatsäure) fanden. Bei Clarke et al. [17] erzeugten Stifte (pegs) im Vergleich mit Schrauben eine deutlich stärkere Verankerung. Bei Lachiewicz et al. [50] war dagegen die Schraubenverankerung stärker als die mit Stiften. Perona et al. [70] fanden die größte Relativbewegung bei einer hemisphärischen Pfanne mit Preßsitz, Schrauben verringerten die Bewegung, am stabilsten war die zementierte Pfanne. Das Ilium zeigte dabei die geringste, Pubis und Ischium eine bessere Stabilität. Kwong et al. [49] zeigten, daß beim Ausfräsen mit 1 mm Untermaß die Verwendung von Schrauben die Relativbewegung nicht verbesserte. Gleiches Maß für Fräser und Implantat führte zu mehr Mikrobewegung, die dann mit Schrauben kompensiert werden konnte. Von Lachiewicz et al. [50] konnte hinsichtlich der Relativbewegung bei verschiedenen Fixationsarten kein Unterschied gefunden werden. Die Verankerungsfestigkeit einer Oberflächenbeschichtung aus Titandrähten konnte im Tierversuch nachgewiesen werden [59].

Passung der Pfanne

Adler et al. [1] fanden, daß der Durchmesser und die Tiefe des chirurgisch vorbereiteten Acetabulums entscheidend ist. Sie maßen die höchsten Ausdrehmomente bei einem um 1 mm zu klein gefrästen Acetabulum. Mangelhafte Knochenqualität erhöhte diesen Wert auf 2 mm. Bei Curtis et al. [19] lag diese Fehlpassung sogar noch etwas höher (2-3 mm). Die Grenze zur Beckenfissur war bei 4 mm erreicht. In der Studie von Kwong et al. [49] konnte bei einer Fehlpassung von 2 mm das Implantat gar nicht vollständig eingesetzt werden. Optimal erschien eine Fehlpassung von 1 mm. Die experimentelle Studie von Yerby et al. [95] zeigte, daß eine hemisphärische Pfanne, im Vergleich zu einer Pfanne mit Doppelradius, mehrere Vorteile hat. Sie benötigte weniger Kraft für die Implantation und bewies trotzdem größere Festigkeit gegen Ausdrehen.

Außerdem waren die im Becken induzierten Spannungen geringer. Die FEM-Studie von Hansen et al. [30] ergab, daß bereits bei einer Fehlpassung von 1 mm die Elastizitätsgrenze von Knochen erreicht ist und der Knochen bei höherer Fehlpassung plastisches Verhalten annimmt. Sie zeigte auch, daß die durch Gehen induzierten Beckenspannungen um eine Größenordnung kleiner sind als die Spannungen, die durch eine Fehlpassung erzeugt werden. Volz et al. [90] fanden, daß die größte Torsionsfestigkeit für zementierte Pfannen erreicht wird, wenn das Acetabulum genügend ausgefräst wird, um das Implantat vollständig einsetzen zu können, wenn sämtlicher Knorpel entfernt wird, wenn die subchondrale Platte ausgebohrt und Löcher als zusätzliche Anker für den Zement gebohrt werden.

Subchondrale Knochenplatte

Die Entfernung des subchondralen Knochens vergrößert die Relativbewegungen [56].

Zusammenfassung

Abschließend kann gesagt werden, daß in einer numerischen FEM-Studie großer Wert auf die Modellierung, insbesondere die Interfacebedingungen gelegt werden muß. Nur der Einbezug von sinnvollen Reibungskoeffizienten kann das auch experimentell beobachtete Bewegungsverhalten nachbilden [47, 75]. Die Belastung muß physiologisch sein und mehrere Lastfälle umfassen. Die lokale Verteilung der mechanischen Eigenschaften und die Größenverhältnisse zwischen Implantat und Knochen müssen berücksichtigt werden. Bei den experimentellen Untersuchungen ist eine realitätsnahe Implantationstechnik wichtig. Die Anzahl der Präparate muß ausreichend und ihre Eigenschaften bekannt sein. Die erheblichen Unterschiede zwischen den Ergebnissen von statisch und dynamisch belasteteten Prothesen [46, 84] unterstreichen die Notwendigkeit dynamischer Belastungen. Vergleichende experimentelle Untersuchungen zwischen sehr unterschiedlichen Implantaten [84] müssen mit Zurückhaltung interpretiert werden. Eine bessere Möglichkeit ist der Vergleich geometrisch ähnlicher Prothesen [78] oder die gezielte Variation einer einzigen Designgröße.

Die Kenntnis um die Größenordnungen der Mikrobewegungen und ihrer Einflußgrößen wird für zukünftige biomechanische Studien wichtig sein. Solche Daten können dazu dienen, die Veränderungen der Eigenschaften von Knochen und die Bildung von Zwischenschichten (z. B. mathematische Simulationen [93]) zu studieren und nach Möglichkeit, Voraussagen über das zukünftige Verhalten von Implantaten zu machen.

Allgemein geht man davon aus, daß die Relativbewegung zur Sicherstellung des Einwachsens idealerweise null oder zumindest so gering wie möglich sein muß. Weitere Studien könnten aber zeigen, daß auch hier wie in der Frakturheilung eine gewisse Mindestbewegung nötig ist und zu besseren Ergebnissen führen kann.

Literatur

1. Adler E, Stuchin SA, Kummer FJ (1992) Stability of press-fit acetabular cups. J Arthroplasty 7: 295–301
2. Anderson G, Greis PE, Klein AH, Rubash HE (1992) Alternative methods of acetabular fixation in a canine total hip replacement model. Trans 38th Annu ORS 17: 318
3. Bechtold JE, Bianco PT, Kyle RF, Gustilo RB (1988) Experimental evaluation of strain and stability for short stem and long curved stem uncemented femoral prostheses in torsion and stance loading. Trans 34th Annu ORS 13: 348
4. Bechtold JE, Bianco PT, Gustilo RB, Kyle RF (1989) Rotational stability of uncemented femoral prostheses – the role of stem curvature and length. Trans 35th Ann ORS 14: 380
5. Berzins A, Sumner DR, Andriacchi TP, Galante JO (1993) Stem curvature and load angle influence the initial relative bone implant motion of cementless femoral stems. J Orthop Res 11: 758–769
6. Berzins A, Wasielewski RC, Sumner DR (1993) Implant stability in revision THA: the role of allograft packing and cementing. Trans 39th Annu ORS 18: 518
7. Bianco PT, Bechtold JE, Kyle RF, Gustilo RB (1989) Synthetic composite femurs for use in evaluation of torsional stability of cementless femoral prostheses. AMD 98: 297–300
8. Black J (1984) Tissue properties: relationship of in vitro studies to in vivo behavior. In: Hastings GW, Ducheyne P (eds) Natural and living biomaterials. CRC Press, Boca Raton, pp5–26
9. Blömer W, Fink U, Ungethüm M (1994) Biomechanische Aspekte zementfreier Revisionsendoprothesen des Hüftgelenks. Trans Biomech (in press)
10. Brown TD, Pedersen DR (1988) Global mechanical consequences of reduced cement/bone coupling rigidity in proximal femoral arthroplasty: a three-dimensional finite element analysis. J Biomech 21: 115–129
11. Burke DW, Bragdon CR, O'Connor DO, Jasty M, Haire T, Harris WH (1991) Dynamic measurement of interface mechanics in vivo and the effect of micromotion on bone ingrowth into a porous surface device under controlled loads in vivo. Trans 37th Annu ORS 16: 103
12. Burke DW, O'Connor DO, Zalenski EB, Jasty M, Harris WH (1991) Micromotion of cemented and uncemented femoral components. J Bone Joint Surg [Br] 73: 33–37
13. Burke DW, Bragdon CR, Lowenstein JD (1993) Mechanical aspects of the bone-porous surface interface under known amounts of implant motion: an in vivo canine study. Trans 39th Annu ORS 18: 470
14. Butler CA, Jones LC, Hungerford DS (1988) Initial implant stability of porous coated total hip femoral components; a mechanical study of micromovement. Trans 34th Annu ORS 13: 549
15. Callaghan JJ, Fulghum CS, Glisson RR, Stranne SK (1992) The effect of femoral stem geometry on interface motion in uncemented porous-coated total hip prostheses. Comparison of straight-stem and curved-stem designs. J Bone Joint Surg [Am] 74: 839–848
16. Cheal EJ, Spector M, Hayes WC (1992) Role of loads and prosthesis material properties on the mechanics of the proximal femur after total hip arthroplasty. J Orthop Res 10: 405–422
17. Clarke HJ, Jinnah RH, Warden KE, Cox QG, Curtis MJ (1991) Evaluation of acetabular stability in uncemented prostheses. J Arthroplasty 6: 335–340

18. Cook SD, Averill RG, Manley MT, Cohen RC (1991) Effect of stem fit, shape, bone quality, and proximal modularity on the torsional stability of pressfit hip stems. Trans 37th Annu ORS 16: 530
19. Curtis MJ, Jinnah RH, Wilson VD, Hungerford DS (1992) The initial stability of uncemented acetabular components. J Bone Joint Surg [Br] 74: 372–376
20. Davy DT, Katoozian H (1994) Three-dimensional shape optimization of femoral components of hip prostheses with frictional interfaces. Trans 40th Annu ORS 19: 223
21. Dienel R, Jungnickel I, Holzweissig F, Manitz L, Hellinger J (1984) Mikrobewegungen von zementfixierten Hüftendoprothesenschäften in Leichenfemora. Beitr Orthop Traumatol 31: 151–158
22. Dujovne AR, Bobyn JD, Krygier JJ, Miller JE, Brooks CE (1993) Mechanical compatibility of noncemented hip prostheses with the human femur. J Arthroplasty 8: 7–22
23. Ebramzadeh E, McKellop H, Wilson M, Sarmiento A (1988) Design factors affecting micromotion of porous-coated and low modulus total hip prostheses. Trans 34th Annu ORS 13: 351
24. Engh CA, O'Connor D, Jasty M, McGovern TF, Bobyn JD, Harris WH (1992) Quantification of implant micromotion, strain shielding, and bone resorption with porous-coated anatomic medullary locking femoral prostheses. Clin Orthop 285: 13–29
25. Fischer KJ, Carter DR, Maloney WJ (1992) In vitro study of initial stability of a conical collared femoral component. J Arthroplasty (Suppl) 7: 389–395
26. Gebauer D, Refior HJ, Haake M (1990) Experimentelle Untersuchungen zum Einfluß operationstechnischer Fehler auf die Primärstabilität zementloser Hüftendoprothesenschäfte. Z Orthop 128: 100–107
27. Gilbert JL, Bloomfeld RS, Lautenschlager EP, Wixson RL (1992) A computer-based biomechanical analysis of the three-dimensional motion of cementless hip prostheses. J Biomech 25: 329–340
28. Giraud P, Schneider E, Kempf I (1991) A study of primary motion and deformation of the peri-acetabular area under static load. Chirurgie 117: 732–736
29. Gustilo RB, Bechtold JE, Giacchetto J, Kyle RF (1989) Rationale, experience, and results of long-stem femoral prosthesis. Clin Orthop 249: 159–168
30. Hansen TM, Koeneman JB, Hedley AK (1992) 3-D FEM analysis of interference fixation of acetabular implants. Trans 38th Annu ORS 17: 400
31. Harris WH, Mulroy RDJr., Maloney WJ, Burke DW, Chandler HP, Zalenski EB (1991) Intraoperative measurement of rotational stability of femoral components of total hip arthroplasty. Clin Orthop 266: 119–126
32. Hayes DEE Jr, Bargar WL, Paul HA, Taylor JK (1992) Three dimensional micromotion of femoral prostheses. Trans 38th Annu ORS 17: 380
33. Heiner JP, Manley PA, Kohles SS, Vanderby R Jr., Markel MO (1993) Canine hip replacement with proximal femoral grafts: a comparison of cemented versus press-fit distal fixation. Trans 39th Annu ORS 18: 523
34. Hua J, Walker PS (1994) Relative motion of hip stems under load. An in vitro study of symmetrical, asymmetrical, and custom asymmetrical designs. J Bone Joint Surg [Am] 76: 95–103
35. Huiskes R (1993) Failed innovation in total hip replacement. Diagnosis and proposals for a cure. Acta Orthop Scand 64: 699–716
36. Jansson V, Zimmer M, Kuhne JH, Sailer FP (1993) [Initial stability of an implanted cement-canal prosthesis. Results in experimental studies on human cadaver femurs]. Z Orthop 131: 377–381
37. Jasty M, Burke D, Harris WH (1992) Biomechanics of cemented and cementless prostheses. Chir Organi Mov 77: 349–358
38. Jasty M, Krushell R, Zalenski E, O'Connor D, Sedlacek R, Harris W (1993) The contribution of the nonporous distal stem to the stability of proximally porous-coated canine femoral components. J Arthroplasty 8: 33–41

39. Kamaric E, Noble PC, Alexander JW (1989) The effect of proximal surface texture on the acute stability of cementless fixation. Trans 35th Annu ORS 14: 382
40. Kärrholm J, Snorrason F (1993) Subsidence, tip, and hump micromovements of noncoated ribbed femoral prostheses. Clin Orthop 287: 50-60
41. Kärrholm J, Borssen B, Löwenhielm G, Snorrason F (1994) Early micromotion in cemented femoral stems subsequently revised due to pain or osteolysis. Trans 40th Annu ORS 19: 246
42. Keaveny TM (1992) Relative motion for a Moore-type cementless hip prosthesis in the early post-operative situation. Trans 38th Annu ORS 17: 379
43. Keaveny TM, Jaloszynski RL (1994) Effects of circumferential vs. medial-only porous coating for THA cementless fixation. Trans 40th Annu ORS 19: 220
44. Konieczynski DD, Bartel DL (1993) The effects of bone quality and interface friction on early post-operative performance of an anatomic noncemented implant. Trans 39th Annu ORS 18: 447
45. Konieczynski DD, Bartel DL (1994) The role of loading on the immediate post-operative stability of a noncemented hip implant. Trans 40th Annu ORS 19: 222
46. Krushell RJ, Burke DW, Harris WH (1991) Elevated-rim acetabular components. Effect on range of motion and stability in total hip arthroplasty. J Arthroplasty (Suppl) 6: 53–S58
47. Kuiper JH, Huiskes R (1993) Finite element simulation of dynamic micro-motion at the interface of bone and prosthesis. Trans 39th Annu ORS 18: 440
48. Kurtz SM, Bartel DL, Edidin AA (1994) The effect of gaps on contact stress and relative motion in a metal-backed acetabular component for THR. Trans 40th Annu ORS 19: 243
49. Kwong LM, O'Connor DO, Sedlacek RC, Krushell RJ, Maloney WJ, Harris WH (1994) A quantitative in vitro assessment of fit and screw fixation on the stability of a cementless hemispherical acetabular component. J Arthroplasty 9: 163–170
50. Lachiewicz PF, Suh PB, Gilbert JA (1989) In vitro initial fixation of porous-coated acetabular total hip components. A biomechanical comparative study. J Arthroplasty 4: 201–205
51. Linde F, Sorensen HCF (1993) The effect of different storage methods on the mechanical properties of trabecular bone. J Biomech 26: 1249–1252
52. Mahomed N, Schatzker J, Hearn T (1993) Biomechanical analysis of a distally interlocked press-fit femoral total hip prosthesis. J Arthroplasty 8: 129–132
53. Malchau H, Kärrholm J, Thanner J, Wallinder L, Geijer M, Herberts P (1994) Bioresorbable vs. titanium screws in acetabular cup fixation: a prospective randomised evaluation using stereoradiography. Trans 40th Annu ORS 19: 287
54. Maloney WJ, Jasty M, Burke DW, O'Connor DO, Zalenski EB, Bragdon C, Harris WH (1989) Biomechanical and histologic investigation of cemented total hip arthroplasties. A study of autopsy-retrieved femurs after in vivo cycling. Clin Orthop 249: 129–140
55. Mandell JA, Beaupré GS, Goodman SB, Carter DR (1994) The influence of femoral component collar or taper on stress transfer and micromotion. Trans 40th Annu ORS 19: 224
56. Markolf KL, Amstutz HC (1983) Compressive deformations of the acetabulum during in vitro loading. Clin Orthop 173: 284–292
57. Martin JW, Sugiyama H, Kaiser AD, Van Hoech J, Whiteside LA (1990) An analysis of screw fixation of the femoral component in cementless hip arthroplasty. J Arthroplasty (Suppl) 5: 15–20
58. McKellop H, Ebramzadeh E, Niederer PG, Sarmiento A (1991) Comparison of the stability of press-fit hip prosthesis femoral stems using a synthetic model femur (erratum, J Orthop Res (1991) Nov; 9 (6): 933.) J Orthop Res 9: 297–305
59. Morscher E, Bereiter H, Lampert C (1989) Cementless pressfit cup. Principles, experimental data, and three-year follow-up study. Clin Orthop 249: 12–20

60. Natarajan RN, Andriacchi TP, Sumner DR (1994) Micromotion in curved uncemented femoral stem depends on both the interface friction and stiffness. Trans 40th Annu ORS 19: 221
61. Nistor L, Blaha JD, Kjellstrom U, Selvik G (1991) In vivo measurements of relative motion between an uncemented femoral total hip component and the femur by roentgen stereophotogrammetric analysis. Clin Orthop 287: 220–227
62. Nistor L, Lundberg A, Ackerholm P (1994) Rotation and subsidence of a composite femoral component analysed by roentgen stereophotogrammetry. Trans 40th Annu ORS 19: 245
63. Noble PC, Kamaric E, Alexander JW (1989) Distal stem centralization critically affects the acute fixation of cementless femoral stems. Trans 35th Annu ORS 14: 381
64. Nunn D, Freeman MA, Tanner KE, Bonfield W (1989) Torsional stability of the femoral component of hip arthroplasty. Response to an anteriorly applied load. J Bone Joint Surg [Br] 71: 452–455
65. O'Connor DO, Burke DW, Sedlacek RC, Lozynsky AJ (1993) Cement bone vs. implant bone micromotion on autopsy retrieved cemented femoral components. Trans 39th Annu ORS 18: 248
66. Ohl MD, Whiteside LA, McCarthy DS, White SE (1993) Torsional fixation of a modular femoral hip component. Clin Orthop 287: 135–141
67. Ohlin A, Balkfors B (1992) Stability of cemented sockets after 3–14 years. J Arthroplasty 7:87–92
68. Otani T, Lux PS, Capello WN (1993) Wiring technique to improve torsional stability of the cementless femoral component in THA associated with a surgically induced femoral fracture. Trans 39th Annu ORS 18: 451
69. Perona PG, Lawrence J, Paprosky WG (1992) Initial acetabular component stability: an in vitro comparison of cemented and cementless acetabular components. Trans 38th Annu ORS 17: 398
70. Perona PG, Lawrence J, Paprosky WG, Patwardhan AG, Sartori M (1992) Acetabular micromotion as a measure of initial implant stability in primary hip arthroplasty. An in vitro comparison of different methods of initial acetabular component fixation. J Arthroplasty 7: 537–547
71. Perren SM, Boitzy A (1978) La différenciation cellulaire et la biomechanique de l'os au cours de la consolidation d'une fracture. Anat Clin 1: 12
72. Pilliar RM, Lee JM, Maniatopoulos C (1986) Observations of the effect of movement on bone ingrowth into porous-surfaced implants. Clin Orthop 208: 108–113
73. Ramamurti BS, Orr TE, DiGioia (111) AM, Bragdon CR, Jasty M, Harris WH (1994) An investigation of the implant bone interface of an in vivo micromotion canine experiment using finite element analysis. Trans 40th Annu ORS 19: 244
74. Rohlmann A, Cheal EJ, Hayes WC, Bergmann G (1988) A nonlinear finite element analysis of interface conditions in porous coated hip endoprostheses. J Biomech 21: 605–611
75. Rubin PJ, Rakotomanana RL, Leyvraz PF, Zysset PK, Curnier A, Heegaard JH (1993) Frictional interface micromotions and anisotropic stress distribution in a femoral total hip component. J Biomech 26:725–739
76. Schenk RK, Wehrli U (1989) Reaction of the bone to a cement free SL femur revision prosthesis. Histologic findings in an autopsy specimen 5 1/2 months after surgery Orthopäde 18:454–462
77. Schneider E, Eulenberger J, Steiner W, Wyder D, Friedman RJ, Perren SM (1989) Experimental method for the in vitro testing of the initial stability of cementless hip prostheses. J Biomech 22: 735–744
78. Schneider E, Kinast C, Eulenberger J, Wyder D, Eskilsson G, Perren SM (1989) A comparative study of the initial stability of cementless hip prostheses. Clin Orthop 248: 200–209

79. Schneider E, Giraud P, Schönenberger U, Eulenberger J, Wyder D, Seelig W, Schläpfer F, Frick W (1991) Primärstabilität zementierter und zementfreier Hüftprothesen. In: Stuhler T (Hrsg) Hüftkopfnekrose. Springer, Berlin Heidelberg New York Tokyo, pp 565–574
80. Schneider E, Schönenberger U, Giraud P, Bürgi M (1992) Primärstabilität und Beckendeformation bei zementierten und nichtzementierten Hüftpfannen. Orthopäde 21: 57–62
81. Sedlin ED, Hirsch C (1966) Factors affecting the determination of the physical properties of femoral cortical bone. Acta Orthop Scand 37: 29
82. Selvik G (1989) Roentgen stereophotogrammetry. A method for the study of the kinematics of the skeletal system. Acta Orthop Scand (Suppl 60) 232: 1–51
83. Soballe K, Hansen ES, Rasmussen HB, Bünger C (1992) Hydroxyapatite coating converts fibrous anchorage to bony fixation during continuous implant loading. Trans 38th Annu ORS 17: 292
84. Stiehl JB, MacMillan E, Skrade DA (1991) Mechanical stability of porous-coated acetabular components in total hip arthroplasty. J Arthroplasty 6: 295–300
85. Sugiyama H, Whiteside LA, Kaiser AD (1989) Examination of rotational fixation of the femoral component in total hip arthroplasty. A mechanical study of micromovement and acoustic emission. Clin Orthop 249: 122–128
86. Sugiyama H, Whiteside LA, Engh CA (1992) Torsional fixation of the femoral component in total hip arthroplasty. The effect of surgical press-fit technique. Clin Orthop 249: 187–193
87. Tooke SM, Nugent PJ, Chotivichit A, Goodman W, Kabo JM (1988) Comparison of in vivo cementless acetabular fixation. Clin Orthop 235: 253–260
88. Tschupik JP (1988) Grundlagen und Strategien des problemspezifischen Röntgenbildmessverfahrens EBRA (Einbildröntgenanalyse). In: Russe W (Hrsg) Röntgenphotogrammetrie der künstlichen Hüftgelenkspfanne. Huber, Bern, pp 16–41
89. Vanderby R Jr., Manley PA, Kohles SS, McBeath AA (1992) Fixation stability of femoral components in a canine hip replacement model. J Orthop Res 10: 300–309
90. Volz RG, Wilson RJ (1977) Factors affecting the mechanical stability of the cemented acetabular component in total hip replacement. J Bone Joint Surg [Am] 59: 501–504
91. Vresilovic EJ, Hozack W, Rothman RH (1994) Radiographic assessment of cementless femoral components. J Arthroplasty 9: 137–141
92. Walker PS, Schneeweis D, Murphy S, Nelson P (1987) Strains and micromotions of press-fit femoral stem prostheses. J Biomech 20: 693–702
93. Weinans H, Huiskes R, Grootenboer HJ (1993) Quantitative analysis of bone reactions to relative motions at implant-bone interfaces. J Biomech 26: 1271–1281
94. Whiteside LA, Easley JC (1989) The effect of collar and distal stem fixation on micromotion of the femoral stem in uncemented total hip arthroplasty. Clin Orthop 239: 145–153
95. Yerby SA, Taylor JK, Murzic W (1992) Acetabular component interface: press-fit fixation. Trans 38th Annu ORS 17: 384
96. Zalenski E, Jasty M, O'Connor DO, Page A, Krushell R, Bragdon C, Russotti G, Harris WH (1989) Micromotion of porous-surfaced, cementless prostheses following 6 months of in vivo bone ingrowth in a canine model. Trans 35th Annu ORS 14: 377

Ganganalyse als biomechanisches Werkzeug zur Entwicklung von künstlichen Gelenken

Urs P. Wyss, Patrick A. Costigan

Einführung

Die Geometrie und Anordnung der Knochen, Bänder, Muskeln und anderer Weichteile ist ein fein abgestimmter Mechanismus, der die Gelenkbewegung steuert. Störungen der unteren Extremitäten in diesem Zusammenspiel führen zu Veränderungen des Ganges. Degenerative Gelenkerkrankungen [11,19], Unfälle oder chirurgische Eingriffe, wie Osteotomien [23] und Arthroplastiken [2], können diese Veränderungen bewirken. Die Ganganalyse ist deshalb eine wichtige Hilfe in der Entwicklung von künstlichen Gelenken für die unteren Extremitäten. Sie liefert Bewegungs-, Kraft- und Drehmomentdaten für verschiedene Tätigkeiten bei Einzelpersonen und Personengruppen. Die Resultate werden in bezug auf den Ersatz von Gelenken besprochen.

Entwicklung künstlicher Gelenke

Die Entwicklung von künstlichen Gelenken erfordert die Zusammenarbeit von Experten aus verschiedenen Fachrichtungen. Der Orthopäde stellt die Diagnose eines klinischen Problems und entscheidet sich zusammen mit dem Patienten für eine passende Behandlung, in diesem Fall für die Implantation eines künstlichen Gelenkes. Radiologen, Anatomen, Pathologen, Materialspezialisten, Ingenieure und Biomechaniker tragen zur Entwicklung von möglichst dauerhaften Implantaten bei. Physiotherapeuten spielen eine wichtige Rolle in der postoperativen Rehabilitation [14], während die Epidemiologen Erfolgs- und Nachfolgestudien überwachen. Diese Abhandlung betrachtet allerdings nur die Bedeutung der Ganganalyse für den Ersatz von Gelenken.

Ganganalyse

Seit über einem Jahrhundert wird die menschliche Fortbewegung erforscht. Die Gebrüder Weber [27] untersuchten schon sehr früh den Gang des Menschen. Braune u. Fischer [6] benutzten Bewegungsstudien, um die Ausrüstung der deutschen Infanterie zu verbessern. In diesem Jahrhundert befaßten sich Bernstein [5], etwas später auch Bresler u. Frankel [7], ausführlich mit der Ganganalyse. Morrison [20], Winter [31] und andere begründeten die moderne Ganganalyse, indem durch den Gebrauch des Computers eine verbesserte Erfassung und Analyse der Daten möglich wurde. Sie untersuchten Winkel, Kräfte und Drehmomente an Gelenken, sowie Energien und Leistungen während des Bewegungsablaufes. Sie beschäftigten sich hauptsächlich mit dem Mechanismus und der Kontrolle des Ganges. Die Ergebnisse der Ganganalysenforschung beeinflußten bis zu einem gewissen Grad die Implantation von künstlichen Gelenken [2], dennoch existiert ein Potential für eine umfassendere Nutzung der Ganganalysenforschung. Eine Bemerkung von Otto Frey (1983), einem Pionier in der Entwicklung und Herstellung von Implantaten der Firma Gebrüder Sulzer AG, illustriert diesen Punkt: „Er habe sein Verständnis der Belastung und Funktion der Gelenke und deren Probleme vertieft, indem er im Gegensatz zu den in der Literatur weitverbreiteten zweidimensionalen Daten die dreidimensionalen Werte für Gelenkkräfte und Drehmomente studierte." Solche Erkenntnisse von Frey und anderen führten in der Orthopädie zur Anerkennung der Ganganalyse als diagnostisches Hilfsmittel für Gelenkerkrankungen, in der Erfassung postoperativer Veränderungen und in der Entwicklung künstlicher Gelenke.

Die am weitesten verbreiteten Ganganalysemethoden sind entweder Videoaufzeichnungen in Kombination mit passiven Markern ohne Verkabelung [13, 31] oder Systeme, die verkabelte, infrarot blinkende Leuchtdioden (LED) als aktive Marker benutzen und die Lichtblitze mit speziellen Kameras erfassen. Einige Untersuchungsmethoden kombinieren die Anordnung und Geometrie der Knochen aus Röntgenbildern mit den kinematischen Daten [8, 29]. Dieser Vergleich ist wichtig, um genaue Resultate auf individueller Basis, besonders für erkrankte und deformierte Gelenke zu erhalten. Die Ganganalyse liefert dreidimensionale Daten über Gelenkrotationen, Druckkräfte und Drehmomente beim Gehen und Treppensteigen, welches die beiden wichtigsten täglichen Funktionen der unteren Extremitäten sind. Diese Information ist sehr bedeutend, wenn die Widerstandsfähigkeit eines Implantates und die Art seiner Fixation im Knochen bestimmt werden sollen. Die Messung der Ganggeschwindigkeit ist ein guter Indikator für Erfolgsstudien nach einem Gelenkersatz [2], kann aber in der Entwicklung von künstlichen Gelenken nicht angewandt werden. Der Genauigkeit der Ganganalysedaten wird große Bedeutung beigemessen, um die korrekte Anwendung zu garantieren. Genauigkeitsbestimmungen mit mechanischen Modellen [9] und direkte Vergleiche mit Markern, die auf im Knochen implantierten Steinmann-Nägeln angebracht sind [15], demonstrieren, daß Resultate mit einer Fehlergrenze von weniger als 10 % erreicht werden können. Nur die sehr kurze Zeitspanne bei Beginn des Fußkontaktes kann einen größeren Fehler aufweisen, wenn keine Beschleunigungsmesser eingesetzt werden. Die Implantation von Meßgebern in künstlichen Gelenken liefert direkte und genaue Werte von den Kräften [4] und kann zur Überprüfung der Genauigkeit konventioneller, nicht-invasiver Methoden angewandt werden.

Ganganalysedaten für die Entwicklung künstlicher Gelenke

Alle vorliegenden Daten stammen aus der dreidimensionalen Questor-Ganganalyse (QGAIT) in Kombination mit der Questor-Präzisionsradiographie (QPR). Die Erfassung und Verarbeitung der Daten wurde in früheren Publikationen ausführlich besprochen [8, 17, 26]. Für die Aufnahme der Bewegungsdaten wurden Infrarotlicht emittierende Dioden (LED) als aktive Marker verwendet, die später für die Röntgenbildaufnahme durch „Radiopaque-Marker" ersetzt wurden, um eine individuelle und genaue Übereinstimmung der kinematischen Daten mit der Geometrie und Anordnung der Knochen zu erreichen. Die vorliegenden Daten stammen vom Kniegelenk. Ein entsprechendes Vorgehen kann brauchbare Resultate für die Entwicklung von Implantaten anderer Gelenke liefern. Die Gangstudien wurden an einer jungen, gesunden Personengruppe durchgeführt. Die personenspezifischen Informationen sind aus Tabelle 1 zu entnehmen. Die Daten einer älteren, asymptomatischen Gruppe wurden ebenfalls untersucht, ohne nennenswerte Unterschiede in der Auswertung zur jungen Normalgruppe festzustellen. Präoperative kinematische und kinetische Daten von 2 Patienten mit Arthrose wurden diskutiert (B02, Totalprothese am Knie, und I11, Teilprothese am Knie). Die patientenspezifischen Informationen sind in Tabelle 1 aufgeführt. Alle Daten wurden auf einen Gehzyklus bzw. einen Treppensteigezyklus normalisiert. Der Zeitfaktor wurde eliminiert, indem die Resultate als Prozente eines Gehzyklus von 0–100 % angegeben werden. Abbildung 1 zeigt die Richtungskonventionen für die Winkel, Kräfte und Drehmomente am Kniegelenk.

Tabelle 1. Personendaten

Gruppe A (n=35)				
	Größe (cm)	Masse (kg)	Geschwindigkeit (m/s)	Alter Jahre
Min.	152,0	46,0	0,9	19,7
Max.	191,5	98,5	1,5	29,0
Mittel	171,8	64,1	1,2	24,4
SD	10,1	12,8	0,2	3,2
Patienten mit Arthrose				
BO2	172,0	84,5	0,7	62,3
I11	165,1	96,0	0,4	79,5

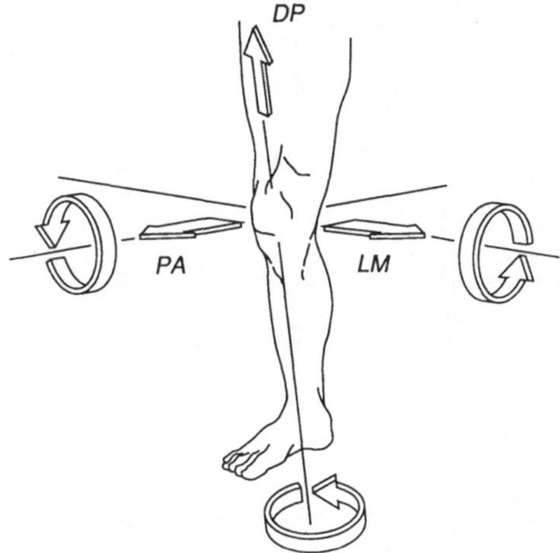

Abb. 1. Zeichen für die Rotationen, Kräfte und Drehmomente. Distal-proximal (DP), posteroanterior (PA), und lateromedial (LM) sind die positiven Kraftrichtungen. Die *gekrümmten Pfeile* um DP, PA und LM zeigen die positiven Rotationen und Drehmomente an

Knierotationen

Die Parameter für Flexion/Extension, Adduktion/Abduktion und Innen-/Außenrotation beim Gehen und Treppensteigen müssen bekannt sein, um den Bewegungsbereich für ein künstliches Gelenk bestimmen zu können. Für gewisse Bevölkerungsgruppen müssen auch andere Tätigkeiten des täglichen Lebens, wie z. B. das Knien beim Gebet der Moslems, berücksichtigt werden. Die Abb. 2a zeigt Durchschnittswerte für 3 Rotationen von Aufsatz zu Aufsatz des Fußes mit einer Standardabweichung von ± 1, Abb. 2b zeigt die Rotationsdaten von Abheben zu Abheben der Zehen beim Treppensteigen.

Der Bereich für die Adduktion/Abduktion und die Innen-/Außenrotation liegt, wie die Standardabweichung zeigt, zwischen 5° und 10° mit beträchtlichen Unterschieden zwischen den einzelnen Personen. Die Werte zeigen auch, daß für das Treppensteigen eine Beugung von fast 90° benötigt wird, während für das Gehen ein Beugebereich von 60° genügt. Diese Ergebnisse stimmen fast mit denjenigen von Lafortune [15] überein. Meßdaten zeigen die als Folge der Gelenkdegeneration verringerten Rotationen während des Gehens bei beiden Arthrosepatienten. In der Standphase bewegt sich das Knie beider Patienten nur sehr wenig.

Nettodruckkräfte im Kniegelenk

Eine beträchtliche Anzahl der Studien, die sich mit Druckkräften in Gelenken befassen, kann für die Entwicklung von künstlichen Gelenken nicht verwendet werden, da die von den Muskeln am Gelenk produzierten Drehmomente in

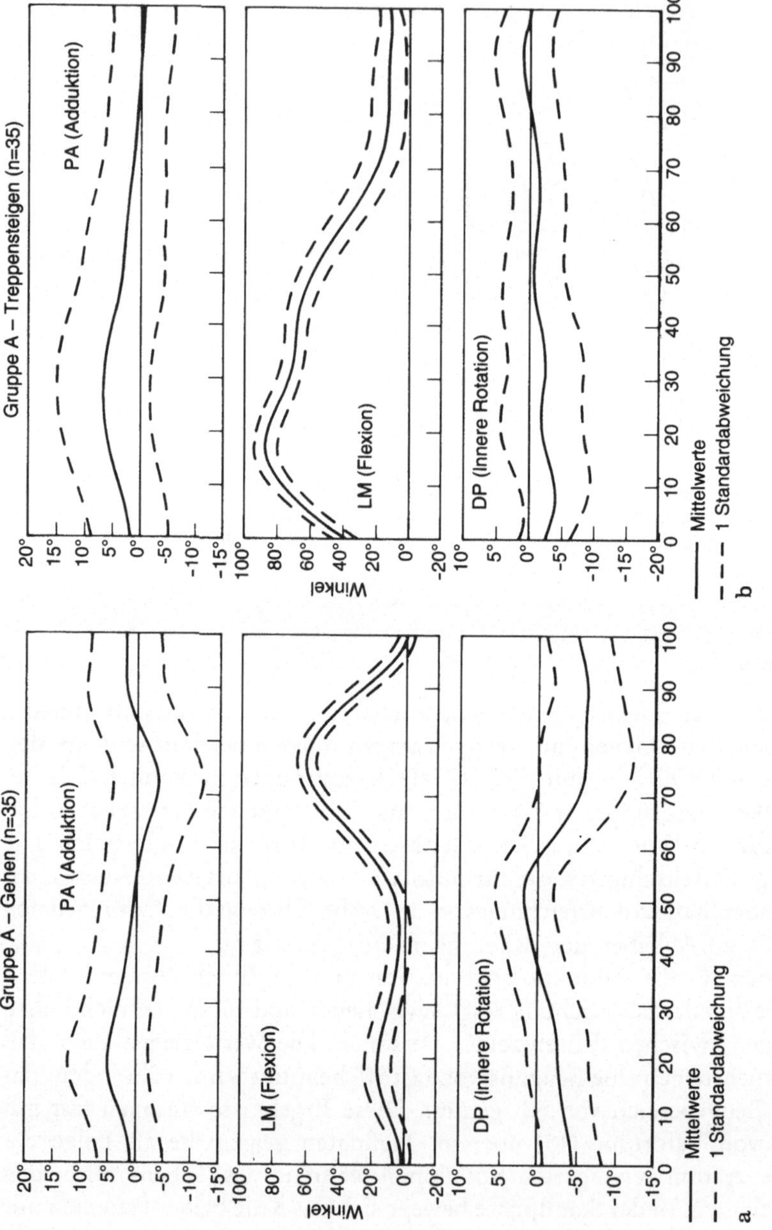

Abb. 2 a.b. Die 3 Knierotationen während des Gehens vom ersten Fußkontakt zum nächsten Fußkontakt desselben Beines (a), und während des Treppensteigens vom Zehenabstoß zum nächsten Zehenabstoß desselben Fußes (b)

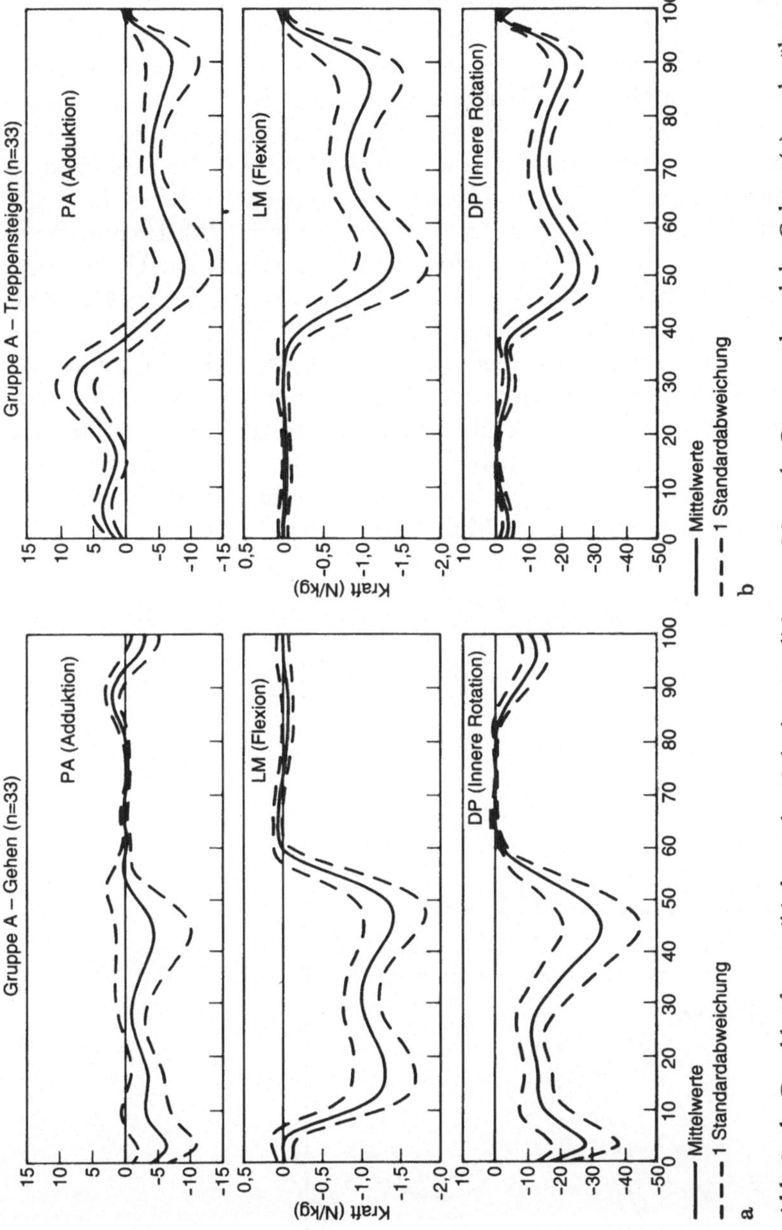

Abb. 3 a.b. Druckkräfte am tibiofemoralen Gelenk normalisiert zur Masse der Person während des Gehens (a), und während des Treppensteigens (b)

diesen Reaktionskräften nicht enthalten sind. Um die Widerstandsfähigkeit eines Implantates und die Art seiner Knochenverankerung zu bestimmen, werden nur Druckkräfte eingesetzt. Ein wichtiger Punkt ist, daß die Kontraktion der antagonistischen Muskeln, die in gewissen Phasen des Gehzyklus zu erhöhten Druckkräften führen kann, in der Nettodruckkraft auch nicht enthalten ist. Die Abb. 3 zeigt die Nettodruckkräfte am tibiofemoralen Gelenk während des Gehens bzw. während des Treppensteigens. Die Kurven präsentieren die Kräfte, normalisiert zur Körpermasse, in der posteroanterioren (PA), lateromedialen (LM) und distal-proximalen (PM) Richtung am Kniegelenk. Die Unterschiede zwischen den Personen sind beträchtlich. Es können Kräfte, die das 4fache des Körpergewichtes und mehr betragen, erreicht werden. Die größten Kräfte (ca. 45 %) beim Gehen entstehen in der Abstoßphase, wenn das Knie fast ganz gestreckt ist. Beim Treppensteigen werden 2 Maximalwerte in einer Größenordnung, die dem Maximalwert während des Gehens entspricht, erreicht. Das erste Maximum (ca. 50 %) wird unmittelbar nach Aufsetzen des Fußes, das zweite während der Abstoßphase erreicht. Beim Treppensteigen hat der Beugewinkel nach dem ersten Fußkontakt einen Mittelwert von 55°. Diese starke Belastung,

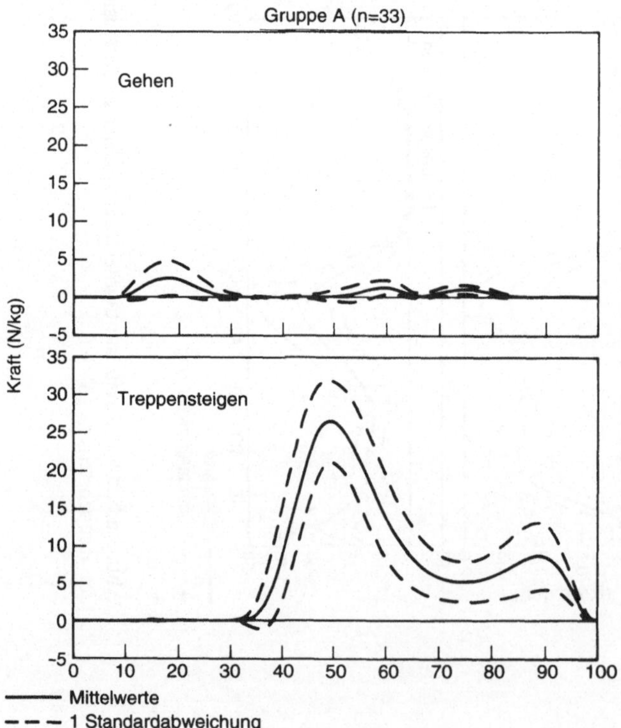

Abb. 4 a.b. Druckkräfte am patellofemoralen Gelenk normalisiert zur Masse der Person beim Gehen (**a**), und beim Treppensteigen (**b**)

zusammen mit dem größeren Beugewinkel während des Treppensteigens, muß in der Entwicklung eines künstlichen Kniegelenkes berücksichtigt werden. Die Kräfte in der PA-Richtung sind kleiner, mit Werten bis zum einfachen Körpergewicht. Diese Kräfte stellen die Scherkräfte dar, die am Implantat-Knochen-Übergang absorbiert werden müssen.

Das patellofemorale Gelenk muß bei der Erfassung und Auswertung der Daten ebenfalls berücksichtigt werden, da es einen wichtigen Teil des künstlichen Kniegelenkes darstellt. Abbildung 4 zeigt die patellofemoralen Kräfte beim Gehen und Treppensteigen. Diese Kräfte sind Null für die Gang- und Treppensteigephasen, wenn das Nettodrehmoment eine Aktivität des Flexormuskels anzeigt. Sie wären aber nicht gleich Null, würde die Aktivität des antagonistischen Extensors berücksichtigt. Das Treppensteigen produziert viel größere patellofemorale Druckkräfte, und zwar bis zum 2fachen Körpergewicht. Solche Daten sind von Bedeutung für die Entwicklung künstlicher Kniegelenke und nicht unwesentlich für Nachfolgestudien. Die Daten der beiden Gruppen demonstrieren, daß die tibiofemoralen Kräfte gleichgroß, größer (B02) oder auch viel geringer (I11) als die Normalwerte sein können. Die Kräfteverteilung unterscheidet sich von jener der Normalgruppe; aber auch zwischen den beiden Patienten bestehen größere Unterschiede. Da die Patienten präoperativ nicht ohne Hilfe treppensteigen konnten, fehlen natürlich Treppensteigedaten. Die Druckkräfte für die Normalgruppe stimmen gut mit den Resultaten aus einer Gangstudie von Morrison [22] überein. Seine Studie verschiedener Aktivitäten verdeutlichte, daß Treppensteigen die größten Druckkräfte am Knie produziert [21]. Morrison [22], Harrington [10] und Johnson et al. [12] zeigten, daß die größte Belastung des medialen Kondylus während der Standphase von diesem getragen wird. Johnson et al. [12] stellten fest, daß trotz Varus- oder Valgusdeformation die Belastung hauptsächlich vom medialen Kondylus getragen wird.

Er erwähnte ferner, daß eine statische Analyse nicht einmal eine annähernde Schätzung der Lastenverteilung ergibt; nur eine dynamische Ganganalyse kann die Lastenverteilung aufzeigen.

Nettodrehmomente am Kniegelenk

Die Nettodrehmomente am Kniegelenk sind ein guter Indikator für die Entwicklung künstlicher Gelenke, da die Drehmomente durch Muskelkräfte ausgeglichen werden müssen. Die Abb. 5 zeigt normalisierte Nettodrehmomente für das Gehen und Treppensteigen. Beim Treppensteigen ist das Flexormoment (Extensormuskelaktivität) etwas geringer, und das Innen/Außen-Drehmoment kann vernachlässigt werden. Die Drehmomente beider Arthrosepatientengruppen zeigen also dieselben Unterschiede bezüglich Muskelkräfte. Wie bei den Kräften sind auch hier die Abweichungen von den Normalwerten beträchtlich. Prodromos et al. [23] waren die ersten, die Adduktionsmomente in der Untersuchung von Tibiaosteotomien gebrauchten, ihre Resultate waren aber nicht signifikant. Sie deuteten an, daß Veränderungen des Gangmusters eine chirurgisch

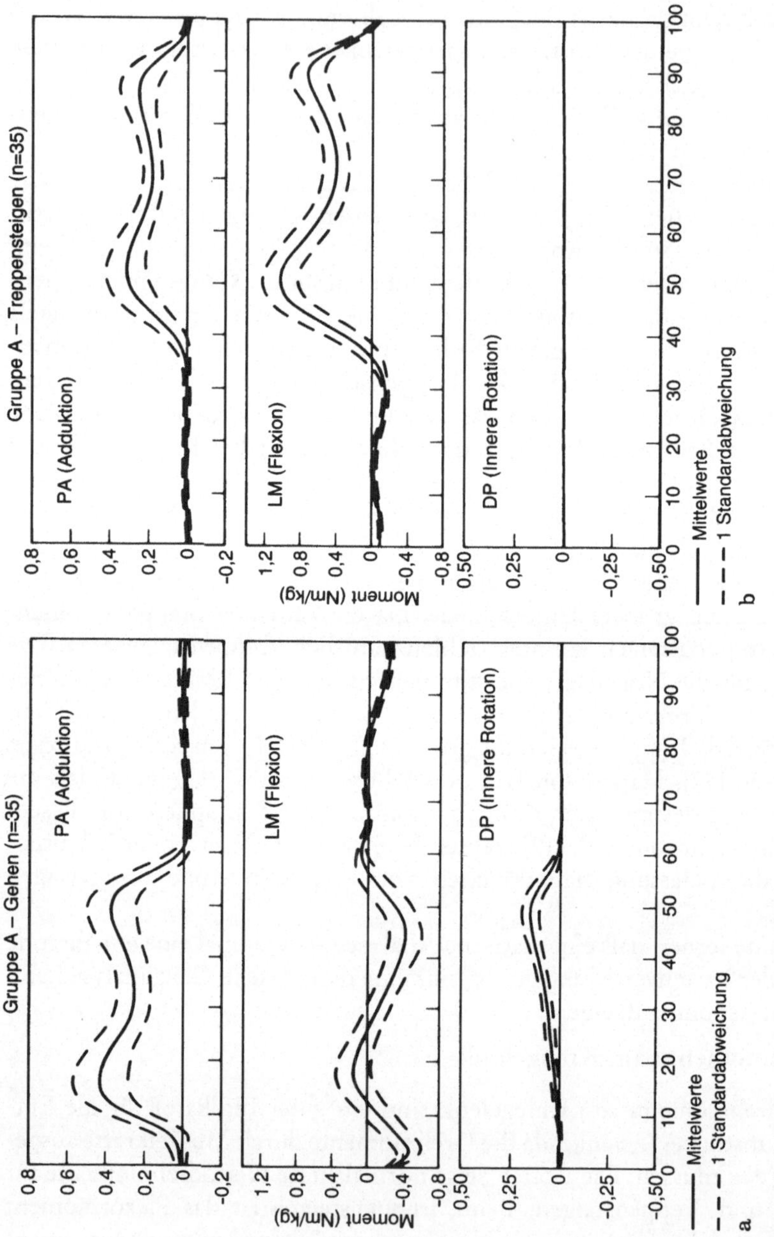

Abb. 5 a.b. Drehmomente am Knie normalisiert zur Masse der Person beim Gehen (a) und beim Treppensteigen (b)

erreichte Stellungskorrektur maskieren könnten. Weidenhielm et al. [28] zeigten, daß eine korrekte Ausrichtung während der Operation (totaler Kniegelenkersatz) die Adduktionsmomente verkleinerte. Die korrekte Wahl der Prothesengröße und exaktes Operieren sind deshalb sehr wichtig.

Anwendung der Ganganalyse bei Kontrollstudien nach totalem Kniegelenkersatz

Andersson et al. [1] führten eine der ersten Untersuchungen, die sich mit Gangstudien an Patienten nach einem totalen Kniegelenkersatz befaßten, durch. Sie kamen zu dem Schluß, daß die in einem gut eingerichteten Ganglabor gesammelten Informationen für den Chirurgen nur von beschränkter Bedeutung seien. Sie untersuchten lediglich Bodenreaktionskräfte und zeitliche Gangparameter. Allerdings erwähnten sie, daß eine Studie der Kräfte und Momente am Gelenk von größerem Nutzen wäre für die Entwicklung künstlicher Gelenke. Andriacchi et al. [3] führten bei 5 Patientengruppen postoperative Gangstudien durch. Jede Gruppe hatte ein anderes Kniegelenkmodell erhalten. Die Gehmuster der Patienten wichen von denjenigen normaler Vergleichspersonen stark ab, obwohl die klinischen Resultate zufriedenstellend waren. Sie stellten jedoch fest, daß die Beugewinkel und Bewegungsmomente bei Implantaten mit weniger einengenden Kreuzbändern erhalten blieben und im Treppensteigen den Normalwerten näher kamen. Weinstein et al. [29] führten Gangstudien nach einseitiger Kniearthroplastik durch. Ihre wichtigsten Resultate waren, daß eine anteriore Fehlstellung die Fähigkeit des Treppensteigens einschränkt und Varus-Valgus-Fehlstellungen gut mit dem Abduktor-Adduktormoment übereinstimmen. Diese Resultate bestätigen frühere Feststellungen, daß das Studium der individuellen kinematischen und kinetischen Gangdaten von klinischer Bedeutung ist. Whittle und Jefferson [30] studierten ebenfalls biomechanische Gangparameter nach Kniegelenkersatz. Ihre Ergebnisse zeigten, daß trotz Ausrichtung des Knies das Adduktormoment oft außerhalb des Normbereichs blieb. Dies bestätigt, daß das klinische Erscheinungsbild oft besser ist als das biomechanische Ergebnis. Mattson et al. [18] führten vergleichende Gangstudien nach hemi- und totaler Kniearthroplastik durch. Der klinische Erfolg war bei Patienten mit Teilprothesen generell besser. Sie befaßten sich allerdings nicht mit den biomechanischen Parametern, die das klinische Resultat beeinflussen können. Wyss et al. [33] studierten Druckkräfte und Gelenkmomente bei Patienten mit Teilprothesen vor und mindestens 1 Jahr nach dem Eingriff. Die postoperativen Daten nähern sich den Normwerten, zeigen aber immer noch eine größere Variation als bei der Normalgruppe. Das heißt aber nicht, daß die Resultate keine klinische Bedeutung haben, sondern daß die Anordnung und die Plazierung, sowie die spezifischen Eigenschaften eines Implantates gleichwohl von

Bedeutung sind. Alle Gangstudien zeigen die Wichtigkeit einer genauen, individuellen Analyse, um klinisch brauchbare Daten zu erhalten. Weiterhin helfen diese Ergebnisse mit, positive Eigenschaften von Implantaten, sowie deren Geometrie und Plazierung im Knochen zu bestimmen.

Diskussion

Angaben über Knierotation, Druckkräfte und Drehmoment bei verschiedenen Tätigkeiten einer großen Personenanzahl sind sehr nützlich für die Entwicklung künstlicher Gelenke von adäquater Stärke und Dimensionen. Ganganalysedaten untermauern ohne Frage eine optimale Fixierung des Implantates im Knochen. Im weiteren können Lastdaten (Größe und Richtung) für Modelle mit finiten Elementen, zur Untersuchung von Implantat-Knochen-Systemen, gebraucht werden. Sie sind auch für die Entwicklung von genaueren Implantattestverfahren sinnvoll. Radin et al [24] studierten vertikale Bodenreaktionskräfte beim Aufsetzen des Fußes und stellten fest, daß Patienten mit leichten Gelenkschmerzen bis zu 37 % größere Bodenreaktionskräfte als eine Normalgruppe erzeugten, d. h. die gemessenen Lasten in der Normalgruppe waren kleiner als jene bei Patienten mit beginnender Destruktion der Gelenkoberflächen. Unsere eigenen Resultate beweisen, daß die Druckkräfte am Knie während gewisser Phasen des Geh- oder Treppensteigezyklus Werte von bis zum 5fachen des Körpergewichtes erreichen können. Die für die Stabilisierung des Beines notwendigen antagonistischen Muskelkräfte wurden in diesen Studien nicht berücksichtigt. Resultate von Modellstudien [25] und unserer eigenen Arbeit [16] demonstrieren, daß sich das Druckkräftemuster verändert und die Druckkräfte größer sind, berücksichtigt man die antagonistischen Muskelkräfte. Die Resultate dieser Versuche sind allerdings wegen der Probleme mit der EMG-Kraft-Kalibrationsmethode noch nicht verwendbar. Beim Stolpern können die Druckkräfte zudem noch höhere Werte erreichen. Frühere Richtlinien für Kräfte von bis zum 3fachen Körpergewicht sind offensichtlich zu tief für die Entwicklung von künstlichen Gelenken. Um Implantate von genügender Stärke und mit angemessener Knochenfixation zu erhalten, müssen Kräfte des 5 bis 7fachen Körpergewichtes, kombiniert mit den präsentierten kinematischen Daten, verwendet werden.

Schlußfolgerungen

Die Ganganalyse ergibt brauchbare Informationen für die Entwicklung künstlicher Gelenke der unteren Extremitäten. Die Kombination von Gangdaten und standardisierten Röntgenbildern des QGAIT-Systems ist erfolgreich einsetzbar für klinische Kontrollstudien nach einem Gelenkersatz. Bewegungsstudien an anderen Gelenken liefern entsprechend relevante Bewegungs- und Belastungsdaten für die Entwicklung anderer Implantate.

Danksagung. Die Autoren danken Dr. Derek Cooke, Kevin Deluzio, Jian Li, Lynne Kamibayashi und Dr. Sandra Olney für ihre Beiträge zur Entwicklung des QGAIT.

Literatur

1. Andersson GBJ, Andriacchi TP, Galante JO (1981) Correlations between changes in gait and in clinical status after knee arthroplasty. Acta Orthop Scand 52:569–573
2. Andriacchi TP, Ogle JA, Galante JO (1977) Walking speed as a basis for normal and abnormal gait measurements. J Biomech 10:261–268
3. Andriacchi TP, Galante J0, Fermier RW (1982) The influence of total knee-replacement design on walking and stair-climbing. J Bone Joint Surg Am 64:1328–1335
4. Bergmann G, Rohlmann A, Graichen F (1989) In-vivo-Messung der Hüftgelenkbelastung, 1. Teil: Krankengymnastik. Z Orthop 127:672–679
5. Bernstein N (1935) Untersuchungen über die Biodynamik der Lokomotion, Bd 1: Biodynamik des Ganges des normalen erwachsenen Mannes. WIEM, Sov. Union, Moscow Leningrad
6. Braune W, Fischer O (1895) Der Gang des Menschen, 1. Teil, Versuche am unbelasteten und belasteten Menschen. Abhandl. d. Math-Phys. Kl. K. Sächs. Gesellsch. Wissensch.
7. Bresler B, Frankel JP (1950) The forces and movements in the leg during level walking. Trans ASME 72:27–35
8. Costigan PA, Wyss UP, Deluzio KJ, Li J (1992) Semiautomatic three-dimensional knee motion assessment system. Med Biol Eng Comput 30:343–350
9. Deluzio KJ, Wyss UP, Li J, Costigan PA (1993) A procedure to validate three-dimensional motion assessment systems. J Biomech 26:753–759
10. Harrington HJ (1976) A bioengineering analysis of force actions at the knee in normal and pathological gait. Biomed Eng 11:167–172
11. Harrington IJ (1983) Static and dynamic loading patterns in knee joints with deformities. J Bone Joint Surg Am 65:247–259
12. Johnson F, Leitl S, Waugh W (1980) The distribution of load across the knee. J Bone Joint Surg Br 62:346–349
13. Kadaba MP, Ramakrishnan HK, Wootten ME (1990) Measurement of lower extremity kinematics during level walking. J Orthop Res 8:383–392
14. Knüsel O, Wyss UP, Frey O. (1984) Was bringt die Ganganalyse im Rahmen der orthopädischen Rehabilitation? Swiss Med 6/5a:30–34
15. Lafortune MA, Cavanagh PR, Sommer HJ, Kalenak A (1992) Three-dimensional-kinematics of the human knee during walking. J Biomech 25:347–357
16. Li J (1992) An integrated gait analysis system (QGAIT) for evaluation of individual loading patterns at knee joint during gait. PhD Thesis, Queen's University, Kingston, Canada
17. Li J, Wyss UP, Costigan PA, Deluzio KJ (1993) An integrated procedure to assess knee-joint kinematics during gait using an optoelectric system and standardized X-rays. J Biomed Eng 15:392–400
18. Mattsson E, Broström LA, Linnarsson D (1990) Changes in walking ability after knee replacement. Int Orthop (SICOT) 14:277–280
19. Messier SP, Loeser RF, Hoover JL, Semble EL, Wise CM (1992) Osteoarthritis of the knee: effect on gait, strength, and flexibility. Arch Phys Med Rehabil 73:29–36
20. Morrison JB (1968) Bioengineering analysis of force actions transmitted by the knee joint. Bio Med Eng 3:164–170

21. Morrison JB (1969) Function of the knee joint in various activities. Bio Med Eng 4:573–580
22. Morrison JB (1970) The mechanics of the knee joint in relation to normal walking. J Biomech 3:51–61
23. Prodromos CC, Andriacchi TP, Galante JO (1985) A relationship between gait and clinical changes following high tibial osteotomy. J Bone Joint Surg Am 67:1188–1193
24. Radin EL, Yang KH, Riegger C, Kish VL, O'Connor JJ (1991) Relationship between lower limb dynamics and knee joint pain. J Orthop Res 9:398–405
25. Seireg A, Arvikar RJ (1975) The prediction of muscular load sharing and joint forces in lower extremities during walking. J Biomech 8:89–102
26. Siu D, Cooke TDV, Broekhoven LD, Lam M, Fisher B, Saunders G, Challis TW (1991) A standardized technique for lower limb radiography. Invest Radiol 26:71–77
27. Weber W, Weber E (1836) Mechanik der menschlichen Gehwerkzeuge. Dieterichsche Buchhandlung, Göttingen
28. Weidenhielm L, Svensson OK, Broström LA (1992) Change in adduction moment about the knee after high tibial osteotomy and prosthetic replacement in osteoarthritis of the knee. Clin Biomech 7:91–96
29. Weinstein JN, Andriacchi TP, Galante JO (1986) Factors influencing walking and stair-climbing following unicompartmental knee arthroplasty. J Arthroplasty 1:109–115
30. Whittle MW, Jefferson RJ (1989) Functional biomechanical assessment of the Oxford meniscal knee. J Arthroplasty 4:231–243
31. Winter DA (1979) Biomechanics of human movement. Wiley, New York
32. Wyss UP, McBride I, Murphy L, Olney SJ, Cooke TDV (1990) Joint reaction forces at the metatarsal-phalangeal joint in a normal elderly population. J Biomech 23:977–984
33. Wyss UP, Costigan PA, Okuno M, Sorbie C (1994) Net bone-on-bone forces at the knee joint. Canadian Orthopaedic Research Society, Winnipeg, Canada

Ganganalyse bei Normalpersonen und bei Koxarthrotikern vor und nach konservativer Therapie sowie nach der Implantation einer Hüfttotalendoprothese

O. Knüsel, L. Wiedmer

Einführung

Die Darstellung des Menschen, aber auch des Tieres beim Gehen und Springen beschäftigte unsere Vorfahren seit Jahrtausenden. Bekannt sind die prähistorischen Felsenmalereien sowohl in Frankreich als auch in Südafrika, die das Element der Bewegung hervorragend wiedergeben. Aber erst seit rund 3 Jahrhunderten befassen sich Wissenschaftler und Forscher speziell mit dem aufrechten Gang und dem Bewegungsablauf. Im Jahre 1582 beschrieb Gassendi [8] die Beobachtung, daß die Fortbewegung nur durch den „Gegendruck der Erde“ auf die abwärts und rückwärts drückende Stemmkraft der Beine möglich sei. Er analysierte auch den Abrollvorgang der Fußsohle, den er mit der Bewegung einer rollenden Kugel verglich. Sein Landsmann Borelli [3] (1608–1679) fand heraus, daß dem Schwerpunkt eine Antriebswirkung im Gang durch Vorverlagerung vor die Unterstützungsfläche zukommt, indem der dadurch eingeleitete Fall nach vorne vom vorgesetzten Fuß aufgefangen wird. Die eigentlichen Pioniere der modernen Ganganalyse waren die Gebrüder W. und E. Weber [24], die u. a. feststellen konnten, daß sich der Rumpf während des Ganges dreht.

Rein deskriptiv, ohne sich über die Hintergründe Gedanken zu machen, befaßte sich Eadweard Muybridge [19] in der zweiten Hälfte des 19. Jahrhunderts 15 Jahre lang intensiv mit dem Gang des Menschen und verschiedener Tiere, indem er zeitweise mit bis zu 24 fixierten Kameras arbeitete. Dank der hohen Frequenz der Aufnahmenfolge kann er Vater der kinematographischen Ganganalyse genannt werden. Ein bereits modernes Ganglabor benützte Marey [17], der 1894 seine Monographie *Le mouvement* in Paris veröffentlichte. Für seine Studien außerhalb des Labors benützte er ein „Fusil photographique“.

Zwischen 1895 und 1905 publizierten Braune u. Fischer [44] die zum Teil heute noch gültigen Analysen über den „Gang des Menschen“. Bei den in den Abhandlungen der königlich-sächsischen-Gesellschaft der Wissenschaft mathematisch-physikalischer Klasse in Leipzig erschienenen Studien handelt es sich um einen militärischen Auftrag ihres Landesfürsten, der damit die geplante neue Ausrüstung der deutschen Infanterie wissenschaftlich untermauern wollte. Braune und Fischer verwendeten 4 synchronisierte Kameras und reproduzierten die Menschengestalt mit Hilfe galvanischer Röhren auf dem Anzug der Versuchspersonen zu einer Strichfigur, ähnlich der heutigen dreidimensionalen Darstellung der Kinematik des Beines. Die damaligen Untersuchungen und Ergebnisse stellten alle früheren Arbeiten auf dem Gebiet der Ganganalyse in den Schatten und finden noch in der heutigen Raumfahrttechnologie ihre Anwendung.

Erste ganganalytische Untersuchungen in der Schweiz führte Richard Scherb [22] durch. 1952 publizierte er seine *Kinematisch-diagnostische-Analyse von Gehstörungen*, die er in der orthopädischen Universitätsklinik Balgrist in Zürich mittels manueller Palpation der Muskeln während des Ganges auf dem Laufband durchführte. Er konnte so für jede Muskelgruppe eine ganz bestimmte Aktionskurve aufzeichnen, das sog. Myokinesigramm oder die Muskelpartitur.

In den letzten 30 Jahren wurde v. a. im angelsächsischen Raum intensiv Ganganalytik betrieben. In England, aber auch Kanada und USA, entstanden viele Ganglabors. Die kalifornische Gruppe um Inman u. Saunders [11] legte die Determinanten der Gangbewegungen fest, die eine möglichst ökonomische Fortbewegung erlauben. Chao [5], Murray [18] und Perry [20] sind weitere Exponenten der Ganganalyse, auf deren Daten und Analysen heute noch zurückgegriffen wird.

Im deutschsprachigen Raum waren es v. a. Margret Feldkamp [7], damals in Münster, H.U. Debrunner [6] in Bern und Jörg U. Baumann [1] in Basel, die sich speziell mit dem Gang des Zerebralparetikers befaßten. In den letzten Jahren wurden in der Schweiz an 3 Orten regelmäßig apparative Ganguntersuchungen vorgenommen: in Basel, Zürich und Zurzach.

Während in Basel das Ganglabor der Universitätsklinik angeschlossen ist, ist es in Zürich im Laboratorium für Biomechanik der ETH (Eidgenössische Technische Hochschule) neuerdings in Zürich-Schlieren beheimatet. Daß ein weiteres klinisches Ganglabor in der Rheuma- und Rehabilitationsklinik Zurzach eingerichtet wurde, ist Dr. med. h.c. Otto Frey-Zünd zu verdanken. Sein damaliger Mitarbeiter Urs Wyss arbeitete die technischen Grundlagen für dieses Projekt aus mit dem Ziel, sowohl Berechnungen im Rahmen der biomechanischen Grundlagenforschung in der Endoprothetik wie auch in der Rehabilitation durchzuführen. Es lag daher nahe, dieses Ganglabor einer Rheuma- und Rehabilitationsklinik anzuschließen, wo auch die entsprechenden Patienten für beide Forschungshauptrichungen konstant vorhanden waren. Nachdem erste Kontakte 1982 aufgenommen wurden, waren es v. a. Evaluationsfragen des Systems, die eine längere Zeit in Anspruch nahmen. Ende 1984 konnte dann das Ganglabor eröffnet werden. Es zeigte sich aber bald, daß sowohl in der Hardware wie auch in der Software Ungenauigkeiten bestanden, so daß sowohl in der Kalibrierung wie auch in den Programmen noch längere Zeit Korrekturen angebracht werden mußten. Doch dank der grundlegenden Arbeiten von Thomas Hegi [9] wie auch Ludwig Wiedmer [25] zusammen mit den Ingenieuren Maya Bürgi und Werner Barth der Sulzer Medizinaltechnik stand schließlich eine Anlage zur Verfügung, die in bezug auf Möglichkeiten und Handling diesen Anforderungen genügte.

Das Ganglabor

Baumann [2] hat schon vor Jahren die 4 Anforderungen formuliert, denen ein heutiges Ganglabor genügen sollte:
1. Eine Aufnahmeeinheit mit automatischer Erfassung der dreidimensionalen Raumkoordinaten und Winkelmessungen.
2. Mindestens eine Kraftmeßplatte mit Registrierung der Bodenreaktionskräfte.
3. Die Möglichkeit, dynamische Parameter wie Geschwindigkeit und Beschleunigung von Winkel- und Segmentbewegungen zu berechnen.
4. Die Bestimmung der Muskelaktivitäten mittels Oberflächenelektromyogramm (EMG).

Die heute benutzten Aufnahmesysteme lassen sich grob in 3 Kategorien aufteilen:
1. Film- oder Videokameras mit passiven Markern zur Erfassung von Körperpunkten,
2. Optoelektronische Kameras, die Impulse von meist aktivem infrarotem Licht ausstrahlenden Dioden erfassen, und
3. Goniometer.

Um eine möglichst optimale Ganganalyseaufnahme zu gewährleisten, sollten folgende 7 Bedingungen erfüllt sein:
1. Die Meßanordung darf den Gang des Patienten nicht behindern.
2. Die aktiven Marker brauchen eine nichtstörende Verkabelung.
3. Die minimale Bildfrequenz beträgt 50 Bilder /S.
4. Der Meßfehler des Systems sollte nicht mehr als 2 % betragen.
5. Jede Anlage muß regelmäßig kalibrierbar sein.
6. Die Auswertung erfolgt direkt im Anschluß an die Aufnahme.
7. Die Untersuchungszeit für den Patienten muß kurz gehalten werden.

Während Kraftmeßplatten mit Bestimmung der Bodenreaktionskräfte und der Drehmomente in den 3 Ebenen heute zur Routineeinrichtung gehören, ist die Registrierung von Muskelaktivitäten doch noch mit einem beträchtlichen apparativen sowie personellen Aufwand verbunden. Daher führen die meisten Ganglabors eine kinematische und kinetische Bestimmung durch, während die Messung der Muskelaktivität wohl ein Wunsch, aber nicht überall durchführbar, ist.

Das Ganglabor Zurzach

Bis Ende 1993 wurden insgesamt über 600 Aufnahmen sowohl von gesunden Probanden wie auch von Patienten gemacht.

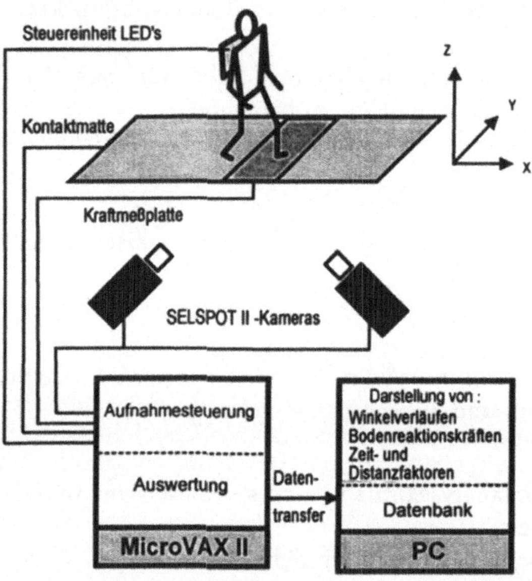

Abb. 1. Schema des Zurzacher Ganglabors mit 2 optoelektronischen Infrarotkameras, einer Kraftmeßplatte und Einrichtungen zur Erfassung des Bodenkontaktes, sowie Computerunterstützter Auswertung

Als Aufnahmeeinheit dient ein SELSPOT-II-System. Auf der einen Seite des Laufsteges stehen im Abstand von 4 m zur Gehstrecke 2 optoelektronische Kameras, deren Lichtachsen sich in einem Winkel von 60° kreuzen. Diese Kameras registrieren das von Dioden ausgesendete Infrarotlicht. Mit Hilfe eines in den Kameras aufgebauten Koordinatensystems bestimmen diese 50mal/s. die dreidimensionalen Positionen der Dioden im Raum bei einer maximalen Frequenz von 200/s. Die Infrarotleuchtdioden oder LED (Light-Emitting-Diodes) sind an genau definierten Stellen des Körpers direkt oder auf Hilfseinrichtungen angeklebt. Wichtig ist, daß die Dioden an Orten liegen, wo möglichst wenig Weichteilgewebe zwischen Haut und Knochen liegt, um Bewegungen von dieser Seite her während des Ganges zu vermeiden, wie z. B. Trochanter major, Fibulaköpfchen, Malleolus. Fußdruckschalter aktivieren bei Bodenkontakt ebenfalls Dioden, welche die Daten zur Bestimmung von Schrittlänge, Stand- und Schwungphase, Ganggeschwindigkeiten und Schrittkadenz liefern.

Die dreidimensionalen Kräfte zwischen Fuß und Boden mißt eine in den Laufsteg eingelassene Kistler-Meßplattform, die mit den Kameras synchronisiert ist. Während der Aufnahmen trägt der Patient 2 Steuerkästchen auf dem Rücken, die mit den Kameras, den Dioden und der Computereinheit über Kabel verbunden sind.

Nach der Digitalisierung erfolgt die definitive Auswertung auf einem Mikrovaxcomputer. Die Computereinheit selbst besteht aus einem PC, einem Terminal, Bildschirm und Drucker.

Tabelle 1. Anwendungsmöglichkeiten der Ganganalyse

Herstellung von Endoprothesen
– Biomechanisches Verhalten des Bewegungsapparates bei verschiedenen Prothesen – Entwicklung und Verbesserung von Prothesen – Einflüsse physiotherapeutisch-physikalischer Behandlungen bei Prothesenträgern auf das funktionelle Ergebnis
Orthopädie
– Diagnostische Hilfsmittel zur Indikationsstellung von orthopädischen Eingriffen – Biomechanisches Verhalten des Bewegungsapparates nach orthopädischen Eingriffen – Hilfestellung bei neuen Operationsverfahren oder dem Einsetzen neuer Prothesentypen – Kontrolle der postoperativen Entlastung bzw. Belastung
Rehabilitation
– Kenntnisse über das Gangmuster bei intaktem Bewegungsapparat und ihre Anwendung in der Therapie – Quantitative Erfassung der Biomechanik bei Patienten in Ergänzung zur klinischen Untersuchung und zu den subjektiven Angaben von Patienten, Arzt und Physiotherapeut – Vergleich von physiotherapeutischen und physikalischen Behandlungen – Biomechanische Hinweise für die Entwicklung neuer Therapiekonzepte

Tabelle 1 zeigt eine Zusammenstellung der Anwendungsmöglichkeiten wie Winkelverläufe, Bewegungen, Geschwindigkeit, Beschleunigung und Messung von Kräften sowie Berechnung von Energien. Für jeden Patienten wird ein Ganganalyseblatt ausgedruckt (Abb. 2).

Nach einer Kontrolle der Sichtbarkeit der Dioden geht der Patient in seinem üblichen Tempo in Begleitung einer Assistentin über den Laufsteg. Die ersten Male erfolgt keine Aufzeichnung, um den Patienten vorerst an die Einrichtung zu gewöhnen. Sobald er mit seinem habituellen Tempo geht, werden je nach Ermüdung des Patienten 5–8 Durchgänge registriert. Die andere Seite wird anschließend nach dem gleichen Schema untersucht. Zum Schluß werden verschiedene anthropometrische Parameter wie Größe, Gewicht, Beinlänge, Umfang von Ober- und Unterschenkel usw. gemessen und auf das Patientenblatt eingetragen. Nach Beendigung der Untersuchungen wird im Bedarfsfall als Therapieerfolgskontrolle der Vorgang wiederholt und der Verlauf analysiert.

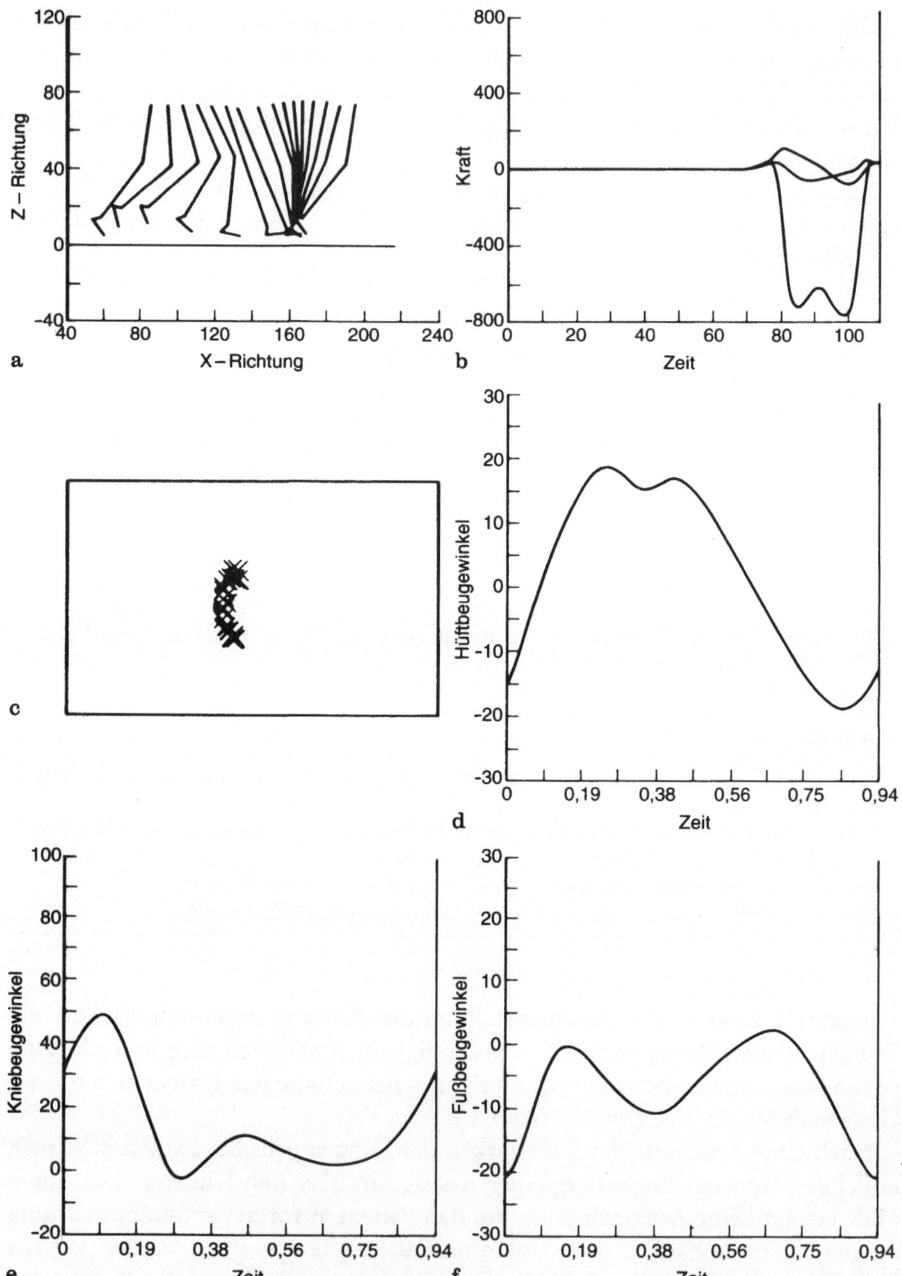

Abb. 2a–f. Patientenblatt der Ganganalyse. **a** *Strichfigur des Beines mit Stand- und Schwungphase.* **b** Kurven der Bodenreaktionskräfte in 3 Ebenen. **c** Auftrittsfläche der Füße auf der Kraftmeßplatte. **d–f** Kurvenverlauf während eines Doppelschrittes: **d** der Hüfte, **e** des Knies, **f** des Fußes

Der normale Gang

Der Gang, die für den Menschen wichtigste Art der Fortbewegung, ist ein äußerst komplexes Geschehen. Das individuelle Gangbild vermittelt uns Informationen über die Funktion und Funktionsfähigkeit des menschlichen Bewegungsapparates und seiner Steuerungssysteme. Ein von der Norm abweichendes Bewegungsverhalten bedeutet eine Reaktion des Bewegungsapparates auf eine ursächliche Störung. Es muß dabei aber stets die beträchtliche Kompensationsfähigkeit des Körpers berücksichtigt werden. Die klinische, „mit dem Auge vorgenommene" Beschreibung des Ganges ermöglicht aufgrund der Komplexität und des raschen Ablaufes der Fortbewegung nur eine grobe Differenzierung des Pathologischen vom Normalen.

Die apparative, kinematische und kinetische Ganganalyse bietet nun mit ihren objektiv erhobenen Meßdaten und dem höheren Auflösungsvermögen Vorteile (Tabelle 2):

Tab. 2. Ganganalyseparameter

Gemessene Werte
Zeit- und Distanzparameter
- Schrittkadenz (Schritte/min)
- (Doppel-)schrittlänge (m)
- Ganggeschwindigkeit (m/s)
- Stand- bzw. Schwungphasenanteil (in % des Doppelschrittes)
- Anteil von Doppel- bzw. Einbeinstand (in % des Doppelschrittes)
Kinematische Parameter
- Bewegung des Massenschwerpunktes des ganzen Körpers oder einzelner Glieder
- Winkel zwischen verschiedenen Gliedern
- Bewegung von anatomischen Referenzpunkten
- Orientierung des Körpers bzw. der einzelnen Glieder im Raum
Kinetische Parameter
- Bodenreaktionskräfte zwischen Fuß bzw. Schuh und Unterlage
Berechnete Werte
- Geschwindigkeit und Beschleunigung des ganzen Körpers, der einzelnen Segmente und der anatomischen Referenzpunkte
- Ungefähre Rotationsachsen in den Gelenken
- Darstellung des Vektors der Bodenreaktionskraft während des Bodenkontaktes
- Drehmomente in den Gelenken

- Die Meß- und Berechnungsgrößen erlauben eine exakte Beschreibung des Gangmusters und damit eine objektive Ergänzung zum Befund der klinischen Gangstörung.
- Die Komplexität und schnelle Abfolge der Fortbewegung ist häufig mit dem Auge nicht vollständig erfaßbar. Demgegenüber lassen sich mit der Gangana-

lyse das Zusammenspiel der Segment- und Winkelverläufe oder Einzelaspekte des Ganges verfolgen.
- Die Verknüpfung von Kinematik und Kinetik führt zu präzisen Angaben über die Belastung der Gelenke. Der Circulus vitiosus von Schonhaltung, pathologischem Gangbild mit Fehlbelastung von erkrankter und kompensatorischem Verhalten der gesunder Seite, sowie Progredienz der Arthrose und Schäden auf der Gegenseite, wird meßbar.
- Die Ganganalyse kann als meßbare Erfolgskontrolle in der Verbesserung von Therapien und in der Prothesenentwicklung eingesetzt werden.

Die Ganganalyse bedingt bis heute einen beträchtlichen apparativen und personellen Einsatz. Sie wird deshalb vorläufig an größere Orthopädie-, Rheuma- und/oder Rehabilitationszentren gebunden sein. Entwicklungen in Richtung einfacherer, erschwinglicher Laboreinrichtungen mit kurzer Untersuchungszeit sind zu begrüßen.

Der Gang soll dem aufrecht gehenden Menschen dazu dienen, das Körpergewicht und damit den Körperschwerpunkt, der vor dem 2. Sakralwirbel liegt, zielgerichtet und ökonomisch unter Aufrechterhaltung des Gleichgewichtes fortzubewegen. Um die Bewegungsabläufe so ökonomisch wie möglich zu halten, benötigt der Mensch eine maximale Gleichmäßigkeit der Fortbewegung sowohl im räumlichen als auch im zeitlichen Ablauf. Die bipedale Lokomotion verhindert aber eine völlige Geradlinigkeit und eine gleichmäßige Geschwindigkeit der Fortbewegung des Körperschwerpunktes. Inman [11] hat die menschliche Fortbewegung mit dem Rad verglichen, dessen Achse im Hüftgelenk liegt und welches nicht ganz rund ist und in seinem Abrollen leicht schlingert: Es kommt dabei zu einer seitlichen und vertikalen Vorwärtsbewegung des Schwerpunktes, der sich um 5 cm hebt und senkt und sich jeweils um

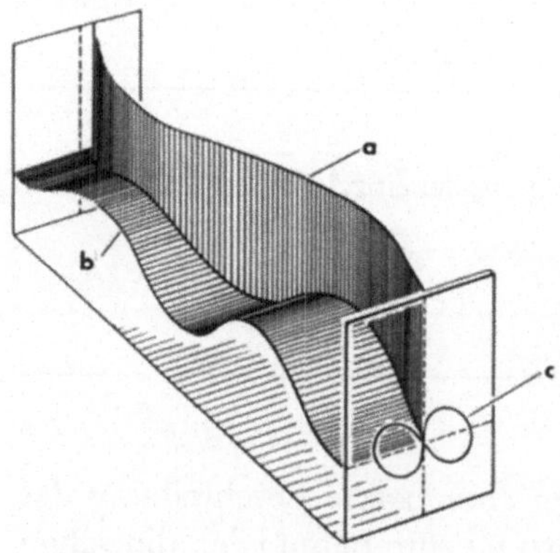

Abb. 3. Der menschliche Gang als nicht ganz rundes und leicht schlingerndes Rad, wobei die Achse im Hüftgelenk liegt (nach [11]). *a* Seitliche Verschiebung in der Horizontalebene, *b* vertikale Verschiebung, *c* kombinierte projizierte Verschiebung von *a* und *b*

2–3 cm über das Standbein verlagert (Abb. 3). Ein komplexes Zusammenspiel der Beinsegmente einschließlich der Hüfte führt zu dieser Bahn des Körperschwerpunktes und dem scheinbar einfachen mechanischen Ablauf des Ganges. Bis heute gelten die von Saunders et al. [21] definierten Determinanten des Ganges:

1. Beckenrotation in der Horizontalebene
2. Beckenseitneigung in der Frontalebene
3. Kniebeugung in der Standphase
4. Kniezusammenspiel in der Sagittalebene
5. Fußzusammenspiel in der Sagittalebene

Die ersten 3 Determinanten verringern die Auf- und Abwärtsbewegungen des Schwerpunktes während des Vorschiebens des Körpers über das Standbein. Die Beckenrotation läßt den Schwerpunkt während der Doppelstandphase weniger absinken; durch die Beckenneigung in der Frontalebene und die Kniebeugung des unterstützenden Beines tritt der Schwerpunkt über dem Standbein tiefer. Der Verlust an potentieller Energie wird dadurch begrenzt. Die Kniebeugung federt auf die Belastung des Beines bei Fersenauftritt ab, dem sog. „loading response“. Das Abrollen des Fußes erlaubt dem Knie, vergleichbar mit dem Rad, eine relativ stabile horizontale Lage während der Standphase zu halten und unterstützt so den glättenden Effekt der Kniebeugung auf die Bahn der Hüfte und des Schwerpunktes.

Diese Mechanismen führen also in einem komplexen Zusammenspiel zu dem typischen Gangmuster mit dem Effekt der sinusförmigen geglätteten Fortbewegung des Schwerpunktes in der Laufrichtung (Abb. 3). In der Frontalebene verlagert sich der Körper mit jedem Schritt über das Standbein; dementsprechend bewegt sich der Schwerpunkt auch seitlich auf einer sinusförmigen Bahn.

Das für den Menschen typische Gangmuster wiederholt sich mit jedem Doppelschritt der Periode zwischen 2 Fersenauftritten derselben Seite (Abb. 4). Der Doppelschritt setzt sich jeweils aus einer Stand- und Schwungphase eines Beines zusammen. Jede Standphase beginnt und endet mit einer Periode, während der beide Füße Bodenkontakt haben und das Körpergewicht von der einen auf die andere Seite transferiert wird. Der normale Gang ist dabei durch die Symmetrie der Schrittlängen und Schrittzeiten sowie Stand- und Schwungphase von rechts und links gekennzeichnet. Abweichungen von dieser Symmetrie führen zum Hinken. Es ist von großer Wichtigkeit, auch im Hinblick auf die verschiedenen Aufnahmesysteme, eigene Normaldaten zu erhalten. Deshalb untersuchte Hegi [9] 57 gesunde Probanden mit der Fragestellung: Gibt es geschlechtsspezifische Unterschiede, Seitendifferenzen und potentielle Veränderungen des Gangmusters im höheren Alter, v. a. auch im Hinblick auf Patienten mit Hüftarthrosen?

Hegi [9] konnte in seiner Studie an Probanden verschiedener Altersstufen nachweisen, daß in der sagittalen Ebene bis zum 70. Lebensjahr qualitativ keine

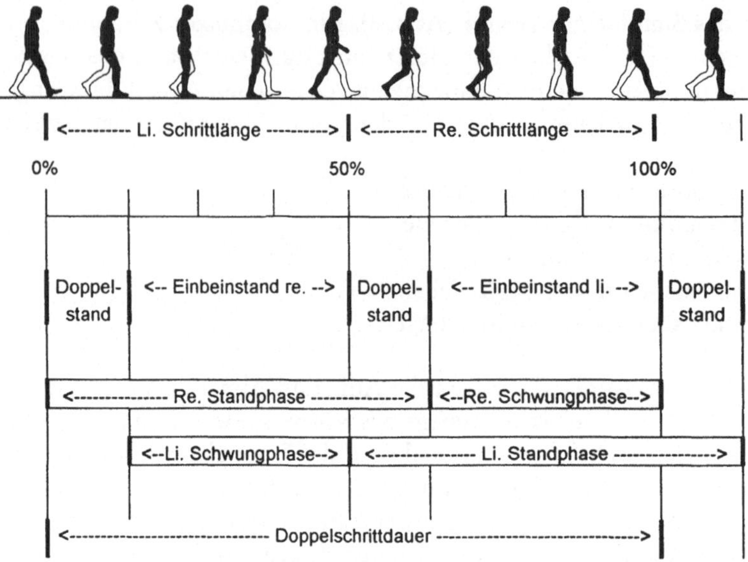

Abb. 4. Zeit- und Distanzfaktoren. (Nach [11])

Geschlechts- und Altersunterschiede nachzuweisen sind. Andererseits ist die Streubreite quantitativ sehr groß. Somit kann die Abgrenzung eines pathologischen Gangmusters vorwiegend im fortgeschrittenen Alter beim einzelnen Patienten Schwierigkeiten bereiten. Wichtig war jedoch, Normwerte für verschiedene Altersstufen sowohl für Frauen wie auch für Männer zu erhalten, welche übrigens eine deutliche Übereinstimmung mit den ebenfalls ausführlichen Untersuchungen von Chao et al. [5]zeigen.

In einer ausführlichen späteren Studie wurden Erkenntnisse aus der Ganganalyse von 32 Patienten mit ein- oder beidseitiger Koxarthrose in Verbindung mit der Klinik gewonnen, um neue Gesichtspunkte für die physikalische oder operative Therapie zu finden [14]. Als Vergleich diente das Normkollektiv von Hegi [9]. Als anamnestische Daten diente der „Functional Index for Hip Disease" (FIH) nach Lequesne [16]. Daneben wurde eine subjektive Schmerzerfassung mittels „visual analogue scale" (VAS) nach Huskission [10] durchgeführt. Auch die subjektive Meinung des Patienten sowie des Arztes war von Bedeutung. Die Patienten erhielten eine normierte Physiotherapie. Die klinische Beurteilung umfaßte neben verschiedenen funktionellen Parametern, wie Beweglichkeit und Muskelkraft, das klinische Erscheinungsbild des Ganges. Die radiologischen Grade wurden nach einem Vorschlag von Lequesne [15] eingeteilt, der die klassischen Kriterien enthielt.

In der Korrelation mit den funktionellen Befunden und der Ganganalyse ergab sich folgendes: Bei einer hohen FIH-Punktzahl kam es zu einer vermehrten Abnahme der Ganggeschwindigkeit und der relativen Doppelschrittlänge,

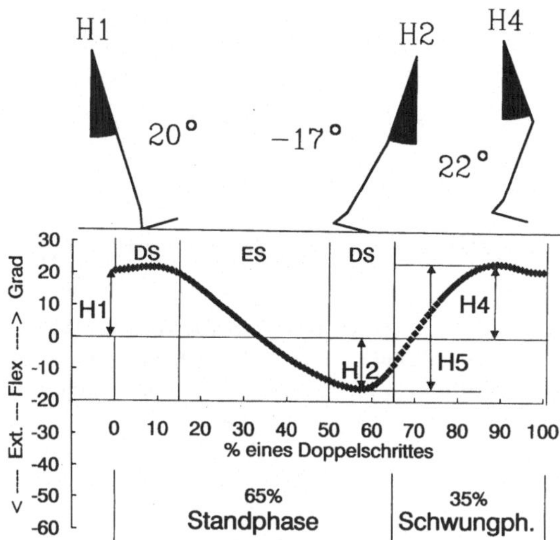

Abb. 5. Flexions- und Extensionsmuster der Hüfte während eines Doppelschrittes (Stand- und Schwungphase). *H1*: Hüftflexion bei Fersenauftritt; *H2*: maximale Hüftextension in der späten Standphase; *H4*: maximale Hüftflexion in der Schwungphase; *H5*: aktiver Bewegungsumfang der Hüfte während des Gehens; *DS*: Doppelstand; *ES*: Einbeinstand

ebenso zu einer Abnahme der totalen sagittalen Hüft- und Kniebewegung, sowie der maximalen Hüftextension (Abb. 5). Nach der standardisierten 3wöchigen physikalischen Therapie wurden erneut die subjektiven klinischen und ganganalytischen Parameter untersucht. Neben einer signifikanten Verbesserung der subjektiven und objektiven Parameter der klinischen Daten kam es auch zu Veränderungen der Ganganalyse. Signifikante Veränderungen fanden sich für die Zeit- und Distanzfaktoren, für die Bodenreaktionskräfte und die Kniewinkelparameter. Alle diese Veränderungen bewegten sich Richtung Normbereich. Auffallenderweise ergab sich keine Signifikanz der Winkelverläufe der erkrankten und therapierten Hüftgelenke, auch nicht bei den subjektiv sehr erfolgreich behandelten Patienten. Wahrscheinlich war die Zeitdauer zu kurz, um eine signifikante Veränderung zu erhalten. In Bezug auf den Hüft- und Kniewinkel in der Sagittalebene (Abb. 5) gibt es für die verschiedenen Stadien unterschiedliche Resultate: während im leichten Stadium die Beeinträchtigung vorwiegend für die Zeit- und Distanzfaktoren im Vordergrund steht, kommt es beim schweren Stadium nun zu einer deutlich meßbaren verminderten totalen sagittalen Hüftbewegung mit einer sekundären Reduktion der Knieextension in der Standphasenmitte. Beim schweren Stadium bei beidseitiger Koxarthrose verschiebt sich die Hüftbeweglichkeit Richtung erhöhter Hüftflexion bei Fersenauftritt. Damit ist die totale sagittale Hüftbewegung nur mäßig eingeschränkt, hingegen kommt es zu einer stark erhöhten Hüftflexion.

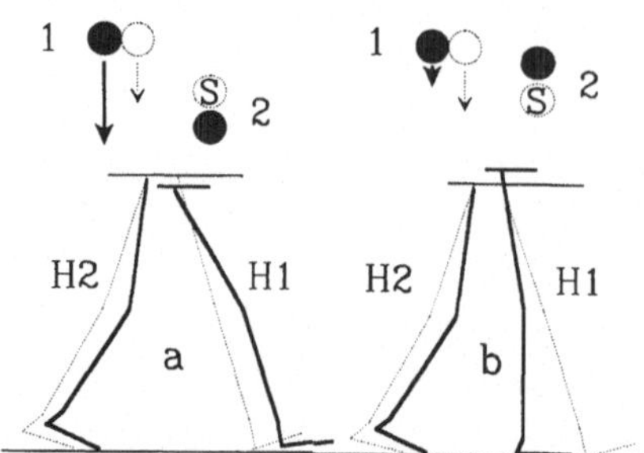

Abb. 6. Seitliche Ansicht der Beinstellung bei maximaler Hüftextension *H2* und bei Fersenauftritt *H1* (punktierte Linie: Normkollektiv; *S*: Schwerpunkt). *a* Koxarthrosegruppe mit Mehrbelastung der erkrankten Hüfte. *b* Koxarthrosegruppe mit Entlastung der erkrankten Hüfte

Wir konnten 2 Gruppen von Belastungsverhalten unterscheiden (Abb. 6). Die eine Gruppe (Abb. 6a) kompensiert das Hüftextensionsdefizit mit einer vermehrten Hüftflexion bei Fersenauftritt. Der aktive Bewegungsumfang, die „range of motion", wird so weniger eingeschränkt. Die verstärkte Hüftflexion führt aber zu einem weiteren „nach vorne Fallen" des Körpers bzw. des Körperschwerpunktes und damit zu einer verstärkten Beschleunigung. Vom Höchststand des Schwerpunktes in der mittleren Standphase fällt der Schwerpunkt weiter nach unten bis zum Fersenauftritt. Der „Aufprall" der Extremität wird heftiger, und es resultiert eine Mehrbelastung. Der Nutzen für den Patienten besteht nun darin, relativ wenig verkürzte Schritte zu machen und so eine eher der Norm entsprechende Ganggeschwindigkeit aufrecht zu erhalten. Dieses Gangmuster zeigen v. a. Patienten, die auf beiden Seiten an einer mittleren Koxarthrose leiden. Anscheinend können diese Patienten die Beweglichkeit ihrer Hüften noch so forcieren, daß der aktive Bewegungsumfang teilweise aufrecht erhalten werden kann. Der erhöhte Kniewinkel beim Zehenabheben auf der weniger betroffenen Seite war der einzige faßbare Parameter, der die Schrittverlängerung nach der Physiotherapie teilweise erklärte. Wahrscheinlich sind Kompensationsbewegungen des Beckens als Ganzes eine mögliche Erklärung. Murray [18] und Steindler [23] konnten vermehrte sagittale und transversale Beckenbewegungen als Kompensation der eingeschränkten Hüftextension nachweisen.

Die andere Gruppe (Abb. 6b) kompensiert das Hüftextensionsdefizit nicht. Im Gegenzug findet durch die ebenfalls verminderte Hüftflexion bei Fersenauftritt eine starke Einschränkung des aktiven Bewegungsumfanges statt. Der Körper muß aber nicht so weit nach vorne fallen und der Schwerpunkt verliert weniger an Höhe. Der „Aufprall" und damit die Belastung sind geringer. Patienten mit einer Entlastung haben häufig eine mittelschwere bis schwere einseitige Koxarthrose. Damit entsteht eine beträchtliche Schrittasymmetrie. Die Patienten korrigieren z. T. diese Asymmetrie mit einer Bewegungseinschränkung der gesunden oder weniger betroffenen Seite. Das Gehvermögen wird dann aber reduziert, es kommt zu einer relativ tiefen Ganggeschwindigkeit. Langer [14] fand erhöhte Bodenreaktionskräfte in allen Richtungen als Folge der erhöhten Schrittkadenz.

In einer prospektiven Langzeitstudie [12] konnten die meisten Patienten der Studie Langer erneut klinisch und ganganalytisch untersucht werden. Von den 28 prospektiv erfaßten Patienten mußten sich 4 einer Operation unterziehen, 3 davon einer Hüfttotalendoprothesenimplantation (TEP). Die Auswertung dieser Untergruppe ergab spezielle Daten, die sich von den übrigen 24 Patienten deutlich unterschieden. So gaben die TEP-Patienten bei der Erstuntersuchung einen Schmerzwert auf der Visual Analogue Scall (VAS) von 72 ± 10 % an gegenüber 48 ± 23 %, einen Intermalleolarabstand von 52 ± 19 cm gegenüber 72 ± 15 cm und eine deutlicher eingeschränkte passive Hüftinnenrotation.

Der FIH nach Lequesne [16] nahm bei den späteren TEP-Patienten von 8,8 ± 0,5 Punkte bei der Erstuntersuchung auf 15,2 ± 1,3 Punkte präoperativ zu, nach 1 Jahr postoperativ jedoch auf 4,3 ± 3,2 Punkte ab, verglichen mit 7,23 ± 2,88 Punkten bei der Erstuntersuchung und 9,15 ± 3,62 Punkten nach 1 Jahr bei den Patienten mit konservativem Vorgehen. Der VAS der TEP-Patienten sank von 86 präoperativ auf 12 postoperativ nach 1 Jahr.

Itin [12] fand bei den Korrelationsberechnungen der Koxarthroseverschlechterung mit klinischen Parametern, daß die Verschlechterung der Koxarthrosesymptomatik der nicht operierten Patienten (n = 24) mit der Körpergröße und mit der Beinlänge signifikant korreliert, sowie mit einer ausgeprägten asymmetrischen Koxarthrose. Subjektiv gaben diese Patienten deutlich stärkere Schmerzen an, eine progrediente Einschränkung in der Gehstrecke und im Alltag. Zudem notierten diese Patienten einen kürzeren und auch geringeren Therapieerfolg. Klinisch ergab sich eine abnehmende passive Innenrotation der Hüfte. Auch hier war die Verschlechterung der Beschwerden ausgeprägter, wenn radiologisch ein großer Unterschied zwischen der schlimmeren und der besseren Seite bestand. Ganganalytisch korrelierten v. a. die Reduktion der totalen sagittalen Hüft- und Kniebewegung und eine starke Gangasymmetrie mit einer Verschlechterung (Abb. 6). Diejenigen Patienten, die nach der 3wöchigen Therapie mit einem erhöhten Kniewinkel reagierten, korrelierten ebenfalls mit einer Verschlechterung. Daneben zeigten auch die Patienten mit einer reduzierten vertikalen Bodenreaktionskraft und Belastungsanstiegsraten dieselbe Tendenz. Die Daten lassen vermuten, daß Patienten mit einer stark eingeschränkten Hüftextension in der späten Standphase eher einen günstigen Verlauf zeigen. Durch die Reduktion der Kräfte im Gelenk kommt es zu einer Schonung der Gelenkstrukturen, dies kann als Schutzmechanismus verstanden werden. Anderseits zeigen diejenigen Patienten, die diesen Schutzmechanismus nicht beanspruchen und mit einer vermehrten Hüftflexion und sekundär mit einem ebenfalls erhöhten Kniewinkel antworten, einen schlechteren Verlauf ihrer Koxarthrose. Diese Patienten kompensieren die eingeschränkte Hüftextension auf eine Art und Weise, die zu einer Mehrbelastung der unteren Extremitäten führt. Wahrscheinlich beschleunigt sie den Arthroseprozeß, wenn sie nicht schon vorher, z. B. im Knie mit der leichten Knieflexionsstellung, zu einem großen Teil abgefangen wird. Doch auch dies führt zu einer unphysiologischen Beanspruchung des Kniegelenkes.

Großgewachsene Patienten, v. a. mit proportional langen Beinen, zeigten einen ungünstigeren Verlauf, was möglicherweise auf erhöhte Drehmomente im Hüftbereich zurückzuführen ist. Diese waren auf der Zurzacher Anlage nicht meßbar.

Auffallend war der große Anteil von Landwirten (15 %) im Kollektiv. Sie zeigten im Verlaufe des Jahres eine Verschlechterung v. a. auf der weniger betroffenen Seite, was mit großer Wahrscheinlichkeit auf die mechanische Mehrbelastung der besseren Seite zur Schonung der pathologischeren zurückzuführen ist.

Entsprechend lassen sich verschiedene therapeutische Maßnahmen vorstellen: Teilweise Abschwächung der Mehrbelastung durch geeignetes Schuhwerk oder Korrektur des Gangbildes, damit eine Kompensation des Hüftextensionsdefizites mit einer verstärkten Hüftflexion nicht nötig wird.

Im Rahmen der Endoprothetik könnte dieses Gangverhalten die Frage aufwerfen, ob es nicht Endoprothesenträger gibt, die evtl. ein Extensionsdefizit auf diese Weise kompensieren und so eine Mehrbelastung verursachen?

Bedeutet diese Mehrbelastung nicht auch eine Veränderung der Lebensdauer der Prothese? Haben unterschiedliche Prothesentypen oder die Operationstechnik einen Einfluß auf das spezifische Gangbild? Mit Sicherheit gibt eine differenzierte Betrachtungsweise von biomechanischen Störungen speziell von Gangstörungen bei Koxarthrosepatienten neue Impulse sowohl in der Rehabilitation wie auch in der orthopädischen Chirurgie.

Literatur

1. Baumann JU (1984) Clinical experience of gait analysis in the management of cerebral palsy. Prosthet Orthot Int 8:29
2. Baumann JU, Hänggi A (1977) A method of gait analysis for daily orthopaedic practice. J Med Eng Technol 1:2
3. Borelli A (1682) De mota animalium. Lugduni Batavorum, Roma
4. Braune W, Fischer O (1895–1905). Der Gang des Menschen. Abhandlungen der königlich-sächsischen Gesellschaft der Wissenschaft Mathematisch-physicalischer Classe, Leipzig
5. Chao EY, Laughman RK, Schneider E, Stauffer RN (1983) Normative data of the knee joint motion and ground reaction forces in adult level walking. J Biomech 16:3–219
6. Debrunner HU (1975) Ganganalyse mit der Mehrkomponenten-Meßplattform. Aktuel Probl Angiol 30:34–38
7. Feldkamp M (1979) Ganganalyse bei Kindern mit zerebraler Bewegungsstörung. Pflaum, München

8. Gassendi D (1682) De motu animalium secundems totum, ac primum de gressu. Opera tom. II Liv. XI Cap. V Florenz
9. Hegi T (1991) Der gesunde Gang: Kinematische und kinetische Ganganalyse von 57 gesunden Probanden mit dem Selspot-II-System und einer Kraftmeßplatte. Inauguraldissertation, Universität Basel
10. Huskisson EC (1974) Measurement of pain. Lancet 4:1127–1131
11. Inman VT, Ralston HJ, Todd F (1981) Human walking. Williams & Wilkins, Baltimore
12. Itin C (1992) Verlaufsbeobachtungen über ein Jahr von 28 Koxarthrose-Patienten mittels klinischer und ganganalytischer Parameter. Med. Dissertation, Universität Basel
13. Knüsel O, Wiedmer L (1990) Die Ganganalyse-Geschichte, Methoden und Grundlagen. Z Phys Med Baln Med Klim 19:110–123
14. Langer TH (1991) Quantitative Ganganalyse bei 32 Koxarthrose-Patienten vor und nach physikalischer Therapie. Inauguraldissertation Universität Basel
15. Leguesne M (1982) Diagnostic criterial, functional assessments and radiological classification of osteoarthritis (Excluding the spine). In: Huskisson EC, Katona G (eds) Rheumatology. Karger, Basel, p1
16. Leguesne M Samson M (1981) A functional index for hip disease. Reproducibility. Value for discriminating drugs efficacy (abstract). 5th Int. Cong. Rheum. Paris, p778
17. Marey EJ (1894) Le mouvement. Flammarion, Paris
18. Murray MP (1967) Gait as a total pattern of movement. J Phys Med [Am]1:290–332
19. Muybridge E (1955) The human figure in motion. Dover, New York
20. Perry J (1992) Gait analysis, normal and pathological function. Monterey, Slack
21. Saunders JB, Inman VT, Eberhart HD (1953) The major determinants in normal and pathological gait. J Bone Joint Surg 35:543–588
22. Scherb R (1952) Kinetisch-diagnostische Analyse von Gangstörungen. Technik und Resultate der Myokinesigraphie. Enke, Stuttgart (Beiheft 82 oder Orthop)
23. Steindler A (1955) Kinesiology of the human body under normal and pathological conditions. Thomas, Springfield
24. Weber W, Weber E (1836) Mechanik der menschlichen Gehwerkzeuge, eine anatomisch-physiologische Untersuchung. Dietrich, Göttingen
25. Wiedmer L, Langer T, Knüsel O (1992) Das Gangmuster von Patienten mit Hüftarthrose. Orthopäde 21:35–40

Teil II

Pfannenfixation mit Zement

Die Weber-Pfannen Polyethylen-Keramik und Metasul und die Hochdruckzementiertechnik

B. G. Weber

Einleitung

Die Hüfttotalprothese (HTP) versagt, sobald eine Lockerung eintritt. Die ursprüngliche Zementverankerung im Sinne von Charnley [1] und McKee [2] verläuft zukünftig unterschiedlich:
- Sofortlockerung als Folge fehlerhafter Zementiertechnik
- Sofortstabilität bei guter Zementiertechnik.

Das weitere Schicksal nach einer Sofortstabilität ist von folgenden möglicherweise auftretenden Störfaktoren abhängig:
- Frühlockerung bei Infektion
- Spätlockerung als Folge einer Polyethylen (PE)-Debris-Gewebereaktion an der Implantatknochengrenze im Sinne von Willert [5]
- Dauerstabilität, 30 und mehr Jahre, bei Wegfall von relevantem Materialverschleiß, z. B. bei idealfunktionierender Metall-Metall-Paarung [4].

„Philosophie" der Pfannenzementierung

Schon während der Operation entscheidet es sich, ob die Pfanne „sitzt" oder nicht (Abb. 1):

a) Bei vielen Cups entweicht der Zement widerstandslos zwischen der eingesetzten Halbkugel und der knöchernen Pfanne, er erfährt fast keine Pressung. Die Verbindung des Zementes zum Cup und zum Knochen hin ist ungenügend (Abb. 1a).

b) Für die eigene, noch heute vielfach verwendete „Öhrchen"-Pfanne ist die Situation eine andere: Die Öhrchen liegen am Pfanneneingang weitgehend auf, sie reduzieren aber auf jeden Fall den Weg für das Wegfließen des überschüssigen Zementes um etwa 50 %. Dadurch erfährt der Zement beim Eindrücken der Pfanne eine wünschenswerte Pressung gegen das Implantat und knöchernes Lager (Abb. 1b).

c) Die neue Generation 87 (d. h. seit 1987) der Weber-Pfannen ist dadurch gekennzeichnet, daß diese Pfannen ganz exakt in die Fräsung des Beckens

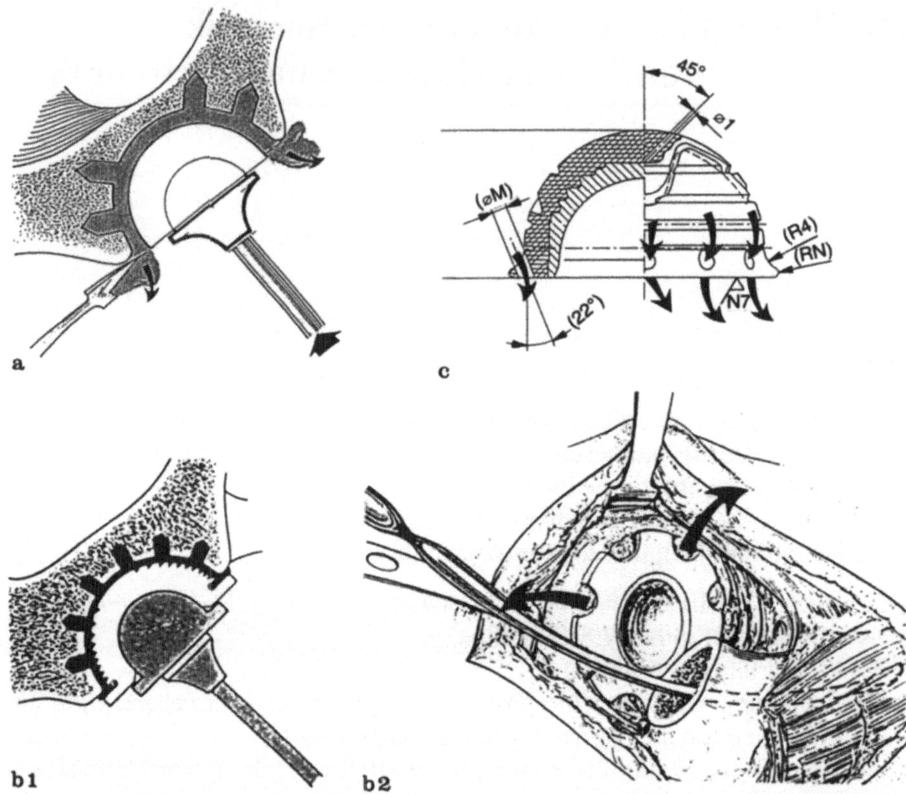

Abb. 1 a–c. *Zementpressung und Pfannendesign.* **a** Sphärische Pfanne ohne „Hutkrempe". Der Zement erfährt keine echte Pressung, weil er widerstandslos beim Einsetzen der Pfanne entweicht (→); **b** „Öhrchen"-Pfanne (Weber): **b1** Die überstehenden „Öhrchen" leisten dem Wegfließen des Zementes Widerstand. Es entsteht eine gewisse Zementpressung; **b2** Der Zement kann nur durch die Lücken zwischen den „Öhrchen" wegfließen (→) und erfährt dadurch Pressung; **c** Weber-Pfannen 87: Die „Hutkrempe" ist durchgehend und mit zahlreichen Zemententweichlöchern versehen. Weil die Pfanne exakt in die Fräsung des Acetabulums paßt, kann der Zement nur durch die dazu vorgesehenen Löcher (→) entweichen. Damit entsteht eine bestmögliche Zementpressung

hineinpassen, vergleichbar mit dem Kolben im Zylinder einer Medizinalspritze. Bei Druck auf den Cup entsteht eine höchstmögliche Zementpressung zwischen Implantat und Knochen, wobei der überschüssige Zement aber immer noch in Zementeinweichlöcher (2,5 mm Durchmesser) im Pfannenrand abfließen kann. Der Querschnitt für das Entweichen ist gegenüber der Situation a) auf ungefähr 10 % reduziert (Abb. 1c). Als ein Nachteil erweist sich dabei, daß überflüssiger Zement nur noch mit erhöhtem Kraftaufwand, besonders bei den größeren Pfannen weggedrückt werden kann. Eine instrumentelle Unterstützung ist hier unbedingt notwendig.

Weber-Pfannen 87 (seit 1987)

Die hemisphärischen Pfannen aus Polyethylen (PE) (Abb. 2)

a) Polyethylenpfannen zur Gleitpaarung mit Kugelköpfen aus Aluminiumoxydkeramik, Innendurchmesser 28 oder 32 mm (Abb. 2a).

b) Polyethylenpfannen zur Metal-Metal-Gleitpaarung Metasul, Innendurchmesser 28 oder 32 mm.
Das METASUL-Inlay ist unverrückbar im PE eingepreßt.
Für a) und b) ist die Pfannenoberfläche grob gestrahlt, sie ist neuartig strukturiert. Dadurch ergibt sich eine 5- bis 10fache Verbesserung des Knochen-Zement-Verbundes gegenüber Pfannen mit glatter Oberfläche (Abb. 2b).

a

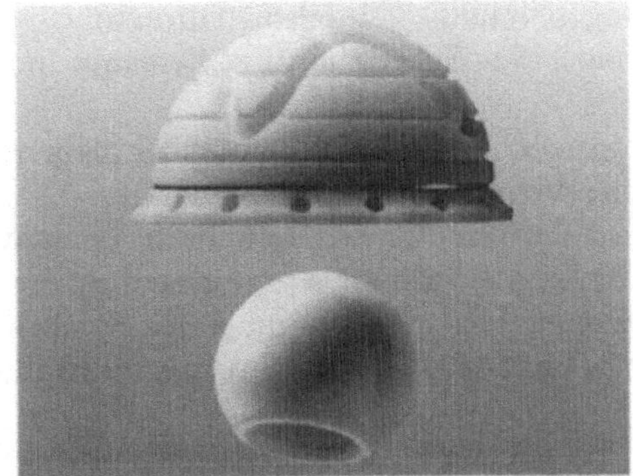

b

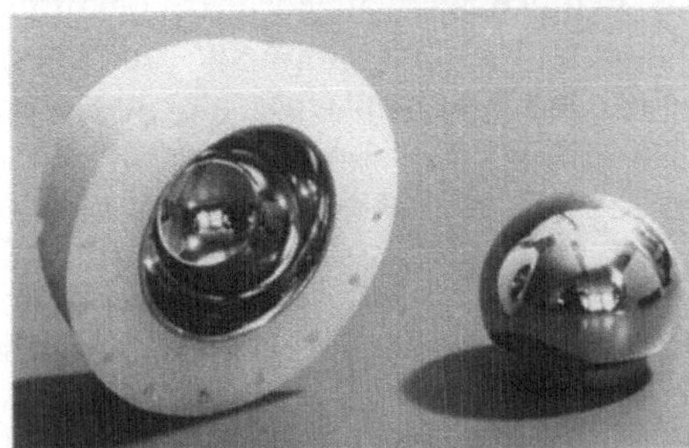

c

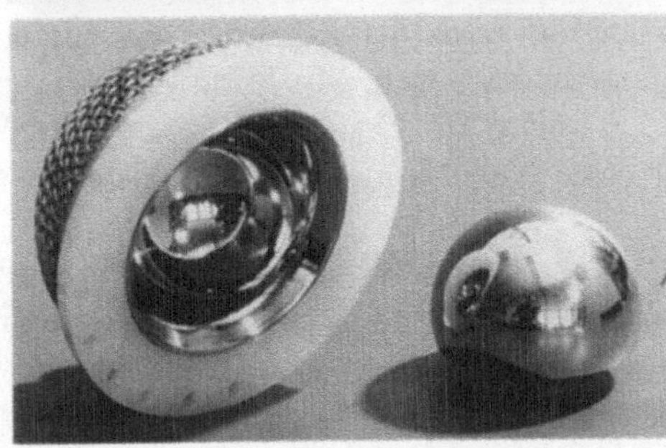

Abb. 2 a–c. *Weber-Pfannen 87.* **a** PE-Aluminiumoxydkeramik: optimierte Oberflächenstruktur, Markierungsdraht am „Äquator“, Zemententweichlöcher, Kugelköpfe 32 und 28 mm; **b** PE-METASUL-Paarung: Kugelköpfe 32 und 28 mm; **c** PE-METASUL-Paarung: Sulmesh-Oberfläche, Kugelköpfe 32 und 28 mm

c) Analoge Metasul-Pfannen mit Außenfläche aus 4schichtigem Metallgitter. Damit ist der Knochen-Zement-Verbund noch weiter optimiert (Abb. 2c).

Hochdruckzementiertechnik

Ziel des Zementierens ist eine feste und sofortige komplementäre Kopie des knöchernen Lagers mit Hilfe von Knochenzement, d. h. die peroperative Herstellung einer möglichst idealen custom-made-prosthesis. Dabei soll eine Schädigung des knöchernen Lagers, thermisch oder chemisch, vermieden werden, was mit hochviskösem Zement eher gewährleistet ist als mit niedrigviskösem, da dieser in die biologisch empfindliche, knöcherne Struktur tief eindringt.
Die Forderung von „Highviscosity" des Zementes der 60er Jahre durch Charnley hat für mich noch heute uneingeschränkte Gültigkeit. Formschlüssigkeit steht dabei weit im Vordergrund, noch vor Penetration des Zementes in das knöcherne Maschenwerk [4].
An dieser Stelle kann die Operationstechnik im Detail unmöglich dargestellt werden. Deshalb werden nur die allerwichtigsten Punkte aufgeführt:

a) Sparsame Anfrischung mit Hilfe der größtmöglichen Raffelfräse. Benutzung der Zentrierspitze, um ein Abweichen der Raffelfräse zu vermeiden. Strikte Schonung der subchondralen tragenden Knochenschicht. Anlegen von 10 – 15 Verankerungslöchern (Durchmesser 6 mm). Lavage, Bürsten, Blutstillung durch Tamponade (Abb. 3).
b) Der eingebrachte mittelvisköse Zement wird mit Hilfe von Siliconscheibe und Pfannenprobe-Punch in das Pfannenlager eingedrückt. Unmittelbar nach Entfernung von Siliconplatte und Punch empfiehlt sich „finger-packing" nach Charnley im Gebiet des Pfannendaches, um die primäre Haftung von Zement und Knochen nochmals zu verbessern (Abb. 4).
c) Die Pfanne 87 wird mit Hilfe des Setzgerätes mit Rand exakt plaziert und ausgerichtet. Mittlerweile ist der Zement hochviskös geworden (Abb. 5).
d) Ein Hochdruck ist jetzt erforderlich, um den noch überschüssigen Zement wegpressen zu können. Dazu dient das Druck-Hebel-Instrumentarium (Abb. 6).

Der Hohmann-Hebel mit Kette ist bereits nach der Resektion des luxierten Femurkopfes in das Beckeninnere eingesetzt worden. Mit Hilfe von Kette und Gegendruckhebel wird jetzt der Cup mit einer Druckkraft von ca. 100 kp eingepreßt. Mit menschlicher Kraft ohne Hebel könnte man höchstens einen Druck von 30–40 kg erzeugen.

Aus den Zemententweichlöchern werden hochvisköse Zement-„Spaghetti" extrudiert. Auf diese Art und Weise ist es problemlos und in jedem Fall möglich, auch beim Einsetzen von Pfannen mit großem Durchmesser diese, wie gewünscht, auf das richtige Niveau einzupressen.

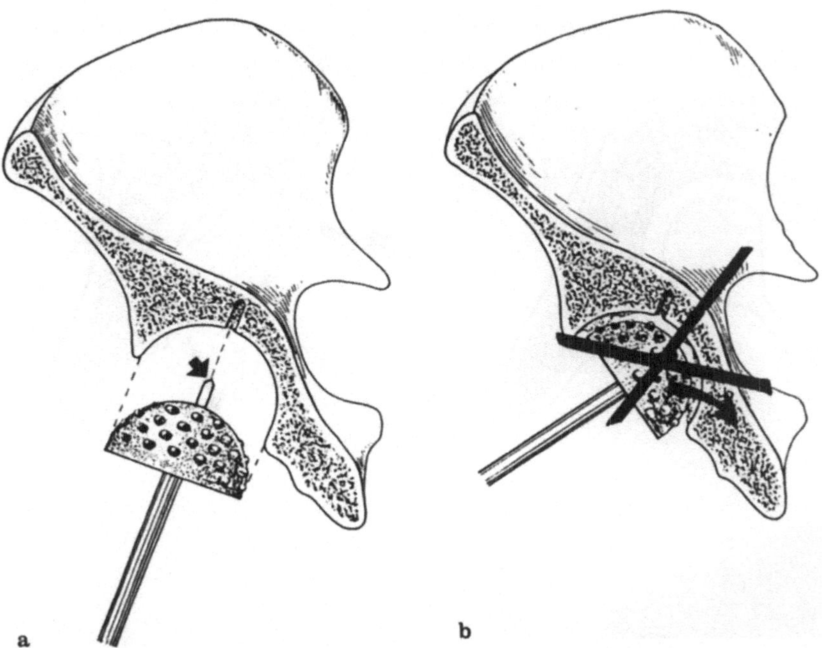

Abb. 3 a, b. *Fräsen des Acetabulums für die Hochdruckzementierung.* **a** Die Fräsung erfolgt in einem Schritt mit der größtmöglichen Raffelfräse. Die Fräse bleibt zentriert mit Hilfe der Zentrierspitze (→); **b** Beim Fräsen ohne Zentrierspitze weicht die Fräse unkontrollierbar ab (→). Die Fräsung für eine exakte Paßform zur Hochdruckzementierung mißlingt *(X)*

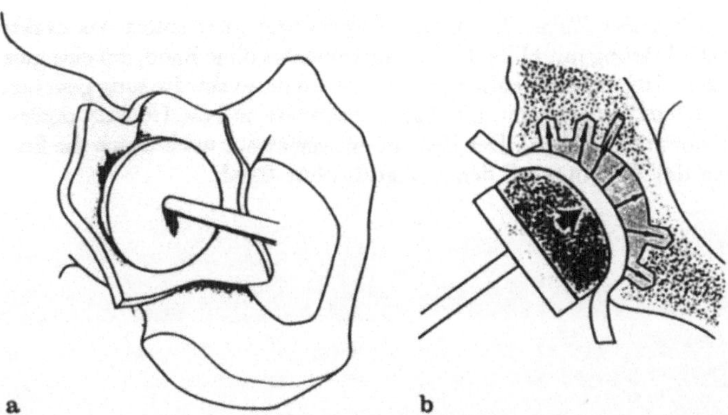

Abb. 4 a, b. *Vorpressung des Zementes im Acetabulum.* **a** Der mittelweiche Zement wird mit Hilfe der Pfannenprobe und der abdichtenden Siliconplatte in das Acetabulum eingepreßt; **b** Diese Vorpressung erzeugt schon jetzt eine innige Verzahnung des Zementes mit dem knöchernen Lager

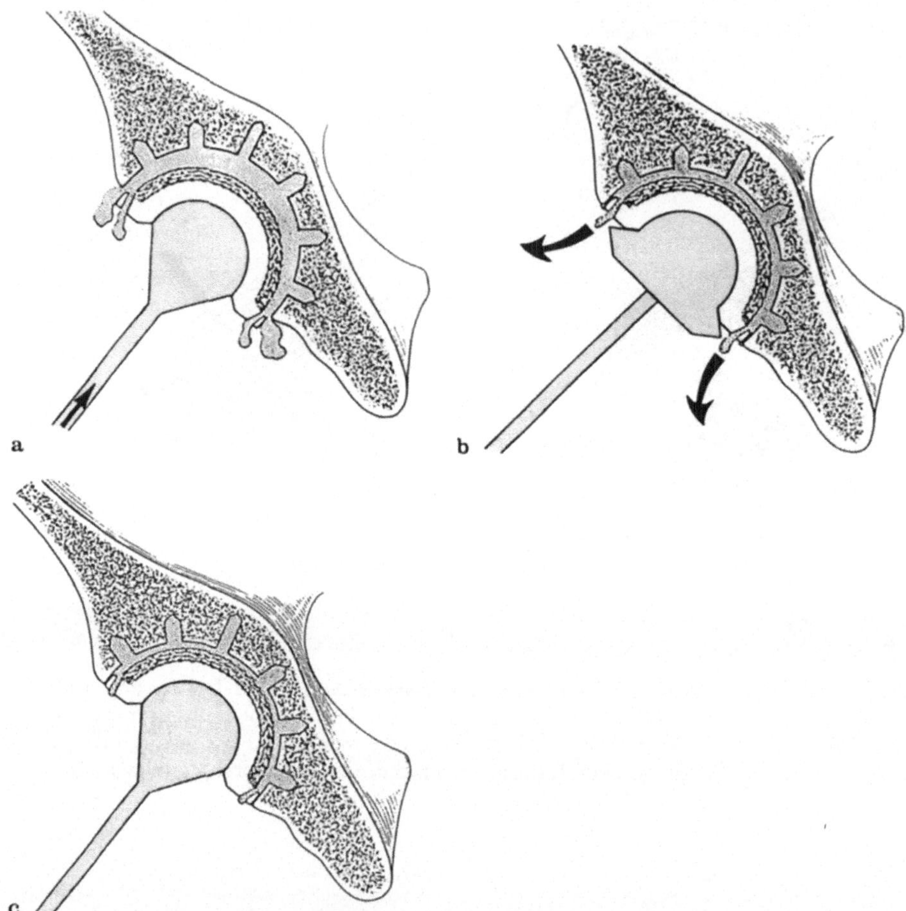

Abb. 5 a–c. *Plazierung der Weber-Pfanne 87.* **a** Der Vorpressung folgt sofort das exakte Einpassen der Pfanne in der Fräsung mit Hilfe des Setzinstrumentes ohne Rand, um eine gute Sicht für diesen schwierigen Vorgang zu gewährleisten; **b** Sobald die exakte Passung gesichert ist, wird das Setzgerät mit Rand eingebracht, die Pfanne orientiert und die Hochdruckpressung instrumentell vorgenommen (Abb. 6). Der Zement entweicht nur noch durch die Entweichlöcher. **c** Aushärten des Zementes mit dem Setzgerät ohne Rand

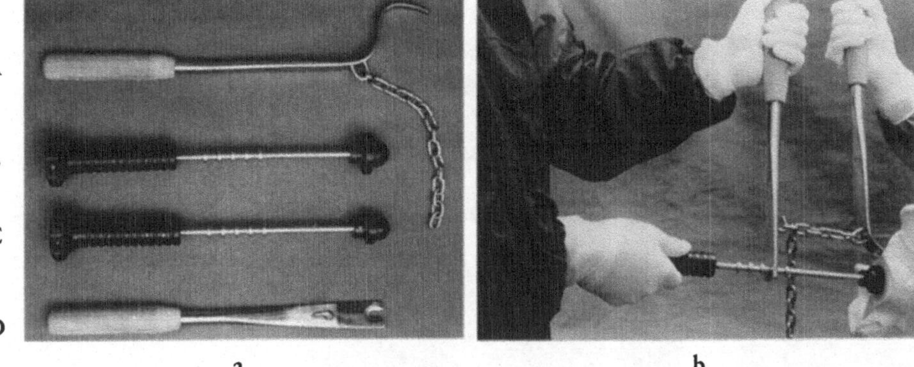

Abb. 6 a, b. *Druck-Hebel-Instrumentarium für die Pfanne.* **a** *A* Der spezielle Hohmann-Hebel mit Kette, *B, C* Pfannensetzgerät 32 und 28 mm, *D* Gabeldruckhebel mit Hacken; **b** Hochdruckerzeugung: Der Hohmann-Hebel ist unter der Sehne des M. psoas gegenüber dem Pfannengrund plaziert. Der Gabelhebel greift am Pfannensetzgerät an. Die Kette ist eingehängt. Operateur und Assistent können eine Druckkraft von 100 kp und mehr erzeugen

Erfahrungen mit den Weber-Pfannen 87 und der Hochdruckzementiertechnik

Eingesetzte Pfannen

Von 1988–1992 wurden 110 METASUL-Pfannen eingesetzt. Davon sind 2 Pfannen locker geworden: je 1 Pfanne mit 44 und mit 48 mm Außendurchmesser, beide durchgehend aus Metall. Zwei weitere solcher Pfannen, zusammen mit den oben beschriebenen Typen, sind bis heute stabil geblieben. Es waren dies durchwegs Pfannen mit Gitterbeschichtung. Seit 1993 sind ausschließlich METASUL-PE-Pfannen ohne Gitterbeschichtung eingesetzt worden, einerseits zur Erprobung, andererseits aus Kostengründen. Alle 150 Pfannen sitzen bis heute unverrückbar fest.
Seit Mitte 1992 wird systematisch die instrumentelle Zementpressung praktiziert, was ein Arbeiten bei höherer Zementviskosität erlaubt. Von daher gesehen, wurden keinerlei Nachteile, wie etwa Wirkungen auf das Kreislaufverhalten des Patienten oder lokal erkennbare Phänomene am Verankerungslager, beobachtet.

Es gelingt mit der Hochdruckzementiertechnik jetzt ausnahmslos, trotz Arbeiten bei noch höherer Viskosität des Zementes, die Pfanne mühelos auf das beabsichtigte Niveau, d. h. bis zur gewünschten Schichtdicke des Knochenzementes von 4–6 mm, einzudrücken (Abb. 7).

(Die Hochdruckzementiertechnik ist nicht nur für die Pfanne, sondern genauso für das Einsetzen der Femurkomponente geeignet.)

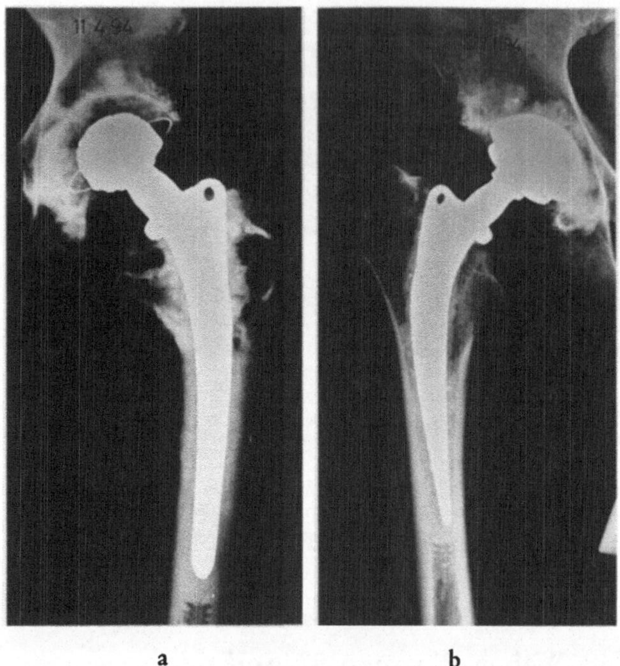

a b

Abb. 7 a, b. *Röntgenbilder der Weber-METASUL-Pfannen 87.* **a** PE-METASUL 87: Status nach Valgisationsosteotomie, deshalb Geradschaft; **b** Status nach idiopatischer Kopfnekrose einer „Normalhüfte", deshalb anatomisch gebogener Schaft

Zusammenfassung

Die Weber-Polyethylen- und METASUL-Pfannen sind für die hochvisköse Zementiertechnik im Sinne von Charnley ausgelegt. Die Zementiertechnik wird durch ein Hebelinstrumentarium erleichtert, so daß die Arbeit mit hochviskösem Zement genau kontrolliert und ohne die Befürchtung, die Pfanne könne nicht tief genug eingepreßt werden, erfolgen kann.

Frühlockerungen infolge ungenügenden „fillings" sind einfach und sicher vermeidbar. Die Weber-METASUL-Pfannen 87 lassen viel höhere Standzeiten erwarten, weil der PE-Abrieb als Prothesenschadstoff mit Hilfe der METASUL-Paarung beseitigt wurde.

Literatur

1. Charnley, J (1977) Total hip replacement by low friction arthroplasty. Springer, Berlin Heidelberg New York
2. McKee, GK (1982) Total hip replacement. Present and future. Biomaterials 3: 130–135

3. Weber, BG (1988) Pressurized cement fixation in total hip arthroplasty. Clin Orthop 232: 87–95
4. Weber, BG, Semlitsch M, Streicher R (1993) Total hip joint replacement using a CoCrMo metal-metal sliding pairing. J Jpn Orthop Ass 67: 391–398
5. Willert, HG (1977) Reactions of the articular capsule to wear products of artificial joint prostheses. J Biomed Mat Res 11: 157–164

Teil III

Pfannenfixation ohne Zement

Die zementfreie Fixation der Hüftgelenkpfanne bei der primären Hüfttotalprothesenarthroplastik

E. Morscher

Einführung

Das Hauptproblem der Hüftgelenkarthroplastik bleibt die aseptische Lockerung, speziell diejenige der Hüftgelenkpfanne. Dies hat Charnley [31] bereits 1979 betont und konnte später durch die Überlebenskurven von Sutherland et al. [240], Morscher u. Schmassmann [170] aufgezeigt werden (Abb. 1a, b). Mulroy u. Harris [177] fanden eine 20fache Zunahme der Pfannenlockerung zwischen 5 und 11 Jahren. Während die Lockerungsrate des Femurschaftes einen ungefähr linearen zeitlichen Verlauf zeigt, ist eine Pfannenlockerung in den ersten 6–8 Jahren postoperativ relativ selten, nimmt dann aber nach dem 10. postoperativen Jahr exponentiell zu [170].

Die in der Literatur aufgezeigten Lockerungsraten zementierter Hüftgelenkpfannen variieren enorm zwischen 1 und 29 % [152]. Diese starke Streubreite hängt allerdings wesentlich von der Definition der Lockerung, vom Pfannenmodell, von der Implantationstechnik und natürlich von der Beobachtungszeit ab.

Obwohl die aseptische Lockerung der Hüftgelenkpfanne ohne Zweifel das Hauptproblem der Hüftarthroplastik darstellt, besteht doch eine starke Diskre-

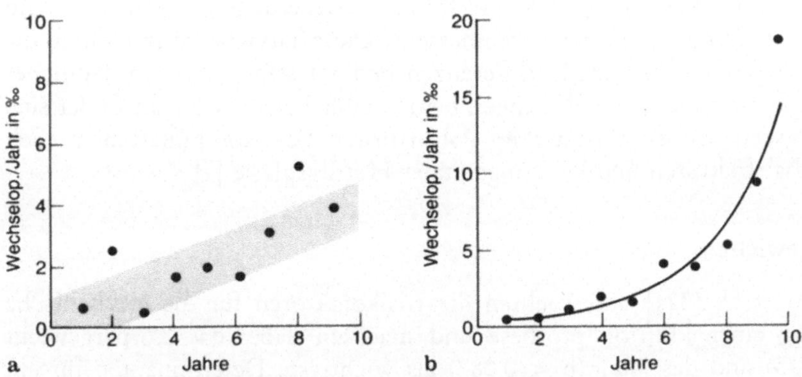

Abb. 1a. Lineare Zunahme der Femurschaftlockerungen, **b** Exponentielle Zunahme der Lockerungen zementierter Hüftpfannen nach 8–10 Jahren

panz zwischen radiologischen und klinischen Resultaten. Viele Patienten mit radiologisch eindeutig lockerer Hüftpfanne können ein ausgezeichnetes klinisches Resultat aufweisen und klagen nicht über Schmerzen [97, 160]. Das Urteil über eine Hüftgelenkpfanne muß deshalb 1. auf der histomorphologischen Analyse entnommener Implantate, 2. auf der Röntgenanalyse, 3. auf den klinischen Resultaten und „last but not least“ auf Überlebenskurven basieren. Außerdem muß berücksichtigt werden, daß Lockerungen zeitlich auch in dieser Reihenfolge diagnostiziert werden können.

Risikofaktoren einer aseptischen Lockerung

Alter und Aktivität

Die Resultate einer Hüftgelenkarthroplastik sind bei jüngeren Patienten in der Regel weniger günstig als bei älteren [4, 22, 28, 51, 60, 97, 116, 170]. Die in der Literatur aufgezeigten höheren Lockerungsraten jüngerer Menschen betreffen allerdings mehr die Femurkomponente [28, 51, 97]. In einer eigenen Untersuchung fanden wir aber auch einen stärkeren Polyethylenabrieb bei jüngeren Patienten, welcher durch deren erhöhte körperliche Aktivität zu erklären ist [257].

Geschlecht

In der schwedischen Multizenterstudie war die Lockerungsrate bei Männern höher als bei Frauen und zwar in allen Altersgruppen [4]. Nach unserer Erfahrung jedoch ist das Risiko einer Pfannenlockerung für Frauen signifikant höher als für Männer und zwar sowohl bei den zementierten [170] als auch bei den nichtzementierten [257] Hüftpfannen. Andererseits war eine Lockerung des Femurschaftes bei Männern häufiger [170]. Auch fanden wir bei Frauen eine durchschnittlich kleinere Pfannengröße, und Lockerungen waren allgemein häufiger bei kleineren Pfannendurchmessern. Diese Tatsache könnte durch die geschlechtsspezifischen Größendifferenzen bedingt sein [170]. Ein deutliches Überwiegen von Pfannenlockerungen beim weiblichen Geschlecht findet sich erwartungsgemäß bei chronischer Polyarthritis, bei Komplikationen nach Schenkelhalsfrakturen und bei kongenitaler Hüftdysplasie [4].

Körpergewicht

Schurman et al. [224] untersuchten die Risikofaktoren für die mechanische Lockerung einer Hüfttotalprothese und machten dabei das Körpergewicht ($p < 0{,}015$) und das Alter,($p < 0{,}087$) als wichtigste Determinanten für ein Versagen verantwortlich. Höheres Körpergewicht ist auch mit einem vermehrten Polyethylenabrieb verbunden [128].

Ätiologie der Hüftarthrose als Risikofaktor

Die Qualität einer Implantatverankerung hängt stark von der Qualität des Wirtsknochens ab. Wenn dessen Qualität ungenügend ist, ist es auch die der Implantatfixation, und mit einer vorzeitigen Lockerung muß gerechnet werden. Die Ätiologie der Arthrose steht deshalb in direktem Zusammenhang mit dem Resultat der Arthroplastik.

Kongenitale Hüftdysplasie

Die Überlebensdauer einer Pfannenfixation bei Arthrosen, die durch eine kongenitale Hüftdysplasie beeinträchtigt wird, ist mindestens partiell auch durch das niedrigere Alter dieser Patientengruppe sowie durch früher durchgeführte Operationen bedingt [43]. In einer eigenen Untersuchung konnten wir zeigen, daß auch bei sehr flachem und steilem Acetabulum dank einer Pfannendachplastik mit dem autologen Fermurkopf die Überlebensdauer der Hüftgelenkpfanne nicht vermindert ist [101].

Protrusio acetabuli

Um bei der Protrusio acetabuli ein zu tiefes Einsinken der Hüftgelenkpfanne zu verhindern, wird der Pfannenboden mit autologer Spongiosa aus dem Femurkopf oder mit einem soliden autologen Span aus demselben in der Tiefe der Pfanne verstärkt [12, 57, 75, 139]. Die Korrektur der normalen anatomischen Position ist jedenfalls von primordialer Bedeutung, ob diese nun mit Zement, einem Netz, einem Stützring oder mit Knochenspänen durchgeführt wird. Allerdings haben Bayley et al. [10] mit der Verwendung von Zement eine 50%ige Lockerungsrate hinnehmen müssen.

Chronische Polyarthritis

Das Risiko einer Pfannenlockerung ist bei der chronischen Polyarthritis ganz besonders hoch [4, 20, 201, 236, 245,258]. Gschwend u. Siegrist [89] berichteten bei ihren Patienten über eine Zunahme der Pfannenlockerung um den Faktor 11, wenn sie die chronischen Polyarthritispatienten mit denen einer primären Koxarthrose verglichen. In der schwedischen Multizenterstudie fand sich eine signifikante Zunahme der Pfannenlockerung v. a. bei älteren Rheumapatienten [4]. In einer stereophotogrammetrischen Analyse fanden Snorrason u. Kärrholm [235] bei Rheumapatienten eine signifikant größere Wanderung von zementierten Pfannen im Vergleich zu Arthrotikern.

Von 14 Totalprothesenarthroplastiken bei Patienten mit juveniler chronischer Polyarthritis mit einem Durchschnittsalter von 16 (12 – 22) Jahren und einer durchschnittlichen Beobachtungszeit von 8,5 Jahren (4 – 11) waren Learmonth et al. [124] nie gezwungen, eine Revision durchzuführen, 57 % ihrer Patienten zeigten jedoch radiologische Zeichen einer Lockerung.

Sichelzellhämoglobinopathie (SCH)

Bei einer Nachkontrolle von 22 Totalprothesen bei 14 Patienten mit SCH des „Hospital for Special Surgery" in New York fanden Moran et al. [153] eine hohe Rate von Komplikationen und Mißerfolgen, obwohl die Hüftarthroplastik die zuverlässigste Maßnahme einer effektiven Behandlung bei der SCH darstellt [1, 153]. In einer retrospektiven Studie von 25 Hüftarthroplastiken bei 25 Patienten mit Sichelzellhämoglobinopathie und Kopfnekrose bei einem Durchschnittsalter von 30 Jahren (16–45) fanden Acurio u. Friedman [1] ein sehr hohes Risiko-Nutzen-Verhältnis. 40 % der Arthroplastiken mußten nach durchschnittlich 7,5 Jahren revidiert werden.

Avaskuläre Femurkopfnekrose

Bei einer Nachuntersuchung von 54 Patienten (73 Hüften) mit Femurkopfnekrose unserer Klinik [60] fanden wir eine Lockerungsrate von 10 % nach durchschnittlich 4,9 Jahren. Damit ist unsere Revisionsrate niedriger als diejenige anderer Autoren, aber doch deutlich höher als bei Patienten mit einer Arthrose. Es muß dabei allerdings berücksichtigt werden, daß Patienten mit einer Femurkopfnekrose in der Regel wesentlich jünger sind und diese Tatsache für die höherere Lockerungsrate mitverantwortlich ist [20].

Morbus Paget

Die Literaturanalyse der Resultate von Hüftgelenkarthroplastiken beim M. Paget zeigt, daß diese mit denjenigen einer Totalprothesenarthroplastik ohne Paget-Veränderungen des Knochens vergleichbar sind [65, 93, 132, 140, 145, 238].

Umwandlung einer Arthrodese in eine Hüftarthroplastik

Unter günstigen Verhältnissen, speziell wenn die Glutäalmuskulatur erhalten ist, kann eine Hüftarthrodese erfolgreich in eine Totalprothesenarthroplastik umgewandelt werden. In einer Nachkontrolle von 38 Patienten mit 41 Arthrodesen, die in eine Arthroplastik umgewandelt worden sind, fanden Kilgus et al. [115], daß die Resultate sich denjenigen einer Primärarthroplastik nähern und daß die Wahrscheinlichkeit des Überlebens der Prothese nach 13 Jahren 96 % beträgt.

Zustand nach Schenkelhalsfraktur

Wie bei den Polyarthritispatienten fanden Snorrason u. Kärrholm [234, 236] eine signifikant stärkere Wanderung zementierter Hüftgelenkpfannen bei Patienten mit Folgen einer Schenkelhalsfraktur im Vergleich zu denjenigen mit einer Koxarthrose.

Acetabulumfrakturen

Einer retrospektiven Studie der Mayo-Klinik [34] folgend war bei Primärarthroplastiken nach einer Acetabulumfraktur die Häufigkeit radiologischer sowie symptomatischer Lockerungen und Lockerungen von Revisionsarthroplastiken 4- bis 5mal höher als bei Routinearthroplastiken. Die Autoren schließen daraus, daß alte Acetabulumfrakturen einen signifikant negativen Effekt auf die Überlebenschancen einer Hüftarthroplastik haben.

Pfannenfixation mit Knochenzement (PMMA)

Die Einführung von Knochenzement (Polymethylmetacrylat) in die Hüftchirurgie durch John Charnley [29] revolutionierte die Totalprothesenarthroplastik. Trotzdem ist die Lockerung, im speziellen die Lockerung der Hüftgelenkpfanne, das Hauptproblem der Hüftarthroplastik geblieben [174].

Die radiologischen Kriterien einer gelockerten Hüftgelenkpfanne, die mit Zement fixiert worden ist, sind Aufhellungssäume, Demarkation, Wanderung und Kippung. 1979 berichtete Charnley, daß 25 % der Hüftpfannen seiner Patienten nach einer Beobachtungszeit von 12–15 Jahren einen Aufhellungssaum aufwiesen [31]. Der Aufhellungssaum selbst wird in bezug auf seine Ausdehnung, seine Breite, die zeitliche Progression und seine Lokalisation beurteilt. Ein unmittelbar drohendes Versagen ist durch einen vollständig durchgehenden Aufhellungssaum von 2 mm oder mehr in allen 3 Zonen gekennzeichnet.

Im Gegensatz dazu ergab sich aus der Untersuchung von Gruen [88] keine Korrelation zwischen der biomechanischen Analyse und den radiologischen Befunden. Es ist bekannt, daß radiologische Zeichen, die an sich eine Lockerung der Hüftgelenkpfanne anzeigen, häufig auch bei Patienten ohne klinische Beschwerden gefunden werden [242]. Dies steht allerdings im Gegensatz zu zementfixierten Femurschäften. Bei einer radiologischen Analyse von 102 Revisionsoperationen von Charnley-Prothesen sahen Thorén u. Hallin [242] einen Aufhellungssaum von 2 mm und mehr bei 12 von 30 lockeren Pfannen, aber nur bei 4 von 24 festverankerten. Eine Wanderung des Cups von 6 mm und mehr konnte bei 12 von 30 lockeren, aber nur bei 3 von 33 gut fixierten gemessen werden ($p < 0{,}05$). Die Autoren schließen daraus, daß die Kriterien einer radiologischen Lockerung nicht unbedingt auch den optimalen Zeitpunkt einer Revision anzeigen können.

Die radiologischen Zeichen einer Lockerung sind unterschiedlich, je nachdem ob die Hüftpfanne mit oder ohne Zement fixiert worden ist. Mjöberg [152] definierte eine Pfannenwanderung als das einzige absolut sichere Zeichen einer Lockerung zementierter Implantate. Gemäß dieser Definition fand sich eine Lockerungsrate zementierter Hüftarthroplastiken bei Charnley 12–15 Jahre postoperativ von 11 % [31], bei Gudmundsson et al. [91] 10–14 Jahre postoperativ von 10 %, und 5–12 Jahre nach zementfreier Arthroplastik nach Ring von

7 % [6]. Dies sind auch die Lockerungsraten, an denen sich andere Resultate messen müssen.

Es besteht kein Zweifel, daß die Verbesserung der Zementtechnik eine entscheidende Senkung der Lockerungsrate von Femurkomponenten herbeigeführt hat. Die Häufigkeit von Pfannenlockerungen jedoch wurde dadurch nur leicht reduziert oder überhaupt nicht beeinflußt. Nasser et al. [179] bemerkten eine Verbesserung der Überlebenszeit von Hüftgelenkpfannen bei älteren Patienten, während Mulroy u. Harris [177] eine unveränderte Pfannenlockerungsrate fanden. Ihre radiologische Pfannenlockerungsrate nach einer Beobachtungszeit von 11,2 Jahren betrug 42 %. Gemäß Philips u. Hamilton [194] beträgt der prädiktive Überlebenswert nach 18 Jahren für die Hüftpfanne 74 %, für das Femur 96 %.

1976 führte Charnley seinen „flanged socket" [32] ein, in der Absicht, den Knochenzement im Moment der Implantation komprimieren zu können. Mit dieser speziellen Polyethylenhüftpfanne konnte die Zahl radiologischer Demarkierungen an der Zement-Knochen-Grenze wesentlich reduziert werden [102].

Verlängerter dorsaler Pfannenrand. Um Dislokationen zu verhindern, führte Charnley außerdem eine Hüftpfanne mit verlängerter Hinterwand ein. Dieses Implantat zeigte im Falle von Revisionen allerdings häufig Arosionen, die darauf hinweisen, daß der Schenkelhals an dessen Hinterwand anstößt. Wiederholtes Anstoßen des Schenkelhalses am Pfannenrand kann zu einer Lockerung dieser Hüftpfannen Anlaß geben [178].

Versteifung („metal backing") zementierter Hüftpfannen. Gründe, die hemisphärische Pfanne mit einer Metallschale zu versehen, waren eine Optimierung der Widerstandsfähigkeit, minimale Knochenresektion, Immobilisation und Erleichterung einer eventuellen Implantatentfernung [96]. Metal backing soll Spitzenbelastungen vermeiden, indem die Kräfte über eine größere Fläche verteilt werden [40, 188]. Abgesehen von einer Modifizierung der Kraftübertragung wirkt eine Metallschale wie eine Umschließung des Polymers und soll den Kaltfluß von Polyethylen vermindern, wie dies Ryd et al. [214] an Tibiakomponenten nachgewiesen haben. Andererseits fanden Cates et al. (1993) eine 37%ige Zunahme des Polyethylenabriebs bei zementierten Metal-back-Hüftpfannen, was zumindest teilweise die höhere Lockerungsrate dieser Hüftpfannen erklärt [28]. Dalstra u. Huiskes zeigten in einem 3D-Modell die erhöhte Belastung im Falle von metal backed Polyethylen [41]. Hernandez et al. fanden vermehrten Polyethylenabrieb bei unzementierten metal backed Pfannenkomponenten. Dieser war noch deutlicher bei gleichzeitig unzementierter Femurkomponente [98].

Bei modularen Metal back-Hüftpfannen ist über verschiedene Komplikationen wie Polyethylenfrakturen, Frakturen der Metallschale, Dislokationen der Polyethylenschale usw. berichtet worden [21, 23, 80, 215].

Ritter et al. [208] verglichen je 100 Polyethylenpfannen *ohne* Metal backing mit 138 Pfannen *mit* Metal backing und beobachteten bei ersteren 22 % Aufhellungssäume, 2 % Lockerungen und 2 % Revisionen gegenüber 41 % Aufhellungssäumen, 3 % Lockerungen und 5 % Revisionen bei letzteren.

Offensichtlich ist es in der Praxis nicht gelungen, durch das Metal backing eine Verbesserung der Resultate zu erreichen. Diese scheinen im Gegenteil sogar schlechter zu sein, weshalb die Frage nach der Elastizität des Beckens und steifer Pfannenimplantate eine wichtige Rolle spielt, die später noch diskutiert werden soll.

Zementfreie Pfannenfixation

Die zementfreie Fixation von Hüftgelenkpfannen kann, mindestens theoretisch, die Langzeitresultate der Hüftarthroplastik durch die folgenden 6 Zielsetzungen verbessern:

Verbesserung der Wirt-Implantat-Grenze

Knochenzement ist bekanntlich mit einigen potentiellen Nachteilen behaftet, nämlich die Schrumpfung des Knochenzementes bei der Polymerisation, der Hitzeschaden für benachbartes Gewebe, mögliche Toxizität, geringe mechanische Widerstandsfähigkeit gegenüber Scher- und Zugkräften sowie große Unterschiede im Elastizitätsmodul sowohl zwischen Implantat und Zement als auch zwischen Zement und Knochen. Über Osteolysen im Zusammenhang mit Histiozyten oder Makrophagenaktivitäten gegenüber PMMA (Polymethylmetacrylat) ist verschiedentlich berichtet worden [71, 79, 253, 254]. Derartige Faktoren können die Langzeitfixation in Frage stellen und schließlich zur Auslockerung des Implantates führen. Lockert sich das zementierte Implantat und schreitet die Osteolyse fort, schwindet das Knochenbett, und eine Rekonstruktion desselben kann sehr schwierig werden. Knochenzement wird auch für eine erhöhte Anfälligkeit auf Infektionen verantwortlich gemacht, indem er die Abwehrkraft gegenüber Bakterien hemmt [191–193]. Solche Nachteile können vermieden werden, wenn die Hüftgelenkpfanne zementfrei fixiert wird, vorausgesetzt, daß das Implantatmaterial besser toleriert wird als Knochenzement.

Kleinere Gesamtgröße des Implantates

Um eine Hüftgelenkpfanne mit Knochenzement zu fixieren, ist ein Zementmantel von mindestens 2 mm Dicke, der die gesamte Prothese ummantelt, notwendig. Die Totalgröße des Implantates nimmt dadurch zu, indem der Zement in Verankerungslöcher und in den spongiösen Knochen hineingepreßt wird. Im Falle eines Versagens des Implantates ist das gesamte Zement-Knochen-Volumen zerstört, und eine Rekonstruktion wird schwierig. Die Implantation einer Hüftgelenkpfanne ohne Knochenzement vermindert die Gesamtgröße des Implantates und konserviert den Knochen.

Erleichterung einer Augmentationsplastik

Um ein Hüftgelenk mit ungenügender Knochensubstanz zu rekonstruieren, im speziellen bei einer Protrusio acetabuli oder einer Hüftdysplasie, kann die Verwendung von autologem oder homologem Knochen notwendig werden [12, 95, 101, 139]. Der Gebrauch von Knochenspänen in Verbindung mit Knochenzement kann schwierig sein. Es ist dabei notwendig, die Anwendung des Zementes auf Orte zu beschränken, die keine Knochenspäne enthalten, so daß der Span auch in den Wirtsknochen integriert werden kann. Knochenspäne können vom Zement auch getrennt werden und verbinden sich dann nicht mit dem Wirtsknochen. Im Gegensatz dazu ist eine Knochenspanung ohne Verwendung von Knochenzement wesentlich einfacher. Der Knochenspan wird in den Defekt gelegt und mit der Hüftgelenkpfanne selbst fixiert. Ob nun die Prothese mit oder ohne Knochenzement befestigt wird, ein Knochenspan sollte nie zur hauptsächlichen Kraftübertragung dienen, weshalb es auch nutzlos ist, Knochenzement zur Fixation der Prothese an den Knochenspan zu verwenden.

Einfaches operationstechnisches Vorgehen

Die Implantation einer Hüftgelenkpfanne ohne Verwendung von Knochenzement erfordert weniger Zeit, da die Knochenpräparation und die verschiedenen Schritte zur Reinigung des Knochens als Vorbereitung für die Zementierung entfallen. Diese Zeitverkürzung vermindert den Blutverlust und reduziert das Risiko einer postoperativen Infektion, falls nicht antibiotikapräparierter Zement verwendet wird.

Klinische Resultate

Die Zementfixation einer Hüftgelenkarthroplastik gilt noch heute als Standard, der durch jede „neue" Technik mindestens erreicht, wenn nicht übertroffen werden muß. Auf die guten Resultate bezüglich Schmerzfreiheit, rascher Rehabilitation und reproduzierbarer Resultate, an die man sich bei zementierten Hüftendoprothesen gewöhnt hat, darf nicht verzichtet werden. Früh- und mittelfristige Resultate zementfreier Pfannenfixation gleichen sich den zementfixierten aber an, ja übertreffen diese [96, 161, 162, 173]. Dies gilt jedoch nicht unbedingt für zementfreie Fermurschäfte.

Einfache und erfolgreiche Revision

Eine Revision bei Lockerung von Implantaten, die ohne Knochenzement fixiert worden sind, läßt sich leichter durchführen. Ausgedehnte Knochenzerstörungen, wie sie nach einer Zementfixation angetroffen werden, fehlen in der Regel.

Nach sorgfältiger Entfernung des Implantates kann das Acetabulum auf einen etwas größeren Durchmesser aufgefräst werden. Knochenhöhlen werden mit Spongiosa gefüllt, bevor eine neue (zementfreie) Pfanne eingesetzt wird.

Kontraindikationen für zementfreie Pfannenfixation

Die Anwendung zementfreier Hüftimplantate bei einer Totalprothesenarthroplastik ist dort kontraindiziert, wo die Knochenqualität schlecht ist, z. B. nach der Bestrahlung eines Ovarialkarzinoms oder beim Vorliegen eines malignen Beckentumors. Da eine Press-fit-Fixation grundsätzlich ein intaktes Acetabulum voraussetzt, ist die Verwendung eines Press-fit-Cup oder einer Schraubpfanne kontraindiziert, wenn der Acetabulumrand defekt ist. Unter Umständen kann der Defekt aber durch eine Acetabuloplastik überbrückt werden.

Formgebung der Hüftgelenkpfannen

Bei der zementfreien Fixation von Hüftgelenkpfannen wurden und werden derzeit 4 Pfannenhaupttypen verwendet:

1. Hemisphärische Pfannen: Boutin [19, 20] RM-isoelastische-Pfanne [155–160], Press-fit-Cup [148, 167], Harris-Galante, PCA etc.
2. Zylindrische Pfannen: Lindenhof-Prothese [85, 86], Judet [111–113]
3. Konische Pfannen: Endler [61–64], Mittelmeier [148–151], Parhofer u. Mönch (PM-Prothese) [186, 188], Ring [205, 206, 209], Zweymüller [263]
4. Ellipsoide Schraubringe: Lord [130, 131]

Die Mehrzahl der zylindrischen, konischen und ellipsoiden Pfannen ist mit einem äußeren Schraubgewinde versehen und wird direkt in das Acetabulum eingeschraubt (Schraubpfannen).

Hemisphärische Hüftpfannen

Das natürliche Hüftgelenk ist annähernd sphärisch. Kompressionskräfte werden harmonisch vom Becken auf das Femur übertragen. Im natürlichen Hüftgelenk werden Druckkräfte von der Kortikalis und der subchondralen Knochenplatte des Acetabulums entsprechend der Orientierung der Trabekel im rechten Winkel zur Oberfläche des Femurkopfes übertragen [104]. Die Halbkugelform scheint deshalb die einer Hüftgelenkpfanne am besten adaptierte Form zu sein: Der subchondrale Knochen kann erhalten werden, die Adaptation ist optimal, und Kräfte können weitgehend physiologisch vom Becken auf die Hüftgelenkpfanne und umgekehrt übertragen werden. Der Pfannenboden ist geschützt, der intraoperative Defekt ist minimal, eine Pfannenaugmentation ist einfach durchzuführen, und eine Revision ist, falls notwendig, machbar. Mit einer hemisphärischen Pfanne ist in einer hemisphärischen Höhle aber keine Eigenstabilität, wie sie als Primärstabilität zur Osseointegration gefordert wird, zu erreichen. Um Stabilität einer reinen Halbkugelform in einem hemisphärischen Acetabulum zu schaffen, müssen zusätzliche Maßnahmen ergriffen werden [141] (Abb. 2).

Schraubenfixation von Hüftpfannen

In einer Langzeitnachuntersuchung von RM-Polyethylenpfannen konnten wir keinen Unterschied zwischen Pfannen, die mit, und solchen, die ohne Schrauben fixiert waren, feststellen [257]. Die Lockerungsrate in den Fällen mit Schraubenfixation war sogar höher (9,5 %) als diejenige, bei denen keine zusätzliche Schraubenfixation durchgeführt wurde (5 %). Bei den Hüftgelenkpfannen, die mit Schrauben fixiert waren, hatten Schraubenbrüche keinen Einfluß auf die Lockerungsrate. Eine Schraubenfixation erscheint deshalb unnötig, weil möglicherweise die zusätzliche Stabilität, die mit Schrauben erzielt wird, nur von kurzer Dauer ist und somit keine Auswirkung auf die Endstabilität des Implantates hat. Im Gegenteil können Schrauben zusätzliche Probleme schaffen, z. B. in Form von Polyethylenabrieb im Falle einer Implantatwanderung. Mittels Röntgenstereophotogrammetrie konnte gezeigt werden, daß praktisch alle Hüftgelenkpfannen bis zu einem gewissen Grade wandern, und zwar etwa 1–2 mm in den ersten 2 Jahren [8]. Dies wird unter normalen Umständen nicht erkannt [203, 211]. Aus diesem Grunde sollte eine adäquate Fixation bei zementfreier Hüftarthroplastik ohne Schrauben oder Dübel erreicht werden [71].

Wasielewski et al. [249], Keating et al. [114] und Kirkpatrick et al. [117] haben in anatomischen und radiologischen Studien an Kadaverbecken sehr eindrücklich dargestellt, daß Venen, Arterien, Nerven und Eingeweide beim Einführen von Schrauben in das Acetabulum verletzt werden können.

Fixation durch Press-fit

Mit der Entwicklung des Press-fit-Cup haben wir versucht, den derzeit gültigen Forderungen einer erfolgreichen zementfreien Pfannenfixation, wie sie bei anderen Modellen nur teilweise erfüllt sind, nachzukommen [166, 171] (s. Beitrag Morscher, S. 208).

Press-fit (d. h. eine Vorlast zwischen Knochen und Implantat zur Erzielung von Primärstabilität) wird dadurch erreicht, daß die Halbkugelform abgeflacht wird und der Pfannendurchmesser 1,5 mm größer ist als die Fräsung des Acetabulums. Damit wird der Press-fit-Cup mittels eines sog. „Druckknopfmechanismus“ fixiert. Dadurch sind die Kompressionskräfte nicht mehr in der Kuppel des Acetabulums, d. h. in Zone 2 (nach DeLee u. Charnley [44]) konzentriert, sondern die Kraftübertragung findet in der Peripherie, d. h. in Zone 1 und 3 statt, wie auch Goodmann u. Carter [81] zeigen konnten. In Zone 2 findet keine Kraftübertragung statt (Abb. 2). Außerdem schließt sich

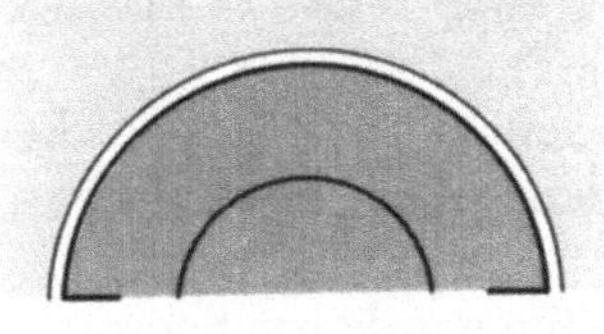

a

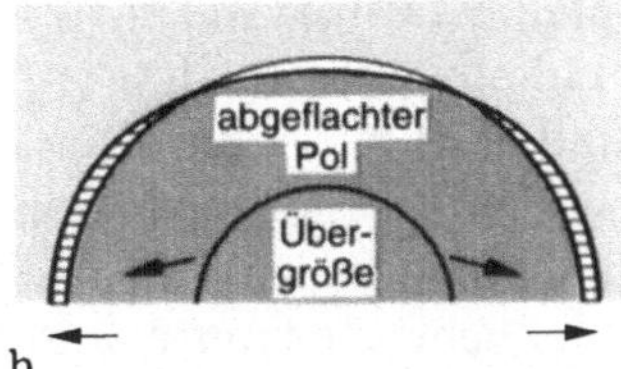

b

Abb. 2a. Instabile Situation einer hemisphärischen Hüftpfanne in einem hemisphärischen Acetabulum **b** Eigenstabilität durch Übergröße der künstlichen Hüftpfanne und Abflachung der Halbkugel („Druckknopfmechanismus")

das Acetabulum bei Belastung in der Weise, daß die Hüftgelenkpfanne am oberen und unteren Umfang zusätzlich komprimiert wird.

Schraubpfannen

Schraubpfannen zeigen in vitro offensichtlich gute Primärstabilität, die bei konischen Formen allerdings um den Faktor 2,5 höher liegt als bei den sphärischen [246]. Kody et al. [120] fanden keine Unterschiede in der Stabilität verschiedener Schraubpfannen gegenüber Knochen, während in Plastikmaterialien mit Schraubpfannen, deren Windungen großen Abstand und geringe Unterbrüche zeigten, die kräftigste Primärstabilität erreicht werden konnte. Die Sekundärstabilität von Schraubpfannen und Pfannen mit poröser Oberfläche wurde mechanisch und histologisch bei Hunden und einer Gebrauchsdauer von 2 und 6 Monaten durch Tooke et al. [243] untersucht. Deren Experimente ergaben für die Schraubpfannen eine signifikant höhere Lockerungsrate als für Modelle mit poröser Oberfläche, sowohl nach 2 als auch nach 6 Monaten.

Blum et al. [16] verglichen 34 PCA-Pfannen mit 22 Schraubpfannen (TTAP) hinsichtlich Wanderung und Rotation. Eine detaillierte Röntgenanalyse zeigte, daß 35 % der PCA- und 64 % der TTAP-Komponenten mehr als 3 mm gewandert waren. Es bestand kein Zusammenhang zwischen dem klinischen Resultat und der im Röntgenbild festgestellten Wanderung der PCA-Implantate. 43 % der Schraubpfannen mit einer signifikanten (> 3 mm) Wanderung mußten revidiert werden. Ähnlich schlechte Erfahrungen mit Schraubpfannen wurden auch von Engh et al. [66] gemacht, indem nach einer durchschnittlichen Beobachtungszeit von 3,9 Jahren 21 % der Patienten mit einer Schraubpfanne mit glatter Oberfläche radiologische Zeichen der Instabilität aufwiesen. 25 % der Patienten hatten klinische Symptome. Keiner der Patienten mit einer Komponente mit poröser Oberfläche hatte Zeichen der Instabilität (Beobachtungszeit 4,8 Jahre). In einer Nachkontrolle über 30 Monate bei 121 Patienten mit Schraubpfannen fanden Apel et al. [7] in 3 % eine Pfannenwanderung, in 24 % Aufhellungssäume zwischen 1 und 2 mm, 22 % der Patienten hatten mäßige bis starke Schmerzen. Eine klinische und radiologische Nachkontrolle von 48 Patienten mit Schraubpfannen wurde von Shaw et al. [231] nach 24 und 44 Monaten durchgeführt. Die radiologische Analyse ergab stabile Pfannenkomponenten in 88 % bei Primär- und in 61 % bei Revisionsarthroplastiken. Die Pfannenlockerungsrate wurde bei den Revisionsoperationen als eindeutig zu hoch erachtet. Für die Primärfälle wurden Bedenken geäußert.

Die Wanderung der Schraubpfannen vom Link-V-Typ wurde von Snorrason u. Kärrholm [234] mittels Röntgenstereophotogrammetrie (RSA) gemessen. Im Gegensatz zu den Schraubpfannen wurde nur bei 7 von 22 Pfannen mit Pressfit-Fixation eine Wanderung beobachtet. Viele andere Autoren berichten über ähnlich schlechte Resultate mit Schraubpfannen [25, 33, 81, 82, 133, 233, 235].

Bobyn et al. [17] untersuchten einen Fall, bei dem der Titaniumschraubring radiologisch gut inkorporiert zu sein schien. In der Mikroradiographie und Histologie jedoch zeigte sich, daß die Schraubengänge komplett bindegewebig eingescheidet waren.

In einer geometrischen Studie über die Primärfixation von Lord-Prothesen zeigten Schimmel u. Huiskes [220], daß Schraubenwindungen nur eine kleine Berührungsfläche zwischen Prothese und Knochen aufweisen. Huiskes fand überdies in einer Finite-Element-Analyse ungünstige Kraftübertragungsverhältnisse zwischen Hüftpfanne und Knochen [108].

Basierend auf derartigen Beobachtungen sind Schraubpfannen in den Vereinigten Staaten praktisch völlig verlassen worden. Allerdings muß berücksichtigt werden, daß Schraubpfannen mit rauher Oberfläche signifikant bessere Resultate aufweisen als solche mit einer glatten Oberfläche [68, 202].

Pfannenstützringe

In der Absicht, unversehrte, kräftige Knochenstrukturen des Iliums zur Übertragung der Kräfte über eine größere Oberfläche zu benutzen, wurde das Prinzip der Acetabulumverstärkung eingeführt. Es bestehen drei Möglichkeiten einer solchen Verstärkung: 1. Pfahlschrauben [221, 222], 2. der Müller-Stützring, bzw. die Hakenschale von Gang [2, 176, 187] und 3. die Stützschale von Burch-Schneider [218, 221].

Die Verwendung eines Acetabulumstützringes kann, außer bei Revisionsoperationen bei schwerer Osteoporose, bei Protrusio acetabuli, bei der Umwandlung einer Arthrodese in eine Totalprothesenarthroplastik, bei alten Acetabulumfrakturen oder bei einer kongenitalen Hüftdysplasie indiziert sein. Nach Rosson u. Schatzker [210] ist der Müller-Stützring speziell bei Acetabula mit isoliertem peripherem Segmentdefekt oder bei Höhlendefekten, die sich auf 1–2 Sektoren beschränken, angebracht. Eine Indikation für die Burch-Schneider-Schale besteht bei medialen Segmentdefekten, bei sehr ausgedehnten Höhlen- und Kombinationsdefekten. Die Defekte selbst sollten besser mit Knochenspänen als mit Zement rekonstruiert werden [210, 218].

Modulare Pfannenkomponenten

Modulare Pfannenkomponenten erfreuten sich in den letzten Jahren einer zunehmenden Beliebtheit. Der mögliche einfache Ersatz der Polyethylenschale wird dabei als Vorteil angesehen [97]. In Fällen, in denen eine Auswechslung der Polyethylenschale wegen starkem Polyethylenabrieb notwendig wird, könnte dies, ohne die Fixation der Metallschale in ihrem knöchernen Bett zu gefährden, geschehen. Andererseits ist eine Revision der Hüftpfanne einzig und allein wegen zu starkem Polyethylenabrieb praktisch nie indiziert. In einer Nachuntersuchung von 1964 Primärarthroplastiken an der Mayo-Klinik ist keine einzige Revision wegen alleinigen Polyethylenabriebs durchgeführt worden [128]. Andererseits liegen aus der Literatur verschiedene Mitteilungen vor, in denen die entfernbaren Polyethyleneinlagen aus Gründen eines fehlerhaften Designs oder schlechter Implantationstechnik versagt haben [9, 23, 67, 118, 244, 256].

Oberfläche

Um eine harmonische Kraftübertragung zwischen Prothesenoberfläche und Knochenbett zu gewährleisten, muß zwischen diesen beiden ein enger Kontakt vorhanden sein. Diese Flächenkontakte sollten so groß wie möglich sein, um Kraftkonzentrationen zu vermeiden. Wenn die Kontaktfläche zwischen Implantat und Knochen vergrößert wird, verbessert sich auch die Fixation der Prothese, speziell wenn das Knochengewebe in Poren und Einsenkungen der Implantatoberfläche einwachsen kann.

Pfannengröße

Je kleiner die Hüftgelenkpfanne, desto größer ist die Chance einer Lockerung. In unserer eigenen Studie nichtbeschichteter zementfreier RM-Polyehylenpfannen war die Lockerungsrate 8 % bei Cup-Größen von 52 mm oder darunter, im Vergleich zu einer Lockerungsrate von 5,4 % bei Pfannengrößen von 54 mm und darüber [257].

Oberfläche und Oberflächenstrukturen

Unbeschichtete Polyethylenpfannen

1973 verwendeten wir an unserer Klinik erstmalig eine zementfreie Hüftgelenkpfanne aus Polyacetal [155, 159, 167–169]. Die mit diesen Pfannen beobachteten Abriebraten waren sehr hoch. 1977 wurde eine Hüftgelenkpfanne aus hochmolekularem Polyethylen zur zementfreien Fixation eingeführt [156, 165, 173], mit dem Ziel, Isoelastizität zu erreichen und die Sphärizität der Pfanne zu erhalten. Die Frühergebnisse dieser Hüftgelenkpfanne waren sehr ermutigend

[173]. Ausgezeichnete Frühresultate sind auch mit anderen Hüftgelenkpfannen, bei denen Polyethylen in direktem Kontakt mit dem Knochen stand, erreicht worden [13, 119, 187, 207]. Die histologische Untersuchung von Leichenpräparaten [204] ließen jedoch darauf schließen, daß unbeschichtete Polyethylenpfannen weniger gute Langzeitresultate erwarten lassen, als ursprünglich erwartet wurde. Aus diesem Grund führten wir eine Nachkontrolle dieser Pfannen, die in Kombination mit einem zementierten Schaft standen, in den Jahren 1977–1982 (mit einer minimalen Beobachtungszeit von 5 Jahren) durch. Es zeigte sich dabei, daß die Resultate bis zum 8. postoperativen Jahr ausgezeichnet waren, dann aber eine zunehmende Zahl radiologischer Lockerungen auftrat und nach dem 9. Jahr eine zunehmende Zahl von Revisionen notwendig wurde [257].

Bei der Reoperation fand sich tatsächlich in allen Fällen massiver Abrieb an der Außenfläche der Hüftgelenkpfanne, wo diese Kontakt zum Knochen hatte. Die histologische Studie an 23 Hüftpfannen zeigte, daß es höchst selten zu einer knöchernen Integration in die Rillen der Prothese gekommen war [98, 204]. Im Gegenteil, wir fanden sämtliche Hüftpfannen von einem fibrösen Bindegewebe umgeben, wobei die Hüftpfanne nur an vereinzelten Punkten pseudopodienartig knöchern unterstützt war. Im fibrösen Gewebe fanden sich massenhaft Polyethylenpartikel. An Stellen, wo Polyethylen in direktem Kontakt mit dem Knochen steht, spielt sich jeweils ein „circulus vitiosus" ab, der schließlich zur Auslockerung des Implantates mit Knochenresorption führt. An den Kontaktstellen zwischen Außenfläche der Polyethylenpfanne und Knochengewebe, die nicht flächenhaft, sondern punktförmig sind, entstehen sehr hohe Drucke. Die alternierenden starken Belastungen an diesen Kontaktstellen führen zu Impressionen der Polyethylenoberfläche. Knochen kann andererseits den hohen Druckbelastungen auch nicht widerstehen: Es kommt zu Mikrofrakturen und Knochenresorptionen mit Wanderung des Implantates. Die Reibung zwischen Knochen und Polyethylen verursacht einen Polyethylenabrieb, der zur Bildung von Makrophagen führt, welche den Knochen enzymatisch resorbieren (Prostaglandin E). Der Lockerungsprozeß eines Polyethylenimplantates, das mit Knochengewebe in direktem Kontakt steht, ist ein biologisches Phänomen, das rein mechanisch im Laboratorium nicht reproduziert werden kann.

Charnley [31] war einer der ersten, der den Polyethylenabrieb als Ursache für eine Hüftprothesenlockerung ansah. Wroblewski [259] zeigte, daß Polyethylenabrieb zu massiven Knochenresorptionen führen kann, und Goldring et al. [79] wiesen hohe Konzentrationen von Prostaglandin E2 nach, welches für die Knochenresorption als Folge der Fremdkörperriesenzellbildung verantwortlich ist. Mit Nachdruck ist deshalb darauf hingewiesen worden, daß Polyethylen niemals mit Knochen in direktem Kontakt stehen darf [13, 204, 227]. Wroblewski et al. [260] haben später gezeigt, daß 32 % lockerer Pfannenkomponenten einen mangelhaften Zementmantel zwischen Knochen und Cup aufweisen mit der Konsequenz, daß der Knochen das Polyethylen abreibt. Gut et al. [92] fanden bei konischen nichtbeschichteten Polyethylenpfannen vom Typ Endler eine

Lockerungsrate von 33,3 % (34 von 102 Patienten) nach einer durchschnittlichen Beobachtungszeit von 57,4 Monaten. Krugluger u. Eyb [121] bewerteten nach 10 Jahren nur noch 36 Endler-Pfannen von insgesamt 103 als stabil.

Die ursprünglich gehegte Hoffnung, daß dieser Implantattyp einen geringeren Knochenverlust und eine geringere Lockerungsrate versprechen würde, hat sich nicht erfüllt. Auch gegenüber zementierten Hüftpfannen war er nicht von Vorteil [30, 168]. Wir haben deshalb dieses Implantat bereits 1983 aufgegeben.

Beschichtung von Prothesenoberflächen

Durch Beschichtung und Aufrauhung läßt sich die Pfannenoberfläche vergrößern. Boutin [18, 19] in Frankreich war der erste, der 1969 poröse Keramik (alumine frittée) zur direkten Fixation einer Pfanne im knöchernen Acetabulum verwendet hat. Die Idee der Makroporosität ist es, die Implantatoberfläche mit chemisch inerten Poren mit einem Durchmesser von über 100 µm zu versehen, die von Knochen durchwachsen werden kann. Nach Homsey [105, 106] ist hierfür eine Porengröße von etwa 300 µm mit einem Porositätsvolumen zwischen 40 und 80 % ideal. Pionierarbeit auf diesem Gebiet wurde von Ducheyne et al. in Belgien [54–56], von Galante et al. [72–74] in den Vereinigten Staaten und von Pilliar et al. [195–197] in Kanada geleistet. Diese Untersuchungen an Oberflächenstrukturen waren für den weiteren Fortschritt auf dem Gebiet zementfreier Fixation von Endoprothesen entscheidend.

Hydroxyapatitbeschichtung

Hydroxyapatitbeschichtungen haben in den letzten Jahren zunehmendes Interesse gefunden [76–78, 125]. Es besteht dabei kein Zweifel, daß aufgrund von Tierversuchen und klinischen Studien Hydroxyapatit (HA) nicht nur das Ein- und Anwachsen von Knochengewebe stimuliert, sondern auch eine außerordentlich starke Bindung an Knochen, wahrscheinlich auf chemischer Basis, aufweist.

Im Januar 1983 haben wir erstmals HA-beschichtete Polyethylenpfannen verwendet. Bis Januar 1986 wurden 594 dieser Hüftpfannen bei Primär- und Revisionsarthroplastiken implantiert. Die klinischen und radiologischen Resultate sind bis heute zufriedenstellend. In einer Beobachtungszeit bis zu 4 Jahren mußte keine Hüftpfanne wegen aseptischer Lockerung entfernt werden [163].

Wenn allerdings Geesink [78] in seiner Studie von 100 konsekutiven Fällen HA-beschichteter Hüftimplantate in 97 % positive radiologische Zeichen von knöchernem Einwachsen in die Femurkomponenten und nur 55 % bei den HA-beschichteten Hüftpfannen nach 2 Jahren fand, zeigt dies doch, daß die Kraftübertragung und damit das Prothesendesign wichtigere Faktoren darstellen als nur die Art der Beschichtung. Mit HA ist eine sehr feste Bindung an lebendes Knochengewebe zu erreichen. Da es Hinweise für eine chemische Bindung zwischen HA und Knochen gibt, ist die Fixation zwischen Knochen und HA stärker als diejenige zwischen Knochen und jeder Art von Metalloberfläche. Andererseits sind die meisten HA-Oberflächen rauh, aber nicht porös. Eine poröse Oberfläche mit knöchernem Einwachsen jedoch erlaubt auch die Übertragung von Zug- und Scherkräften und nicht nur von Druckkräften. Wenn Knochen einmal in eine poröse Oberfläche eingewachsen sind, stellt nicht mehr das Interface den Schwachpunkt des Systems dar. Da Hydroxyapatit mit der Zeit desintegriert und HA-Partikel durch Makrophagen phagozytiert werden können, bleibt der Schwachpunkt des Systems an der Grenze zwischen Implantat und HA. Ein anderer Nachteil des HA besteht in seiner Brüchigkeit. Keramikpartikel können so in das Gelenk eindringen und den Polyethylenabrieb beschleunigen [15, 162].

Das mehrschichtige SULMESH-Netz.
SULMESH (Gebrüder Sulzer, Winterthur, Schweiz) ist eine diffusionsgeschweißte poröse Beschichtung aus mehreren verschiedenartig orientierter Lagen chemisch reinen Titans. Die Drahtdurchmesser, der Raum zwischen den einzelnen Drähten und die geometrische Anordnung der Schichten bestimmen Porengröße und Dimension der miteinander in Verbindung stehenden Poren (Tabelle 1).

Tabelle 1. Charakteristik von SULMESH[1]

Material	Reintitan
Oberfläche	Feingestrahlt
Anzahl der Lagen	4 („7535")
Drahtdurchmesser (mm) der einzelnen SULMESH-Lagen	0,7/0,5/0,3/0,5
Drahtabstand (mm) (Zwischenraum)	1,4/1,0/0,6/1,0
Thermische Verbindung	Widerstandschweiß
Dicke (mm) der 4 zusammengeschweißten Lagen	2,3–2,6
Durchschnittliche Porengröße (μm)	400
Porosität (%)	65

Die mechanische Widerstandsfähigkeit eines Implantatsystems hängt von der Widerstandsfähigkeit der Implantatbeschichtung, der Widerstandsfähigkeit der Beschichtung selbst, und von der Widerstandsfähigkeit des Beschichtung-Knochen-Verbundes ab. Eine wichtige Forderung für Beschichtungen ist deshalb ihre Widerstandsfähigkeit und feste Bindung zum Implantat.

Implantate aus Titanium haben ihre ausgezeichnete Biokompatibilität und Verträglichkeit, die durch die Oxydschicht an der Oberfläche bedingt ist, unter

[1] SULMESH ist ein eingetragenes Markenzeichen der Sulzer Medizinaltechnik AG, Winterthur/Schweiz

Beweis gestellt. Titaniumoxyd führt unter in-vivo-Bedingungen an der Oberfläche zur Bildung von Superoxyden und Hydroxylionen, die das günstige Verhalten der Implantatoberfläche gegenüber dem Knochen bedingen. Um die Knochenoberfläche weiter zu vergrößern, ist SULMESH mittels Korund aufgerauht.

Implantatmaterialien und -steifigkeit

Das derzeitige Materialangebot für Endoprothesen ist groß. Von Anbeginn der Hüftarthroplastik aber dominierten metallische Implantatmaterialien.

Widerstandsfähigkeit des Implantatmaterials

Die Wahl von Materialien mit geeigneten mechanischen Eigenschaften und passendem Design ist für die primäre und die längerdauernde Verankerung eines Implantates im Knochen ausschlaggebend. Ablösung von Kügelchen poröser Implantatbeschichtungen sind mehrfach beschrieben worden. Wenn eine solche Ablösung progredient ist, ist dies nicht nur ein Zeichen der ungenügenden Implantatverankerung, sondern führt auch zu einer verstärkten Makrophagenreaktion auf den Metallabrieb [134].

Elastizität des Implantates

Die Verankerung eines Implantates im Knochen ist mit dem Vorgang der Knochenheilung vergleichbar [160, 161]. Unter optimalen Bedingungen ist eine direkte Knochenbildung mit der primären Knochenbruchheilung, bei der eine anatomische Reposition und Fixation der Fragmente durch Kompression erreicht wird, zu vergleichen [99]. Eine stabile Fixation erfordert eine ausreichend große mechanische Festigkeit der Implantate, so daß es unter Belastung nicht zur plastischen Deformation oder zu Relativbewegungen zwischen Implantat und Knochen kommt. Stabile Fixation heißt aber nicht unbedingt steife Implantate. Sowohl in der Frakturbehandlung als auch in der Endoprothetik sind die Erfordernisse, die an das Implantat gestellt werden, eine adäquate Widerstandsfähigkeit für langandauerne Stabilität und Flexibilität für eine funktionelle Belastung.

Die Verwendung steifer Implantate, um das gesamte Knochen-Implantat-System zu versteifen, ist eine Möglichkeit, um Bewegungen im Interface, d. h. an der Knochen-Implantat-Grenze, zu vermeiden. Dieses wirft aber die Frage auf, ob nicht Streßprotektion und Streßkonzentration, wie wir sie von der Verwendung steifer Implantate von der Knochenbruchheilung her kennen, ein Problem werden. Andererseits haben Homsy et al. [104–106], Mathys [136] und Sarmiento [216] behauptet, daß ein wesentlicher Unterschied in der Elastizität zwischen Implantat und umgebendem Knochen unweigerlich zu Relativbewegung am Interface führen müsse. Offensichtlich hängt diese aber sehr stark von der Richtung der einwirkenden Kräfte ab. Unter Kompressionskräften sind Elastizitätsunterschiede von geringerer Bedeutung. Unter Einwirkung von Biegekräften jedoch sollte das Implantat, das die Kräfte auf den Knochen überträgt, steifer sein.

Metal backing

Lord u. Bancel [130] haben über gute Resultate mit metallverstärkten und zementierten Prothesen bis zu 7 Jahren nach der Operation berichtet. Andere Autoren haben mit diesen versteiften Implantaten ebenfalls gute Frühresultate erzielt [6, 96, 137, 207]. Es ist deshalb auch nicht erstaunlich, daß die Versteifung von Polyethylenpfannen mit einer Metallschale allgemein große Verwendung gefunden hat. Im Gegensatz zu diesen zufriedenstellenden kurz- und mittelfristigen Resultaten zeigt sich jedoch eine deutliche Verschlechterung der Resultate im Verlaufe der Zeit. Harris u. Pennenberg [97] beobachteten in 41 % der Fälle Aufhellungssäume und eine Revisionsrate von 17 % nach 11,3 Jahren bei 48 Metal-back-Hüftpfannen. Mulroy u. Harris [177] verglichen nichtversteifte mit versteiften Komponenten und fanden in 39 % Lockerungen bei den Nonmetal-backed-Hüftpfannen im Gegensatz zu 53 % Lockerungen bei den metalbacked-Pfannen. Obwohl die Differenz statistisch nicht signifikant ist ($p < 0{,}133$), besteht kein Beweis, daß das Metal backing ein Vorteil ist.

Die Fragwürdigkeit steifer Implantate speziell gegenüber Knochen wird v. a. bei Keramikpfannen offensichtlich. Sedel [225, 226] berichtete über ein signifikantes Ansteigen der Lockerungsrate mit dieser Art von Hüftpfannen bei älteren Patienten. Seiner Meinung nach kann der brüchige Knochen älterer Patienten den sich wiederholenden Schlägen der steifen Keramik nicht widerstehen.

Wanivenhaus u. Zweymüller [248] berichten über Fünf- bis Zehnjahresresultate von hemisphärischen zementfrei fixierten Keramikpfannen mit kleinen Zapfen. Nach einer durchschnittlichen Beobachtungszeit von 89 Monaten zeigten sich in 60 % der Fälle Lockerungen und Aufhellungssäume von mehr als 2 mm Breite. Die Autoren schließen daraus, daß Keramikpfannen dieser Art offensichtlich für eine Osseointegration ungeeignet sind: „Es scheint, daß das Design die Entstehung von Kippmomenten begünstigt und als Folge des hohen E-Moduls die Relativbewegungen des Beckens nicht kompensieren kann." Über eine Lockerungsrate von 20 % nach 8 Jahren mit dem gleichen Cup wurde von Knahr et al. [119] berichtet.

Reibung, Adhärenz und Press-fit sind stärker zwischen 2 elastischen Materialien als zwischen einem elastischen und einem steifen Material. Eine Hüftpfanne ohne Metallschale begünstigt den Press-fit und hält diesen auch über längere Zeit aufrecht als eine steife Hüftpfanne gleicher Geometrie. Mechanische Untersuchungen des Press-fit-Cup ergaben eine Verminderung der Elastizität gegenüber einer nicht beschichteten Polyethylenpfanne von 50–75 % als Folge der SULMESH-Beschichtung.

Das Metal backing wurde aber nicht nur eingeführt, um eine (theoretische) bessere Kraftübertragung zu gewährleisten, sondern auch, um das Polyethylen vor Abrieb zu schützen, wo es in direktem Kontakt mit Knochen steht. Freeman [70] versah 1984 seinen unbeschichteten hemisphärischen Polyethylencup mit einem Metal backing. Er konnte zeigen, daß die Verankerung dieser Komponente, beurteilt anhand lockerungsbedingter Revisionen und aufgrund einer Wanderung der Implantate, weniger befriedigend war als die identische Komponente ohne Metal backing. Er schloß daraus, daß sowohl am Acetabulum als auch an der Tibia (bei Kniearthroplastiken) größere Steifigkeit die Verankerungsstabilität reduziert, im gegenseitigen Vergleich zwischen 1. den unzementierten Polyethylenpfannen, 2. dem gleichen Implantat mit Zement fixiert, 3. dem gleichen Implantat mit Metal back, und 4. im Vergleich zu einem der beiden metallverstärkten Implantate. Aus diesen Ergebnissen kann gefolgert werden, daß ein gutes Press-fit-Implantat im Acetabulum besser verankert wird als ein zementiertes. Nach Freemans Meinung bietet sich damit, wenigstens theoretisch, eine gegenüber dem Knochen flexible, aber abriebfeste Implantatoberfläche an [71, 181].

Wenn das Metal backing bei den zementierten Hüftpfannen somit keine Verbesserung der Verankerung brachte, stellt sich die Frage, warum metallverstärkte zement*freie* Cups besser sein sollten. Es läßt sich daraus doch schließen, daß die Erhaltung einer gewissen Elastizität des Implantates von entscheidender Bedeutung ist.

Isoelastizität

Durch Angleichung der physikalischen Eigenschaften des Implantatmaterials an diejenigen des Knochengewebes und durch Angleichung des Designs der Prothesenkomponenten an die Form des Wirtsknochen könnte man erwarten, daß das gesamte System gleiche Elastizität aufweist wie das normale Becken oder Femur. Größere Elastizität der Prothesenkomponenten, wie sie durch Verwendung von Titanium oder Plastikmaterialien erreicht werden kann, würde eine gleichmäßigere Verteilung der Kräfte vom Implantat auf den Knochen und umgekehrt möglich machen. Wenn die Elastizität des Implantates derjenigen des knöchernen Acetabulums angeglichen wird, dann sollte sich auch die künstliche Hüftpfanne der Deformation des knöchernen Beckens angleichen können. Eine elastischere Hüftprothese könnte beim Gehen auch als „Stoßdämpfer" wirken, speziell beim Aufsetzen der Ferse oder beim Abstoßen des Fußes [165]. Diese Überlegungen führten Robert Mathys (Fabrik für chirurgische Instrumente, Bettlach, Schweiz) zu der Entwicklung seiner „isoleastischen" Hüftendoprothese.

Das natürliche Hüftgelenk ist relativ elastisch. Da Knorpel nur etwa 10 % der Energie absorbiert [146], scheint es, daß dessen Hauptfunktion in der Verteilung der Kräfte liegt [35]. Diese Funktion des Knorpels kann durch eine elastische Hüftpfanne, die in engem Kontakt mit dem Knochen steht, wesentlich besser übernommen werden als durch eine mit einer Metallschale versteifte Pfanne.

„Bremstrommelphänomen". Die Kräfte, die vom Prothesenkopf auf die Pfanne wirken, können, unter ungünstigen Voraussetzungen, d. h. bei hohen Kräften in Kombination mit hoher Elastizität, zu einer Deformation der Hüftpfanne führen, indem der äußere Pfannenrand den Prothesenkopf einklemmt (Abb. 3). Dieses sog. „Bremstrommelphänomen" wurde von Plitz 1984 eingehend untersucht [198, 199]. In seinen Versuchen führten bereits relativ kleine Kräfte (FZ = 1000–2000 N) zu einer Reduktion des Pfannendurchmessers im Äquatorialbereich von 1/10 mm. Ein Spiel von 0,6 mm bezüglich Durchmesser des Prothesenkopfes (28 mm) und der inneren Oberfläche des Press-fit-Cup garantiert, daß es auch unter sehr starker Belastung nicht zu Einklemmung und Blockierung des Prothesenkopfes kommt.

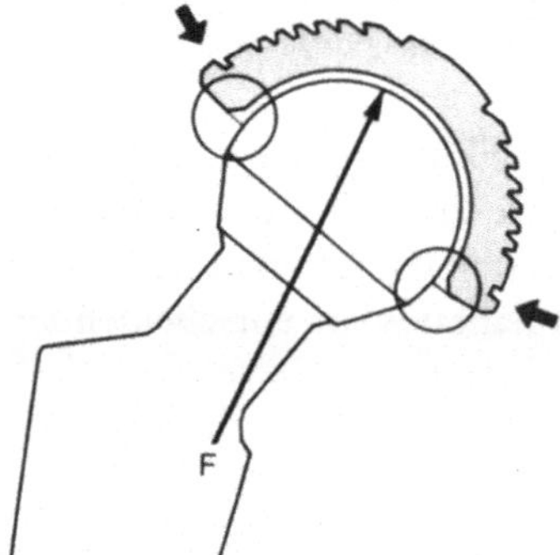

Abb. 3. „Bremstrommelphänomen"

Gelenkflächen

Größe des Femurkopfes

In Bezug auf die Gelenkflächen hängt eine Pfannenlockerung von der Reibung der Gleitflächen und dem Materialabrieb ab. Pedersen et al. [188] fanden bei Zunahme des Femurkopfdurchmessers von 22 auf 44 mm ein lineares Ansteigen der Beanspruchung des Knochenzementes. In ihren experimentellen Studien berechneten Hoeltzel et al.[103] die Belastung der Pfannenoberfläche und kamen zum Schluß, daß eine Optimierung der Komponentengrößen möglich sein müßte, um die Oberflächenbeanspruchung auf ein Minimum zu reduzieren. Die absolut höchsten Krafteinwirkungen wurden mit Kopfdurchmessern von 22 mm gemessen. Die Spitzenbelastungen waren bei 26 mm Kopfgröße am kleinsten und nahmen mit Kopfgrößen oberhalb 26 mm linear zu. Nach den Untersuchungsergebnissen von Pedersen et al. hängt die Beanspruchung auch von der Wanddicke des Polyethylens ab [188]. Bei dünnerwandigen Hüftpfannen entstehen höhere Beanspruchungen.

Reibung hängt von der Größe der Kontaktfläche und von der Höhe des Druckes ab. Je kleiner die Kopfgröße desto kleiner die Kontaktfläche und damit desto höher der Druck pro Flächeneinheit. Aus diesem Grunde sollte eigentlich für einen bestimmten Fall (Körpergewicht, Aktivitätsumfang etc.) ein Kompromiß zwischen einem kleineren und größeren Femurkopf gefunden werden. Andererseits ist die Wirkung von Reibung und Polyethylenabrieb zeitabhängig. Bei höherer Reibung, wie dies bei den Cuparthroplastiken von Wagner, Freeman, Capello oder Amstutz der Fall war, kam es in relativ kurzer Zeit zur Prothesenlockerung. Die durch Polyethylenabrieb verursachte Lockerung ist jedoch ein Langzeitproblem. Deshalb können Prothesen mit kleinerer Kopfgröße (Charnley's low friction arthroplasty) kürzerfristig bessere Resultate aufweisen. Je länger aber die Beobachtungszeit, desto mehr wird bei diesen der Polyethylenabrieb zum Problem.

In der schwedischen Multizenterstudie [4] wurden Hüftköpfe von 22 mm Durchmesser (Charnley) mit solchen von 32 mm Durchmesser (Lubinus) verglichen. Es konnte aber kein Unterschied bezüglich der Lockerungsrate gefunden werden. Ritter et al. [209] jedoch berichten über eine höhere Lockerungsrate mit 32 mm Kopfgröße bei der Prothese von Müller (15 %) gegenüber 4 % bei der 22 mm Charnley-Hüftarthroplastik. Morrey u. Ilstrup [154] fanden folgende Lockerungsraten: 1 % mit 22 mm Kopfdurchmesser (44/4 576) nach 9,1 Jahren, 0,4 % mit 28 mm Durchmesser (2 von 520) nach 5,7 Jahren und 2,7 % mit 32 mm Kopfdurchmesser (13 von 487) nach 8,2 Jahren. In einer Röntgenstudie über 9,5 Jahre konnten Livermore et al. [128] zeigen, daß der geringste Abrieb bei 28 mm Femurkopfdurchmesser konstatiert wurde. Den größten Abrieb zeigten 22 mm Komponenten ($p < 0,01$). Weiterhin waren radigologisch ungünstige Veränderungen an der Knochen-Implantat-Grenze positiv korreliert mit zunehmendem Polyethylenabrieb. Dies scheint allerdings gegensätzlich zu den Beobachtungen von Frankel et al. [69], die bei einer radiologischen Analyse von 182 Hüftarthroplastiken, welche mit moderneren Zementtechniken und metal backed Hüftpfannen durchgeführt wurden, eine Demarkation an der Knochen-/Zementgrenze in allen 3 Zonen in 56 % bei der Gruppe der 32 mm-Femurköpfe im Gegensatz zu nur 5 % bei der Gruppe der 22 mm-Durchmesser fanden. Diese Autoren weisen denn auch auf den ungünstigen Einfluß großer Femurköpfe auf das Zement-/Knochen-Interface hin. Andererseits betrug die Beobachtungsdauer in ihrer Studie nur 19 Monate für die 32 mm und 24 Monate für die 22 mm Kopfgrößen. In dieser Zeit kann der negative Einfluß von Polyethylenabrieb auf den Lockerungsprozeß noch gar nicht wirksam werden.

Die Schlußfolgerung dieser mechanischen Studien und klinischen Erfahrungen ist, daß die Beanspruchung der Implantat-/Knochengrenze und der Zement-/Knochengrenze von einer Vielzahl von Faktoren abhängt. Da für den Lockerungsprozeß nicht nur die Einwirkung von Kräften, sondern auch der Polyethylenabrieb einen entscheidenden Faktor darstellt, ist der ganze biologische Lockerungsprozeß stark zeitabhängig. Im konkreten Fall sollte es theoretisch möglich sein, die geometrischen Dimensionen der Komponenten zu optimieren. In der täglichen Praxis jedoch ist die Wahl der Pfannen- und Femurschaftkomponente arbiträr, und ein Kompromiß zwischen 26 mm und 28 mm Kopfgröße könnte eine Lösung des Problems darstellen. Dies entspricht auch den Erfahrungen der Mayo-Klinik, nach denen für die Stabilität, für die Pfannenlockerungsrate und den Abrieb mit einem Prothesenkopf mittlerer Größe, beispielsweise 28 mm, die besten Voraussetzungen geschaffen werden.

Gleitflächenmaterialien

Geringe Reibung zwischen den Prothesenkomponenten und geringer Abrieb sind für die Dauerhaftigkeit eines Kunstgelenkes von fundamentaler Bedeutung.

Metall - Polyacetal

1973 implantierten wir die erste zementfreie Hüftpfanne aus Polyacetalharz von Mathys [155, 167–169, 172]. In-vitro-Tests zeigten Elastizitätswerte, die sich denjenigen des Knochens näherten, und die Gleiteigenschaften waren zufriedenstellend. In vivo jedoch zeigte sich sehr rasch ein unerwarteter, außerordentlich starker Abrieb, der die Verwendung dieses Materials als Gleitfläche für belastete Gelenke, und damit als Material für Hüftarthroplastiken, ausschloß.

Mathiesen et al. [135] fanden, daß die Reibung bei Polyacetalpfannen von Leichenpräparaten etwa doppelt so hoch war wie bei entsprechenden Polyethylenpfannen. Sie bestätigten auch, daß sich die Reibung mit der Alterung in vivo veränderte. Der hohe Reibungskoeffizient von Polyacetalpfannen kann somit die hohe Lockerungsrate der Christiansen-Prothese, wie sie in Skandinavien Verwendung gefunden hat, erklären.

Metall (rostfreier Stahl, Kobalt-Chrom) - HDPE

Charnley war der erste, der Plastikmaterialien als Gelenkflächen gegen Metall benutzte. Nach seinen ersten katastrophalen Erfahrungen mit Teflon führte er 1962 das „High Density Polyethylene“ (HDPE) als Gleitfläche für die Hüftpfanne ein. Obwohl heute HDPE-Abriebpartikel als Hauptursache der längerfristigen Prothesenlockerung angesehen werden, hat es den Test der Zeit bestanden [32]. Besonders hohe Abriebraten und größere Massen von Abriebpartikeln konnten dort gefunden werden, wo sich Knochen- und Zementpartikel in den Gelenkflächen explantierter Hüftprothesen ablagerten [26]. Additive, welche dem Knochenzement beigemischt wurden, um ihn röntgendicht zu machen, führten zu Kratzern und zu Beschädigungen der Oberfläche metallischer Femurköpfe. In Experimenten, die von den gleichen Autoren durchgeführt wurden, führten Knochen-Zement-Partikel mit Zirkoniumdioxyd und Bariumsulphat, sowie Partikel aus kortikalem Knochen zu Kratzern auf der Oberfläche von Femurköpfen aus rostfreiem Stahl. Durch Zementpartikel mit Zirkoniumdioxydzusatz wurde die Oberfläche auffallend stark beschädigt.

In unserer eigenen Studie über nichtbeschichtete zementfrei fixierte Polyethylenpfannen war der Abrieb in der Mehrzahl der Fälle nur geringfügig, wie dies auch von anderen Autoren [29, 130, 237, 257] berichtet wurde. In Fällen von Pfannenlockerung allerdings war der Abrieb in der Regel außerordentlich stark. Hiefür gibt es 3 Erklärungsmöglichkeiten: 1. Beim Polyethylenabrieb im Acetabulum entstehen Partikel, die zwischen Pfanne und Knochen wandern und dort eine Fremdkörperreaktion mit Osteolyse und schließlich Lockerung herbeiführen. 2. Ist die Pfanne locker, kommt es zur Deformation des Acetabulums, da das Polyethylen durch die subchondrale Knochenplatte nicht mehr unterstützt wird, und als Folge der Knochendestruktion nehmen die Reibung und der Abrieb zu. 3. Abrieb führt zu Exzentrizität des Femurkopfes im Acetabulum, was die Rotationskräfte und die Reibung unterstützt und damit auch die Scherkräfte zwischen Knochen und Polyethylen verstärkt. Das wiederum führt zur Pfannenlockerung [152].

Keramik - HDPE

Nach Semlitsch et al. [227–229], Gualtieri [90], Schüller u. Marti [223] und anderen [42, 59, 185, 250, 262] kann der Polyethylenabrieb längerfristig vermindert werden, wenn ein Femurkopf aus Keramik von höchster Reinheit und Widerstandsfähigkeit verwendet wird. An einem Knieprothesenmodell fanden Oonishi et al. [184], daß der Polyethylenabrieb in Kombination mit Keramik 10mal geringer war als in Kombination mit Metall.

Keramik - Keramik

Aluminiumoxyd (Keramik) wurde von Boutin [18, 19] 1970 in die Endoprothetik eingeführt. Keramik weist eine ausgezeichnete Biokompatibilität auf, und die Kombination Keramik-Keramik zeigt auch ausgezeichnete tribologische Eigenschaften [49, 83–87, 181]. Die Untersuchungen von Dorlot et al. [49, 50] an 20 Prothesen mit Keramik-Keramik-Kombination, die wegen aseptischer Lockerung entfernt werden mußten, wiesen einen Abrieb auf, der 400mal geringer war als bei der Kombination Metall-Polyethylen. Im Gegensatz dazu reduziert die Kombination Keramik-Polyethylen den Abrieb nur um den Faktor 2. Eine niedrige Abriebquote ist jedoch nur dann zu erwarten, wenn die beiden Gelenkkomponenten absolut kongruent sind und wenn die Keramikpfanne nicht zu steil implantiert ist. Die genannten ungünstigen Bedingungen führen zu starker Reibung und können dadurch auch einen progredienten Keramikabrieb bewirken [200]. Mittelmeier u. Harms [151], Griss u. Heimke [83], Griss et al. [84], Knahr et al. [119] und viele andere beobachteten so auch starken Abrieb nach einigen Jahren klinischer Anwendung. Ein erheblicher Abrieb bei 6 Autophorprothesen (Mittelmeier) nach durchschnittlich 29 Monaten wurde von Kummer et al. [122] beobachtet. Die meisten Autoren haben deshalb die Verwendung dieser Kombination aufgegeben.

Metall - Metall

Da die Hemiarthroplastik, wenigstens bei der Hüftarthrose, unbefriedigende Resultate ergab, wurde auch der pfannenseitige Teil ersetzt und damit die Totalprothesenarthroplastik eingeführt. Die ersten Kombinationen bestanden aus Metall-Metall (gegossene Kobalt-Chrom-Molybdän-Legierungen). Da Femurkomponenten mit großem Femurkopf bereits vorhanden waren (Moore-Prothese etc.), mußte auch eine entsprechend große Hüftpfanne (35–42 mm) [142, 175, 205, 232, 250] verwendet werden. Mit der Einführung der „Charnley-low-friction-arthroplasty" und der Kombination Metall-Polyethylen wurde die Metall-Metall-Kombination gegen Ende der 60er Jahre praktisch vollständig verlassen. Semlitsch et al. [229] und Streicher et al. [239] führten Untersuchungen an Totalprothesen (Pfannen und Femurköpfen aus gegossener Kobalt-Chrom-Molybdän-Legierung), die 10–20 Jahre zuvor implantiert wurden, durch. Ihre Resultate ergaben eine außerordentlich niedrige Abriebquote der Metall-Metall-Kombinationen. Im Vergleich zur Metall-Polyethylen-Kombination war der Abrieb am Polyethylen 40 bis 100mal geringer. Aufgrund dieser vielversprechenden klinischen Langzeitresultate wurde die Metall-Metall-Kombination für die Hüftarthroplastik erneut von großem Interesse [251, 252] (s. Beitrag Streicher, S. 38, und Beitrag Weber, S. 54).

Titanium - HDPE

Black et al. [14] publizierten einen Fall, bei dem Schmerzen ohne irgendwelche Zeichen der Infektion oder Lockerung zu einer Revision führten. Gefunden wurde ein massiver Abrieb von Titanlegierungspartikeln. Die Entzündung war vorwiegend von phagozytärem Charakter. McKellop et al. [143, 144] beobachteten eine besonders hohe Abriebrate bei gleichzeitiger Anwesenheit von Zementpartikeln, d. h. die Abriebquote war um den Faktor 50 vergrößert. Aufgrund klinischer Beobachtungen kamen Dobbs u. Scales [48] zur Schlußfolgerung, daß Titanium (oder Titanlegierungen) als Gleitflächenkombination mit Polyethylen nur mit größter Vorsicht verwendet werden und ein Kontakt mit Knochenzement vermieden werden sollte. Agins et al. [3] beschrieben 3 Fälle von Reoperationen an Hüften mit Ti6Al4V-Femurschäften und -köpfen. Sie folgerten aus dieser Beobachtung, daß eine Femurkomponente aus Titanlegierung zu massivem Abrieb der Femurkopfoberfläche und am Schaft führen kann, sobald dieser locker wird. Lombardi et al. [129] fanden in 2 Fällen aseptischer Lockerung den Grund des Mißerfolges in einer schweren Osteolyse, bedingt durch einen Metallabrieb ausgehend vom Modularkopf aus Ti6Al4V.

Zusammenfassend ergab die Kombination von unbehandeltem Titan und Polyethylen bezüglich Abrieb unbefriedigende Ergebnisse. Osteolyse und Auslockerung waren die Folge [152]. Nach den Resultaten ihrer Experimente machten Galante u. Rostocker [72] schon 1973 darauf aufmerksam, daß der Gebrauch von Titan oder Titanlegierungen als Gleitfläche nicht empfohlen werden kann.

Operationstechnik

Erhaltung der subchondralen Knochenschicht

Es besteht kein Zweifel darüber, daß die subchondrale Knochenschicht für die Verankerung des Acetabulums und zur Verhütung einer Pfannenwanderung von großer Bedeutung ist [36, 49, 50, 107, 109, 127]. Eine Fräsung des subchondralen Knochens schwächt das Acetabulum [108] und führt zu Mikrobewegungen [5]. Aus diesem Grunde muß eine hemisphärische Hüftpfanne, die die Erhaltung des subchondralen Knochens erlaubt, als ideal angesehen werden. Knorpelschicht und subchondraler Knochen werden deshalb nur so weit entfernt, bis Blutpunkte sichtbar werden, so daß Knochengewebe in die poröse Oberfläche unzementierter Implantate einwachsen kann.

Position der Hüftpfanne

Mit der Orientierung der Hüftgelenkpfanne wird die Richtung der Kraftübertragung vom Becken auf die Pfanne, die Stabilität des Cups und das Bewegungsausmaß der Hüfte bestimmt.

Hüftrotationszentrum

Die biomechanische Situation eines Hüftgelenkes wird im wesentlichen durch die Lage des Rotationszentrums bestimmt. Dieses wiederum ist gegeben durch das Zentrum der Lage der Pfannenkomponente sowie der äußeren und inneren Durchmesser der Hüftpfanne [261]. Um Kippmomente zwischen Hüftpfanne

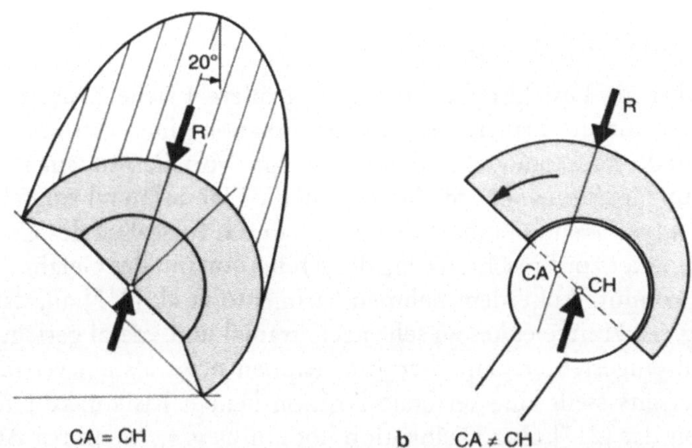

Abb. 4a, b. Konzentrizität und Exzentrizität der Hüftgelenkfpfanne. Das Drehzentrum und das Zentrum des äußeren Umfanges der Hüftpfanne müssen übereinstimmen, andernfalls entsteht ein Kippmoment, das zur Lockerung der Pfanne führt. *CH* Kopfzentrum; *CA* Zentrum der Hüftpfanne

und knöchernem Acetabulum zu vermeiden, müssen die beiden Rotationszentren übereinstimmen (Konzentrizität) (Abb. 4). Da die Fräse während der Bearbeitung des Acetabulums nach kranial und medial gerichtet ist, resultiert daraus, speziell bei Pfannen mit kleiner Kopfgröße und kleinerem äußerem Durchmesser, eine mehr mediale und kraniale Position, als dem normalen Hüftgelenk entsprechen würde [110]. Eine mediale und kaudale Positionierung des Rotationszentrums resultiert in einer geringeren Belastung des Hüftgelenkes. Yoder et al. [261] fanden, daß Femurkomponenten, deren Hüftzentrum nahezu anatomisch gelegen war, in einem signifikant geringeren Maße auslockerten als Hüftgelenke mit einem kranial und lateral gelegenen Rotationszentrum. Die Lockerungsrate der Hüftpfanne wurde durch die Inklination und Anteversion der Hüftpfanne nicht beeinflußt, was mindestens theoretisch darauf hinweist, daß die Lage des Hüftzentrums tatsächlich einen Einfluß auf die Belastung des Gelenkes hat. Überdies gibt es verschiedene klinische Studien, die zeigen, daß eine anatomische Lage der Hüftpfanne ein geringeres Lockerungsrisiko beinhaltet [24, 31, 123].

Im Gegensatz zu diesen Erfahrungen deuten die Befunde von Russotti u. Harris darauf hin, daß eine proximale, d. h. kraniale Positionierung der Hüftpfanne ohne gleichzeitige Lateralverschiebung zu günstigen Resultaten zementfixierter Hüftarthroplastiken führt [212, 213].

Pfannenneigungswinkel

Die für die Neigung der Hüftpfanne zur Horizontalebene angegebenen Empfehlungen schwanken zwischen 30 und 45°:
30°: McKee-Farrar [142]; Harris [94],
40°: Müller [175],
45°: Charnley [30]; Coventry et al. [39]; Eftekhar [58].

Da Kräfte, möglichst als Druckkräfte, über eine größere Fläche übertragen werden sollten, wäre für die Dauerhaftigkeit der Fixation einer Pfanne eine annähernd horizontale Positionierung theoretisch von Vorteil. Mit einer zu waagerechten Stellung läuft man jedoch Gefahr, daß die Pfanne lateral vorsteht, der Cup knöchern ungenügend überdacht ist und es durch Anstoßen des Cups an den großen Trochanter zur Einschränkung der Abduktion mit der Gefahr der Pfannenlockerung kommt. Außerdem nehmen Sarmiento et al. [217] an, daß, sollte die Belastung des Hüftgelenkes zu sehr nach kranial und lateral gerichtet sein, ein horizontal eingestellter Cup eher zum Kippen neigt als ein vertikal gerichteter. Andererseits stellt eine vertikale Position keinen Risikofaktor für eine Gelenkluxation dar [217]. Zur Dislokation kommt es v. a., wenn bei Außenrotation des Beines durch die spezielle Lage des dorsalen Pfannenrandes und des knöchernen Acetabulums für den Schenkelhals ein Hypomochlion entsteht. Aus diesem Grund ist es außerordentlich wichtig, sämtliche vorstehenden Osteophyten vom dorsalen Teil des Acetabulums zu entfernen, wenn die Hüftpfanne eingebaut ist. Dieser Luxationsmechanismus erklärt auch die Mißerfolge einer Pfannenaugmentation bei rezidivierenden Luxationen [180, 255]. Diese Mitteilungen stehen in Einklang mit unseren eigenen Befunden [45] und mit denjenigen von Lewinnek [126], wonach bezüglich Orientierung der Hüftpfanne der Anteversion eine weit größere Bedeutung zukommt. Verschiedene Autoren studierten das Problem, ob tatsächlich eine ungünstige Orientierung der Hüftpfanne die Lockerungsgefahr erhöht. Die Resultate dieser Studien sind kontrovers. Ein Zusammenhang zwischen Pfannenlockerung und Pfannenorientierung wurde von Cotterill et al. [37] und Beckenbaugh u. Ilstrup [11] gefunden, während Tapadiya et al. [241], Miller [147] und Shaughenessy et al. [230] keine solche Beziehung herstellen konnten. Der Grund für diese Diskrepanzen könnte darin liegen, daß nicht die Orientierung selbst, sondern vielmehr die knöcherne Umschließung der Hüftpfanne im knöchernen Acetabulum sich als der entscheidende Faktor eines Lockerungsprozesses darstellt. Sarmiento et al. [217] fanden jedenfalls eine geringere Inzidenz durchgehender Aufhellungssäume und Abrieb, wenn die (zementierten) Hüftpfannen vollständig knöchern umschlossen waren. Dies steht in Einklang mit den Befunden von Pellicci et al. [189, 190], Sutherland et al. [240], McBroom u. Müller [138] und Morrey u. Ilstrup [154], die eine nur teilweise Überdachung der Hüftpfanne kombiniert mit einer erhöhten Lockerungsinzidenz vorfanden. Mechanische Untersuchungen an Kadaverbecken durch Volz u. Wilson [247] zeigten eine geringere Stabilität, wenn der Prothesenkopf nicht vollständig im Acetabulum versenkt war.

Die guten Resultate mit vertikal gestellten Hüftpfannen von Russotti et al. [213], Salvati et al. [215] und Sarmiento et al. [217] stehen im Gegensatz zu Mitteilungen anderer Autoren, die eine vertikale Positionierung mit einer höheren Inzidenz von Kalkarresorptionen [100], Polyethylenabrieb [35], Pfannenlockerung [3, 24, 38, 47, 138, 190] und Luxation [126] fanden.

Da ein vollständiger Einbau der Hüftpfanne im Acetabulum für die Stabilität der Pfanne wichtiger ist als eine vertikale Positionierung und ein Anstehen des Prothesenhalses an der unteren Pfannenumrandung auf alle Fälle vermieden werden sollte, haben wir uns entschlossen, den Press-fit Cup anzuschrägen.

Es sind verschiedene Instrumente entwickelt worden, um die Positionierung der Hüftpfanne während der Operation zu verbessern [53]. Wenn jedoch eine völlige Umschließung der Pfanne und die Vermeidung eines „impingement" des unteren Pfannenrandes mit dem Prothesenhals Hauptziel ist, kann eine hemisphärische Pfanne auch ohne Zielgerät leicht positioniert werden. Damit ist es gelungen, mit dem Press-Fit Cup bei 1254 primären Hüftarthroplastiken, die zwischen Oktober 1985 und Dezember 1992 eingesetzt worden sind, die Zahl der Luxationen auf 1 % (13 Dislokationen) zu beschränken.

Primäre und sekundäre Stabilisation von zementfreien Hüftpfannen

Bei einer Zementfixation ist die Fixation am besten am Ende der Operation. Etwas übertrieben ausgedrückt, heißt dies, daß die Lockerung beginnt, wenn die Wunde geschlossen ist. Bei Implantaten mit einer porösen Oberfläche, bei denen die Endstabilität erst erreicht ist, wenn der Knochen in die Oberfläche eingewachsen ist, kommt es postoperativ zu einer Zunahme der Stabilität. Bereiter überprüfte diese Hypothese in Tierversuchen am Bergschaf (s. Beitrag Bereiter, S. 81).

Schlußfolgerungen

Das Hauptproblem der Hüftarthroplastik ist die Pfannenlockerung. Jugendliches Alter bedeutet ein höheres Risiko für den Schaft als für die Pfanne. Das Risiko einer Pfannenlockerung ist für Frauen höher als für Männer. Hüftdysplasie, chronische Polyarthritis und Acetabulumfrakturen sind ausgesprochene Risikofaktoren einer Pfannenlockerung. Verbesserte Zementtechniken haben zu einer markanten Reduktion von Femurschaftlockerungen geführt, die Rate der Pfannenlockerungen aber nur wenig beeinflußt. Auch das Metal backing konnte keine Verbesserung der Langzeitergebnisse der Pfannenfixation herbeiführen. Die Resultate verschiedener nicht-zementierter Pfannen sind ebenso gut oder sogar besser als diejenigen zementierter Hüftpfannen. Vorteile der zementfreien Pfannenfixation sind ein besseres Wirts-Implantat-Interface, die einfache Durchführung einer Pfannendachplastik, ein einfacheres und kürzeres operatives Vorgehen und eine einfachere Revision im Falle einer Lockerung.

Es hat sich gezeigt, daß hemisphärische Pfannen zylindrischen, konischen und ellipsoiden Formen überlegen sind. Die Nachteile von Schrauben, wie etwa das höhere Operationsrisiko, sind wesentlich größer als ihr Nutzen, und es bestehen bis heute keine Hinweise dafür, daß Resultate von mit Schrauben fixierten Pfannen besser sind. Da eine hemisphärische Pfanne in einem hemisphärischen Acetabulum von gleichem Durchmesser nicht stabil fixiert ist, kann Eigenstabilität dadurch erreicht werden, daß der Cupdurchmesser größer ist als derjenige des Acetabulums und – wie bei einem Druckknopf – die Kuppe abgeflacht ist. Dieses Fixationsprinzip wurde beim Press-fit-Cup des Autors realisiert. Schraubpfannen sind, zumindest in den Vereinigten Staaten, praktisch wieder verlassen worden.

Die heute geltenden Anforderungen an eine Implantatbeschichtung sind bekannt und betreffen Widerstandsfähigkeit, Verankerung im Implantat, Porositätsvolumen und Biokompatibilität. Auch wenn z. Zt. ein gewisser Enthusiasmus für Hydroxyapatit-Beschichtung besteht, erscheint eine abwartende Haltung in Anbetracht der Brüchigkeit des Materials und seiner Bindungsfähigkeit an das Implantatsubstrat gerechtfertigt.

Bezüglich Operationstechnik muß bei zementfreien Implantaten ein Kompromiß zwischen Erhaltung des subchondralen Knochens und Schaffung eines vitalen Knochenbettes, welches knöchernes Einwachsen erlaubt, eingegangen werden. Die Orientierung der Hüftpfanne sowie die mediale und kaudale Plazierung des Hüftrotationszentrums spielen ebenfalls eine wichtige Rolle zur Verminderung von Scherkräften im Interface.

Für den Langzeiterfolg sind Femurkopfdurchmesser zwischen 26 und 28 mm ein annehmbarer Kompromiß zwischen „low friction" (22 mm) und geringerem Polyethylenabrieb (32 mm). Die Gleitflächenkombination Keramikkopf und Polyethylenpfanne hat sich als erfolgreich erwiesen. Dank technologischem Fortschritt ist aber die Metall-Metall-Kombination erneut von großem Interesse und muß in der Zukunft zweifellos sorgfältig beachtet werden.

Literatur

1. Acurio MT, Friedman RJ (1992) Hip arthroplasty in patients with sickle-cell-haemoglobinopathy. J Bone Joint Surg [Br] 74: 367–371
2. Aebi M, Richner L, Ganz R (1989) Langzeitergebnisse der primären Hüfttotalprothese mit Acetabulumabstützring (ARR). Orthopäde 18: 504–510
3. Agins HJ, Alcock NW, Bansal M, Salvati EA, Wilson PD, Pellicci PM, Bullough PG (1988). Metallic wear in failed titanium - alloy total hip replacements. A histological and quantitative analysis. J Bone Joint Surg [Am] 70: 347–356
4. Ahnfelt L, Herberts P, Malchau H, Andersson GB (1990) Prognosis of total hip replacement. A Swedish multicenter study of 4664 revisions. Acta Orthop Scand Suppl 238: 1–26
5. Amstutz H (1982) Restoration of functional biomechanics in reconstructive hip surgery. NIH Consensus Development Conference, Bethesda/MD
6. Andrew TA, Berridge D, Thomas A, Duke RNF (1984) Long-term review of ring total hip arthroplasty. Clin Orthop 201: 111–122
7. Apel DM, Smith DG, Schwartz CM, Paprosky WG (1989) Threaded cup acetabuloplasty. Early Clinical experience. Clin Orthop 241: 183–189
8. Baldursson H, Hansson Ll, Olsson TH, Selvik G (1980) Migration of the acetabular component after total hip replacement determined by roentgen stereophotogrammetry. Acta Orthop Scand 51: 535–540
9. Barrack RL, Burke DW, Cook SD, Skinner HB, Harris WH (1993) Complications related to modularity of total hip components. J Bone Joint Surg [Br] 75: 688–692
10. Bayley JC, Christie MJ, Ewald CF, Kelley K (1987) Long-term-results of total hip arthroplasty in protrusio acetabuli. J Arthroplasty 2: 275–279
11. Beckenbaugh RD, Ilstrup DM (1978) Total hip arthroplasty. A review of three hundred and thirthy-three cases with long-term follow-up. J Bone Joint Surg [Am] 60: 306–313
12. Bereiter H, Morscher E (1982) Spongiosaplastik des Pfannenbodens beim totalprothetischen Ersatz der Protrusionhüfte. Beitr Orthop Traumatol 29: 408–416
13. Bertin KC, Freeman MAR, Morscher E, Oeri A, Ring PA (1985) Cementless acetabular replacement using a pegged polyethylene prosthesis. Arch Orthop Trauma Surg 104: 251–261
14. Black J, Sherk H, Bonini J, Rostoker WR, SchaJowicz F, Galante J (1990) Metallosis associated with a stable titanium-alloy-femoral-component in total hip replacement. J Bone Joint Surg [Am] 72: 126–130
15. Bloebaum RD, Becks D, Dorr LD, Savory CG, DuPont JA, Hofmann AA (1994) Complications with hydroxyapatite particulate separation in total hip arthroplasty. Clin Orthop 298: 19–26

16. Blum HJ, Noble PC, Tullos HS (1990) Migration and rotation of cementless acetabular cups: Incidence, etiology and clinical significance. AAOS Meeting, New Orleans
17. Bobyn JD, Engh CA, Glassman AH (1988) Radiography and histology of a threaded acetabular implant. J Bone Joint Surg 70 [Br]: 303–304
18. Boutin P (1972) Arthroplastie totale de la hanche par prothèse en alumine frittée. Rev Chir Orthop 58: 229–246
19. Boutin P (1974) Les prothèses totales de la hanche en alumine. L'ancrage direct sans ciment dans 50 cas. Rev Chir Orthop 60: 223–245
20. Brien W, Natarajan V, Sarmiento A (1989) Long-term results of cemented total hip arthroplasties in patients under and over fifty years of age. AAOS Meeting, Las Vegas
21. Brien WW, Salvati EA, Wright TM, Nelson CL, Hungerford DS, Gilliam DL (1990) Dissociation of acetabular components after total hip arthroplasty, J Bone Joint Surg [Am] 72: 1548–1550
22. Buchholz HW, Heinert K, Wargenau M (1985) Verlaufsbeobachtung von Hüftendoprothesen nach Abschluß realer Belastungsbedingungen von 10 Jahren. Z Orthop 123: 815–820
23. Bueche MJ, Herzenberg JE, Stubbs BT (1989) Dissociation of metal-backed polyethylene acetabular component. A case report. J Arthroplasty 4: 39–41
24. Callaghan JJ, Salvati EA, Pellicci PM, Wilson PD, Ranawat CS (1985) Results of revision for mechanical failure after cemented total hip replacement: 1979–1982. J Bone Joint Surg [Am] 67: 1074–1085
25. Capello WN, Colyer RA, Kernek CB, Carnahan JV, Hess JJ (1993) Failure of the Mecron screw-in ring. J Bone Joint Surg [Br] 75: 835–836
26. Caravia L, Dowson D, Fisher J, Jobbins B (1990) The influence of bone and bone cement debris on counterface roughness in sliding wear tests of ultra-high molecular weight polyethylene on stainless steel. Proc Inst Mech Eng 204: 65–70
27. Cates HE, Faris PM, Keating EM, Ritter MA (1993) Polyethylene wear in cemented metal-backed acetabular cups. J Bone Joint Surg [Br] 75: 249–253
28. Chandler HP, Reineck FT, Wixson RL, McCarthy JC (1981) Total hip replacement in patients younger than thirty years old. A five years follow-up study. J Bone Joint Surg [Am] 63: 1426–1434
29. Charnley J (1960) Anchorage of the femoral head prosthesis to the shaft of the femur. J Bone Joint Surg [Br] 42: 28
30. Charnley J (1972) The long-term results of low-friction arthroplasty of the hip performed as a primary intervention. J Bone Joint Surg [Br] 54: 61–76
31. Charnley J (1979) Low friction arthroplasty of the hip. Theory and practice. Springer, Berlin Heidelberg New York Tokyo
32. Charnley J, Halley D (1975) Rate of wear in total hip replacement. Clin Orthop 112: 170–179
33. Chauvet JF, Pascarel X, Bosredon J, Honton JL (1992) Cotyles visses: resultats de 72 cas avec un recul moyen de cinq ans. Rev Chir Orthop 78: 340–346
34. Christel P, Derethe P, Sedel L (1980) Periacetabular pressure recording, using a hip simulator. Acta Orthop Belg 46: 647–662
35. Copeland CX, Jr., Caden JG (1988) Long-term results of Charnley total hip arthroplasty. Contrib Orthop 16: 15–18
36. Cornell CN, Ranawat CS (1986) Survivorship analysis of total hip replacements. J Bone Joint Surg [Am] 68: 1430–1434
37. Cotterill P, Hunter GA, Tile M (1982) A radiographic analysis of 166 Charnley-Müller-total-hip-arthroplasties. Clin Orthop 163: 120–126
38. Coudane H, Fery A. Sommelet J, Lacoste J, Leduc P, Gaucher A (1981) Aseptic loosening of cemented total arthroplasties of the hip in relation to positioning of the prosthesis: new utilization of the Tschuprow-Cramer-statistical-test. Acta Orthop Scand 52: 201–205

39. Coventry MB, Beckenbaugh RD, Nolan DR, Ilstrup DM (1974) 2012 total hip arthroplasties: a study of postoperative course and early complications. J Bone Joint Surg [Am] 56: 273–284
40. Crowninshield RD, Pedersen DR, Brand RA, Johnston RC (1983) Analytical support for acetabular component metal backing. In: The Hip. Proceedings of the eleventh open society meeting of the Hip Society. Mosby, St. Louis, pp 207–215
41. Dalstra M, Huiskes R (1991) The influence of metal backing in cemented cups. Proc. 37th annual meeting of the Orthopaedic Research Society, Annaheim p 272
42. Davidson JA (1993) Characteristics of metal and ceramic total hip bearing surfaces and their effect on long-term ultra high molecular weight polyethylene wear. Clin Orthop 294: 361–378
43. Davlin LB, Amstutz HC, Tooke SM, Dorey FJ, Nasser S (1990) Treatment of osteoarthrosis secondary to congenital dislocation of the hip. J Bone Joint Surg [Am] 72A: 1035–1042
44. DeLee JG, Charnley J (1976) Radiological demarcation of cemented sockets in hip replacement. Clin Orthop 121: 20–33
45. Dick W, Morscher E (1975) Zur Technik der Pfannen-Implantation bei der Totalprothesenarthroplastik der Hüfte. Arch Orthop Unfallchir 83:215–220
46. Dietschi C (1978) Problematik des künstlichen Hüftgelenkes: Experimentelle Untersuchungen über die Biomechanik des Hüftgelenkes und Langzeitergebnisse nach Hüfttotalendoprothesen, Habilitationsschrift 1976. Gentner, Stuttgart
47. Djerf K, Wahiström O, Hammerby S (1986) Loosening 5 years after total hip replacement – a radiological study of the McKee-Farrar-and-Charnley-prosthesis. Arch Orthop Trauma Surg 105: 339–342
48. Dobbs HS, Scales JT (1983) Behavior of commercially pure titanium and T-318 (Ti6–A14–V) in orthopaedic implants. In: Luckey HA, Kubli F, Jr. (eds) Titanium alloy in surgical implants, ASTM STP 796. ASTM, Philadelphia, pp 173–186
49. Dorlot JM, Christel P, Sedel L, Witvoet J, Boutin P (1987) Comportement in vivo du couple alumine-alumine. VIe Réunion scientifique, Dourdan
50. Dorlot JM, Christel P, Meunier A (1989) Wear analysis of retrieved alumina heads and sockets of hip prostheses. J Biomed Mater Res 23: 299–310
51. Dorr LD, Takei GK, Contay JP (1983) Total hip arthroplasties in patients less than fortyfive years old. J Bone Joint Surg [Am] 65: 474–479
52. Dörre E, Dawihl W (1978) Mechanische und tribologische Eigenschaften keramischer Endoprothesen. Biomed Tech 23: 305–310
53. Doyle J, Murray P, Mahony PO, Farmer M, Hooper AC (1989) Acetabular cup-siting-device for total hip arthroplasty. Arch Orthop Trauma Surg 108: 317–321
54. Durcheyne P, De Meester P, Aernoudt E, Martens M, Mulier JC (1977) Influence of a functional dynamic loading on bone ingrowth into surface pores of orthopaedic implants. J Biomed Mater Res 11: 811–838
55. Ducheyne P, Aernoudt E, De Meester P (1978). The mechanical behaviour of porous austenitic stainless steel fibre structures. J Mater Sci 13: 2650–2658
56. Ducheyne P, Martens M, De Meester P, Mulier JC (1984) Titanium and titanium alloy prostheses with porous fiber metal coatings. In: Morscher E (ed) The cementless fixation of hip endoprostheses. Springer, Berlin Heidelberg New York Tokyo, pp 109–117
57. Ebert FR, Hussain S, Krackow KA (1992) Total hip arthroplasty for protrusio acetabuli: a 3- to 9 year follow-up of the Heywood technique. Orthopedics 15: 17–20
58. Eftekhar HS (1978) Principles of total hip arthroplasty. Mosby, St. Louis
59. Egli A, Weber BG, Sieber H, Semlitsch M, Dörre E (1991) Erfahrungen mit der Gleitpaarung Polyethylen/Keramik bei Hüftendoprothesen. In: Willert HG, Buchhorn GH, Eyerer P (Hrsg) Ultra-High Molecular Weight Polyethylene as Biomaterial in Orthopedic Surgery. Hogrefe & Huber, Toronto

60. Elke R, Morscher E (1990) Die Totalprothesenarthroplastik bei Hüftkopfnekrose. Orthopäde 19: 236–241
61. Endler M (1982) Theoretisch-experimentelle Grundlagen und erste klinische Erfahrungen mit einer neuen zementfreien Polyethylenschraubpfanne beim Hüftgelenkersatz. Acta Chir Austr Suppl 45: 1
62. Endler M, Endler F (1982) Erste Erfahrungen mit einer zementfreien Polyethylenschraubpfanne. Orthop Praxis 18: 319–323
63. Endler M, Endler F (1986) Zementfreier Hüftpfannenersatz mit einer konischen Polyethylenschraubpfanne. Med Orthop Techn 106: 2–5
64. Endler M, Endler F, Plenk H, Jr (1984) Experimental and early Clinical experience with an uncemented UHMW polyethylene acetabular prosthesis. In: Morscher E (ed) The cementless fixation of hip endoprostheses. Springer, Berlin Heidelberg New York Tokyo, pp 191–199
65. Engelhardt P, Bodle A (1988) Prosthetic hip replacement in Paget's disease. Orthopäde 17: 404–406
66. Engh CA, Griffin WL, Marx CL (1990) Cementless acetabular components. J Bone Joint Surg [Br] 72: 53–59
67. Ferenz CC (1988) Polyethylene insert disloction in a screw-in acetabular cup: a case report. J Arthroplasty 3: 201–204
68. Fisher DA (1989) An experience with non-cemented acetabular cups. AAOS Meeting, Las Vegas
69. Frankel A, Balderson RA, Booth RE Jr, Rothman RH (1990) Radiographic demarcation of the acetabular bone-cement interface: the effect of femoral head size. J Arthroplasty (Suppl) 5: 1–3
70. Freeman MAR, Railton GT (1987) Die zementlose Verankerung in der Endoprothetik. Orthopäde 16: 206–219
71. Freeman MAR, McLeod HC, Levai JP (1983) Cementless fixation of prosthetic components in total arthroplasty of the knee and hip. Clin Orthop 176: 88–94
72. Galante J, Rostoker W (1973) Wear in total hip prostheses. An experimental evaluation of candidate materials. Acta Ortrop Scand Suppl 1: 145
73. Galante J, Rostoker W, Lueck R, Ray RD (1971) Sintered fiber metal composite as a basis for attachment of implants to bone. J Bone Joint Surg [Am] 53: 101–114
74. Galante J, Sumner DR, Gächter A (1987) Oberflächenstrukturen und Einwachsen von Knochen bei zementfrei fixierten Prothesen. Orthopäde 16: 197–205
75. Gates HS, McCollum DE, Poletti SC, Nunley JA (1990). Bone-grafting in total hip arthroplasty for protrusio acetabuli. A follow-up note. J Bone Joint Surg [Am] 72: 248–251
76. Geesink RGT (1990) Hydroxyapatite coated total hip prostheses. Clin Orthop 261: 39–58
77. Geesink R, DeGroot K, Klein C (1987) Chemical implant fixation using hydroxyl-apatite coatings. Clin Orthop 225: 147–170
78. Geesink RGT, DeGroot K, Klein CPAT (1987) Bonding of bone to apatite coated implants. J Bone Joint Surd [Br] 79: 17–22
79. Goldring SR, Schiller AL, Roelke M, Rourke CM, O'Neill DA, Harris WH (1983) The synovial-like membrane at the bone-cement interface in loose total hip replacements and its proposed role in bone lysis. J Bone Joint Surg [Am] 65: 575–584
80. Gonzalez MH, Glass RS, Mallory TH (1988) Fracture of a metal backed acetabular component in total hip arthroplasty. A case report. Clin Orthop 232: 156–158
81. Goodman SB, Carter DR (1987) Acetabular lucent lines and mechanical stress in total hip arthroplasty. J Arthroplasty 2: 219–224
82. Gouin F, Fechoz F, Passuti N, Sentucg-Rigal J, Bertrand O, Bainvel JV (1993) Cotyles sans ciment. Résultats à court terme d'une série de 112 cupules vissées. Int Orthop 17: 65–72

83. Griss P, Heimke G (1981) Five years experience with ceramic-metal-composite hip endoprostheses. I. Clinical evaluation. Arch Orthop Trauma Surg 98: 157–164.
84. Griss P, Heimke G, Krempie B, Silber R, Hachner K, Merkle B (1975) Erste Erfahrungen mit der Keramikmetallverbundprothese. Med Orthop Tech 95: 159–162
85. Griss PG, Heimke G, von Adrian-Werburg H (1975). Die Aluminiumoxidkeramik-Metall-Verbundprothese. Eine neue Hüftgelenktotalendoprothese zur teilweise zementfreien Implantation. Arch Orthop Unfallchir 81: 259–266
86. Griss P, Adrian-Werburg HF von, Heimke G (1975) Ergebnisse der experimentellen Prüfung und klinischen Anwendungsmöglichkeiten der Aluminiumoxydkeramik in der Alloarthroplastik. Z Orthop 113: 756–759
87. Griss P, Werner E, Buchinger R, Heimke G (1977) Die Mannheimer Oxydkeramik-Metall-Verbundendoprothesen. Arch Orthop Unfallchir 87: 73–84
88. Gruen TA, McNiece GM, Amstutz HC (1979). „Modes of failure" of cemented stem-type femoral components. A radiographic analysis of loosening. Clin Orthop 141: 17–27
89. Gschwend N, Siegrist H (1989) Prothesenlockerung an der Hüfte bei der chronischen Polyarthritis rheumatica. Orthopäde 18: 418–427
90. Gualtieri G (1989) Experimental determination of the wear of biomaterials used in the construction of hip arthroprosthesis. Chir Organi Mov 74: 121–125
91. Gudmundsson GH, Hedeboe J, Kjaer J (1985) Mechanical loosening after hip replacement. Incidence after 10 years in 125 patients. Acta Orthop Scand 56: 314–317
92. Gut M, Hilfiker B, Schreiber A (1990) 5 bis 7 Jahresergebnisse der zementfreien Hüftgelenkspfanne nach Endler. Z Orthop 128: 598–605
93. Ha'Eri GB, Schatzker J (1978) Total replacement of the hip joint affected by Paget's disease. Can J Surg 21: 370
94. Harris WH (1978) Total hip replacement for osteoarthritis secondary to congenital dysplasia or congenital dislocation of the hip. Int Orthop 2: 127–138
95. Harris WH (1982) Allografting in total hip arthroplasty in adults with severe acetabular deficiency including a surgical technique for bolting the graft to the ilium. Clin Orthop 162: 150–164
96. Harris WH (1984) Advances in total hip arthroplasty. The metal-backed acetabular component. Clin Orthop 183: 4–12
97. Harris WH, Penenberg BL (1987) Further follow-up on socket fixation using a metal-backed acetabular component for total hip replacement. A minimum ten-year follow-up. J Bone Joint Surg [Am] 67: 1140–1143
98. Hernandez JR, Keating EM, Faris PM, Meding JB, Ritter MA (1994) Polyethylene wear in uncemented acetabular components. J Bone Joint Surg [Br] 76: 263–266
99. Herren T, Remagen W, Schenk R (1987) Histologie der Implantatknochengrenze bei zementierten und nichtzementierten Endoprothesen. Orthopäde 16: 239–251
100. Hierton C, Blomgren G, Lindgren U (1983) Factors leading to rearthroplasty in a material with radiographically loose total hip prostheses. Acta Orthop Scand 54: 562–565
101. Hintermann B, Morscher E (1995) Acetabuloplasty with solid autologous graft for hip dysplasia in total hip replacement. Arch Orthop Trauma Surg 114: 137–144
102. Hodgkinson JP, Maskell AP, Paul A, Wroblewski BM (1993) Flanged acetabular components in cemented Charnley hip arthroplasty. Ten-year follow-up of 350 patients. J Bone Joint Surg [Br] 75: 464–467
103. Hoeltzel DA, Walt MJ, Kyle RF, Simon FD (1989) The effects of femoral head size on the deformation of utrahigh molecular weight polyethylene acetabular cups. J Biomech 22: 1163–1173
104. Holm NJ (1981) The development of a two-dimensional stress-optical model of the os coxae. Acta Orthop Scand 52: 135–143
105. Homsy CA (1973) Implant stabilization; chemical and biomechanical considerations. Orthop Clin North Am 4: 295–311

106. Homsy CA, Cain TE, Kessler FB, Anderson MS, King JM (1972) Porous implant systems for prosthesis stabilization. Clin Orthop 89: 220–235
107. Huggler AH, Schreiber A, Dietschi C, Jacob H (1974) Experimentelle Untersuchung über das Deformationsverhalten des Hüftacetabulums unter Belastung. Z Orthop 112: 44–50
108. Huiskes R (1987) Finite element analysis of acetabular reconstruction: noncemented threaded cups. Acta Orthop Scand 58: 620–625
109. Jacob H, Huggler AH, Dietschi C, Schreiber A (1976) The mechanical function of subchondral bone as experimentally determined on the acetabulum of the human pelvis. J Biomech 9: 625–627
110. Johnston RC, Crowninshield RD (1983) Roentgenologic results of total hip arthroplasty. A ten year follow-up study. Clin Orthop 181: 92–98
111. Judet R (1975) Total-Hüftendoprothesen aus Porometall ohne Zementverankerung. Z Orthop 113: 828–829
112. Judet J, Judet R (1950) The use of artificial femoral head for arthroplasty of the hip joint. J Bone Joint Surg [Br] 32: 166–173
113. Judet J, Brumpt B, Hamida B (1990) Results of a ten year follow-up of Judet cementless porous metal total hip prostheses. Orthop Trans 14: 209
114. Keating EM, Ritter MA, Faris PM, Czarkowski RA, Brugo G (1989) An anatomic study of structures at risk with acetabular screw fixation of total hip replacement. AAOS Meeting, New Orleans
115. Kilgus DJ, Amstutz HC, Wolgin MA, Dorey FJ (1990) Joint replacement for ankylosed hips. J Bone Joint Surg [Am] 72: 45–54
116. Kim WC, Grogan T, Amstutz HC, Dorey F (1987) Survivorship comparison of Tharies and conventional hip arthroplasty in patients younger than 40 years old. Clin Orthop 214: 269–277
117. Kirkpatrick JS, Callaghan JJ, Vandemark RM, Goldner RD (1990) The relationship of the intrapelvic vasculature to the acetabulum. Implications in screw-fixation acetabular components. Clin Orthop 258: 183–190
118. Kitziger KJ, Delee JC, Evans JA (1990) Disassembly of a modular acetabular component of a total hip replacement. J Bone Joint Surg [Am] 72: 621–623
119. Knahr K, Böhler M, Frank P, Plenk H, Salzer M (1987) Fünf-Jahres-Erfahrungen mit der Polyäthylen-Füsschenpfanne Modell Gerstof. Z Orthop 125 375–381
120. Kody MH, Kabo JM, Markolf KL, Dorey FJ, Amstutz HC (1990) Strength of initial mechanical fixation of screw ring acetabular components. Clin Orthop 257: 146–153
121. Krugluger J, Eyb R (1993) Bone reaction to uncemented threaded polyethylene acetabular components. Int Orthop 17: 259–265
122. Kummer FJ, Stuchin SA, Frankel VH (1990) Analysis of removed autophor ceramic-on-ceramic components. J Arthroplasty 5: 28–33
123. Lachiewicz PF, McCaskill B, Inglis A, Ranawat CS, Rosenstein BD (1986) Total hip arthroplasty in juvenile rheumatoid arthritis. Two to eleven years results. J Bone Joint Surg [Am] 68: 502–508
124. Learmonth ID, Heywood AW, Kaye J, Dall D (1989) Radiological loosening after cemented hip replacement for Juvenile chronic arthritis. J Bone Joint Surg [Br] 71: 2092–2112
125. Lemons JE (1987) Hydroxyapatite coatings. Clin Orthop 235: 220–223
126. Lewinnek GE, Lewis JL, Tarr R, Compere CL, Zimmerman JR (1976) Dislocations after total hip replacement arthroplasties. J Bone Joint Surg [Am] 60: 217–220
127. Lionberger D, Walker PS, Granholm J (1985) Effects of prosthetic acetabular replacement on strains in the pelvis. J Orthop Res 3: 372–379
128. Livermore J, Ilstrup D, Morrey B (1990) Effect of femoral head size on wear of the polyethylene acetabular component. J Bone Joint Surg [Am] 72: 518–528

129. Lombardi AV, Mallory TH, Vaughn BK, Drouillard P (1989) Aseptic loosening in total hip arthroplasty secondary to osteolysis induced by wear debris from titanium-alloy modular femoral heads. J Bone Joint Surg [Am] 71: 1337–1342
130. Lord G, Bancel P (1983) The madreporic cementless total hip arthroplasty. New experimental data and seven-year clinical follow-up study. Clin Orthop 176: 67–76
131. Lord G, Marotte JH, Blanchard JP, Gullamon JL, Gory M (1978) Etude experérimentale de l'ancrage des arthroplasties totales madréporiques de hanche. Rev Chir Orthop 64: 459–470
132. Ludowski P, Wilson-MacDonald J (1990) Total arthroplasty in Paget's disease of the hip. Clin Orthop 255: 160–167
133. Mahoney OM, Dimon JH (1990) Unsatisfactory results with a ceramic total hip prosthesis. J Bone Joint Surg [Am] 72: 663–671
134. Maloney WJ, Davey JR, Harris WH (1992) Bead loosening from a porous-coated acetabular component. A follow-up note. Clin Orthop 281: 112–114
135. Mathiesen EB, Lindgren U, Reinholt FP, Sudmann E (1986) Wear of the acetabular socket. Comparison of polyacetal and polyethylene. Acta Orthop Scand 57: 193–196
136. Mathys R (1973) Stand der Verwendung von Kunststoffen für künstliche Gelenke. Acta Traumatol 3: 253
137. Mattingly DA, Hopson CN, Kahn A, Giannestras NJ (1985) Aseptic loosening in metal-backed acetabular components for total hip replacements. A minimum five year follow-up. J Bone Joint Surg [Am] 67: 387–391
138. McBroom R, Müller M (1984) Aseptic loosening: fifteen years' experience with the Müller total hip arthroplasty. J Bone Joint Surg [Br] 66: 300–301
139. McCollum DE, Nunley JA, Harrelson JM (1980) Bone-grafting in total hip replacement for acetabular protrusion. J Bone Joint Surg [Am] 62: 1065–1073
140. McDonald DJ, Sim FH (1987) Total hip arthroplasty in Paget's disease: A follow up note. J Bone Joint Surg [Am] 69: 766–772
141. McGann WA, Welch RB, Picetti JD (1988) Acetabular preparation in cementless revision total hip arthroplasty. Clin Orthop 235: 35–46
142. McKee GK, Watson-Farrar J (1966) Replacement of arthritic hips by the McKee-Farrar prosthesis. J Bone Joint Surg [Br] 488: 245–259
143. McKellop H, Kirkpatrick J, Markolf K, Amstutz H (1980) Abrasive wear of Ti-6Al-4V prostheses by acrylic cement particles. 26th annual ORS, Atlanta/GA
144. McKellop HA, Sarmiento A, Schwinn CP, Ebramzadeh E (1990) In vivo wear of titanium-alloy hip prostheses. J Bone Joint Surg [Am] 66: 512–517
145. Merkow RL, Pellicci PM, Hely DP, Salvati EA (1984) Total hip replacement for Paget's disease of the hip. J Bone Joint Surg [Am] 66: 752–758
146. Meunier A, Blouet J, Christel P, Sedel L (1978) Etude expérimentale du choc avec frottement d'un contact cartilage/métal. IIIe Congrès de Biomécanique, Paris
147. Miller J (1990) Instructional course lecture. AAOS Meeting, New Orleans
148. Mittelmeier H (1985) Report on the first decennium of clinical experience with a cementless ceramic total hip replacement. Acta Orthop Belg 51: 367–376
149. Mittelmeier H, Harms G (1979) Derzeitiger Stand der zementfreien Verankerung von Keramik-Metall-Verbundprothesen. Z Orthop 117: 478–481
150. Mittelmeier H, Harms J (1979) Hüftalloplastik mit Keramik-Endoprothesen bei traumatischen Hüftschäden unter besonderer Berücksichtigung zementfrei implantierbarer „Autophor"-Tragrippen-Endoprothesen. Unfallheilkunde 82: 67
151. Mittelmeier H, Harms J (1979) Treatment of post-traumatic hip joint disease by total replacement with a ceramic endoprosthesis. Unfallheilkunde 82: 67–75
152. Mjöberg B (1986) Loosening of the cemented hip prosthesis. The importance of heat injury. Acta Orthop Scand 57 221: 1–40
153. Moran MC, Huo MH, Garvin KL, Pellicci PM, Salvati EA (1993) Total hip arthroplasty in sickle cell hemoglobinopathy. Clin Orthop 294: 140–148

154. Morrey BF, Ilstrup D (1989) Size of the femoral head and acetabular revision in total hip replacement arthroplasty. J Bone Joint Surg [Am] 71: 50–55
155. Morscher E (1979) Isoelastische Prothesen. Langenbecks Arch Chir 349: 321–326
156. Morscher E (1982) 4 Jahre zementlose Polyethylenpfannenimplantation an der Hüfte. Z Orthop 120: 486
157. Morscher E (1983) Cementless total hip arthroplasty. Clin Orthop 181: 76–91
158. Morscher E (1983) European experience with cementless total hip replacements. In: Hungerford DS. (ed). The hip. Proc. 11th open scientific meeting of the Hip Society 1983. Mosby, St. Louis pp 190–203
159. Morscher E (1984) The cementless fixation of hip endoprostheses. In: Morscher E (ed) The cementless fixation of hip endoprostheses. Springer, Berlin Heidelberg New York Tokyo, pp 1–8
160. Morscher E (1987) Current state of cementless fixation of endoprostheses. Swiss Med 9/6: 27–44
161. Morscher E (1989) Endoprosthetic surgery in 1988. Ann Chir Gynaecol 78: 242–253
162. Morscher E (1991) Hydroxyapatite coating of prostheses. Editorial J Bone Joint Surg [Br] 73: 705
163. Morscher E (1992) Current status of acetabular fixation in primary total hip arthroplasty Clin Orthop 274: 172–193
164. Morscher E, Dick W (1983) Cementless fixation of „isoelastic" hip endoprostheses manufactured from plastic materials. Clin Orthop 176: 77–87
165 Morscher E, Dick W (1984) Cementless fixation of a polyethylene acetabular component. In: Morscher E (ed) The cementless fixation of hip endoprostheses. Springer, Berlin Heidelberg New York Tokyo, pp 200–204
166. Morscher E, Masar Z (1988) Development and first experience with an uncemented press-fit cup. Clin Orthop 232: 16–103
167. Morscher E, Mathys R (1974) La prothèse totale isoélastique de hanche fixée sans ciment. Premiers resultats. Acta Orthop Belg 40: 639–647
168. Morscher E, Mathys R (1975) Erste Erfahrungen mit einer zementlosen isoelastischen Totalprothese der Hüfte. Z Orthop 113: 745–749
169. Morscher E, Mathys R (1976) First experience with a cementless isoelastic total prosthesis of the hip. In: Gschwend N, Debrunner HU (eds) Total hip prosthesis. Huber, Bern pp 289–297
170. Morscher E, Schmassmann A (1983) Failures of total hip arthroplasty and probable incidence of revision surgery in the future. Arch Orthop Trauma Surg 101: 137–143
171. Morscher E, Bereiter H, Lampert C (1989) Cementless press-fit cup. Principles, experimental data and three year follow-up study. Clin Orthop 249: 12–20
172. Morscher E, Henche HR, Mathys R (1976) Isoelastic endoprosthesis – a new concept in artificial joint replacement. In: Schaldach M, Hohmann D (eds) Advances in artificial hip and knee joint technology. Engineering in Medicine, vol 2 Springer, Berlin Heidelberg New York p 403
173. Morscher E, Dick W, Kernen V (1982) Cementless fixation of polyethylene acetabular component in total hip arthroplasty. Arch Orthop Trauma Surg 99: 223–230
174. Morscher E, Graf R, Kohler O, Schmassmann A (1987) Vergleich der Resultate zementierter und nicht zementierter Hüftgelenkspfannen. In: Endo-Klinik (ed) Primär- und Revisionsalloarthroplastik. Springer Berlin Heidelberg New York Tokyo pp 124–126
175. Müller ME (1970) Total hip prostheses. Clin Orthop 72: 46–68
176. Müller ME (1981) Acetabular revision. In: Salvati EA (ed) The hip. Proceedings of the 9th open scientific meeting of the Hip Society. Mosby, St. Louis, pp 46–56
177. Mulroy RD, Harris WH (1990) The effect of improved cementing techniques on component loosening in total hip replacement. J Bone Joint Surg [Br] 72: 757–760
178. Murray DW (1992) Impingement and loosening of the long posterior wall acetabular implant. J Bone Joint Surg [Br] 74: 377–379

179. Nasser S, Campbell PA, Nasser S, Campbell PA, Kiligus D, Kossovsky N, Amstutz HC (1990) Cementless total joint arthroplasty prostheses with titanium-alloy articular surfaces. A human retrieval analysis. Clin Orthop 261: 171–185
180. Nicholas RM, Orr JF, Mollan RA, Calderwood JW, Nixon JR, Watson P (1990) Dislocation of total hip replacements. A comparative study of standard, long posterior wall and augmented acetabular components. J Bone Joint Surg [Br] 72: 418–422
181. Nizard RS, Sedel L, Christel P, Meunier A, Soudry M, Witvoet J (1992) Ten-year survivorship of cemented ceramic-ceramic total hip prosthesis. Clin Orthop 282: 53–63
182. Nunn D (1988) The ring uncemented plastic-on-metal total hip replacement. Five year results. J Bone Joint Surg [Br] 9: 40–44
183. Nunn D, Freeman MA, Hill PF, Evans SJ (1989) The measurement of migration of the acetabular component of hip prostheses. J Bone Joint Surg [Br] 71: 629–631
184. Oonishi H, Hanatate Y, Tsuji E (1987) Comparison of wear test of KOM Alumina-to-UHMWPE and metal-to-UHMWPE total knee prostheses by a knee simulator. VIe Réunion scientifique, Dourdan
185. Oonoshi H, Igaki H, Takayama Y (1989) Comparisons of wear of UHMW polyethylene sliding against metal and alumina in total hip prostheses. Bioceramics 1: 272–277
186. Parhofer R, Mönch W (1984) Experience with revision arthroplasties for failed cemented total hip replacements using uncemented Lord and PM prostheses. In: Morscher E (ed) The cementless fixation of hip endoprostheses. Springer, Berlin Heidelberg New York Tokyo pp 275–278
187. Pascarel X, Liquois F, Chauveaux D, Le Rebeller A, Honton JL (1993) Utilisation des anneaux endocotyloïdiens de Müller dans la chirurgie de révision des prothèses totales de hanche. A propos de 141 cas avec un recul minimum de 5 ans. Rev Chir Orthop 79: 357–364
188. Pedersen DR, Crowninshield RD, Brand RA, Johnston RC (1982) An axisymmetric model of acetabular components in total hip arthroplasty. J Biomech 15: 305–315; (1987). Orthop Trans 11: 166
189. Pellici PM, Salvati EA, Robinson HJ (1979) Mechanical failures in total hip replacement requiring reoperation. J Bone Joint Surg [Am] 61: 28–36
190. Pellici PM, Wilson PD Jr., Sledge CB, Salvati EA, Ranawat CS, Poss R (1982) Revision total hip arthroplasty. Clin Orthop 170: 34–41
191. Petty W (1978) The effect of methylmethacrylate on chemotaxis of polymorphonuclear leukocytes. J Bone Joint Surg [Am] 60: 492–498
192. Petty W (1978) The effect of methylmethacrylate on bacterial phagocytosis and killing by human polymorphonuclear leukocytes. J Bone Joint Surg [Am] 60: 552–575
193. Petty W, Spanier SS, Silverthorne CA, Shuster JJ (1984) Effect of treatment on infection associated with implantation of bone cement. Trans Orthop Res Soc 9: 375
194. Philips TW, Hamilton H (1990) Hip replacement: The ultimate test. SICOT abstracts. XVIII World Congress, Montreal
195. Pilliar RM, Bratina WJ (1980) Micromechanical bonding at a porous surface structured implant interface. The effect on implant stressing. J Biomed Eng 2: 49–53
196. Pilliar RM, Cameron HU, Macnab I (1975) Porous surfaced layered prosthetic devices. J Biomed Eng 10: 126–131
197. Pilliar RM, Lee JM, Maniatopoulos DDC (1986) Observations on the effect of movement on bone ingrowth into porous-surfaced implants. Clin Orthop 208: 108–113
198. Plitz W (1984) Der Einfluß von Verformung. Spiel und Werkstoffpaarung auf das oszillierende Reibmoment bei künstlichen Hüftgelenkpfannen. Dissertation RWTH Aachen
199. Plitz W (1985) The „Anchorage loading“ of the implant bed by the artificial acetabulum. Fortschr Med 93: 103–105
200. Plitz W, Hoss HU (1980) Wear of alumina-ceramic hip joints: home clinical and tribological aspects. Biomaterials. Wiley, New York, p 187

201. Poss R, Maloney JP, Ewald FC, Thomas WH, Batte NJ, Hartnes Ch, Sledge CB (1984) Six to 11 year results of total hip arthroplasty in rheumatoid arthritis. Clin Orthop 182: 109–116
202. Pupparo F, Engh CA (1990) Comparison of porous threaded and smooth threaded acetabular components of identical design. Two and four year results. SICOT abstracts. XVIII World Congress, Montreal (Poster).
203. Rapperport DJ, Carter DR, Schurman DJ (1987). Contact finite element stress analysis of porous ingrowth acetabular cup implantation, ingrowth and loosening. J Orthop Res 5: 548–561
204. Remagen W, Morscher E (1984) Histological results with cement-free implanted hip joint sockets of polyethylene. Arch Orthop Trauma Surg 103: 145–151
205. Ring PA (1968) Complete replacement arthroplasty of the hip by the Ring prosthesis. J Bone Joint Surg [Br] 50: 720–731
206. Ring PA (1974) Total replacement of the hip joint. J Bone Joint Surg [Br] 56: 44–5)3
207. Ring PA (1983) Ring UPM total hip arthroplasty. Clin Orthop 176: 115–123
208. Ritter MA, Stringer EA, Littrell DA, Williams JG (1983) Correlation of prosthetic femoral head size and/or design with longevity of total hip arthroplasty. Clin Orthop 176: 252–257
209. Ritter MA, Keating EM, Faris PM, Brugo G (1990) Metal-backed acetabular components of total hip replacement: does it reduce loosening? AAOS Meeting, New Orleans
210. Rosson J, Schatzker J (1992) The use of reinforcement rings to reconstruct deficient acetabula. J Bone Joint Surg [Br] 74: 716–720
211. Russe W, Tschupic IP (1986) Wanderung der isoelastischen RM-Pfanne. Röntgenphotogrammetrische Erfassung. Vortrag Symposium „Ultrahochmolekulares Polyethylen (UHMWPE) als Biomaterial“, Göttingen 14./15. 3. 86, pp 170–172
212. Russotti GM, Harris WH (1991) Proximal placement of the acetabular component in total hip arthroplasty. A long-term follow-up study. J Bone Joint Surg [Am] 73: 587–592
213. Russotti GM, Coventry MB, Stauffer RN (1988) Cemented total hip arthroplasty with contemporary techniques: a five year minimum follow-up study. Clin Orthop 235: 141–147
214. Ryd L, Lindstrand A, Stenstrom A, Selvik G (1990) Cold flow reduced by metal backing. An in vivo roentgen stereophotogrammetric analysis of unicompartmental tibial components. Acta Orthop Scand 61: 21–25
215. Salvati EA, Im VC, Aglietti P, Wilson PD Jr (1976) Radiology of total hip replacements Clin Orthop 121: 74–82
216. Sarmiento A (1972) Austin Moore prosthesis in the arthritic hip. Clin Orthop 82: 14–23
217. Sarmiento A, Ebramzadeh E, Gogan WJ, McKellop HA (1990) Cup containment and orientation in cemented total hip arthroplasties. J Bone Joint Surg [Br] 72: 996–1002
218. Schatzker J, Glynn MK, Ritter D (1984) A preliminary review of the Müller acetabular and Burch-Schneider antiprotrusio support rings. Arch Orthop Trauma Surg 103: 5–12
219. Schenk RK (1986) Histophysiology of bone remodeling and bone repair. In: Lin and Chao (eds) Persp. on Biomaterials. Elsevier, Amsterdam, pp 75–94
220. Schimmel JW, Huiskes R (1988) Primary fixation of the Lord cementless total hip. A geometric study in cadavers. Acta Orthop Scand 59 235: 638–642
221. Schneider R (1980) Die Armierung der Pfanne bei der Totalendoprothese der Hüfte. Unfallheilkunde 83: 482
222. Schneider R (1987) Die Totalprothese der Hüfte – ein biomechanisches Konzept und seine Konsequenzen. Huber, Bern (Aktuelle Probleme in Chirurgie und Orthopädie, Bd 24)
223. Schüller HM, Marti RK (1990) Ten-year socket wear in 66 arthroplasties. Ceramic versus metal heads. Acta Orthop Scand 61: 240–243

224. Schurman DJ, Bloch DA, Segal MR, Tanner CM (1989) Conventional cemented total hip arthroplasty. Assessment of Clinical factors associated with revision for mechanical failures. Clin Orthop 240: 173–180
225. Sedel L, Christel P, Herman S, Witvoet J (1985) Descellement des cotyles en alumine cimentés. Etiologie et solutions. Rev Chir Orthop 71: 29–32
226. Sedel L, Kerboull L, Christel P, Meunier A, Witvoet J (1990) Alumina-on-alumina hip replacement. Results and survivorship in young patients. J Bone Joint Surg [Br] 72: 658–663
227. Semlitsch M, Willert HG (1981) Biomaterialien für Implantate in der Orthopädischen Chirurgie. Medizintechnik 101 3: 66
228. Semlitsch M, Lehmann M, Weber H, Doerre E, Willert HG (1977) New prospects for a prolonged functional life – span of artificial hip joints by using the material combination polyethylene/aluminium oxide ceramic/metal. J Biomed Mater Res 11: 537
229. Semlitsch M, Streicher RM, Weber H (1989) Wear behaviour of cast CoCrMo cups and balls in long term implanted total hip prostheses. Orthopäde 18: 377–381
230. Shaughnessy WJ, Kavanagh BF, Fitzgerald RH (1990). Effects of acetabular component position on total hip arthroplasty results in patients with congenital dislocation of the hip. AAOS Meeting, New Orleans
231. Shaw JA, Bailey JH, Bruno A, Greer RB (1990) Threaded acetabular components for primary and revision total hip arthroplasty. J Arthroplasty 5: 201–215
232. Sivash KM (1969) The development of a total metal prosthesis for the hip joint from a partial joint replacement. Reconstr Surg Traumatol 11: 53
233. Slätis P, Tallroth K, Paavolainen P, Ylinen P, Paavilainen T (1992) Hip. Loosening of threaded acetabular components. Acta Orthop Scand Suppl 247: 47
234. Snorrason F, Kärrholm J (1990) Primary migration of fully-threaded acetabular prostheses. A roentgen stereophotogrammetric analysis. J Bone Joint Surg [Br] 72: 647–652
235. Snorrason F, Kärrholm J, Holmgren C (1993) Fixation of cemented acetabular prostheses. The influence of preoperative diagnosis. J Arthroplasty 8: 83–90
236. Star MJ, Colwell CW, Jr, Donaldson WFIII, Walker RH (1992) Dissociation of modular hip arthroplasty components after dislocation: a report of three cases at differing dissociation levels. Clin Orthop 278: 111–115
237. Stauffer RN (1982) Ten year follow-up study of total hip replacement. With particular reference to roentgenographic loosening of the components. J Bone Joint Surg [Am] 64: 983–990
238. Stauffer RN, Sim FH (1976) Total hip arthroplasty in Paget's disease of the hip. J Bone Joint Surg [Am] 58: 476–478
239. Streicher RM, Schön R, Semlitsch MF (1990) Untersuchung des tribologischen Verhaltens von Metall/Metall-Kombinationen für künstliche Hüftgelenke. Biomed Tech 35: 107–111
240. Sutherland CJ, Wilde AH, Borden LS, Marks KE (1982) A ten-year follow-up of one hundred consecutive Müller curved-stem total hip replacement arthroplasties. J Bone Joint Surg [Am] 64: 970–982
241. Tapadiya D, Walker RH, Schurman DJ (1984) Prediction of outcome of total hip arthroplasty based on initial postoperative radiographic analysis. Matched paired comparison of failed cersus successful femoral components. Clin Orthop 186: 5–15
242. Thorén B, Hallin G (1989) Loosening of the Charnley hip. Acta Orthop Scand 60: 533–539
243. Tooke SM, Nugent PJ, Chotivichit A, Goodman W, Kabo JM (1988) Comparison of in vivo cementless acetabular fixation. Clin Orthop 235: 253–260
244. Tradonsky S, Postak PD, Froimson AI, Greenwald AS (1993) A comparison of the disassociation strength of modular acetabular components. Clin Orthop 296: 154–160
245. Unger AS, Inglis AE, Ranawat CS, Johanson NA (1987) Total hip arthroplastyin rheumatoid arthritis. A long term follow-up study. J Arthroplasty 2: 191–197

246. Ungethüm M, Blömer W (1986) Biomechanische Aspekte zementfreier Hüftpfannen-Implantate mit Schraubverankerung. Med Orthop Techn 106: 194–197
247. Volz RG, Wilson RJ (1977) Factors affecting the mechanical stability of the cemented acetabular component in total hip replacement. J Bone Joint Surg [Am] 59: 501–504
248. Wanivenhaus A, Zweymüller K (1988). Fünf – 10 Jahresergebnisse mit einer Füßchenpfanne aus Keramik zur knochenzementfreien Implantation. Z Orthop 126: 508–512
249. Wasielewski RC, Kruger MP, Cooperstein LA, Rubash HE (1990) Acetabular anatomy and transacetabular fixation of screws in total hip arthroplasty. J Bone Joint Surg [Am] 72: 501–508
250. Weber GB (1981) Total hip replacement: rotation versus fixed and metal versus ceramic heads. In: Salvati EA (ed) The hip. pp 264–275. Proceedings of the 9th meeting of the Hip Society. Mosby, St. Louis
251. Weber BG, Fiechter T (1989) Polyethylene wear and late loosening in total hip replacement. Orthopäde 18: 370–376
252. Weber BG, Semlitsch MF, Streicher RM (1993) Total hip joint replacement using a CoCrMo metal-metal sliding pairing. Nippon Seikeigeka Gakkai Zasshi 67: 391–398
253. Willert HG, Ludwig J, Semlitsch M (1974) Reaction of bone to methacrylate after hip arthroplasty. J Bone Joint Surg [Am] 56: 1368–1382
254. Willert HG, Semlitsch M, Buchhorn G, Kriete U (1978) Materialverschleiß und Gewebereaktion bei künstlichen Gelenken. Orthopäde 7: 62–83
255. Williamson JB, Galasko CS, Rowley DI (1989) Failure of acetabular augmentation for recurrent dislocation after hip arthroplasty. Report of 3 cases. Acta Orthop Scand 60: 676–677
256. Wilson AJ, Monsees B, Blair VP (1988) Acetabular cup dislocation: a new complication of total joint arthroplasty. AJR 151: 133–134
257. Wilson-MacDonald J, Morscher E, Masar Z (1990) Cementless uncoated polyethylene acetabular components in total hip replacement. Review of five- to ten-year results. J Bone Joint Surg [Br] 72: 423–430
258. Wood R, Severt R, Cracchiolo A, Amstutz H (1990) Long-term follow-up of cemented total hip arthroplasty in rheumatoid arthritis. AAOS Meeting, New Orleans
259. Wroblewski BM (1979) Wear of high-density polyethylene on bone and cartilage. J Bone Joint Surg [Br] 61: 498–500
260. Wroblewski BM, Lynch M, Atkinson JR, Dowson D, Isaac GH (1987) External wear of the polyethylene socket in cemented total hip arthroplasty. J Bone Joint Surg [Br] 69: 61–63
261. Yoder SA, Brand RA, Pedersen DR, O'Gorman TW (1988) Total hip acetabular component position affects component loosening rates. Clin Orthop 228: 79–87
262. Zichner L, Starker M, Paschen U (1986). In-vivo-Verschleiß der Gleitflächenpaarung A1203-Keramik-Polyäthylen bei Hüftprothesen. Symposium Ultrahochmolekulares Polyäthylen (UHMWPE) als Biomaterial, Göttingen, 14./15. 3. 86, pp 148–151
263. Zweymüller K (1990) Zehn Jahre Zweymüller-Hüftendoprothese. Huber, Bern

Die unzementierte St.-Nabor-Hüftpfanne

P. Schuster

Einführung

Allgemeines

Die aseptische Lockerung von Totalendoprothesen des Hüftgelenkes ist langfristig die wichtigste Ursache für Mißerfolge und stellt die orthopädischen Chirurgen vor erhebliche Rekonstruktionsprobleme [15]. Nach Sutherland [19] und Morscher und Schmassmann [13] ist bekannt, daß die Häufigkeit von Lockerungen der Femurkomponente nach einer geometrischen Funktion ansteigt, während die Lockerung der Acetabulumkomponente nach einer Exponentialfunktion zunimmt, bei der die Kurve nach 7 Jahren einen starken Anstieg zeigt. Daher interessierten sich die orthopädischen Chirurgen schon sehr früh für ersetzbare Prothesen, bei denen auf Zement, dessen langfristige Festigkeit in Frage gestellt wird, verzichtet werden kann.

Die 3 wichtigsten Typen von zementfreien Hüftpfannen lassen sich schematisch folgendermaßen unterscheiden:
Hineingetriebene Hüftpfannen (9), *Schraub*pfannen [10] und *hineingetriebene* Hüftpfannen *mit Schrauben* [8], zu denen auch die unzementierte Hüftpfanne St. Nabor gehört, die zum 1. Mal im August 1985 implantiert wurde und bei der es sich um das erste derartige Implantat in Europa handelt [17].

Biomechanik

Das Acetabulum verformt sich bei Belastung elastisch [20]. Die Acetabulumhörner bewegen sich bei Belastung aufeinander zu, in Ruhestellung entfernen sie sich voneinander. So finden beim Gehen im Hufeisen der Hüftpfanne abwechselnd Kontraktions- und Entspannungsbewegungen statt. Die meisten Bewegungen entstehen im unteren Bereich des Hufeisens; der obere Bereich dagegen, welcher der Zone I und II [4] entspricht, ist vergleichsweise stabiler.
Auch nach einer Prothesenimplantation besteht die elastische Verformung des Beckens, unabhängig von der Art der implantierten Prothese, weiter. Das Einbringen einer Implantatpfanne durch Hineintreiben führt zu einem Druck auf das Interface und zu einer Aufweitung der Hüftgelenkpfanne. Nach Schneider

[16] würde das Schließen des Acetabulums bei Belastung zu einem zeitweisen Nulldurchgang führen. Dieser Nulldurchgang würde in 2 Zonen eine Kompensierung erfahren:
- Zone I durch Press-fit,
- Zone II, d. h. der Zone mit relativer Stabilität.

Aus dieser Arbeit könnte die Schlußfolgerung gezogen werden, daß die Zone III aufgrund ihrer Beweglichkeit für die Osteointegration nicht geeignet wäre.

Die Rolle der Schrauben

Die Implantation einer Press-fit-Pfanne und die durch sie erzeugte Vorspannung ist u .E. nicht für alle auftretenden Fälle eine geeignete Lösung. Deshalb entschieden wir uns, nicht zuletzt aufgrund der wichtigen Erfahrungen, die wir mit den Stützringen von Muller [15, 17] gesammelt hatten, für ein System der kranialen Verankerung mit 2 oder 3 Schrauben, die zur Pauwels-Resultante R parallel sind.

Diese Schrauben erfüllen eine 3fache Funktion:
- Sie steigern, wenn sie angezogen werden, den Zug zwischen Knochen und Implantat und fördern so durch die zusätzliche Stabilität die Osteointegration.
- Sie steigern nach den Untersuchungen von Schneider [16] die Festigkeit des Pfannendaches.
- Sie wirken der Rotation entgegen.

Da sie sich außerdem in der Zone II, d. h. der am wenigsten beweglichen Zone des Acetabulums befinden, garantieren sie eine langfristige Stabilität und erlauben den Einbau unter schwierigen Verhältnissen, bei denen die Stabilität des Press-fit allein nicht ausreichend wäre.

Können diese kranialen Schrauben andererseits auch eine schädliche Wirkung haben? Erwähnt wurden Risiken für Gefäße und Nerven; soweit wir wissen, sind Schwierigkeiten dieser Art in der Literatur bisher nie beschrieben worden. Beim Auftreten einer Migration der Hüftgelenkpfanne, wie sie bei einigen unserer Patienten leider vorgekommen ist, beobachten wir stets entweder ein Kippen des Implantates um die Schrauben herum, die an Ort und Stelle geblieben waren, oder einen Bruch der Schrauben, durch den das Eindringen ihres Kopfes in das Polyethylen verhindert wurde. Niemals beobachteten wir größere Schäden am Kern.

Die Osteointegration, d. h. die biologische Fixation des Implantates, wird erzielt durch:
- Die Behandlung der Titanoberfläche (Sandstrahlen mit Korund), die u. E. ausreichend ist [1], (wir verfügen erst über sehr geringe Erfahrungen mit Hydroxyapatit, 50 Fälle mit 3 Jahren Erfahrung);

- die Stabilität des Implantates, das eine Vorspannung aufweist und dessen Außenfläche mit rotationsstabilen Mitteln ausgestattet ist;
- die sekundäre Stabilisierung, d. h. den Frakturkallus;
- die spätere Stabilisierung, d. h. die Anpassung des Knochens an das Implantat (Abb. 1).

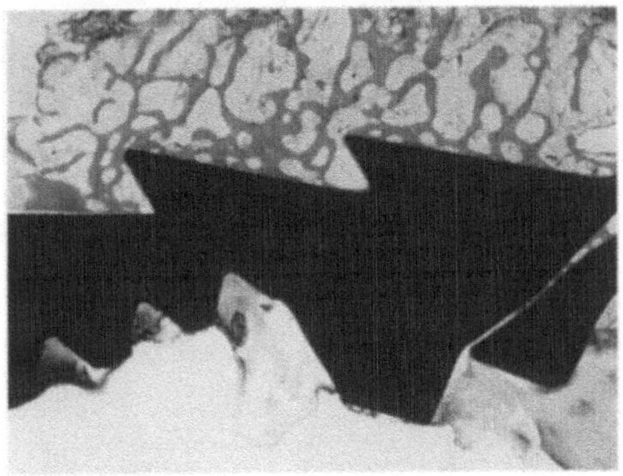

Abb. 1. Wegen rezidivierenden Luxationen entfernte Prothese. Intimer Kontakt zwischen neugebildetem Knochen und Implantat (Prof. Schenk)

Material und Methoden

Das Implantat

Es besteht aus einer am Pol abgeflachten halbkugelförmigen Pfanne (Abb. 2) und weist an der Außenfläche eine Reihe konzentrischer Rillen mit scharfkanti-

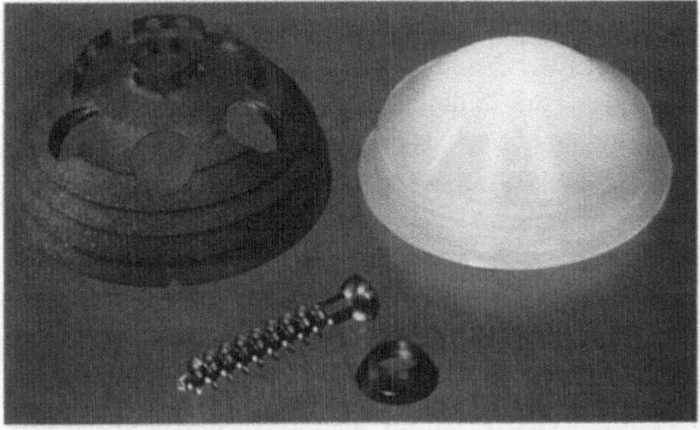

Abb. 2. Die St.-Nabor-Hüftpfanne, die Schraube und Konushülse, der Polyethylen Einsatz

gen Gräten auf. Im Polbereich befinden sich 2 Schneidkronen, die in den Boden des Acetabulums eindringen. Die zusätzliche Fixation erfolgt je nach Größe des Modells mit 2 oder 3 Schrauben, die mit Konushülsen versehen sind. Diese haben eine 3fache Funktion: 1) das Problem des Vorstehens der Spongiosaschraubenköpfe zu lösen, ohne die Dicke des Titanimplantates zu vergrößern, 2) dem Chirurgen die Möglichkeit einer Richtungswahl in bezug auf die Radiaachse in der Größenordnung von 30° zu geben und 3) eine Stoßdämpferwirkung zu entfalten und zu verhindern, daß eventuelle zu hohe Belastungen von der Hüftgelenkpfanne direkt auf die Schrauben übertragen werden. Der Gewindeeinsatz aus Polyethylen wird auf der Innenseite eingeschraubt.

Das Implantat, das größer ist als der angegebene Durchmesser, ist in 9 verschiedenen Größen von 46–62 mm vorhanden. Je nach Größe des Innenteiles können Köpfe vom Durchmesser 22, 28 oder 32 verwendet werden (22 = 46 und 48; 28 = 46–62; 32 = 50–62).

Operationstechnik

Standardtechnik

Der Eingriff erfolgt bei uns durch einen posterolateralen Zugang. Der Rand des Acetabulums wird von allen Weichteilen und eventuellen Osteophyten, v. a. im unteren Bereich sorgfältig befreit. Dann erfolgt, nach Entfernen des Bodenosteophyten, das Ausfräsen des Acetabulums mittels Fräser mit einem um jeweils 2 mm größeren Durchmesser, bis ein guter Widerstand zu spüren ist und blutender subchondraler Knochen erreicht wird. Ist der Boden des Acetabulums sklerotisch, so kann er mit einem 36er Fräser bearbeitet werden, um die Penetration der doppelten Schneidkrone zu erleichtern. In diesem Fall werden vor dem Einsetzen der Pfanne einige Spongiosaspäne eingebracht, um keine Hohlräume zwischen dem Acetabulum und dem Implantat entstehen zu lassen. Die angegebene Größe des hineinzutreibenden Implantates entspricht derjenigen des zuletzt verwendeten Fräsers.

Die Pfanne wird unter Kraftanwendung (Vorspannung) mit festen Hammerschlägen hineingetrieben. Ihr Eindringen wird durch die Schraubenlöcher, ihre Stabilität mit einer Zwinge geprüft. Nach provisorischem Einbringen der Schrauben werden die Konushülsen mit einem speziellen Zentriergerät in ihre Position gebracht und die Schrauben erst jetzt definitiv verankert.Nun muß nur noch der Polyethyleneinsatz festgeschraubt werden.

Sonderfälle

Die Verwendung der Schrauben erhöht unserer Ansicht nach die Primärstabilität und ermöglicht den Einsatz der Hüftpfanne St. Nabor auch bei stark gewölbten oder protrusierenden Acetabula (Abb. 3). Bei einer Dysplasie mit kurzem Acetabulum können Spongiosatransplantate als obere Abdeckung eingebracht werden. Ihr Einsatz ist allgemein üblich. Bei einer ausgeprägten angeborenen Luxation (Abb. 4) wird die Pfanne in das zuvor ausgebohrte Paläoacetabulum getrieben, und nach Prüfung ihrer Primärstabilität wird der Defekt an der Oberseite durch span- oder blockförmige Spongiosatransplantate ausgeglichen. In allen Fällen muß die Auflagefläche der Pfanne im Acetabulum genügend groß sein, damit für das Implantat eine einwandfreie Primärstabilität gewährleistet ist.

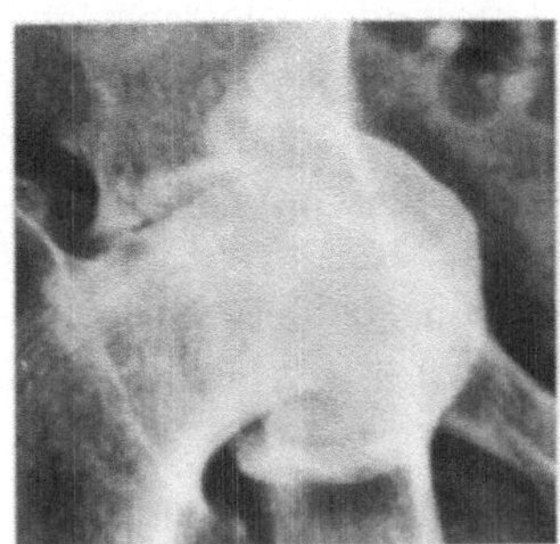

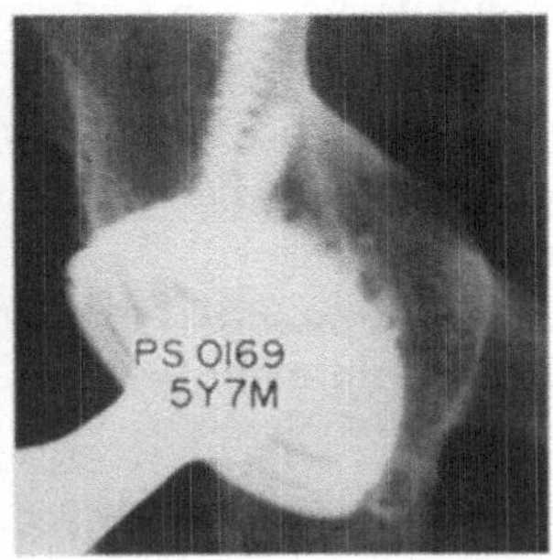

Abb. 3. Protrusive Koxarthrose. Sklerose von Dach und Pfanne. Verschwinden der Sklerose und perfekte Integration des Spanes nach 5 Jahren und 7 Monaten

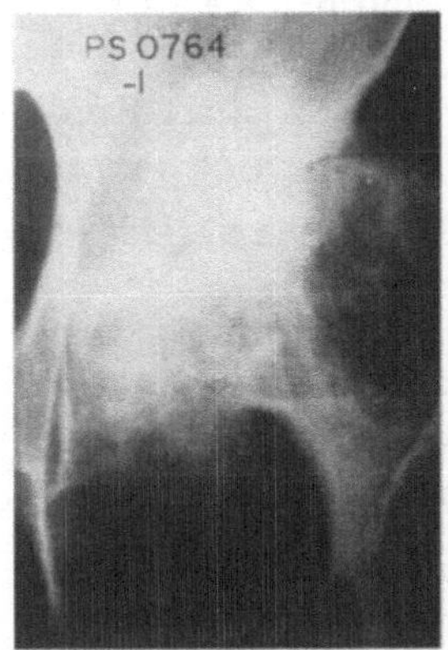

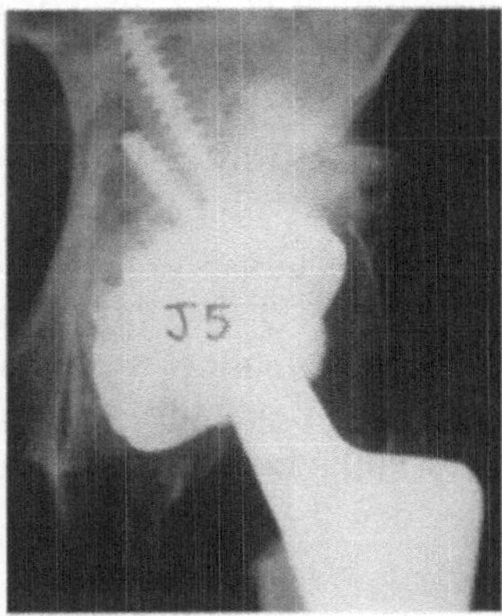

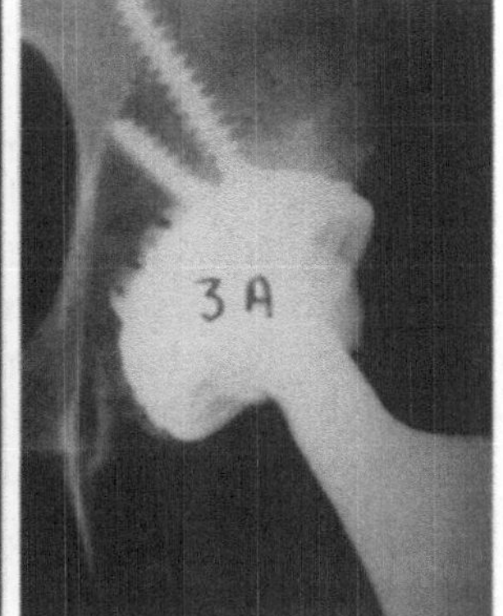

Abb. 4. Dysplasie. Sklerose von Dach und Pfanne. Perfekte Integration des Dachspanes und Verschwinden der Sklerose

Postoperative Maßnahmen

Die peroperative Antibiotikaprophylaxe (Cephalosporin) wird ebenso systematisch durchgeführt wie die Antikoagulationsbehandlung (Enoxaparin). Die Belastung der Hüfte erfolgt sofort, die Hospitalisierungsdauer liegt bei ungefähr 2 Wochen, 62 % der Patienten gehen ohne spätere Krankengymnastik nach Hause.

Indikationen – Kontraindikationen

In unserer Untersuchung ist die Indikation für dieses Implantat sehr breit und umfaßt ungefähr 90 % der Koxitis- oder Koxarthrosefälle. Eine absolute Kontraindikation ist der instabile Einbau: Durch die Instabilität wird die Osteointegration verhindert, und eine sekundäre Restabilisation ist praktisch nicht zu erwarten.

Relative Kontraindikationen bestehen bei der Verwendung von Knochentransplantationen, unabhängig davon, ob es sich um Auto-, oder Allotransplantate handelt. Transplantate können lediglich zur Füllung von Knochenlücken verwendet werden. Für das Implantat ist stets ein direkter Kontakt mit dem Acetabulum des Patienten erforderlich. Die Kontaktfläche muß mindestens 2/3 des Implantates betragen.

Die meisten Mißerfolge zu Beginn unserer Untersuchungsreihe ergaben sich daraus, daß diese wichtigen Regeln nicht beachtet wurden.

Untersuchungsreihe

Von August 1985 bis Dezember 1993 wurden mehr als 1400 Hüftpfannen St. Nabor implantiert, regelmäßig nachuntersucht und durch die Dokumentation der *M. E. Müller-Stiftung* in Bern erfaßt.

Die allgemeinen Ergebnisse betreffen 1314 dokumentierte Prothesen; bei 1092 Patienten liegt die Implantation länger als 1 Jahr und bei 504 Patienten zwischen 5 und 8 Jahren zurück.

Das Durchschnittsalter der Patienten beträgt 58 Jahre (18 – 82 Jahre). Bei der Ätiologie überwiegt die primäre Koxarthrose (940 Fälle), Revisionsoperationen umfassen lediglich 76 und Polyarthritis 39 Fälle. 92 Hüften waren dysplastisch (kleine Abdeckung oder ausgeprägte Luxation nach oben).

Seit 1989 verwenden wir in 12 % der Fälle zementfreie Hüftprothesenschäfte (Typ CLS). Wir berichten daher über eine Untersuchungsreihe, die ungefähr 1275 Hybridprothesen enthält (St.-Nabor-Hüftgelenkpfannen und zementierte, Müllergerade Schäfte) und 125 völlig zementfreie Prothesen mit sehr strengen Auswahlkriterien in bezug auf den femoralen Bereich.

Ergebnisse

Komplikationen

1. *25 intraoperative Komplikationen* (2 %) hauptsächlich im Bereich des Femurs: Fraktur, Fissur. Es kam zu keinen Gefäß- oder Nervenkomplikationen durch die Verwendung von Schrauben.
2. *59 lokale Komplikationen* (4 %): Hämatome (13), Luxationen (32: 2,4 %), Ischiadikuslähmungen (6, von denen sich 4 vollständig zurückbildeten) und 8 Infektionen (0,6 %).

3. *81 allgemeine Komplikationen* (6 %), bei denen es sich hauptsächlich um Thrombophlebitiden, Embolien, kardiovaskuläre und urologische Komplikationen usw. handelt. Zu erwähnen ist ein Exitus während des Krankenhausaufenthaltes (massive Lungenembolie).
4. *Ossifikationen* (11 %). In 143 Fällen traten Ossifikationen auf, die nach Brooker [2] klassifiziert, in 80 Fällen die Stadien I und II, in 61 Fällen das Stadium III und in 2 Fällen das Stadium IV aufwiesen. Letztere erforderten einen erneuten Eingriff mit anschließender Röntgenbestrahlung.
   Seit Januar 1993 verwenden wir folgendes Protokoll:
   75 mg Indomethacin über 8 Tage; seitdem liegt die Ossifikationsrate bei ungefähr 200 Patienten nahezu bei Null [7].
5. *Revisionsoperationen* (1,5 %). Bei 20 Pfannen, d. h. in 1,5 % der Fälle, wurde eine Revisionsoperation durchgeführt. In 6 Fällen war die Ursache eine Sepsis; 4 dieser Implantate konnten erneut implantiert werden. In 4 Fällen war die Ursache eine rezidivierende Luxation, in 8 Fällen eine Migration, die mit der Pfannendachschale von M. E. Müller behoben werden konnte, und in 1 Fall waren Schmerzen (aufgrund fehlender Integration) der Grund. Derzeit werden 11 Migrationen regelmäßig nachuntersucht, die bisher nicht erneut operiert wurden; sie wurden aber zu den Mißerfolgen gezählt.

Klinische Ergebnisse

Methoden

Die Patienten werden 2 Monate, 1 Jahr und dann alle 2 Jahre postoperativ nachuntersucht. Die Ergebnisse werden in ein Datenblatt der Müller-Stiftung eingetragen und mit der Röntgenaufnahme an das Dokumentationszentrum in Bern geschickt. Die Bewertung der Ergebnisse beruht auf der klinischen Untersuchung (Schmerzen, Gehen, Beweglichkeit) entsprechend den Kriterien von Merle D'Aubigne [11].

Es handelt sich um 1092 Patienten, deren Operation über 1 Jahr zurückliegt; bei ihnen wurde eine körperliche Nachuntersuchung durchgeführt.

Ergebnisse

Schmerzen. 1015 Hüften sind völlig schmerzfrei (93 %), 77 werden mit 4 oder 5 bewertet (7 %).

Gehen. 960 Patienten hinken überhaupt nicht und können mehr als 1h gehen (88 %).

Beweglichkeit. 983 (90 %) der Patienten haben eine Beweglichkeit, die gleich oder größer ist als vor der Operation. Bei 58 Patienten hat sich die Beweglichkeit eindeutig verschlechtert; bei 2 Patienten lag eine vollständige Gelenkssteife vor.

Radiologische Ergebnisse

Methoden

Den Röntgenaufnahmen widmeten wir besondere Aufmerksamkeit, denn es ist schwierig, die Integration der zementfreien Implantate sicher festzustellen. Für eine mangelhafte Verankerung legten wir 3 Kriterien fest:

- Veränderungen des benachbarten Knochens im negativen Sinn: Auftreten von Sklerosierungen oder Lakunen
- Saum in Zone I und II, d. h. in Zonen, in denen die Integration stattfinden sollte
- Migration oder Kippen nach dem Sutherland-Schema [19] oder Abweichungen sowie Veränderung der Ausrichtung des Implantates (Abb. 5)

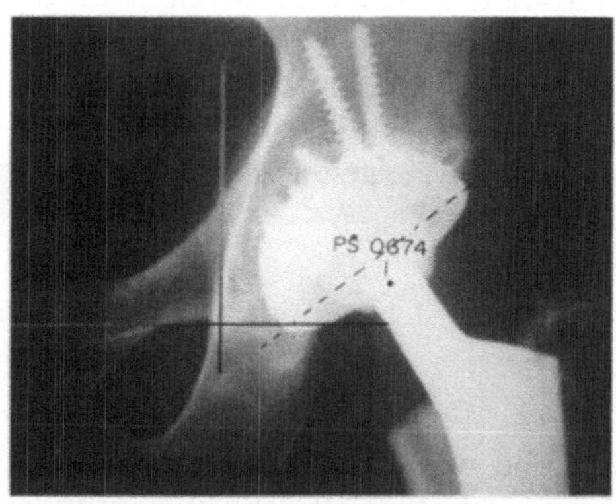

Abb. 5. Diagramm von Sutherland

Veränderung der Knochenstruktur

Wir haben *niemals* eine Sklerosezone um die Schrauben oder um das Implantat herum festgestellt. In allen Fällen, bei denen eine erhebliche Sklerosierung des Acetabulums (insbesondere in den Protrusionen) zu beobachten war, erfolgte die Remodellierung immer im Sinne eines radiologisch gesunden Knochens. In derselben Weise wurden die Transplantate, die zum Ausfüllen von Zysten oder zur Herstellung von Widerlagern an der Oberseite verwendet wurden, (Apposition oder blockförmiges Widerlager) in der Mehrzahl der Fälle integriert.

Resorptionssäume

Es traten 87 Resorptionssäume auf (8 % der Fälle). In 79 Fällen handelt es sich um dünne und in 8 Fällen um breite Säume, die alle in der Zone III lagen. Diese Lokalisation zeigt unserer Ansicht nach das erneute Einsetzen der Beweglichkeit der Acetabulumhörner und die Nichtintegration in diesem Bereich an, was biomechanisch gesehen nur folgerichtig erscheint.

Migration

Unter diesem Begriff haben wir die Migrationen nach innen, nach oben und die Kippvorgänge zusammengefaßt. Diese traten in 19 Fällen auf (1,7 %). In 8 Fällen fanden wir sie bei den 1047 primären Prothesen (0,8 %) und in 11 Fällen bei 45 Revisionsoperationen, bei denen massive allogene Transplantate verwendet wurden (24 %). Dies veranlaßt uns, die Technik bei Revisionsoperationen vollständig zu ändern. In 6 Migrationsfällen waren 8 Schrauben gebrochen. In den anderen Fällen kippte das Implantat um die Ebene, die von den 2 oder 3 Schrauben gebildet wird, ohne daß diese dadurch brachen.

Langfristige Ergebnisse

Wir untersuchten insbesondere 504 St.-Nabor-Hüftpfannen, die vor August 1988 implantiert worden waren, bei denen die Operation demnach 5–8 Jahre zurückliegt. 28 wurden als Austauschprothesen implantiert, 476 anläßlich einer Erstimplantation (Abb. 6).

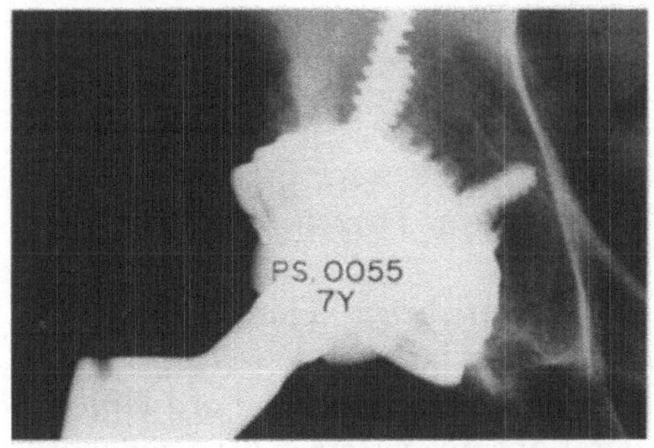

Abb. 6. Resultat nach 7 Jahren. Weder Sklerose, noch Wanderung, noch Saumbildung; Bewertung 666

Austauschoperationen

Je nach Größe des Knochendefizites waren die Resultate *im großen und ganzen* gut *oder* schlecht. Wenn es sich um „kleine" Austauschoperationen gehandelt hatte (16 Fälle), waren die Ergebnisse befriedigend. Bei 12 schweren Eingriffen mit großen Rekonstruktionen der Hüftgelenkpfanne mittels autologen Transplantaten sind 11 Mißerfolge zu beklagen, und zwar durch mehr oder weniger bedeutsame Migrationen. Die St.-Nabor-Hüftgelenkpfanne darf auf keinen Fall als traditioneller Stützring angesehen und auf massive allogene Transplantate abgestützt werden. Derzeit ziehen wir es vor, wenn dies aufgrund einer anamnestisch bekannten Sepsis erforderlich werden sollte, das Acetabulum großzügig auszufräsen, wobei wir das Risiko in Kauf nehmen, in eine weiter oben und weiter innen liegende Zone zu gelangen. In diesem Fall wird ein großes Implantat verwendet. Eventuelle Spongiosatransplantate werden nur zur Füllung der Hohlräume verwendet.

Erstoperationen

Von den Patienten, denen 476 Prothesen im Rahmen einer Erstoperation implantiert worden waren, waren 42 verstorben; zu 38 Patienten hatten wir den Kontakt verloren oder sie weigerten sich, zu uns zu kommen; 396 wurden in der Sprechstunde nachuntersucht: 4 Hüften waren schmerzhaft (1 %). In 3 Fällen traten die Schmerzen nur bei Lageänderungen auf; 1 besonders schmerzhafte Hüfte wurde erneut operiert: In diesem Fall war es nicht zu einer Osteointegration gekommen; statt dessen hatte sich eine faserige Membran als Zwischenschicht gebildet.

Bedauerlicherweise kam es zu 5 Migrationen (1,2 %), 5 wurden reoperiert. Es sei darauf hingewiesen, daß 3 von diesen 5 Migrationen bei massiven blockförmigen Widerlagern eintraten, bei denen keine Integration stattfand, weil die Pfanne direkt dem Widerlager auflag.

Schlußfolgerung

Bieten zementfreie Hüftgelenkpfannen langfristig bessere Ergebnisse als die entsprechenden, aber zementfixierten Hüftpfannen? Derzeit kann diese Frage nicht bejaht werden.

Der Einsatz makrostrukturierter, hineingetriebener Hüftgelenkpfannen wurde wegen eines hohen Prozentsatzes an Mißerfolgen aufgegeben.

Die Ergebnisse mit Schraubpfannen sind widersprüchlich. Lord [10] und Mittelmeier [12] berichten über einen Migrationsprozentsatz in der Größenordnung von 3–4 % in 5 Jahren, Duparc [5], Engh [6] und Honton [3] veröffentlichten jedoch wesentlich höhere Mißerfolgsraten und empfehlen, die Indikationen vollkommen zu streichen oder zumindest einzuschränken.

Hineingetriebene Hüftpfannen weisen zufriedenstellende Ergebnisse auf [14]; persönlich ziehen wir diese jedoch, wegen ihrer höheren Stabilität, zusätzlichen Schraubsystemen vor.

Unsere Statistik zeigt eine Migrationsrate bei Erstoperationen von 1,2 % nach einer Zeitdauer von 5–8 Jahren. In den anderen Fällen lassen uns die ausgezeichneten Aspekte des in Kontakt befindlichen Knochens, das Fehlen von Migration und v. a. die Schmerzfreiheit optimistisch in die Zukunft blicken.

Unser Implantat, dessen Philosophie zusammengefaßt werden kann als Kongruenz der Formen in Verbindung mit einer vollkommenen Stabilität aufgrund der Schrauben und einer ausgezeichneten Oberflächenbehandlung, hat die Basis der Sutherland-Kurve erreicht. Die nächsten Jahre werden zeigen, ob die Migrationsrate weiter niedrig bleibt und ob dieses Konzept den herkömmlichen zementfixierten Implantaten tatsächlich vorzuziehen ist, bei denen wir inzwischen über eine 30jährige Erfahrung verfügen.

Literatur

1. Alberktsson T, Branemark P I, Hansson H A, Lindstrom J (1981) Osseointegrated titanium implants. Acta Orthop Scand 52: 155 1981
2. Brooker A F, Bowermann J W, Robinson R A, Riley L H (1973) Ectopic ossification following total hip replacement = incidence and a method of classification. J Bone Joint Surg [AM] 55: 1629
3. Chauvet J F, Pascarel X, Bosredon J, Honton J L (1992) Cotyles vissés – résultat de 72 cas avec un recul moyen de 5 ans. Rev Chir Orthop 78: 340–346
4. De Lee J G, Charnley J (1976) Radiological demarcation of cemented sockets in total hip replacement. Clin Orthop 121: 20–32
5. Duparc J, Massin P (1991) Protheses totales de hanche avec des anneaux vissés. Rev Chir Orthop 77: 221–231
6. Engh C A, Griffin W L, Marx C (1990). Cementless acetabular components. J Bone Joint Surg [BR] 72: 53
7. Goutailler D, Colmar M, Penot P (1993) Les ossifications périprothétiques de hanche. Rev Chir Orthop 79: 22–28
8. Harris W H, Krushell R J, Galante J O (1988) Results of cementless revision of total hip arthroplasties using the Harris-Galante prosthesis. Clin Orthop 235: 120 - 126
9. Judet R, Siguier M, Brumpt B, Judet T (1978) A non cemented total hip prosthesis. Clin Orthop 137: 76–84
10. Lord G, Marotte J H, Blanchard J P (1988) Arthroplasties totales de hanche madréporiques. A propos de 2688 cas. Rev Chir Orthop 74: 3–14
11. Merle D' Aubigne R (1970) Cotation chiffrée de la hanche. Rev Chir Orthop 56: 481–486
12. Mittelmeier H (1985) Report of the first decinium of clinical experimentation with a cementless ceramic hip replacement. Acta Orthop Belg 2/3: 367–377
13. Morscher E, Schmassmann A (1983) Failures of total hip arthroplasty and probable incidence of revision surgery in the future. Calculations according to a mathematical model based on a ten years' experience in total hip arthroplasty. Arch Orthop Trauma Surg 101 (2): 137–143
14 Morscher E, Bereiter H, Lampert C (1989) Cementless press fit cup. Principles, experimental data, and three years follow-up study. Clin Orthop 249: 12–20
15. Müller M E (1992) Lessons of 30 years of total hip arthroplasty. Clin Orthop 274: 12–22
16. Schneider R (1989) Total prosthetic replacement of the hip. Huber, Bern
17. Schuster P (1993) La cupule cotyloïdienne non cimentée Saint Nabor. A propos de 7 ans d'expérience et plus de 1100 implantations. Acta Orthop Belg (Suppl) 1: 248–252
18. Schuster P, Vergnat C, Abisset-Bouvier C (1989) L'anneau de soutien endocotyloïdien MEM. Pierron, Sarreguemines
19. Sutherland C J, Wilde A H, Borden L S, Marks K E (1982) A ten years follow-up on one hundred consecutive
Muller curved stem total hip arthroplasties. J Bone Joint Surg [AM] 54: 970–982
20. Teinturier P, Terver S, Jaramillo C V, Besse J P (1984) La biomécanique du cotyle. Rev Chir Orthop (Suppl) 11: 41–46

Der Press-Fit-Cup

E. Morscher

Einführung

Die bislang bekannten Hauptprobleme der Pfannenverankerung sind die aseptische Lockerung, der Kompromiß zwischen Mobilität und Stabilität des Gelenkes, Schwierigkeiten mit Schraubpfannen, modularen Pfannen mit Schraubenfixation, Abriebsteifigkeit („metal backing", Keramik), Osteolysen und Verlust von Knochensubstanz im Falle einer Revision.

Die Erfahrung mit zementfreien Hüftprothesen hat im Verlaufe der beiden letzten Dekaden gezeigt, daß für eine erfolgreiche Osseointegration eine Reihe von Forderungen erfüllt werden muß. Die Qualität der Fixation sowie die Unterschiede zwischen Hüftpfannen, die mit oder ohne Knochenzement fixiert werden, bestehen im wesentlichen in der Formgebung des Implantates, der Beschaffenheit der Implantatoberfläche, den mechanischen Eigenschaften der Werkstoffe und in der Operationstechnik [18].

Basierend auf der klinischen Erfahrung sowohl mit zementierten als auch mit nichtzementierten Hüftpfannen aufgrund histologischer Beobachtungen von Pfannenpräparaten und Laboruntersuchungen wurde eine Hüftpfanne, der Press-Fit-Cup (Abb. 1), entwickelt, der die folgenden Prinzipien und Anforderungen berücksichtigt [16–20]:

1. Press-fit durch Eigenstabilität (Druckknopfmechanismus)
2. Enger Kontakt zwischen Implantat und Wirtsknochen
3. Keine Schraubenfixation
4. Poröse Oberfläche für das Einwachsen von Knochengewebe
5. Vollständige knöcherne Umschließung der Hüftpfanne
6. Erhaltung des subchondralen Knochens
7. Erhaltung der Elastizität (kein steifes Metal backing)
8. Keine Kompromittierung der Pfannenpositionierung
9. Optimale Beweglichkeit

Das Hauptproblem einer lange dauernden und zuverlässigen Fixation einer Prothesenkomponente liegt in der Kraftverteilung zwischen Wirtsknochen und Implantat. Mit dem Einsetzen einer Pfanne ändert sich der Kraftfluß zwischen Prothesenkopf und Acetabulum in Größe und Richtung, und eine neues Gleichgewicht muß wieder erreicht werden. Diese Adaptation ist ein biomechanisches

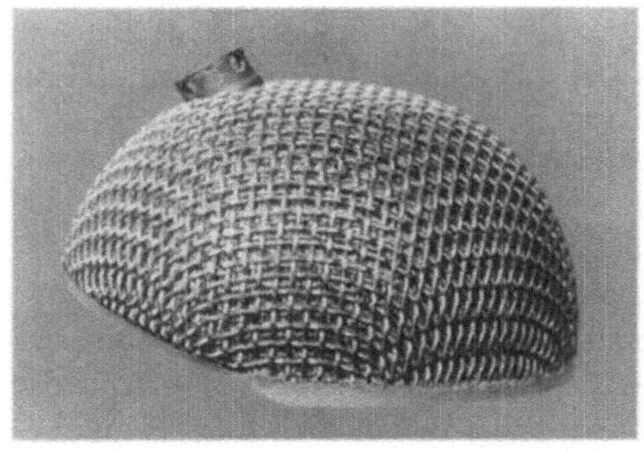

Abb. 1. Press-Fit-Cup mit SULMESH-Beschichtung

Problem und vollzieht sich einzig und allein auf der biologischen Seite, d. h. durch Remodellierung des Knochengewebes. Fixation und Lockerung eines Implantates sind 2 gegensätzliche Prozesse. Ersterer besteht in der Anlagerung, letzterer in der Resorption von Knochen. Das Einwachsen von Knochen ist lediglich der erste Schritt des gesamten Prozesses. Dadurch, daß Knochen einwächst, ist das Ziel einer langdauernden Fixation noch längst nicht erreicht. Osseointegration als Ziel einer zementfreien Implantatverankerung heißt nicht nur direkte Anlagerung von Knochen an die Implantatoberfläche ohne Zwischenschaltung von fibrösem Gewebe, sondern auch, daß die Kraftübertragung zwischen Implantat und Knochen durch Knochenstrukturen erfolgt, die an die mechanischen Anforderungen angepaßt sind, und ein biomechanisches Gleichgewicht zwischen Knochenapposition und Resorption erreicht wird [23]. Aus diesem Grunde soll mit dem Design, der Oberfläche, dem Implantatmaterial und der Operationstechnik nicht nur eine gute Fixation erreicht, sondern es soll damit auch eine sekundäre Lockerung des Implantates verhindert werden.

Press-fit durch Eigenstabilität (Druckknopfmechanismus)

Die Halbkugelform scheint die ideale Form einer Hüftgelenkpfanne zu sein: Der subchondrale Knochen kann erhalten werden, die Adaptation ist ausgezeichnet, und die Kräfte können auf physiologische Weise vom Becken auf die Pfanne und umgekehrt übertragen werden. Die Innenwand des Acetabulums bleibt unversehrt, der durch die Operation gesetzte Schaden ist minimal, eine Pfannendachplastik ist leicht durchzuführen, und auch eine Revision ist, falls notwendig, machbar. Andererseits kann mit einer hemisphärischen Pfanne in einer hemisphärischen Höhlung gleicher Größe keine Eigenstabilität durch Press-fit erreicht werden (s. Abb. 1). Um Stabilität mit einem rein halbkugeligen Cup zu erreichen, müssen zusätzliche Maßnahmen, wie Schrauben-oder Dübelfixation, verwendet werden. Primärstabilität jedoch wird am besten durch Press-fit realisiert. Beim Press-Fit-Cup wird der Press-fit (d. h. die Vorlast zwischen Knochen und Implantat) durch Abflachung der Halbkugelform und dadurch, daß der Cupdurchmesser 1,5 mm größer ist als die entsprechende letzte Fräsung des Acetabulums. So wird der Press-Fit-Cup im Acetabulum in Form eines Druckmechanismus fixiert. Das Resultat des Druckmechanismus besteht darin, daß die maximalen Druckkräfte nicht mehr länger in der Kuppel des Acetabulums konzentriert sind, sondern seitlich übertragen werden. Mit anderen Worten werden die Kräfte fast rechtwinklig zu einer möglichen Wanderungsrichtung des Implantates übertragen. Wie Goodman u. Carter [8] gezeigt haben, werden auch Kraftspitzen in den Zonen 1 und 3, unter Auslassung der Zone 2, erzeugt. Wird das Acetabulum belastet, dann schließt es sich in der Weise, daß der Cup zusammengedrückt wird und radiale Druckkräfte im oberen und unteren Bereich erzeugt werden. Gegen Rotation und Kippung ist der Cup durch einen exzentrisch angebrachten Zapfen in Form eines perforierten Hohlzylinders gesichert.

Enger Implantat-Knochen-Kontakt

Primärstabilität und enger Kontakt zwischen Wirtsknochen und Implantat sind die wichtigsten Voraussetzungen für eine ausgedehnte Osseointegration eines

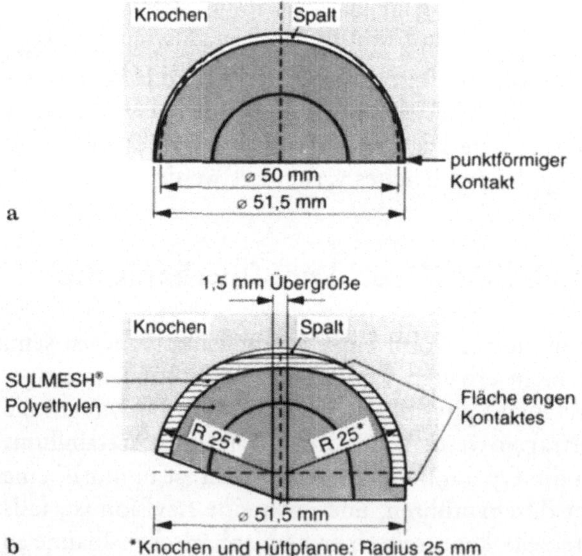

Abb. 2a. Bei einer „übergroßen", rein hemisphärischen Hüftpfanne ist die Kontaktfläche zwischen Knochen und Implantat nur punkt- bzw. linienförmig. **b** Beim Press-Fit-Cup entspricht der Radius der Außenfläche demjenigen der Pfannenfräsung. Übergröße wird durch Exzentrizität der Mittelpunkte des Radius um 1,5 mm erreicht. Beim Press-Fit-Cup bleiben 80 % der gesamten Oberfläche in engem Kontakt zwischen Implantat und Knochen

zementfreien Implantates. Press-fit, der durch sog. Übergröße erzeugt wird, hat sich als äußerst wirksam erwiesen, wirksamer als eine Schraubenfixation [4]. Mit einer übergroßen reinen Halbkugel in einer halbkugeligen Kavität jedoch wird der Kontakt zwischen dem knöchernen Acetabulum und der Oberfläche der Hüftpfanne ungenügend (Abb. 2a). Da Spalten von 0,5 mm [11] - 1 mm [9] nicht direkt durch Knochengewebe überbrückt werden können und deshalb die Osseointegration erschwert wird, wurde eine spezielle Form des Press-fit-Cup gewählt, bei der die Übergröße und damit der Press-fit erzeugt wird, ohne daß der enge Kontakt zwischen Knochen und Implantat verloren geht. Dieses Ziel konnte erreicht werden, indem der äußere Radius des Cup demjenigen der letzten Fräsung des Acetabulums entspricht. Die Übergröße wird aber dadurch erzeugt, daß die Mittelpunkte der einzelnen Radien 1,5 mm exzentrisch angeordnet sind. Außerdem wurde die Kuppel der Hüftpfanne abgeflacht, um eine periphere Kraftübertragung zu erzwingen. Damit kann ein enger Kontakt von etwa 80 % zwischen Pfannenoberfläche und knöchernem Acetabulum erhalten bleiben (Abb. 2b).

Keine Schraubenfixation

Die gebräuchlichste Art, in der orthopädischen Chirurgie Press-fit zu erzeugen, besteht in der Verwendung von Schrauben. Andererseits haben wir in unserer Serie unbeschichteter RM-Polyethylenpfannen eine höhere Lockerungsrate beobachtet, wenn Schrauben zur Fixation verwendet wurden: 9,5 % gegenüber 5 % ohne Schrauben [26]. Es ist möglich, daß Schrauben das Nachsetzen der Pfanne behindern und damit Kippmomente entstehen, die die Lockerung eher begünstigen als verhindern.

Mechanische Tests zur Pfannenstabilität zeigten außerdem, daß Schrauben nur eine sehr bescheidene Verbesserung der Pfannenfixation ergeben und daß hierfür Zapfen geeigneter sind [4, 24]. Wie zudem radiologische und histologische Studien zeigen, scheinen Zapfen die Knochenbildung geradezu zu stimulieren, wodurch die Stabilität zusätzlich verstärkt wird.

Wasielewski et al. [25], Keating et al. [12] und Kirkpatrick et al. [13] haben weiterhin gezeigt, daß venöse, arterielle, neurale Strukturen, sowie die Eingeweide gefährdet sind, wenn Schrauben in das Acetabulum eingeführt werden.

Ferner kann die metallene Oberfläche des Femurkopfes durch lockere Schrauben beschädigt werden, wenn diese Schrauben durch den Pfannenrand hindurchführen. Schrauben, die in einer Metallschale sitzen und diese fixieren, können Reibungskorrosion erzeugen und zu Abriebproblemen führen.

Sulmesh als poröse Oberfläche für knöchernes Einwachsen

Um eine harmonische Übertragung der Kräfte zu garantieren, muß die Implantatoberfläche dem Knochen, der die Kräfte übernehmen soll, genau angepaßt sein. Diese Flächen sollten auch so groß wie möglich sein, um Spannungsspitzen zu vermeiden. Wenn die Kontaktoberfläche zwischen Implantat und Knochen vergrößert wird, verbessert sich auch die Fixation der Prothese, speziell wenn noch Knochengewebe in Poren und Einsenkungen der Implantatoberfläche einwächst. Durch Beschichten oder Aufrauhen der Hüftpfannenoberfläche kann diese vergrößert werden. Die Bedingungen, die eine solche Beschichtung erfüllen muß, sind heute bestens bekannt [2, 3, 5–7]: Die Oberfläche muß biokompatibel sein (Hydroxyapatit, chemisch reines Titanium), die Porengröße sollte zwischen 100 und 500 μm betragen, das Porositätsvolumen zwischen 30 und 70 % liegen, mechanische Stabilität gegenüber Scherkräften und Erhalten der Elastizität sollten gewährleistet sein. Als Beschichtung des Press-Fit-Cup wurde ein Netzgeflecht mit geometrisch orientierten Fäden aus chemisch reinem Titan entwickelt. Dieses sog. Sulmesh wurde durch die Firma SULZER Medizinaltechnik entwickelt (Abb. 1).

Ziel war es, eine poröse Struktur herzustellen, die 2 Anforderungen erfüllt: Auf ihrer Innenseite soll sie eine gute Verbindung mit dem Polyethylen der künstlichen Hüftgelenkpfanne ermöglichen; auf ihrer Außenseite soll sie die Hälfte ihrer Wanddicke für das Einwachsen von Knochengewebe zur Verfügung stellen. Die Berücksichtigung dieser beiden Forderungen führte zu dem Entschluß, ein mehrlagiges, durch Punktschweißung verbundenes Drahtgitter aus unlegiertem Titan (ISO 5832-2, Grad 1) zu entwickeln. SULMESH besteht aus 3–5 Lagen Drahtgitter mit den Drahtdurchmessern 0,3/0,5/0,7 mm und den Maschenweiten 0,6/1,0/1,4 mm. Die äußeren Lagen weisen immer Drahtdicken von 0,5 bzw. 0,7 mm auf. Die dazwischenliegenden inneren Gitterlagen haben kleinere Drahtdicken (0,3 bzw. 0,5 mm). Im Verlauf der Entwicklungsarbeiten wurden die Gitterkombinationen 5–3–5, 5–3–3–5, 7–5–3–3–5 und 7–7–5–7 hergestellt. Die SULMESH-Oberfläche des Press-fit-Cup besteht aus 4 Lagen Titandrahtgitter.

Vollständige knöcherne Umschließung

Je vollständiger eine Hüftpfanne vom Knochen umschlossen wird, desto besser ist deren Fixation [22]. Ein Vorstehen des kraniolateralen Teils der Pfanne kann bei Abduktion des Beines den Trochanter major berühren und dadurch zu einer vorzeitigen Lockerung führen. Andererseits kann der unterhalb des Äquators liegende Teil der Hüftpfanne nicht zur Stabilität des Gelenkes beitragen. Aus diesem Grunde wurde am Press-fit-Cup eine Anschrägung von 20° angebracht, welche zum Äquator zieht und die Hälfte des Umfanges mißt. Dadurch wird die Bildung eines Hypomochlions gegenüber dem Schenkelhals am hinteren unte-

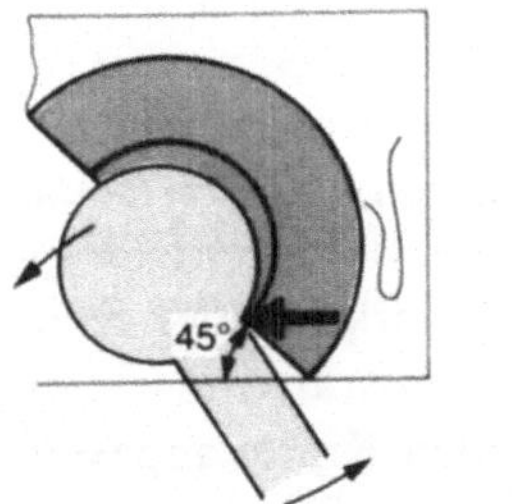

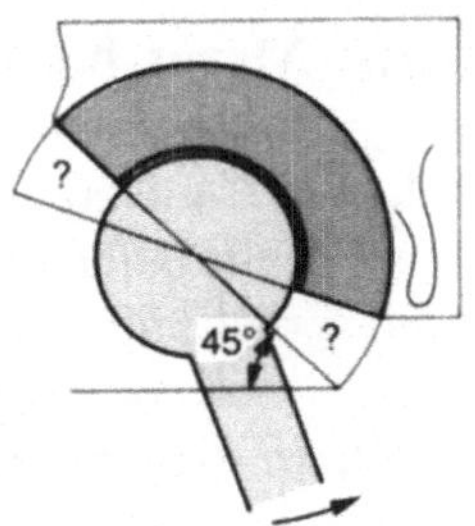

Abb. 3. „Philosophie" der Anschrägung des Press-Fit-Cups

ren Umfang verhindert (Abb. 3). Dies erlaubt einen Kompromiß zwischen bester anatomischer Stellung (Inklination zur Horizontalen von 30–45°) und optimaler Bewegungsfreiheit, indem sowohl einem Anschlagen des großen Trochanter an die Pfanne als auch der Luxationstendenz entgegengewirkt wird. Damit konnten verschiedene Probleme, die mit der Positionierung der Pfanne zusammenhängen, gelöst werden, so daß es bei 535 Hüftarthroplastiken mit Press-Fit-Cup, die zwischen Januar 1988 und Dezember 1990 operiert worden sind, nur 4mal zu einer Luxation gekommen ist (= 0,7 %).

Eine Reihe von Instrumenten wurde entwickelt, um die Positionierung der Hüftpfanne zu verbessern. Wenn jedoch der Cup vollständig knöchern umschlossen ist und ein Anschlagen des Femurprothesenhalses am unteren Pfannenrand verhindert wird, dann kann der Press-Fit-Cup auch ohne Orientierungshilfe leicht eingesetzt werden.

Erhaltung der subchondralen Knochenschicht

Es konnte gezeigt werden, daß die Kräfte zwischen Becken und Oberschenkelknochen vorwiegend durch die kortikalen und subchondralen Knochenstrukturen und weniger durch die Knochenspongiosa übertragen werden [10]. außerdem nimmt die Pfannenwanderung zu, wird der subchondrale Knochen bei der Operation entfernt [14]. Die mindestens teilweise Erhaltung der subchondralen Knochenschicht erscheint demnach wichtig zu sein. Mit einer Halbkugelform kann dieser Knochen jedoch am besten erhalten bleiben. Knochengewebe, das in eine Struktur einwachsen soll, muß gut vaskularisiert sein. Das Acetabulum muß deshalb so weit aufgefräst werden, bis Blutpunkte an dessen Oberfläche erkennbar sind.

Erhaltung der Elastizität (kein Metal backing)

Wie im Beitrag Schenk (S. 67) über die Osseointegration gezeigt wurde, ist das Remodeling des Knochens rund um die Hüftpfanne für deren Langzeitfixation ausschlaggebend. Remodellierung mit Erhaltung und Verstärkung des Knochengewebes ist aber nur möglich, wenn der Knochen vor der Krafteinwirkung nicht abgeschirmt wird und dieser sich an die einwirkenden Kräfte anpassen kann. Aus diesem Grunde ist es unwahrscheinlich, daß ein metal backing (also eine Versteifung) die Qualität der Pfannenfixation verbessern könnte. Klinische Erfahrungen mit zementierten und nichtzementierten steifen Hüftpfannen haben die Richtigkeit dieser Hypothese bewiesen [21].

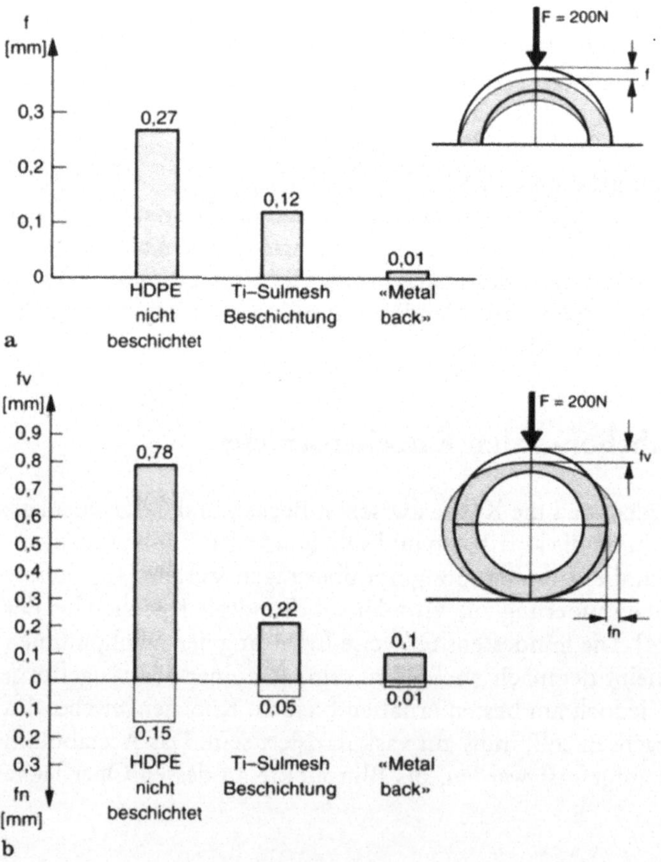

Abb. 4a, b. Elastizität des Press-fit-Cup im Vergleich zu einem nichtbeschichteten Polyethylencup (für Zementfixation) und einem versteiften (Metal backed) Cup. **a** Elastizität mit der Öffnung des Cup parallel zur Krafteinwirkung (F), **b** Elastizität mit Öffnung des Cups im rechten Winkel zur Krafteinwirkung (F)

Mit der SULMESH-Beschichtung, die direkt im Polyethylen verankert ist, wird die Elastizität des Press-fit-Cup im Vergleich zu einem unbeschichteten Polyethylen-Cup vermindert, bleibt aber doch wesentlich höher als bei einem metal-backed-Cup (Abb. 4).

Die Verankerung zementfixierter Hüftpfannen ist unmittelbar nach Beendigung der Operation am besten. Unzementierte Implantate mit poröser Oberfläche jedoch entwickeln eine zunehmende (sekundäre) Stabilität im Verlauf der postoperativen Zeit. Dies konnte sehr eindrücklich in Experimenten am Bergschaf gezeigt werden: 8 Wochen nach der Operation war die Knochen-Implantat-Verbindung wesentlich kräftiger als die Verbindung zwischen SULMESH-Beschichtung und Polyethylen und auch kräftiger als der spongiöse Knochen selbst [1, 20] (s. Beitrag Bereiter, S. 81).

Keine Beeinträchtigung der Pfannenorientierung

Mit der Positionierung der Hüftpfanne werden in Kombination mit den entsprechenden Winkelstellungen, dem Durchmesser und der Länge des Schenkelhalses Beweglichkeit und Stabilität des Hüftgelenkes bestimmt. Die Möglichkeit einer völlig freien Positionierung der Hüftpfanne bei der Implantation ist deshalb von außerordentlicher Wichtigkeit. Dies ist mit einem hemisphärischen Cup in einem hemisphärisch gefrästen Acetabulum am einfachsten zu erreichen.

Optimale Hüftgelenkbeweglichkeit

Dank der Anschrägung (Abb. 3) ist die Beweglichkeit eines mit einem Press-Fit-Cup versorgten Hüftgelenkes besser als diejenige mit einer rein hemisphärischen Halbkugel. Die Anschrägung der Hüftpfanne ist deshalb ein Kompromiß zwischen bester anatomischer Positionierung und optimaler Beweglichkeit auf der einen Seite, und der Verhinderung eines„impingement" zwischen Hüftpfanne und großem Trochanter sowie einer Tendenz zur Luxation andererseits.

Resultate

Zwischen Oktober 1985 und Dezember 1993 wurden an der Orthopädischen Universitätsklinik in Basel 1432 Press-fit-Cups implantiert.

102 primäre Hüftarthroplastiken, die 1988/89 eingesetzt worden waren, wurden 1 und 5 Jahre nach der Operation klinisch und radiologisch nachuntersucht. Es waren 51 Frauen und 42 Männer. Bei 9 Patienten wurden beide Hüften operiert. In 92 Fällen war der Press-fit-Cup mit einem zementierten Schaft, in

10 Fällen mit einem nicht zementierten Schaft kombiniert. Das Durchschnittsalter der Patienten betrug 67,2 (35–87) Jahre.

Bei allen Patienten wurde eine 6Wochenkontrolle durchgeführt. 2 Patientinnen verstarben innerhalb des 1. postoperativen Jahres. Beide hatten keine weitere Kontrolle nach dem 8. postoperativen Monat und wurden deshalb ausgeschlossen. 11 Patienten (6 w/5 m) verstarben zwischen der Ein- und der Fünfjahreskontrolle. Alle Patienten mit einer Nachkontrollzeit von weniger als 54 Monaten (4 1/2 Jahre) wurden von der 2. Nachkontrolle ausgeschlossen.

97 Hüftarthroplastiken standen für die Einjahreskontrolle zur Verfügung. 80 Patientinnen mit 88 operierten Hüften wurden für die Fünfjahreskontrolle untersucht. Die mittlere Beobachtungszeit betrug bei der Einjahreskontrolle 15,1 (8–27) Monate, bei der Fünfjahreskontrolle 61,0 (54–73) Monate. Kein einziger Patient entging unkontrolliert der Serie.

Die klinischen Resultate (beurteilt nach Merle d'Aubigné) waren bei der Ein- und der Fünfjahreskontrolle ausgezeichnet und gut in 94 bzw. 96 % der Fälle, mäßig in 4 und 3 %, sowie schlecht in 2 bzw. 1 %. Es trat keine Infektion auf, und nur in einem Fall kam es zu einer ektopischen Ossifikation Brooker IV mit einem schlechten Einjahresergebnis. In einem einzigen Fall mußte der Cup bei einer Rheumatikerin 41 Monate postoperativ nach einem Sturz mit Einbruch des Acetabulums ersetzt werden. Dieser Fall entspricht dem 2. schlechten Resultat.

Die radiologische Analyse zeigte eine vollständige „Osseointegration" in allen 3 Zonen (nach DeLee u. Charnley) in 97 % nach 1 Jahr, in 98 % nach 5 Jahren (Abb. 5). In keinem einzigen Fall ergab sich eine Beschädigung der SULMESH-Beschichtung. In keinem Fall entwickelte sich eine auch nur fragliche oder gar definitive radiologische Lockerung, im speziellen keine progrediente Aufhellungszone zwischen der Ein- und der Fünfjahreskontrolle, und es kam auch in keinem Fall zum Neuauftreten einer solchen zwischen den beiden Untersuchungen.

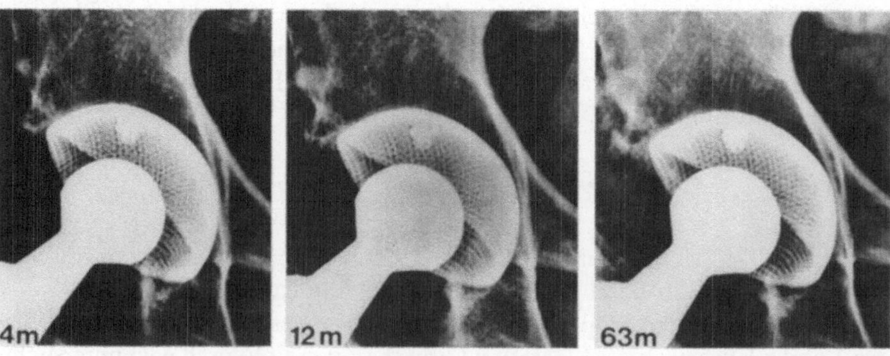

Abb. 5. Röntgenserie eines Press-Fit-Cups 4 Monate, 12 Monate und 63 Monate nach Implantation

In einem Fall zeigte sich bei der 14-Monatskontrolle eine Implantatwanderung von weniger als 5 mm ohne weitere Zunahme bis zur 68-Monatskontrolle.

Der normalerweise zwischen Abflachung des Cups und der Kuppe des Acetabulum bestehende Spalt war auf dem postoperativen Röntgenbild in 28 % der Fälle sichtbar. Er war bei der Jahreskontrolle noch in 3 % erkennbar. Bei der Fünfjahreskontrolle konnte er nur noch in einem Fall gesehen werden.

Literatur

1. Bereiter H, Bürgi M, Rahn BA (1992) Das zeitliche Verhalten der Verankerung einer zementfrei implantierten Hüftpfanne im Tierversuch. Orthopäde 21:63–70
2. Bobyn JD, Pilliar RM, Cameron HU, Weatherly GC (1980) The optimum pore size for the fixation of porous surface metal implants by the ingrowth of bone. Clin Orthop 150:263–268
3. Cameron HU (1982) The results of early clinical trials with a microporous coated metal hip prosthesis. Clin Orthop 165:188–190
4. Clarke HJ, Jinnah RH, Warden KE, Cox QGN, Curtis MJ (1991) Evalation of acetabular stability in uncemented prostheses. J Arthroplasty 6:335–340
5. Ducheyne P, Martens M, De Meester P, Mulier JC (1984) Titanium and titanium alloy prostheses with porous fiber metal coatings. In: Morscher E (ed) The cementless fixation of hip endoprostheses. Springer, Berlin Heidelberg New York Tokyo, pp109–117
6. Galante J, Rostoker W, Lueck R, Ray RD (1971) Sintered fiber metal composite as a basis for attachment of implants to bone. J Bone Joint Surg [Am] 53: 101–114
7. Galante J, Summer DR, Gächter A (1987) Oberflächenstrukturen und Einwachsen von Knochen bei zementfrei fixierten Prothesen. Orthopäde 16:197–205
8. Goodman SB, Carter DR (1987) Acetabular lucent lines and mechanical stress in total hip arthroplasty. J Arthroplasty 2:219–224
9. Harris WH (1982) Allografting in total hip arthroplasty in adults with severe acetabular deficiency including a surgical technique for bolting the graft to the ilium. Clin Orthop 162:150–164
10. Huggler AH, Schreiber A, Dietschi C, Jacob H (1974) Experimentelle Untersuchung über das Deformationsverhalten des Hüftacetabulums unter Belastung. Z Orthop 112:44–50
11. Jasty M, Bragdon CR, Maloney WJ, Haire T, Harris WH (1991) Ingrowth of bone in failed fixation of porous coated femoral components. J Bone Joint Surg [Am] 73: 1331–1337
12. Keating EM, Ritter MA, Faris PM (1990) Structures at risk from medially placed acetabular screws. J Bone Joint Surg [Am] 72: 672–677
13. Kirkpatrick JS, Callaghan JJ, Vandemark RM, Goldner RD (1990) The relationship of the intrapelvic vasculature to the acetabulum. Implications in screw-fixation acetabular components. Clin Orthop 258:183–190
14. Markolf KL, Amstutz HC (1983) Compressive deformations of the acetabulum during in-vitro-loading. Clin Orthop 173:284–292
15. Morscher E (1987) Current state of cementless fixation of endoprostheses. Swiss Med 9:27–44
16. Morscher E (1990) Press-fit cementless fixation of hip prostheses. In: Coombs R, Gristina A, Hungerford D (eds) Joint replacement „State of the Art". Mosby, St. Louis
17. Morscher E (1991) Experience with the press-fit cup and the press-fit gliding stem. In: Küsswetter W (ed) Noncemented total hip replacement, International Symposium, Tübingen 1990. Thieme, Stuttgart, pp 221–231
18. Morscher E (1992) Current status of acetabular fixation in primary total hip arthroplasty. Clin Orthop 274:172–193

19. Morscher E, Masar Z (1988) Development and first experience with an uncemented press-fit-cup. Clin Orthop 232:96–103
20. Morscher E, Bereiter H, Lampert C (1989) Cementless press-fit-cup. Principles, experimental data and three year follow-up study. Clin Orthop 249:12–20
21. Ritter MA, Faris PM, Keating EM, Brugo G (1992) Influential factors in cemented acetabular cup loosening. J Arthroplasty Suppl. 7:365–367
22. Sarmiento A, Ebramzadeh E, Gogan WJ, McKellop HA (1990) Cup containment and orientation in cemented total hip arthroplasties. J Bone Joint Surg [Bv] 72:996–1002
23. Schenk R, Morscher E (in press) Histomorphology of the implant/bone interface of the press-fit-cup with the orderly orientated fiber mesh SULMESH. 5th Biomaterial Symposium, Göttingen 1992
24. Stiehl JB, MacMillan E, Skrade DA (1991) Mechanical stability of porous-coated acetabular components in total hip arthroplasty. J Arthroplasty 6:295–300
25. Wasielewski RC, Cooperstein LA, Kruger MP, Rubash HE (1990) Acetabular anatomy and transacetabular screw fixation in total hip arthsoplasty. AAOS Meeting, Las Vegas. J Bone Joint Surg [Am] 72:501–508
26. Wilson-MacDonald J, Morscher E, Masar Z (1990) Cementless uncoated polyethylene acetabular components in total hip replacement. Review of five- to ten-year results. J Bone Joint Surg [Bn] 72:423–430

Teil IV

Zementfixierte Femurschaftprothese

Der „Weber"-Schaft und die Hochdruckzementiertechnik

B. G. Weber

Kurzgeschichte

Der „Weber"-Schaft [1] ist auf Vorschlag des Autors in Zusammenarbeit mit Otto Frey (Gebrüder Sulzer AG, Winterthur) 1968 entstanden (Abb. 1). Bis 1973 bestanden die Schäfte aus einem CrCoMo-Druckguß, danach aus einer analogen Schmiedelegierung. Ermüdungsbrüche sind bei über 100 000 geschmiedeten Schäften, bis auf 2 Fälle, zurückgegangen.

Der Rotationsbolzen trug von 1968–1971 eine Polyesterkugel, zu groß waren der Polymerabrieb und die Lockerungsrate.

Ab 1971 trägt der Rotationsbolzen [6, 8] Metallkugelköpfe, ab 1974 auch Aluminiumoxydkeramikköpfe, die sich ebenfalls mit Hilfe eines Metallrota-

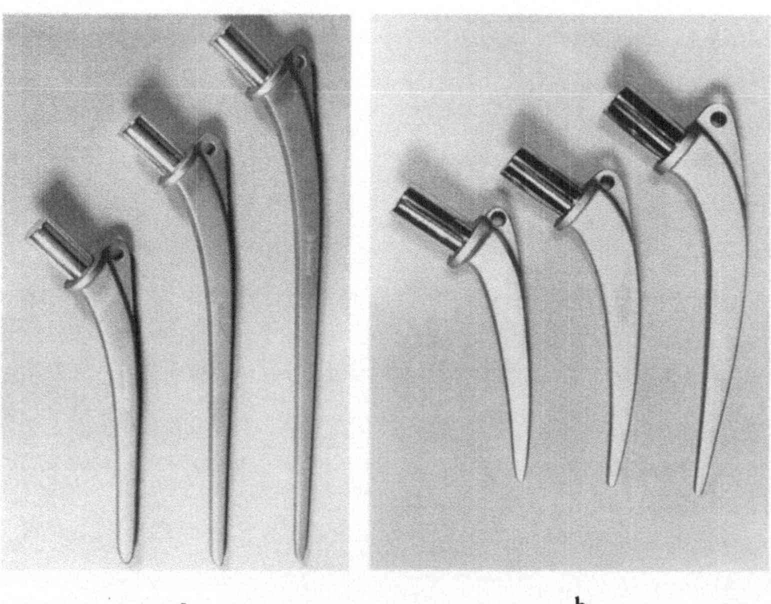

a b

Abb. 1a, b. *„Weber"-Schäfte mit rotierendem Kugelkopf.* **a** 3 gerade Schäfte; **b** 3 gebogene Schäfte; 1. Generation seit 1968 bis heute: mit Rotationsbolzen für aufsteckbare Kugelköpfe, beide CoCr Mo

tionszylinders drehen (Abb. 2). Beide Versionen sind bis heute in Gebrauch (ca. 4 000 Schäfte/Jahr). Diese Prothese verfügt als erste über Modularität, Kugelköpfe mit verschiedenen Halslängen und auch Kugelköpfe zum Kopfersatz nach Schenkelhalsfraktur, die wahlweise aufsteckbar sind. Diese Rotationspro-

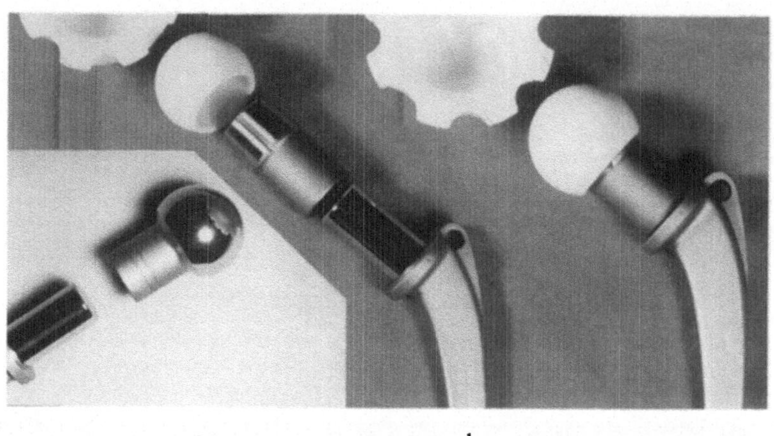

Abb. 2a–c. *Kugelköpfe der Rotationsprothese.* **a** Rotierender Metallkugelkopf, 3 Halslängen; **b** Keramikkugelkopf (Al_2O_3) Steckkonusverbindung zu Rotationszylinder mit 3 Längen; **c** der montierte rotierende Keramikkugelkopf

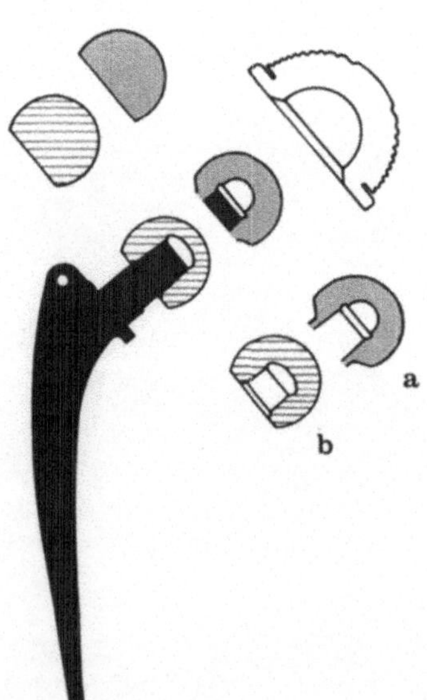

Abb. 3a, b. *„Weber"-Schaft mit fixiertem Kugelkopf.* Die Kugelköpfe erzeugen beim Aufstecken auf den Klemmkonus unterschiedliche Halslängen. **a** Metallkugelköpfe CoCrMo; **b** Keramikkugelköpfe Al_2O_3

these besitzt nach der McKee-Prothese [3–5], wieder eine Metall-Metall-Artikulation, die sich seither bewährt hat und die ursprünglichen Zweifel beseitigt. Ebenfalls 1974 kommt als kostengünstigere Alternative der gleiche Schaft mit Steckkonus 16/14 für Metall- oder Keramikkugelköpfe auf den Markt.

Nach meiner persönlichen Erfahrung ist aber die Rotationsprothese mit Keramikkugelkopf noch immer das beste Implantat in bezug auf Verschleiß, Laufeigenschaft, Lockerungsrate und Dauerstandfestigkeit. Es scheint so, als ob die Beweglichkeit im Rotationsbolzen die Verschleißrate an der Polyethylenpfanne reduziere [6, 8].

Seit 1988 ist der Steckkonus auf die Dimension 14/12 verkleinert, damit Keramik- und Metallkugelköpfe nicht nur von 32, wie bisher, sondern auch von 28 mm Durchmesser aufgesteckt werden können (ca. 5 000 Schäfte/Jahr) (Abb. 3).

Desgleichen sind seit 1988 die Polyethylenpfannen für die Hochdruckzementiertechnik ausgestaltet. Sie werden entweder gepaart mit Keramikkugelköpfen oder tragen ein Metallinlay zur Paarung mit Metallkugelköpfen [9].

Schaftdesign

Die 6 Normalschäfte, gebogen oder gerade, besitzen seit 1968 immer den gleichen Schaftquerschnitt: flach (medial), flach und breit (lateral), damit ergibt sich

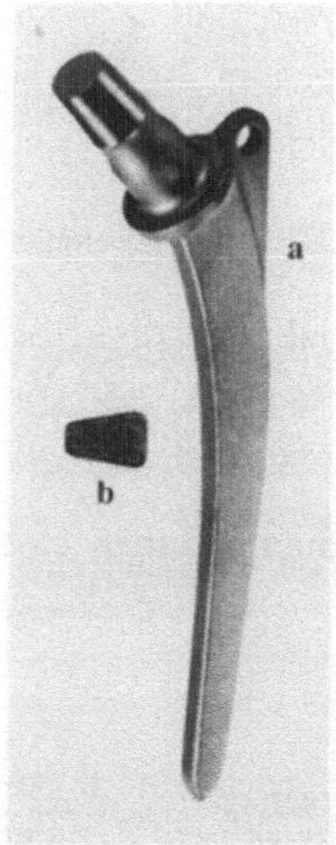

Abb. 4. *Schaftdesign. a* Keilförmiger Schaft gerade (bzw. leicht gebogen) oder gebogen. Kragen, „Flosse“; *b* Querschnitt, ebenfalls keilförmig

eine Keilform auch in dieser Richtung (abgerundete Kanten) (Abb. 4). Von der Spitze nach proximal nimmt der Querschnitt und damit das Metallvolumen ständig zu, somit ist auch hier eine Keilform realisiert. Ein Kragen sorgt dafür, daß die Prothese auf dem gebildeten Zementmantel abstützt. Eine „Flosse" zum Trochanter major hin macht eine zusätzliche Rotationsstabilität möglich und ist Träger eines Ausschlagloches. Der Schaft erzeugt eine erfahrungsgemäß günstige Zementpressung durch Volumenverdrängung. Im gegebenen Zementmantel ist der Schaft schließlich fest verkeilt und stützt mit seinem Kragen auf der Zementmasse ab. Dank seines Querschnittes und seines Designs besitzt der Schaft keinerlei Spaltsprengwirkung und bildet mit dem Zement zusammen einen dauerhaften, versteiften Verbundbau. Der Kräftefluß wird ungestört vom Implantat auf den Knochen übertragen, sowohl proximal als auch distal.

Design, Instrumentarium und Operationstechnik bilden eine untrennbare Einheit. Noch am anfälligsten und immer wieder zu verbessern ist meines Erachtens die Operationstechnik.

Operationstechnik

Allgemeines

Von Charnley übernommen, haben mich die Verwendung von Zement mit hoher Viskosität und Finger-packing des Zementes im kritischen proximalen Schaftbereich bis heute uneingeschränkt überzeugt.

Die Fräsung des Markraumes muß so ausgiebig sein, daß im Röntgenbild ein geschlossener Zementmantel von mindestens 4 mm Dicke zu erkennen ist. Abgeschliffenes Knochenmehl wird anschließend weggebürstet und -gespült, damit der hochvisköse Zement nur mit lebendem Knochen in Berührung kommt und in ihn ca. 1–2 mm tief eindringt und ihn möglichst wenig schädigt.

Um eine perfekte Zementfüllung zu gewährleisten, ist folgendes zweckdienlich:

Markraumsperre, Zementfüllung mit Spritze von proximal nach distal bei gleichzeitiger Drainage des Markraumes (bei Reinraumverhältnissen mit Vacuum), Finger-packing proximal, Rückflußhemmung des Zementes mit Siliconkragen (Abb. 5).

Diese für mich allgemeinen Qualitätssicherungsmaßnahmen erlauben eine weitere Verfeinerung.

Hochdruckzementierung

Das manuelle Einstoßen der Femurkomponente [1, 2, 7] erfordert eine maximale Kraft des Chirurgen von 25 kg. Beim Arbeiten mit hochviskösem Zement besteht dabei die Gefahr, daß diese Kraft von 25 kg nicht genügt, um im Femur die Prothese vollends einzustoßen.

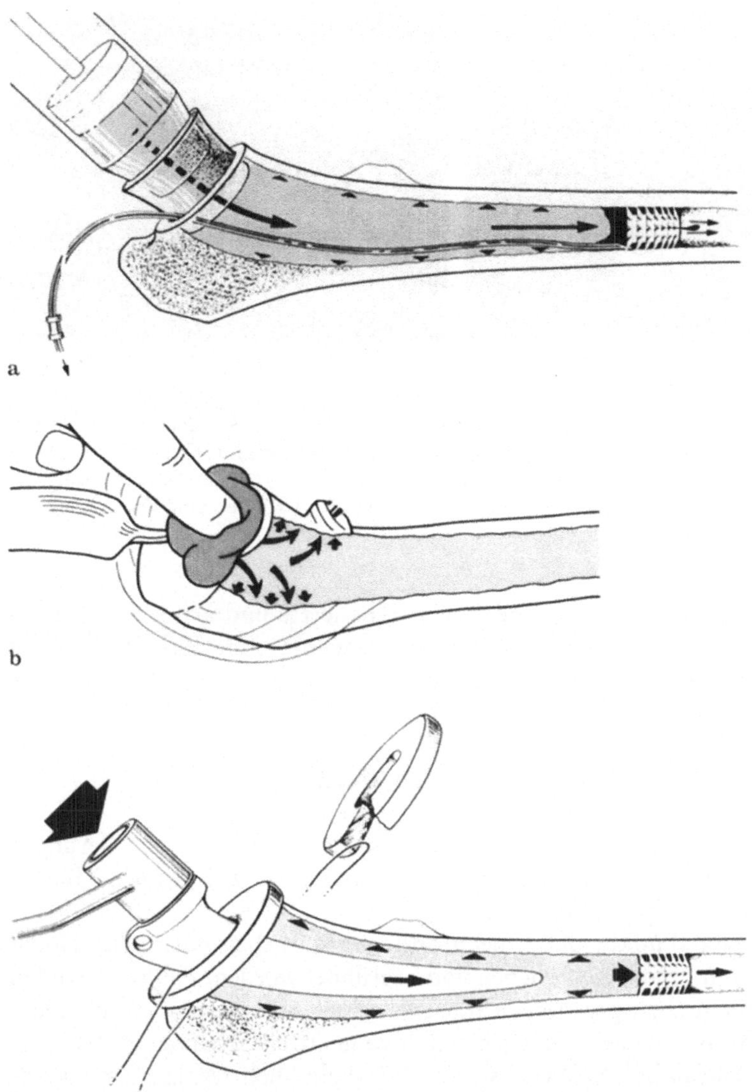

Abb. 5a–c. *Zementiertechnik.* **a** Zementfüllung von proximal bei Markraumdrainage proximal der Markraumsperre; **b** Finger-packing nach Charnley : Einmassieren des Zementes in die Spongiosa (→); **c** Rückflußhemmung des Zementes mit Siliconkragen

Mit dem Hochdruckinstrumentarium jedoch, einem einfachen Hebelsystem, kann mühelos eine Druckkraft von 100 kg erzeugt werden. Das heißt, daß bei gewünschter hoher Zementviskosität jetzt gefahrlos mit Hochdruckpressung der Zementmantel entsteht. Dabei wird das Instrumentarium erst für die letzten

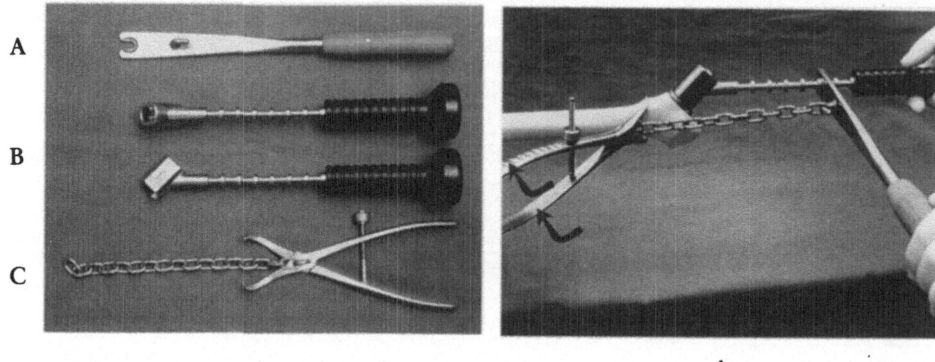

Abb. 6a, b. *Hochdruckzementierinstrumentarium für den Schaft.* **a** *A* Gabeldruckhebel mit Haken, *B* Schaftsetzgerät (2 Ansichten), *C* Spezielle Femurfaßzange mit Kette; **b** Hochdrukkerzeugung: Die Faßzange ist am Femur plaziert. Der Gabelhebel greift am Schaftführungsgerät an. Die Kette ist eingehängt. Operateur und Assistent (→) können eine Druckkraft von 100 kg und mehr erzeugen

2–3 cm der Schaftpenetration eingesetzt, für die letzte und kritische Verdrängungsphase, während welcher die Femurkomponente ohne Hebelkraft nicht vollständig eingestoßen werden könnte.

Diskussion, Zusammenfassung, Aussichten

Der „Weber"-Schaft ist, wie erörtert, gemäß den technischen Anforderungen eines Verbundbaues gestaltet: als „ruhender" und abgestützter (Kragen) Keil in einem geschlossenen Zementmantel.

Die wichtigsten Punkte der Operationstechnik, insbesondere das Hochdruckzementieren, sind angesprochen und begründet worden. Zahlreich sind in Wirklichkeit mögliche operationstechnische Fehler, alle verbunden mit mehr oder weniger Konsequenzen. Zugegeben: Die zementfreie Schaftverankerung ist vergleichsweise technisch anspruchslos und deshalb auch weniger „störanfällig"'. Aber: Ist sie nur einfacher für den Chirurgen und ist sie dabei auch besser für den Patienten? Fehlerhafte Zementiertechnik hat in der Regel eine Frühlokkerung zur Folge. Eine gute Zementiertechnik dagegen hält einen Schaft 10 Jahre und länger stabil verankert, wenn nicht der Polyethylenabrieb als Schadstoff an der Implantat-Knochen-Grenze die Verzahnung beeinträchtigt. Bei der mit Otto Frey von 1983–1988 neu entwickelten und verfeinerten Metall-Metall-Paarung (heute unter dem Namen METASUL) spielt das Polyethylen als Schadstoff keine Rolle mehr. Damit kann man Standzeiten von 30 Jahren und mehr erreichen, wie bereits einige zu beobachtende Müller-McKee-Prothesen der 60er Jahre heute erkennen lassen. Um diese Annahme zu bestätigen, müssen wir allerdings entsprechend lange abwarten. Zumindest von seiten des „Weber"-

Schaftes sind negative Überraschungen nicht zu erwarten, er hat den „test of time“ seit 1968 bis heute bestanden.

Literatur

1. Charnley, J (1970) Total hip replacement by low friction arthroplasty. Clin Orthop 72: 7
2. Charnley, J (1977) Low friction arthroplasty of the hip. Springer, Berlin Heidelberg New York
3. McKee, GK, Watson-Farrar, J (1966) Replacement of arthritic hips by the McKee-Farrar-Prosthesis. J Bone Joint Surg [Br] 48: 245–259
4. McKee, GK (1970) Development of total prosthetic replacement of the hip. Clin Orthop 72: 85–103
5. McKee, GK (1982) Total hip replacement. Present and future. Biomaterials 3: 130–135
6. Weber, BG (1981) Total hip replacement: Rotating versus fixed and metal versus ceramic heads. In: Proc. 9th Open Scientific Meeting of the Hip Society. Mosby, St. Louis, pp 264–275
7. Weber, BG (1988) Pressurized cement fixation in total hip arthroplasty. Clin Orthop 232: 87–95
8. Weber, BG, Fiechter, T (1989) Polyethylen-Verschleiß und Spätlockerungen der Totalprothese des Hüftgelenkes. Neue Perspektiven für die Metall-Metall-Paarung für Pfanne und Kugel. Orthopäde 18: 370–376
9. Weber, BG, Semlitsch, M, Streicher, R (1993) Total hip joint replacement using a CoCrMo metal-metal sliding pairing. J Jpn Orthop Ass 67: 391–398

Der zementierte MS-30-Schaft

E. Morscher, L. Spotorno, A. Mumenthaler und W. Frick

Einleitung

Für die Mehrzahl der Orthopäden stellt heute bei Patienten, die das 60. Lebensjahr überschritten haben, eine Hybridarthroplastik, d. h. das Einsetzen einer zementfreien Pfanne kombiniert mit einem zementierten Schaft, die Methode der Wahl dar [7, 22, 30]. Für jüngere und aktive Patienten kommt auch für den Prothesenschaft eine zementfreie Fixation in Frage. Es besteht kein Zweifel, daß eine Verbesserung der Zementiertechnik zu einer signifikanten Verbesserung der Langzeitfixation der Implantate geführt hat [3]. Die verfeinerte Zementiertechnik umfaßt im speziellen die Reinigung der Markhöhle durch Spülung und Austrocknung und die Pressurisation des Knochenzementes. Von verschiedenen Autoren wird auf die Bedeutung eines den Prothesenschaft vollständig umgebenden Zementmantels hingewiesen [23, 25] und die Problematik eines direkten Metall-Knochen-Kontaktes hervorgehoben [8].

In einer Studie der Basler Orthopädischen Universitätsklinik wurden die in den frühen 80er Jahren verwendeten zementierten Schaftprothesen (Müller-Geradschaft, Krummschaft und 130-er Schaft) miteinander verglichen [29]. Dabei zeigte der kragenfreie Geradschaft nach 5–10 Jahren in der Survivorshipanalyse das beste Ergebnis. Dagegen wies dieses Modell das stärkste Einsinken auf. Trotz der ausgezeichneten klinischen Ergebnisse des Geradschafts bestehen bezüglich der weiteren Zukunft dieses Modells gewisse Bedenken, weshalb die Entwicklung des MS-30-Schaftes von uns in die Hand genommen wurde (Abb. 1).

Um mit zementierten Prothesenschäften noch bessere Resultate zu erreichen, müssen Geometrie und Zementiertechnik weiter optimiert werden. Damit soll v. a. ein den mechanischen Kräften widerstehender Zementmantel geschaffen werden. Ein zu dünner Zementmantel hat die Folge, daß es an bestimmten Stellen zum Metall-Knochen-Kontakt kommt und daß dort der ausgedünnte Zementmantel fragmentiert. Knochenzement ist gegenüber Biegekräften wenig widerstandsfähig. Mit dem Design und einer optimalen Zementiertechnik soll erreicht werden, daß ein morphologisch und qualitativ einwandfreier Zementmantel die Prothese umgibt, der die vom Knochen auf das Implantat und umgekehrt wirkenden Spannungen vorwiegend als Druckkräfte ohne Beeinträchtigung des Zementes überträgt. Die wichtigsten Voraussetzungen dafür

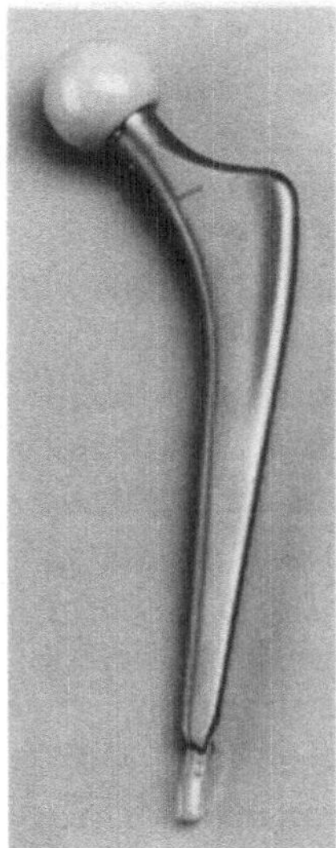

Abb. 1. Der MS-30-Schaft mit modularem Keramikkopf und Zentrierelement

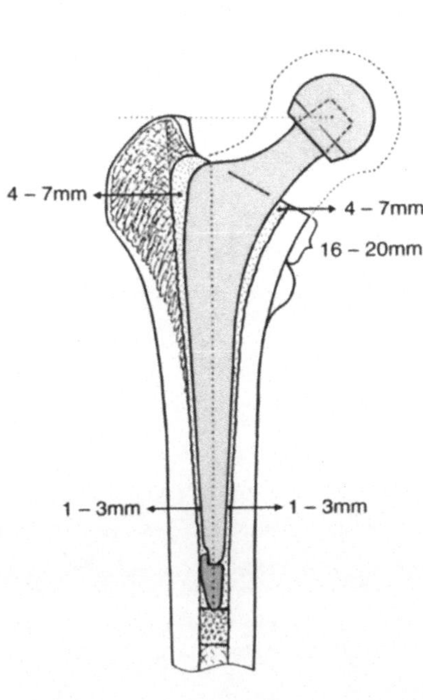

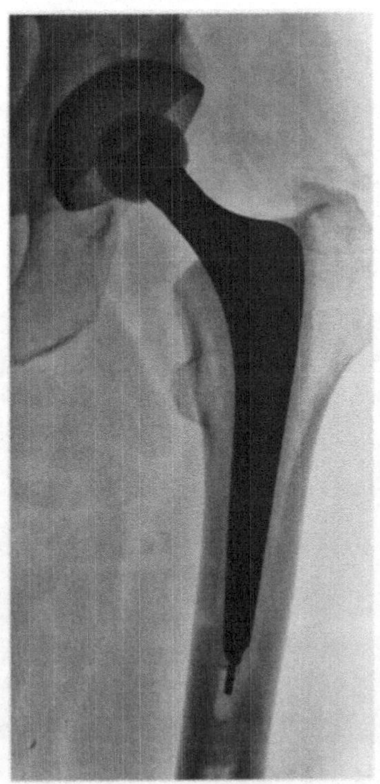

Abb. 2 a. Schematische Zeichnung und **b** Röntgenbild des MS-30-Schaftes mit optimalem Zementmantel

werden durch eine allseitig konische Form des Prothesenschaftes, durch dessen neutrale Positionierung sowie durch eine optimale Zementiertechnik geschaffen (Abb. 2). Dies sind die 3 Hauptprinzipien, die zur Entstehung des zementierten Prothesenschaftes MS-30 – genannt nach dessen Entwicklern Morscher und Spotorno (MS) – geführt haben. Die Zahl 30 steht für die diesen Schaft auszeichnende spezielle Metallegierung, der hochfesten Eisenbasisschmiedelegierung Protasul-30: FeCrNiMnMoNbN ISO 5832-9.

Der MS-30-Schaft hat eine allseitig konische Form, die zu einer gleichmäßigen Verteilung der auf den Zementköcher wirkenden Kräfte führt. Die konische Form gewährleistet auch, daß sich beim geringsten Nachsetzen der Schaft neu verklemmt und daß die Spannungen vorwiegend als Druckkräfte übertragen werden.

Die abgerundeten Kanten vermeiden die Entstehung von Streßkonzentrationen an der Implantat-Zement-Grenze.

Die hauptsächlichste Kraftübertragung erfolgt medial im Bereich des Kalkar femorale. Anterolateraler und posterolateraler Wulst im proximalen Schaftbereich absorbieren Kräfte, die vom Implantat auf das Kalkar wirken. Die Belastung in der Kalkargegend wird verringert, die Kontaktoberfläche und die Rotationsstabilität des Schaftes erhöht (Abb. 3).

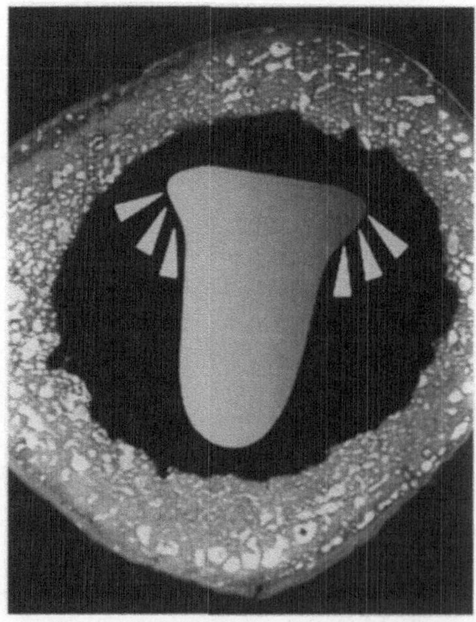

Abb. 3. Flügelartige anterolaterale und posterolaterale Verbreiterung des Schaftes im proximalen Bereich zur Erhöhung der Rotationsstabilität und Verringerung der Belastung im Kalkarbereich.

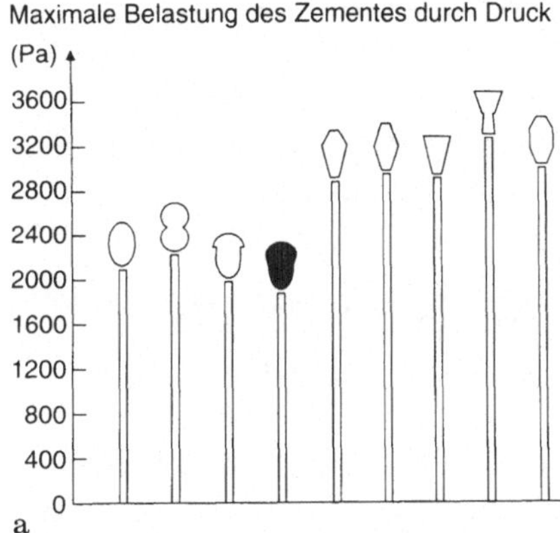

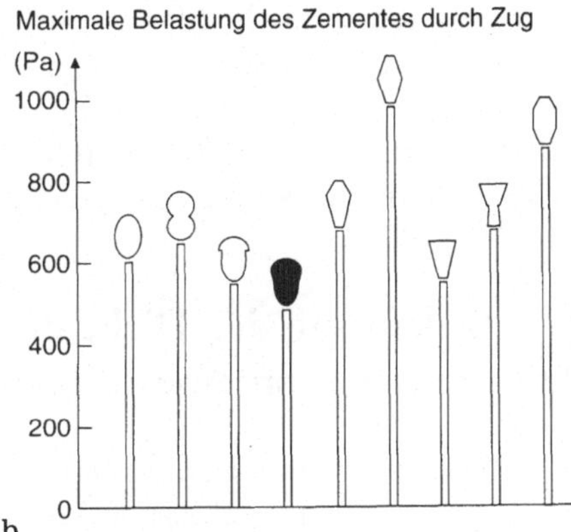

Abb. 4a, b. Maximale Belastung des Zementes durch Druck (**a**) und Zug (**b**) entsprechend der Geometrie (Querschnitt) des Femurschaftes. (Nach Crowninshield et al. [5])

Als Form des Schaftquerschnittes wurde eine Geometrie gewählt, die nach Versuchen von Crowninshield et al. [5] sowohl gegenüber Zug- als auch Druckkräften die geringsten Spannungen auf den Knochenzement überträgt (Abb. 4).

Der Schenkelhals-Schaft-Winkel (CCD) ist größenabhängig und liegt bei 130 ° für die kleinste Prothese, bei 135 ° für die größte. Der Schaft verfügt über einen Konus von 12–14 mm. Wahlweise können Protasul- oder Keramik-Kugeln verschiedener Halslängen aufgesetzt werden.

Der MS-30-Schaft wird in 6 Größen hergestellt von 6–16. Ein integrierender Bestandteil des MS-30-Schaftes ist das Zentrierelement, das am distalen Ende aufgesteckt wird und eine Neutralstellung der Prothese im Femurkanal ermöglicht. Das Zentrierelement aus Polymethylmetakrylat (PMMA) hat die Form einer dreiseitigen Pyramide mit einem gleichseitigen Dreieck als Basis, was die Einführung der Prothese im Knochenzement erleichtert. Eine Ecke des Basisdreiecks weist nach lateral, wodurch dort eine definierte Dicke des Zementes erreicht werden kann. Die Spitze der Pyramide ist gerundet, die Seitenflächen sind konkav geformt. Dies begünstigt das Fließen des Zementes um das Zentrierelement, ohne daß die Homogenität desselben unterbrochen wird. Zur Erhöhung der Haftreibung ist der aus dem Zentrierelement herausragende Zapfen leicht konisch. Er wird in eine entsprechende Bohrung des Schaftes eingesteckt. Damit das Zentrierelement richtig positioniert wird, stützt es sich an der lateralen Anlagefläche des Schaftes ab. Das Zentrierelement steht in 6 Größen von 8–18 mm zur Verfügung. Seine Größe wird durch Ausmessen der Markhöhle bestimmt. Um die Prothese optimal zu positionieren, muß das größtmögliche Zentrierelement verwendet werden.

Das Prinzip der Operationsplanung und damit auch der Operationstechnik zur Erzielung eines optimalen Zementmantels beruht darauf, eine Prothesengröße zu wählen, die zwischen Implantat und der präparierten Markhöhle den nötigen Raum freiläßt. Man kann diesen „Freiraum" dadurch erreichen, daß man eine um 1 oder sog. 2 Maße größere Raspel verwendet, als dem vorgesehenen Schaft entspricht. Auch das bewußt tiefere Einschlagen der dem Prothesenschaft entsprechenden Raspel führt zum gleichen Ergebnis, wobei die Einschlagtiefe die Dicke des späteren Zementmantels bestimmt.

Die Bedeutung der Dicke des Zementmantels für die Langzeitfixation eines zementierten Femurschaftes

Eine Reihe von Untersuchungen hat gezeigt, daß zwischen der Beschaffenheit des Zementmantels und dessen Dicke an verschiedenen Orten und Zonen des Femurs eine direkte Beziehung zur Dauerhaftigkeit der Schaftfixation besteht. Damit hängt die Positionierung der Schaftprothese in der Markhöhle direkt zusammen. Eine Neutralstellung oder eine leichte Valgusstellung wird als optimal, eine Varusstellung als ungünstig betrachtet. Besonders wichtig ist die zentrale Lage der Prothesenspitze, wie sie sich durch die Verwendung eines „centralizers" erreichen läßt [10]. Untersuchungen von Harrigan u. Harris [16] sowie Harrigan et al. [17] ergaben, daß eine Trennung zwischen Knochenzement und Metall am ehesten am medialen Rand der distalen Prothesenspitze stattfindet und daß dort die größte Beanspruchung des Zementmantels vorliegt. Estok et al. [11] zeigten mit FEM-Untersuchungen, daß 1. die größten axialen Kompressionskräfte medial nahe der Schaftspitze zustande kommen, daß 2. sich mit einer Zunahme der Zementmanteldicke von 2,5 auf 5,0 mm die Beanspruchung des Zementmantels wesentlich reduziert und daß 3. sich mit einer Zunahme der Zementmanteldicke die axialen Kompressionsbelastungen um 46 % reduzieren. Diese experimentellen Untersuchungen wurden durch Star et al. [27] aufgrund einer klinischen Nachuntersuchung bestätigt, wonach beim Vorhandensein eines dünnen Zementmantels in Zone 5 und 6 nach Gruen signifikant mehr Prothesenlockerungen auftraten. Eine „discriminate analysis" ergab ferner, daß eine dünne Zementmantelschicht in Zone 5 den wichtigsten prädiktiven Faktor für eine Prothesenlockerung darstellt. Selbstverständlich gilt diese Aussage vorerst nur für den von den Autoren verwendeten Prothesenschaft. Ob der Aussage Allgemeingültigkeit zukommt, muß durch weitere Untersuchungen überprüft werden. Jedenfalls wird einer Varusstellung des Prothesenschaftes in der Markhöhle von jeher eine ungünstige Wirkung auf die Langzeitfixation zugeschrieben [4]. Außerdem konnten Embramzadeh et al [9] nachweisen, daß auch der Dicke des Zementmantels zwischen Kalkar und medialem Prothesenschaft für die Langzeitfixation prädiktiver Wert zukommt. Zentrierung der Prothesenspitze und dicke Zementschicht medial am Kalkar sind aber auch die wichtigsten Maßnahmen bei der Operation zur Verhinderung einer Varusfehlstellung.

Glatte und rauhe Prothesenschaftoberfläche

Bis 1975 benutzte Ling (Exeter) einen konischen Schaft mit glatter Oberfläche (Exeter-Schaft) [12]. Von 1975 an wurde derselbe Schaft mit rauher Oberfläche verwendet. Es zeigte sich zwischen 1980 und 1985, daß die Resultate mit diesem Schaft schlechter waren als mit dem Schaft mit glatter Oberfläche, weshalb von Ling seit 1986 nurmehr Schäfte mit glatter Oberfläche implantiert werden. Das Material besteht bei beiden Schäften aus rostfreiem Stahl (EN 58J).

Zwei Gründe waren für das schlechtere Abschneiden des Schaftes mit rauher Oberfläche verantwortlich: Die matte Oberfläche produziert durch Reibung Abrieb auf der Innenseite des Zementmantels [2, 15, 19]. Zudem wird die Kraftübertragung ungünstig beeinflußt, da eine relative Zunahme der Scherkräfte und eine relative Reduktion der Kompression [21] im Vergleich zur polierten Oberfläche auftritt. Ein Einsinken des Exeter-Schaftes mit rauher Oberfläche findet fast ausnahmslos im Verbund mit dem Zementmantel statt, wodurch das Zement-Knochen-Interface gelockert wird. Im Gegensatz dazu findet das Einsinken des polierten Schaftes innerhalb des Zementmantels statt. Dies entspricht der Zielvorstellung eines konischen Schaftes [28], wie er für eine Kraftübertragung bei glatter Oberfläche notwendig ist. Diese Art des Einsinkens kompromittiert die Zement-Knochen-Grenze nicht.

Die Kombination eines unvollständigen Zementmantels, wie sie in der Regel durch einen zu großen Schaftdurchmesser verursacht wird, mit der Entstehung von Abriebprodukten durch Reibung der rauhen Oberfläche gegen die Innenseite des Zementmantels hat schwerwiegende Konsequenzen [2]. Diese werden noch durch mangelhafte Zementiertechnik vermehrt, speziell durch unsachgemäßen Gebrauch von Knochenzement mit reduzierter Viskosität. An beiden Autorenkliniken (Basel/Schweiz und Pietra Ligure/Italien) wird routinemäßig Palacos, ein dickflüssiger Zement, verwendet, der ermüdungsstabiler ist als dünnflüssiger Zement.

Die von Malchau et al. [20] publizierte schwedische Multizenterstudie bestätigte den Unterschied, den Ling und Mitarbeiter mit dem Exeter-Schaft zwischen rauher und glatter Oberfläche beobachtet haben. Dall et al. [6] haben eine wesentliche Differenz in der Rate aseptischer Lockerungen zwischen dem polierten „Charnley-flat-back-Schaft" und den nachfolgenden Charnley-Schaft-Generationen, die alle eine rauhe Oberfläche aufwiesen, festgestellt. Ausgezeichnete Langzeitresultate, wie sie Schulte et al. [26] publizierten, wurden mit dem polierten „Charnley-flat-back" erreicht. Fragen des Oberflächen-Finish und des Abriebs werden sich in Zukunft wahrscheinlich als wesentlich wichtiger erweisen als bisher.

Je höher der „Streß" im Implantat-Zement-Interface ist, desto eher kommt es dort zur Lockerung mit Zerrüttung des Zementes und Bildung von Zementpartikeln. Die Bildung von Zementpartikeln ist um so größer, je rauher die Implantatoberfläche (unter der Voraussetzung, daß Mikrobewegungen stattfinden) und je elastischer das Implantat ist (Titanschäfte). Damit aber die Zementpartikel zu

Knochenresorption Anlaß geben können, muß eine Verbindung zum Zement-Knochen-Interface bestehen. Dies ist dann der Fall, wenn der Zementköcher unvollständig oder frakturiert ist. Dagegen ist der Streß an der Zement-Knochen-Grenze um so größer, je fester die Implantat-Zement-Verbindung ist [13].

Der ganze Prozeß der Lockerung kann durch die geometrische Beschaffenheit der Implantatoberfläche und damit auch durch die Festigkeit der Verbindung zwischen Implantatoberfläche und Zementköcher positiv oder negativ beeinflußt werden. Es muß angenommen werden, daß diese Verbindung in jedem Fall nur mechanischer und nicht chemischer Art ist. Es besteht ein reiner Kraftschluß, der aber bei größerer Oberfläche (feingestrahlt oder strukturiert) größer ist als bei glatter Oberfläche (poliert).

Eine glatte Oberfläche wird wahrscheinlich rascher zu einer Entkoppelung (debonding) zwischen Implantat und Knochenzement führen als eine rauhe Oberfläche. Dagegen ist die Gefahr der Entstehung von Zementabriebpartikeln geringer. Dabei spielt auch die Steifigkeit des Implantates eine Rolle, weil bei größerer Steifigkeit weniger Bewegung und damit auch weniger Abrieb entsteht. Die Feinstrahlung des MS-30-Schaftes erhöht seine Biegefestigkeit und verdichtet seine Oberfläche, dadurch verringert sich eine Relativbewegung.

Anhand von Untersuchungen an Leichenpräparaten mit histologisch gelockerten Prothesen haben Harris und seine Mitarbeiter fast immer auch eine Lösung an der Implantat-Zement-Grenze festgestellt. Sie fanden Zementfrakturen, durch die Partikel von der Implantat-Zement-Grenze in das Knochen-Zement-Interface gelangen konnten. Umgekehrt muß es bei einer Lösung zwischen einer glatten Implantatoberfläche und dem Zement nicht unbedingt zu Abrieb und v. a. nicht zur Frakturierung des Zementköchers kommen. Ohne Frakturierung des Zementköchers können Abriebpartikel nicht direkt an die Knochen-Zement-Grenze gelangen. Mit anderen Worten: eine Entkoppelung an der Implantat-Zement-Grenze darf nicht eo ipso einer Prothesenlockerung gleichgestellt werden.

Ausgangspunkt der Implantatlockerung

Amstutz et al. [1] sowie Gruen et al. [14] fanden, daß in 11,1 % der Fälle das „Versagen der Prothese" an der Knochen-Zement-Grenze, in 10,3 % an der Prothesen-Zement-Grenze aufgeteten war. Diese Beobachtung deutet darauf hin, daß der Lockerungsprozeß direkt am „Ort des Geschehens", d. h. an der Zement-Knochen-Grenze, aber auch – wie dies Harris generell postuliert – an der Implantat-Zement-Grenze beginnen kann.

Um ein Ingangkommen des Lockerungsprozesses, ausgehend von der Implantat-Zement-Grenze, zu verhindern, wurden Maßnahmen vorgeschlagen, die diese Verbindung mechanisch stabiler gestalten.

Park et al. [24] konnten zeigen, daß durch sog. „pre-coating" weniger Zellreaktionen ausgelöst werden und die Zementdichte zunimmt, was die mechanischen Eigenschaften des Zementes verbessert. Messungen der Zugfestigkeit (tensile bond strength) zwischen Implantatoberfläche und Zement ergaben, daß sie bei Stahl (316LSS) größer ist als bei CoCrMo oder Titan-Legierungen. Allerdings wurden nach etwa 1 Woche keine signifikanten Unterschiede der Zugfestigkeit mehr gemessen. Keller et al. [18] stellten fest, daß „poor cement coverage generally occured with titanium alloy at short running times".

Schlußfolgerung

Aufgrund der heute vorliegenden Daten ist nicht mit letzter Sicherheit erwiesen, ob ein konischer Schaft mit polierter oder mit rauher Oberfläche eine Lockerung eher verhindert. Der MS-30-Schaft weist einen diesbezüglichen Kompromiß auf, indem Adhäsionsstabilität zwischen Schaft und Knochenzement besteht. Die letzte Antwort wird die klinische Langzeitbelastung geben. Eine prospektive randomisierte Studie von MS-30-Schäften mit glatter und feingestrahlter Oberfläche (Abb. 5) an den Kliniken beider Autoren wird einen weiteren Beitrag zur Frage der Oberflächenbeschaffenheit des Prothesenschaftes leisten.

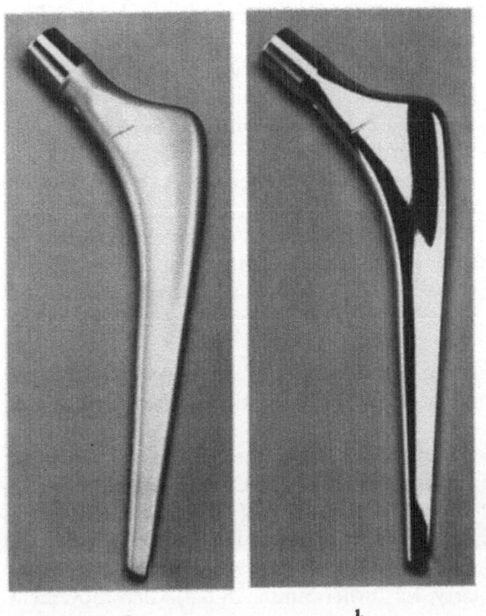

Abb. 5a, b. MS-30-Schaft mit matter (**a**) und glatter (**b**) Oberfläche

Literatur

1. Amstutz HC, Markolf KL, McNiece GM, Gruen TA (1976) Loosening of total hip components: Cause and prevention. In: Weber BG (ed) The Total Hip. Mosby, St. Louis, pp 102–116
2. Anthony PP, Gie GA, Howie CR, Ling RSM (1990) Localised endosteal bone lysis in relation to the femoral components of cemented total hip arthroplasties. J Bone Joint Surg [Br] 72: 971–979
3. Ballard WT, Callaghan JJ, Sullivan PM, Johnston RC (1994) The results of improved cementing techniques for total hip arthroplasty in patients less than fifty years old. Bone Joint Surg [Am] 76: 959–964
4. Calandruccio RA (1980) Arthroplasty. In: Edmonson AS, Crenshaw AH (eds) Campbell's Operative Orthopaedics, Mosby, St. Louis, p 2192
5. Crowninshield RD, Brand RA, Johnston RC, Milroy JC (1980) The effect of femoral stem cross-sectional geometry on cement stresses in total hip reconstruction. Clin Orthop 146: 71–77
6. Dall DM, Learmonth ID, Solomon MI, Miles AW, Davenport JM (1993) Fracture and loosening of Charnley femoral stems: comparison between first-generation and subsequent designs. J Bone Joint Surg [Br] 75: 259–265
7. Davey JR, Harris WH (1989) A preliminary report of the use of a cementless acetabular component with a cemented femoral component. Clin Orthop 245: 150–155
8. Dorr LD, Takei GK, Conaty JP (1983) Total hip arthroplasties in patients less than forty-five years old. J Bone Joint Surg [Am] 65: 474–479
9. Ebramzadeh E, Sarmiento A, McKellop HA, Llinas A, Gogan W (1994) The cement mantle in total hip arthroplasty. J Bone Joint Surg [Am] 76: 77–87
10. Eglund N, Lidgren L, Onnerfalt R (1990) Improved positioning of the femoral stem with a centralizing device. Acta Orthop Scand 61: 236–239
11. Estok DM, Harrigan TP, Harris WH (1991) Finite element analysis of cement strains at the tip of an idealized cemented femoral component. Trans Orthop Res Soc 16: 504
12. Fowler JL, Gie GA, Lee AJC, Ling RSM (1988) Experience with the Exeter total hip replacement since 1970. Orthop Clin North Am 19: 477–489
13. Gardiner RC, Hozack WJ (1994) Failure of the cement-bone interface. A consequence of strengthening the cement prosthesis interface? J Bone Joint Surg [Br] 76: 49–52
14. Gruen TA, McNeice GM, Amstutz HC (1979) „Modes of failure" of cemented stem-type femoral components. A radiographic analysis of loosening. Clin Orthop 141: 17–27
15. Hale D, Lee AJC, Hooper RM, Ling RSM (1990) The production of acrylic cement and metal debris by the femoral component in cemented total hip replacement. J Bone Joint Surg [Br] 72: 1090
16. Harrigan TP, Harris WH (1991) Mechanical consequences of cement-metal interface disruption (debonding) at the distal tip of femoral total hip prosthesis. Trans Orthop Res Soc 16: 503
17. Harrigan TP, Kareh J, Harris WH (1991) Initial loosening mechanisms in cemented femoral stems: debonding at the cement-metal interface. Trans Orthop Res Soc 16: 520
18. Keller JC, Lautenschlager EP, Marshall GW Jr, Meyer PR Jr (1980) Factors affecting surgical alloy/bone cement interface adhesion. J Biomed Mater Res 14: 639–651
19. Lee AJC, Hooper RM, Ling RSM, Brooks R, Gie GA, Hale D (1993) Fretting as a source of particulate debris in total joint arthroplasty. In: Turner-Smith AR (ed) Micromovement in orthopaedics. Oxford University Press, Oxford
20. Malchau H, Herberts P, Ahnfelt L (1993) Prognosis of total hip replacement in Sweden: follow-up of 92'675 operations performed 1978–90. Acta Orthop Scand 64: 497–506
21. Miles AW, Clift SE, Bannister GC (1990) The effect of the surface finish of the femoral component on lead transmission in total hip replacement. J Bone Joint Surg [Br] 72: 736

22. Morscher E (1993) Current status of acetabular fixation in primary total hip arthroplasty. Clin Orthop 274: 172–193
23. Mulroy RD Jr, Harris WH (1990) The effect of improved cementing techniques on component loosening in total hip replacement. An 11-year radiographic review. Bone Joint Surg [Br] 72: 757–760
24. Park JB, Barb W, Kenner GH, Recum von AF (1982) Intramedullary fixation of artificial hip joints with bone cement-precoated implants. II. Density and histological study. J Biomed Mater Res 16: 459–469
25. Russotti GM, Coventry MB, Stauffer RN (1988) Cemented total hip arthroplasty with contemporary techniques. A five-year minimum follow-up study. Clin Orthop 235: 141–147
26. Schulte KR, Callaghan JJ, Kelly SS, Johnston RC (1993) The outcome of Charnley total hip arthroplasty with cement after a minimum twenty-year follow-up. J Bone Joint Surg [Am] 75: 961–975
27. Star MJ, Colwell CW Jr, Kelman GJ, Ballock RT, Walker RH (1994) Suboptimal (thin) distal cement mantle thickness as a contributory factor in total hip arthroplasty femoral component failure. J Arthroplasty 9: 143–149
28. Timperley AJ, Gie GA, Lee AJC, Ling RSM (1993) The femoral component as a taper in cemented total hip arthroplasty. J Bone Joint Surg [Br] 75 (Suppl): 33
29. Wilson-MacDonald J, Morscher E (1989) Comparison between straight- and curved-stem Müller femoral prostheses; 5- to 10-year results of 545 total hip replacements. Arch Orthop Trauma Surg 109: 14–20
30. Wixson RL, Stulberg SD, Mehlhoff M (1991) Total hip replacement with cemented, uncemented and hybrid prostheses. J Bone Joint Surg [Am] 73: 257–270

Das zementierte CF-Hüftendoprothesensystem

H.-G. Willert, G. Köster, H.-P. Köhler

Einleitung

Die Haltbarkeit zementierter Hüftgelenkendoprothesen hängt in hohem Maße von der Zementiertechnik ab. Diese Erkenntnis ist ein Ergebnis der jahrzehntelangen Erfahrungen auf dem Gebiet des künstlichen Gelenkersatzes. Infolge Fragmentation des Knochenzementes kann es zur Lockerung der zementierten Implantate kommen. Zweifellos beginnt ein solcher Prozeß langsam, aber einmal entstandene Risse breiten sich durch „crack-propagation" kontinuierlich weiter aus [3, 11, 13, 14, 16]. Die Fragmentation des Knochenzementes wird begünstigt durch Unregelmäßigkeiten und Defekte des Zementköchers, exzentrischen Sitz der Implantate und direkten Kontakt zwischen Implantat und Knochen [1, 4, 8, 10, 12, 15].

Infolge Zerrüttung des Zementes entstehen Acrylatpartikel [25], die granulomatöse Gewebereaktionen auslösen, welche ihrerseits für die Entwicklung endostaler Osteolysen verantwortlich sind [14, 15, 27, 28].

Die Suche nach weiteren Verbesserungen der Zementiertechnik basiert auf den bisher gemachten Erfahrungen. Deshalb wurde bei der Entwicklung eines neuen, zementierbaren Hüftendoprothesensystems besonderer Wert auf die folgenden Kriterien gelegt:

- Der Zementköcher soll möglichst vollständig und
- die Implantate sollten im Zement zentriert sein.
- Der Knochenzement soll durch das Einführen der Implantate noch zusätzlich komprimiert und
- es soll eine ausreichend feste Verbindung zwischen Implantat und Zement hergestellt werden.

Konstruktionsmerkmale und Operationstechnik des CF-Hüftendoprothesensystems

Die Pfannen

Derzeit sind 2 Pfannentypen für dieses Endoprothesensystem verfügbar.

Die Cement-fixed-polyetheylene-Sulmesh-(CFPS-)Pfanne besteht aus UHMW-(ultra high molecular weight)Polyethylen RCH 1000 (Chirulen), das von einer Sulmesh-Gitterschale umgeben ist. Die Gitterschale besteht aus 4 Lagen eines Stahldrahtgeflechtes, der Eisenbasisschmiedelegierung PROTASUL-S-30. Die Lagen sind in einem Winkel von 45° zueinander angeordnet, punktgeschweißt und im Polyethylen fest verankert. Das Metal backing durch Sulmesh reduziert den Kontakt zwischen Polyethylen und Knochenzement auf

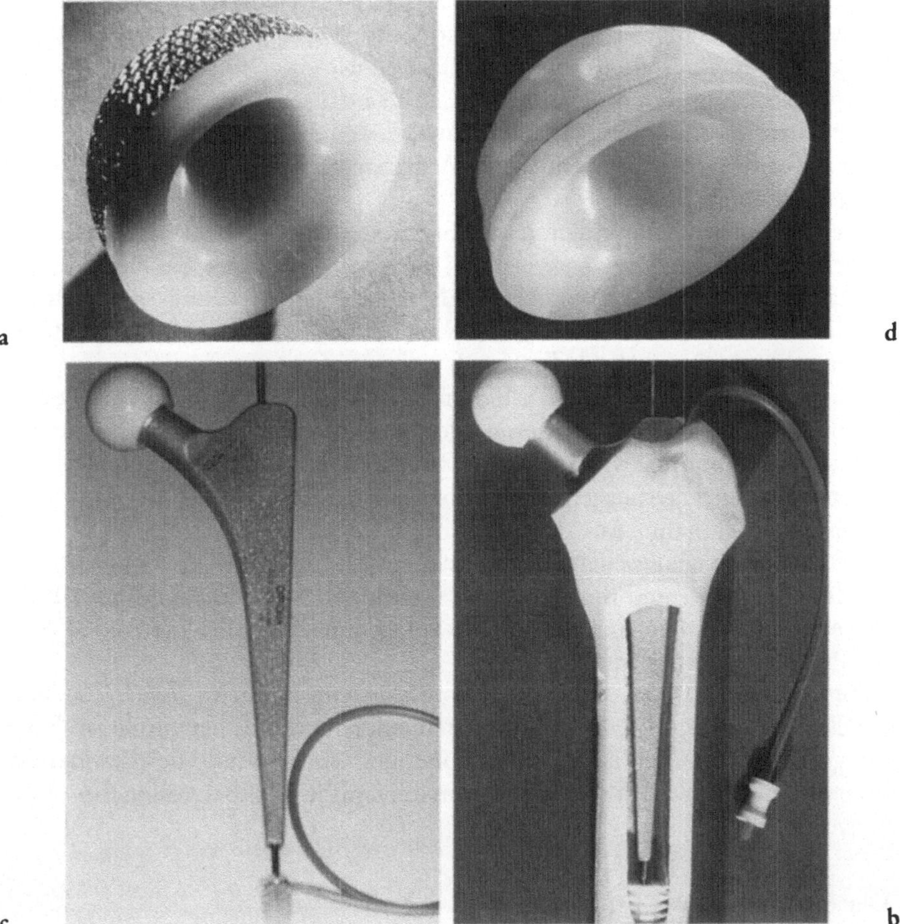

Abb. 1a. Die CFPS-Pfanne mit einem Kern aus ultrahochmolekularem Polyethylen ist mit Sulmesh aus Protasul S 30 ummantelt; **b** Die CFP-Pfanne besteht nur aus ultrahochmolekularem Polyethylen. In der Form ist sie mit der CFPS-Pfanne identisch. An der Rückseite besitzt sie ovale Vertiefungen zur Verankerung im Knochenzement; **c** CF-30-Schaft aus geschmiedetem Stahl PROTASUL S 30 mit Führungsdraht, der am Zementstopper befestigt ist; **d** der Führungsdraht für den CF-30-Schaft wird mit dem Zementstopper in die Femurmarkhöhle eingebracht; er zentriert die Prothese

ein Minimum, verbessert die mechanische Fixation der Pfanne im Zement und erhöht die Steifigkeit des Polyethylenkerns.

Die CFP-Pfanne (cement fixed polyethylene) besteht nur aus UHMW-Polyethylen RCH 1000 (Chirulen). Zur Verankerung besitzt diese Pfanne an ihrer Außenseite neuartige ovale Vertiefungen mit optimiertem Einlaßwinkel für den Knochenzement.

Die äußere Form und die Abmessungen beider Pfannen sind identisch (Abb. - 1a, b).

Ein vollständiger Zementköcher kann nur erzielt werden, wenn ein entsprechender Spaltraum für den Zement geschaffen wird, der etwa 2–5 mm weit sein sollte. Deshalb ist der Fräser für das knöcherne Acetabulum entsprechend größer dimensioniert als das Implantat. Während der Operation kann der dadurch geschaffene Raum durch Probekörper und Tasthaken ausgetastet werden. Die Knochenresektion erfolgt trotzdem sparsam, weil die leicht abgeflachte, elliptische Außenform der Pfanne eine gute Anpassung an die verschiedenen Formen des Acetabulums erlaubt.

Der Knochenzement soll mit der Spritze in das vorbereitete Pfannenbett eingebracht werden. Dazu entwickelten wir einen Applikator, der den Rand des Acetabulums abdichtet, den noch plastischen Zement gleichmäßig verteilt, ihn auf der einen Seite in die Öffnungen des spongiösen Knochens preßt und auf der anderen bluttrocken hält (Abb. 3 a, b).

Auch der ausgestellte Rand der Pfanne bewirkt eine Kompression des Zementes und gleichzeitig eine Zentrierung der Pfanne im Zement während des Einbringens. Bei optimal vorbereitetem knöchernen Acetabulum schneidet der Pfannenrand auch den ausgepreßten, überschüssigen Zement ab, der dann leicht entfernt werden kann (Abb. 2 a, b).

Die Pfanneneingangsebene ist angeschrägt. Dadurch wird die Reposition des Kopfes erleichtert, und dieser findet bei eventueller Subluxation, die z. B. bei Bewegungen über den Anschlag hinaus vorkommen kann, leichter von selbst in die Pfannenvertiefung zurück.

Beide Pfannentypen stehen in Abstufung von 4 mm in 6 verschiedenen Größen zur Verfügung, so daß praktisch jeder anatomischen Situation Rechnung getragen werden kann. Zur schonenden Vorbereitung des Pfannenbettes empfiehlt es sich, Pfannenfräser aufsteigend in 2-mm-Größenabstand zu verwenden.

Der Schaft

Der CF-30-Schaft besteht aus der Eisenbasisschmiedelegierung PROTASUL-S-30. Er ist gerade, hat einen rechteckigen Querschnitt und eine konische Form mit allseits sich zur Schaftspitze hin verjüngenden Seitenflächen. Zentral besitzt der Schaft einen längsverlaufenden Bohrkanal, der zur Aufnahme eines Führungsdrahtes dient, über den der Schaft in den Zement eingeschoben und zentriert wird.

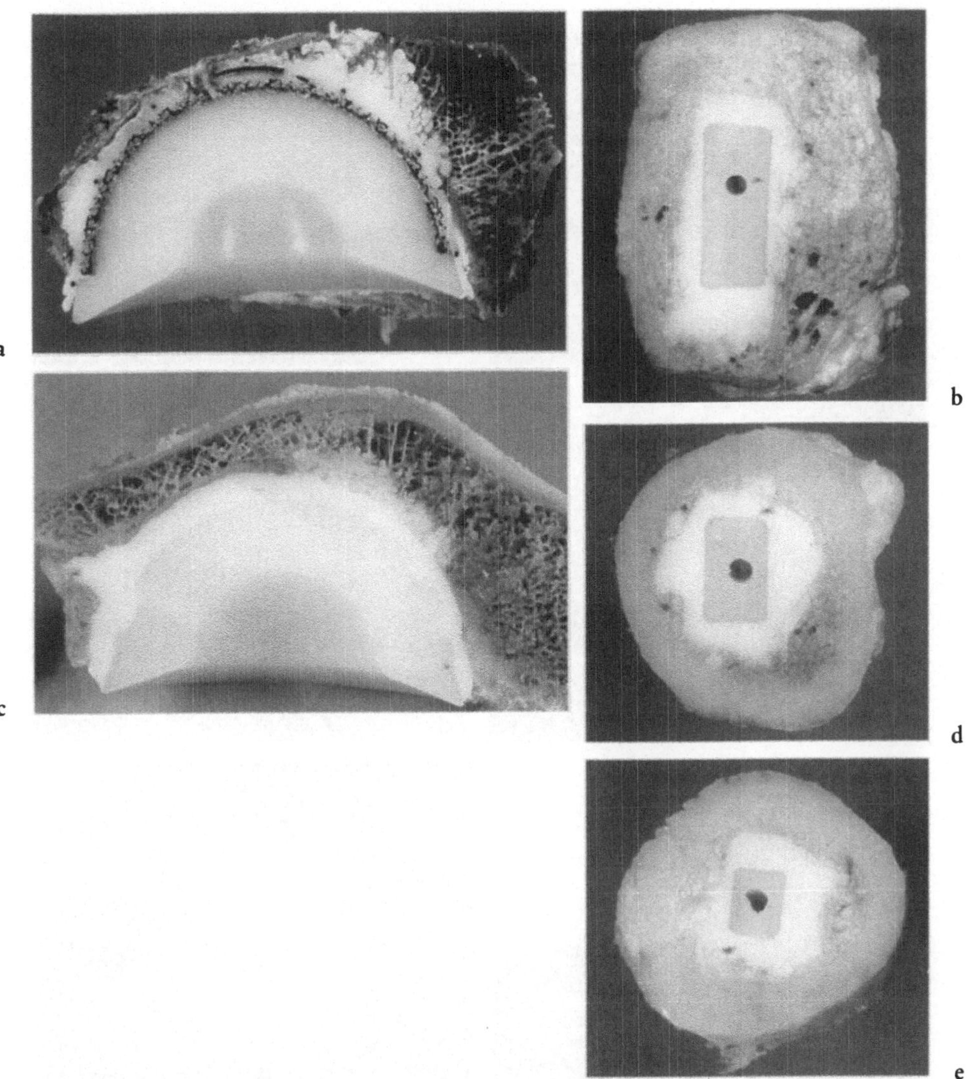

Abb. 2a, b. Querschnitt durch eine in ein Beckenpräparat implantierte CFPS-Pfanne und CFP-Pfanne. Durch den ausgestellten Rand sind die Pfannenimplantate gut zentriert. Gleichmäßiger Zementmantel, innige Verbindung zwischen Zement und Implantat; **c–e** die Schnitte des Prothesenschaftes im Femurpräparat zeigen die erwünschte Zentrierung

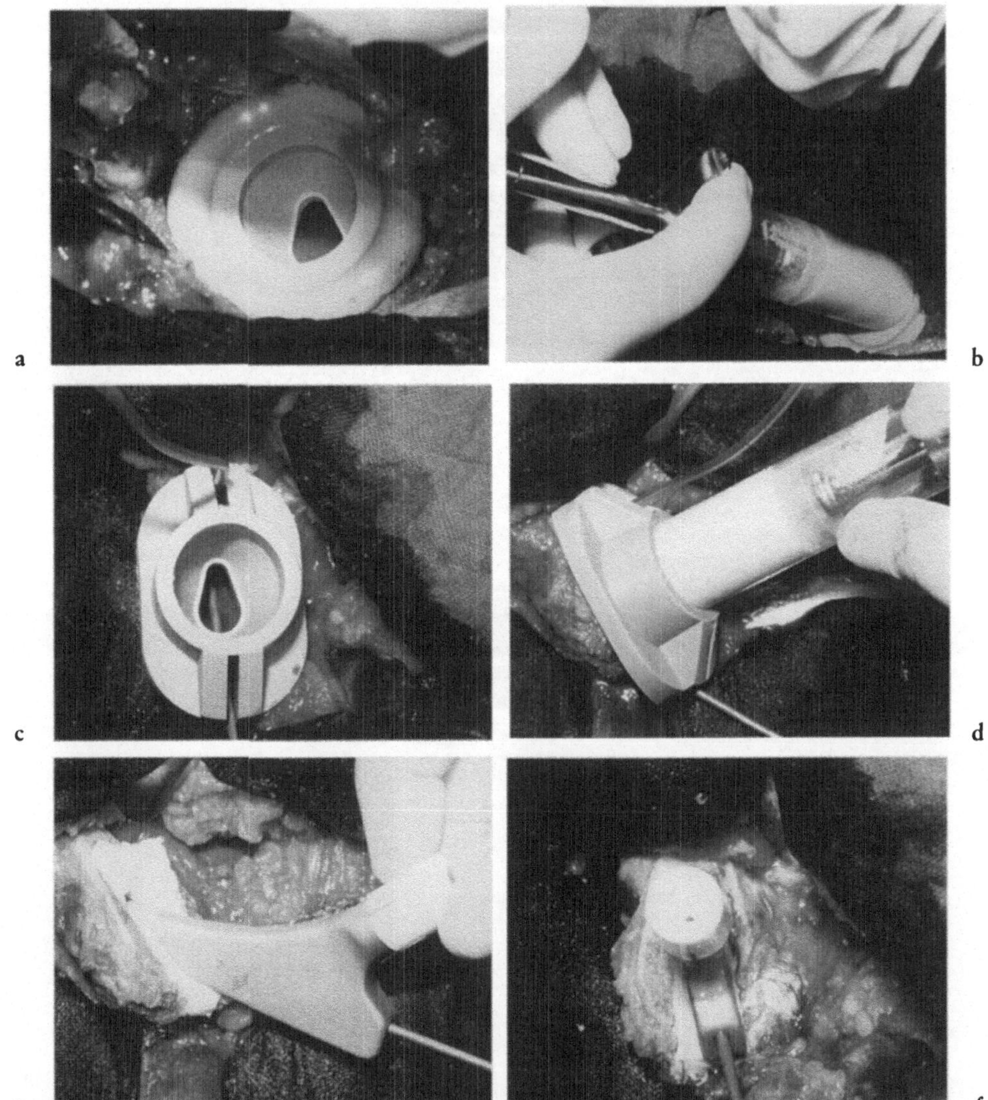

Abb. 3. a, b Siegel für das Acetabulum und auf das Siegel aufgebrachte Zementspritze. Die so durchgeführte Zementapplikation bewirkt ein Einpressen des Zementes in die Spongiosa und präformiert eine bluttrockene gleichmäßige Zementschicht; **c, d** der über das Femurmarkraumsiegel mit einer Spritze eingebrachte Zement kann komprimiert und in die Spongiosa des Markraumes eingepreßt werden; **e, f** Einbringen des CF-30-Schaftes in den Knochenzement. Distal wird der Schaft durch den Draht geführt. Proximal erfolgte die richtige Positionierung durch Sichtkontrolle. Nach Aushärten des Zementes kann der Führungsdraht entfernt werden

Der Führungsdraht wird im Zementstopper befestigt und mit diesem vor Einbringen des Knochenzementes im Femurmarkkanal plaziert (Abb. 1c, d).

Als Voraussetzung für einen allseits geschlossenen Zementköcher mit ausreichender Wandstärke wird auch im Femurmarkraum ein Spaltraum von 2–5 mm für den Zement durch Präparation des Knochens mit entsprechend größer dimensionierten Raspeln geschaffen. Damit aber auch wirklich genügend Zement zur Verfügung steht, um den vorgegebenen Raum auszufüllen, empfiehlt sich die Verwendung einer größeren Zementportion von mindestens 60 g!

Beim Einbringen des Zementes wird der Markraum proximal mit einem Siegel abgedichtet, so daß der Zement gut komprimiert werden kann und in die Spongiosa eingepreßt wird (Abb. 3c, d).

Wird der Schaft über den Führungsdraht in den zementgefüllten Femurmarkkanal eingeführt, kann seine richtige Orientierung proximal per Sicht kontrolliert werden (Abb. 3e); distal dirigiert der Führungsdraht die Schaftspitze in eine gut zentrierte Position (Abb. 1d und 2c-e). Nach Aushärten des Zementes entfernt man den Führungsdraht, indem man ihn aus dem Zementstopper herausschraubt (Abb. 3f).

Die konische Form des Prothesenstieles bewirkt während des Einbringens eine gute Kompression und ein Einpressen des noch plastischen Zementes in den Knochen. Um eine innigere Verbindung zwischen Metall und Zement zu erreichen, ist die Oberfläche des Endoprothesenstieles grob gestrahlt, also rauh. Der rechteckige Querschnitt des Stieles sichert Femurprothese und Zement gegen die auf sie einwirkenden Rotationskräfte. Dabei sind die Kanten des Stieles aber so abgerundet, daß ein „stress raising“ im Zement vermieden wird.

Die Schäfte stehen in 5 verschiedenen Größen zur Verfügung. Somit kann für die unterschiedlichen Skelettdimensionen jeweils das geeignete Implantat ausgewählt werden.

Erste Ergebnisse mit dem CF-Hüftendoprothesensystem

In der Zeit von August 1988 bis Januar 1992 wurden an unserer Klinik 186 CF-Hüfttotalendoprothesen bei 180 Patienten eingesetzt. In einer Nachuntersuchung überprüften wir die Ergebnisse bei Hüften, die länger als 3 Monate beobachtet worden waren. Insgesamt handelte es sich dabei um 168 Endoprothesen (90 %).

Der Beobachtungszeitraum betrug zwischen 3 Monaten und 4 Jahren, im Durchschnitt 21 Monate. Da wir zementierte Hüftendoprothesen derzeit nur bei über 70 Jahre alten Patienten einsetzen, lag das Durchschnittsalter der Operierten bei 75,5 (mit einer Variation zwischen 61 und 90) Jahren.

Operationsindikationen waren 165mal Koxarthrose, 11mal primär chronische Polyarthritis, 7mal Schenkelhalsfraktur und 3mal Hüftkopfnekrose.

Komplikationen traten bei 22 Fällen (11,8 %) auf; 3 waren als intraoperative, 19 als perioperative Komplikationen anzusehen. Es handelte sich dabei um 1 Abriß des Trochanters, 1 Femurfraktur, 1 vorübergehende Parese des N. femoralis, 3 Luxationen des künstlichen Gelenkes, 6 verzögerte Wundheilungen, 2 tiefe Infekte und 8 tiefe Beinvenenthrombosen, bei denen 5mal eine Lungenembolie auftrat.

Der Zementmantel und die Position der Implantate wurde anhand der unmittelbar postoperativ angefertigten Röntgenbilder beurteilt.

Zur Verlaufsbeobachtung wurden die Patienten klinisch und röntgenologisch 3, 6 und 12 Monate nach der Operation und dann in jährlichen Abständen untersucht.

Die klinischen Resultate wurden nach dem Harris-Hip-Score und dem Bewertungsschema von Merle d'Aubigne beurteilt. Außerdem wurden die Patienten nach ihrer subjektiven Einschätzung des Operationsergebnisses befragt.

Die klinischen Ergebnisse zeigen für alle Kriterien eine deutliche Besserung des Zustandes, die am eindrucksvollsten bei der Besserung der Schmerzen zum Ausdruck kommt. In der Bewertung nach Merle d'Aubigne stieg von präoperativ zu postoperativ die Punktezahl für Schmerz von 2,3 auf 5,8, für Gehfähigkeit von 2,7 auf 5,1 und für Gelenkbeweglichkeit von 3,5 auf 5,0. Nach dem Harris-Hip-Score verbesserte sich die Situation von 22,5 Punkten präoperativ auf 79,8 Punkte postoperativ (Abb. 4).

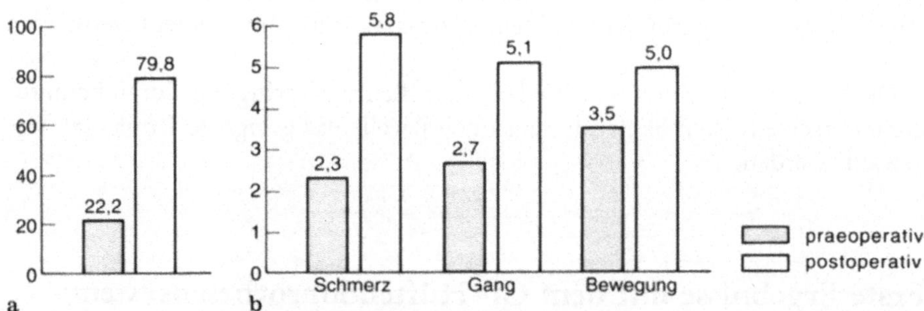

Abb. 4a, b. Die Auswertung der klinischen Ergebnisse nach dem **a** Harris- und **b** Merle d'Aubigne-Schema zeigt jeweils eine deutliche Verbesserung des Zustandes von prä- zu postoperativ

Subjektiv waren 52 % der Patienten mit dem Operationsergebnis sehr zufrieden, 44 % zufrieden und 4 % nicht zufrieden. Die 7 nicht zufriedenen Patienten hatten je eine der bereits genannten Komplikationen.

Unser besonderes Interesse galt der Orientierung der Implantate und der Beschaffenheit des Knochenzementköchers sowohl im Acetabulum als auch im Femurschaft. Die Auswertung erfolgte jeweils in 4 Sektoren (Abb. 5).

Positionierung und Zementmantel der Pfannen

Die Inklination der Pfannen bewegte sich zwischen 40° und 70° und betrug im Durchschnitt 48,2°. Gleichzeitig waren sie in einer Anteversion zwischen 0° und 30°, im Durchschnitt bei 15° eingestellt. In 154 Fällen schloß die Pfanne bündig mit dem Rand des knöchernen Acetabulums ab, 11mal war sie etwas lateralisiert und 21mal medialisiert. In keinem Fall fand sich ein Zementüberstand am Pfannenrand.

Um die Pfannen wurde die Schichtdicke des Zementes an jeweils gleicher

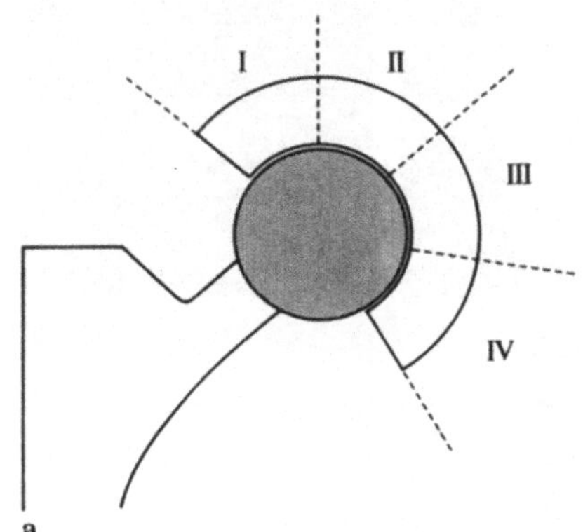

Abmessungen des Zementmantels in den vier Pfannensektoren

	< 2 mm	2 - 5 mm	> 5 mm
I	9,2 %	84,9 %	5,9 %
II	7,0 %	84,9 %	8,1 %
III	5,4 %	84,9 %	9,7 %
IV	-	76,9 %	23,1 %

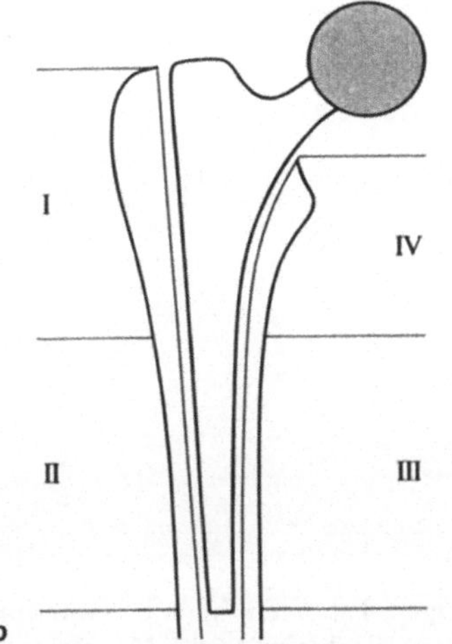

Abmessungen des Zementmantels in den vier Schaftsektoren

	< 2 mm	2 - 5 mm	> 5 mm
I	1,1 %	62,9 %	36 %
II	-	79 %	21 %
III	-	88,2 %	11,8 %
IV	-	67,2 %	32,8 %

Abb. 5a, b. 4 Pfannen- und Schaftsektoren für die Beurteilung von primärer Implantationsqualität und röntgenologischem Verlauf. **a** Die Abmessung der Zementschichten in den 4 Pfannensektoren zeigt in den weitaus meisten Fällen eine Schichtdicke zwischen 2 und 5 mm. Nur in wenigen Fällen war die Schichtdicke unter 2 mm. **b** Der Zementmantel in den 4 Schaftsektoren zeigt überwiegend eine gleichmäßige Abmessung zwischen 2 und 5 mm

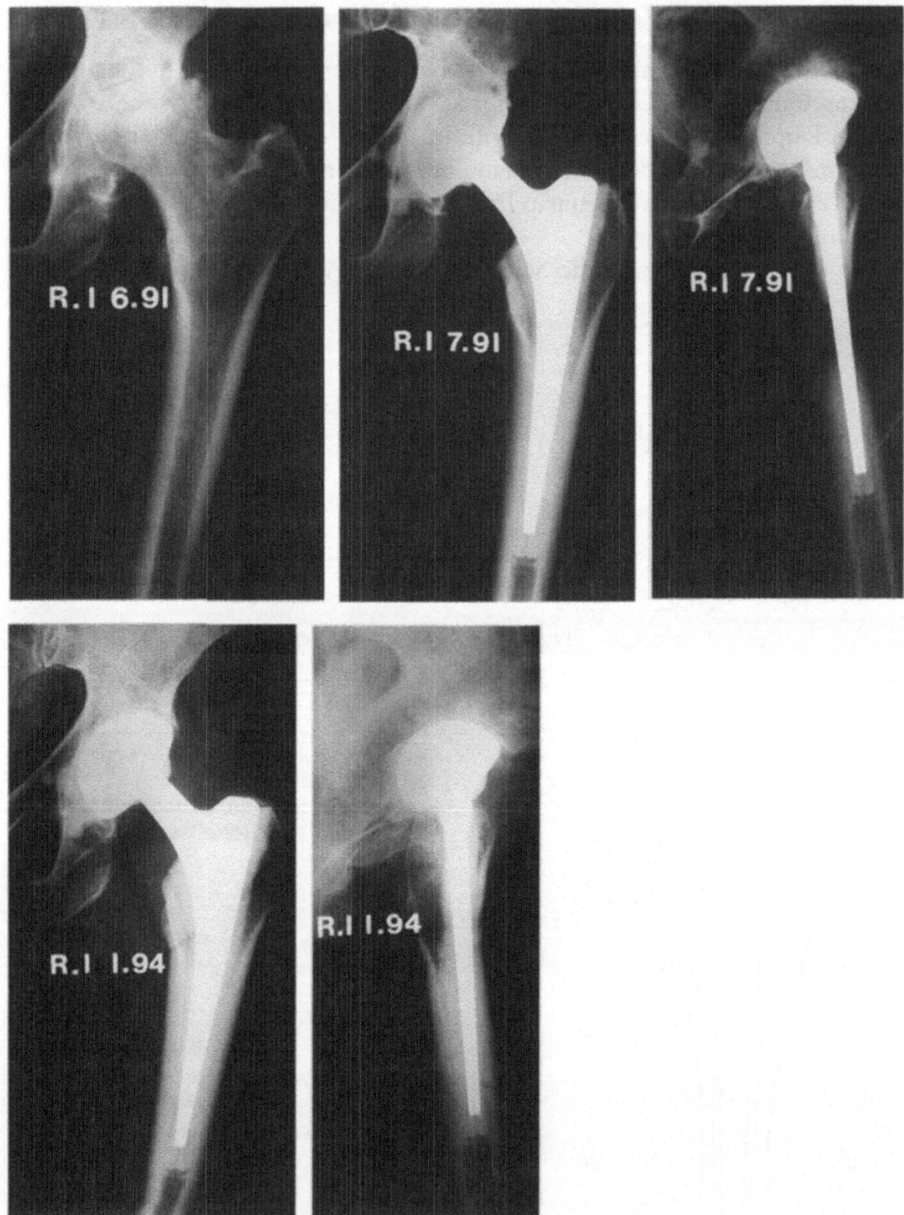

Abb. 6. Röntgenbilder der rechten Hüfte eines 72jährigen Patienten in a. p. (anterior-posterior) und axialer Projektion präoperativ, postoperativ sowie 2 Jahre und 6 Monate nach der Implantation einer CF-Prothese wegen Koxarthrose

Stelle in den 4 Sektoren gemessen. Sie betrug im Durchschnitt 3,5 mm, mit einer Variationsbreite zwischen 0 und 20 mm.

Bei 83 % maß die Zementschicht in allen Zonen zwischen 2 und 5 mm. Weniger als 2 mm betrug sie in den kritischen, vorwiegend die Belastung übertragenden Bereichen des Sektors I nur in 9,2, des Sektors II nur in 7 sowie des Sektors III in 5,4 % (Abb. 5).

Positionierung und Zementmantel der Schäfte

Die Schäfte zeigten in 80 % der Fälle eine ideale Zentrierung proximal und distal im Femurmarkraum. Nur 2 Schäfte waren distal nicht gut zentriert; hier war der Zementstopper disloziert. In der a.-p.-Projektion war in 11 % der Fälle der Stiel leicht varisiert, in 9 % geringgradig valgisiert einzementiert worden. Diese geringen Abweichungen von der Neutralposition betrugen maximal 10° und dürften jedoch für die Biomechanik des Prothesensitzes unerheblich sein. In der seitlichen Projektion lagen 67 % der Schäfte ideal zentriert, während 30 % geringgradig antevertiert und 3 % leicht retrovertiert waren.

Die Wandstärke des Zementköchers im Femurschaft wurde auf jeweils gleicher Höhe in den 4 Sektionen gemessen: proximal-lateral (I), distal-lateral (II), distal-medial (III) und proximal-medial (IV).

Insgesamt wurden Schichtdicken zwischen 0 und 15 mm gemessen. Die auf alle Messungen bezogene durchschnittliche Dicke betrug 4,8 mm. In 74,3 % der Endoprothesen hatten die Zementköcher des Femurschaftes Wandstärken zwischen 2 und 5 mm. Nur proximal-lateral fand sich in 2 Fällen eine Schichtdicke des Zementes von weniger als 2 mm, und nur in 1 Fall fehlte er hier völlig (Abb. 5). Einmal fand sich schon unmittelbar nach Implantation der Endoprothese ein Spalt („debonding") proximal-lateral zwischen Prothesenschaft und Zement. Dieser war offensichtlich entstanden durch Bewegung des Prothesenschaftes im Zementbett zu einem Zeitpunkt, an dem der Zement noch nicht völlig ausgehärtet war.

Röntgenologische Verlaufsbeobachtung

In der röntgenologischen Verlaufsbeobachtung von 168 Hüften wurde v. a. auf den Zustand des Implantatbettes, des Zementmantels und der Position der Implantate geachtet (Abb. 6 und 7).

Auf Seiten der Pfanne fanden sich nur wenige Veränderungen: Die Ausbildung von Säumen, nicht über 1 mm breit, wurde in 58 Fällen beobachtet. Die Säume traten 46mal in Sektor l, 12mal in Sektor II, 17mal in Sektor III und 15mal in Sektor IV, jedoch nur 6mal in allen 4 Sektoren auf. In 19 Fällen waren die Säume bereits auf dem ersten postoperativen Röntgenbild sichtbar, so daß sie sich nur in 39 Fällen erst während der Reparationsphase [24, 26] entwickelten.

Röntgenologische Veränderungen am Femurschaft bestanden aus den folgenden Phänomenen: In 18 Fällen fanden sich Säume von weniger als 2 mm Breite;

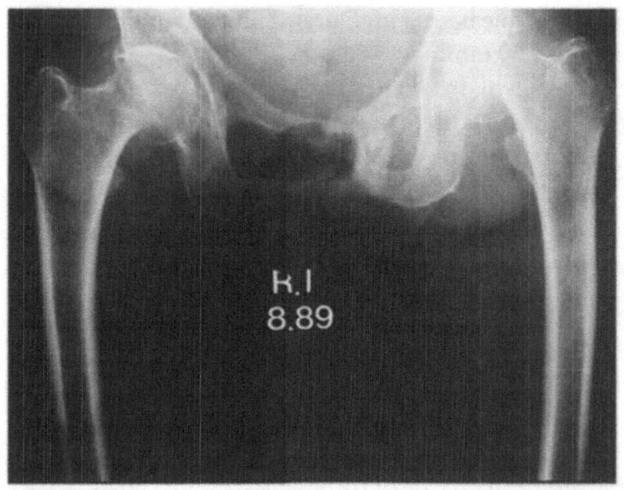

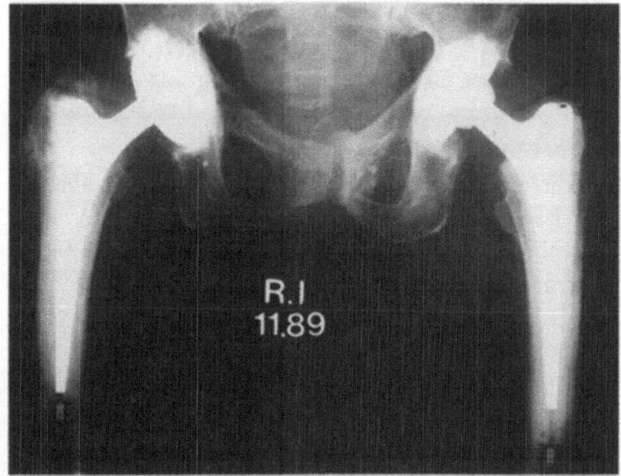

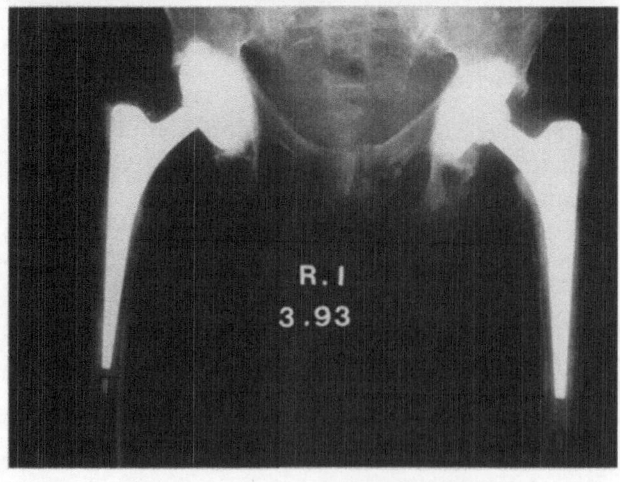

Abb. 7.

2mal traten zusätzlich dünne Skleroselinien auf. Bei 6 Femurendoprothesen bildeten sich knöcherne Konsolen distal um das Ende des Prothesenstieles bzw. des Zementköchers und bei 5 Femurendoprothesen war ein Einsinken bis zu 5 mm feststellbar. Mit einer Ausnahme kamen Konsolenbildung und Einsinken kombiniert vor. In 2 Fällen traten Zementfrakturen auf; hier bestanden aber gleichzeitig eindeutige Anzeichen von fehlerhafter Zementiertechnik: In dem einem Fall war, wie bereits erwähnt, deutlich eine Spaltbildung („debonding“) zwischen Prothesenschulter und Zement erkennbar, im anderen Fall war die Femurmarkhöhle nur unvollständig mit Zement gefüllt und es bestand ein großer Zementdefekt.

Heterotope Knochenbildung wurde nach dem Brooker-Index bewertet. Danach zeigten 86 % der Hüften keine oder nur ganz geringe Weichteilverknöcherungen, 12 % wurden als Brooker-Stadium II und 2 % als Brooker-Stadium III klassifiziert. Ankylosen durch periartikuläre Verknöcherungen traten nicht auf.

Diskussion

Seit Charnley [5] vor 34 Jahren begann, Gelenkendoprothesen routinemäßig mit Polymethylmethacrylat zu verankern, wurden zahllose Versuche unternommen, die Dauerhaftigkeit und Haltbarkeit solch zementierter Endoprothesen zu verbessern. Dabei wurden nicht nur unterschiedliche Prothesenmodelle entworfen, sondern auch verschiedene Zementtechniken erprobt und klinisch angewendet. Während nach wie vor verschiedene Biomaterialien, Formen und Oberflächenstrukturen der Endoprothesenkomponenten miteinander konkurrieren, besteht inzwischen Übereinstimmung darüber, daß die Zementiertechnik einer der wichtigsten, die Dauerhaftigkeit beeinflussenden Faktoren ist [2, 8, 19–21].

Zementierte Endoprothesen erscheinen von Vorteil besonders bei älteren Patienten, bei denen eine sofortige Belastbarkeit erwünscht, die Beanspruchung auf Dauer jedoch geringer und damit auch die Wahrscheinlichkeit einer Revision geringer ist. Trotzdem sollte aber das eventuelle Risiko einer Endoprothesenlockerung infolge Zementzerrüttung und nachfolgender Osteolyse so niedrig wie möglich gehalten werden.

Es ist inzwischen ebenfalls allgemein anerkannt, daß zentral im Zement liegende Implantate mit homogenen und vollständigen Zementköchern weniger dazu neigen, sich frühzeitig zu lockern [14, 8, 12, 21], denn es konnte nachgewiesen werden, daß sich Osteolysen meistens dort entwickeln, wo die Zementköcher Defekte oder Frakturen aufweisen oder ihre Wandung auch nur besonders dünn ist [10,15].

<

Abb. 7. Röntgenologischer Verlauf einer 83jährigen Patientin mit beidseitiger CF-Prothesenimplantation wegen Schenkelhalsfrakturen bei ausgeprägter Osteoporose

Das Ziel bei der Neuentwicklung eines zementierbaren Endoprothesensystems sahen wir daher in der verbesserten Positionierung der Endoprothesenteile im Knochenzement und in einer verbesserten Qualität des Zementmantels.

In einer ersten röntgenologischen Beurteilung der Implantationsergebnisse des neuen CF-Hüftendoprothesensystems konnte nachgewiesen werden, daß damit auf Anhieb in der großen Mehrheit der Fälle eine ideale Zentrierung der Endoprothesenteile im Zement und eine ebenso zufriedenstellende Qualität des Zementmantels sowohl um die Pfanne als auch um den Femurstiel erreicht werden konnte. So wurden die Endoprothesenschäfte vergleichsweise [21] in einem sehr hohen Prozentsatz in Neutralposition eingesetzt, und Zementdefekte um den Endoprothesenstiel waren nur ganz vereinzelt vorhanden. Die Schichtdicke des Zementes lag in den meisten Fällen zwischen 2 und 5 mm.

Die röntgenologischen Verlaufsbeobachtungen ergaben um die Pfanne nur wenig Veränderungen. Es wurden Säume gefunden, die nie breiter als 1 mm waren und hauptsächlich in Sektor I auftraten. Diese Säume waren oft bereits auf den ersten postoperativen Röntgenbildern sichtbar und niemals mit Implantatwanderung oder klinischen Symptomen verbunden. Derartige Demarkationssäume sind um zementierte Hüftpfannen ein bekanntes Phänomen. Angaben über die Häufigkeit ihres Auftretens schwanken zwischen 21 und 88 % [6, 9, 21]. Dabei ergab die röntgenologische Analyse revidierter Pfannen, daß Saumbildungen nur dann eine ungünstige prognostische Bedeutung zukommt, wenn sie neu auftreten, nachdem sie auf den ersten postoperativen Röntgenbildern noch nicht vorhanden waren. Hodgkinson [9] fand zudem intraoperativ nur sehr wenig lockere Pfannen, um die sich Säume, lediglich im äußeren Drittel, gebildet hatten.

Auch um den Schaft waren Säume an der Zement-Knochen-Grenze nur selten zu beobachten. Dabei sind Saumbildungen in der Literatur um die Femurkomponenten häufiger beschrieben ([7]: Charnley-Schaft 11,1 %; [22]: Charnley-Schaft 50 %), auch wenn moderne Zementiertechniken angewendet werden ([21]: Harris-II-Schaft 15 %). Obwohl die Ursachen für diese Säume bisher nicht klar sind, muß ihnen doch bei den weiteren Nachkontrollen erhöhte Aufmerksamkeit gewidmet werden [6, 21].

Skleroselinien zwischen Knochen und Aufhellungssaum fanden sich am Femur nur 2mal, ohne daß sie mit klinischen Beschwerden korreliert werden konnten. Interessant ist, daß die in geringer Anzahl aufgetretenen knöchernen Konsolen an der Stielspitze dann regelmäßig anzutreffen waren, wenn auch der Endoprothesenschaft etwas eingesunken war. Aber auch bei diesen Phänomenen ließ sich keine Verbindung zu einer klinischen Symptomatik herstellen. Deshalb sind sie wohl auch ohne prognostische Bedeutung für zu erwartende Langzeitresultate.

Die heterotopen Ossifikationen zeigten in dem hier analysierten Krankengut in der Häufigkeit des Auftretens und in der Ausdehnung keine wesentlichen Unterschiede im Vergleich zu anderen Endoprothesen [21–23].

Die Komplikationsrate bei den von uns Operierten muß im Zusammenhang mit dem Alter der Patienten gesehen werden, das im Durchschnitt 75,5 Jahre betrug. Dies gilt besonders für die thromboembolischen Komplikationen [17, 18].

Die beiden Zementfrakturen traten bei 2 Fällen auf, mit offensichtlich fehlerhaft zementierten Femurimplantaten. In einem Fall war schon sofort postoperativ ein „debonding“ zwischen Schaft und Zement erkennbar, was darauf hindeutet, daß der Prothesenstiel gegen den Zement bewegt wurde, bevor dieser auspolymerisiert war. Im anderen Fall hatte der Zementmantel schon von vornherein einen größeren Defekt. Zementfrakturen sind auch von anderen Endoprothesentypen bekannt [22], bei denen allerdings in den betroffenen Abschnitten die Häufigkeit lokaler Osteolysen erhöht ist [10]. Auch in unseren beiden Fällen hätten solche Phänomene durch bessere Zementtechnik vermieden werden können.

Obwohl die Nachbeobachtungszeit für das CF-Hüftendoprothesensystem noch verhältnismäßig kurz ist, kann doch schon jetzt festgestellt werden, daß der erwünschte Effekt einer Verbesserung des Zementierergebnisses mit diesen Implantaten erreichbar ist.

Literatur

1. Anthony PP, Gie GA, Howie CR, Ling RSM (1990) Localized endosteal bone lysis in relation to the femoral component of cemented total hip arthroplasties. J Bone Joint [Br] 72: 971–979
2. Barrack RL, Mulroy RD, Jr, Harris WH (1992) Improved cement techniques and femoral component loosening in young patients with hip arthroplasty. A 12-year radiographic review. J Bone Joint Surg [Br] 74: 385–389
3. Beaumont PWR, Young RJ (1975) Slow crack in acrylic bone cement. J Biomed Mater Res 9: 423
4. Carlsson AS, Gentz CF, Lindern L (1983) Localized bone resorption in the femur in mechanical failure of cemented total hip arthroplasties. Acta Orthop Scand 54: 396–402
5. Charnley J (1961) Arthroplasty of the hip. A new operation. Lancet 1: 1129
6. DeLee JG, Charnley J (1976) Radiological demarcation of cemented sockets in total hip replacement. Clin Orthop 121: 20–32
7. Gruen TA, McNeice GM, Amstutz HC (1979) Modes of failure of cemented stem-type femoral components: A radiographic analysis of loosening. Clin Orthop 141: 17–26
8. Harris WH, Davies JP (1988) Modern use of modern cement for total hip replacement. Orthop Clin North Am 19: 581–589
9. Hodgkinson JP, Shelly P, Wroblewski BM (1988) The correlation between roentgenographic appearence and operative findings at the bone-cement junction of the socket in Charnley low-friction arthroplasties. Clin Orthop 228: 105–109
10. Huddlestone HD (1988) Femoral lysis after cemented hip arthroplasty. J Arthroplasty 3: 285–297
11. Kusy RP, Turner DT (1974) Intergranular cracking of a weak two-phase polymethyl methacrylate. J Biomed Mater Res 8: 185

12. Lee ALC (1991) Can cementing technique affect long-term results of total hip replacement. Orthop Rel Sci 2: 208–214
13. Lewis JL (1988) The mechanical state of the bone-implant interface. In: Fitzgerald R (ed) Non-cemented total hip arthroplasty. Raven, New York, pp 23–30
14. Maloney WJ, Jasty M, Burke DW, O'Connor DO, Zalenski EB, Bragdon C, Harris WH (1989) Biomechanical and histologic investigation of cemented total hip arthroplasties. A study of autopsy-retrieved femura after in vivo cycling. Clin Orthop 249: 129–140
15. Maloney WJ, Jasty M, Rosenberg A, Harris WH (1990) Bone lysis in well fixed cemented femoral components. J Bone Joint Surg [Br] Vol 72: 966–970
16. Miller ML (1966) The structure of polymers, New York. Zitiert nach Homsy CA: Some mechanical aspects of methylmethacrylate prosthesis seating compound. In: The Hip. The Hip Society, Saint Louis 1973.
17. Müller KH (1981) Lokale Komplikationen nach totalem Hüftgelenkersatz. Unfallheilkunde 84: 444
18. Müller KH (1984) Ergebnisse und Perspektiven des künstlichen Hüftgelenkersatzes in der Traumatologie. Unfallheilkunde 87: 89
19. Mulroy RD, Jr, Harris WH (1990) The effect of improved cementing techniques on component loosening in total hip replacement. An 11-year radiographic review. J Bone Joint Surg [Br] 72: 757–760
20. Roberts DW, Poss R, Kelly K (1986) Radiographic comparison of cementing techniques in total hip arthroplasty. J Arthroplasty 1: 241–247
21. Rusotti GM, Coventry MB, Stauffer RB (1988) Cemented total hip arthroplasty with contemporary techniques. A five-year minimum follow-up study. Clin Orthop 235: 141–147
22. Salvati EA, Wilson PD, Jr, Jolley MN, Vakili F, Aglietti P, Brown GC (1981) A ten year follow-up of our first one hundred consecutive Charnley total hip replacements. J Bone Joint Surg [Am] 63: 753–766
23. Sutherland CJ, Wilde AH, Borden LS, Marks KE (1982) A ten year follow-up of one hundred consecutive Muller curved-stem total hip replacement arthroplasties. J Bone Joint Surg [Am] 64: 970–982
24. Willert HG, Puls P (1972) Die Reaktion des Knochens auf Knochenzement bei der Allo-Arthroplastik der Hüfte. Arch Orthop Unfallchir 72: 33–71
25. Willert HG (1987) Die Zerrüttung des Zementköchers. In: Willert HG, Buchhorn G (Hrsg) Knochenzement. Werkstoff, klinische Erfahrungen, Weiterentwicklungen, Bd 31, Huber, Bern, Aktuelle Prob Chir u. Orthop S 326–333
26. Willert HG, Ludwig J, Semlitsch M (1974) Reactions of bone to methacrylate after hip arthroplasty: a long-term gross, light microscopic, and scanning electron microscopic study. J Bone Joint Surg [Am] 56: 1368–1382
27. Willert HG, Buchhorn G, Hess Th (1989) Die Bedeutung von Abrieb und Materialermüdung bei der Prothesenlockerung an der Hüfte. Orthopäde 18: 350–369
28. Willert HG, Bertram H, Buchhorn G (1990) Osteolysis in alloarthroplasty of the hip – The role of bone cement fragmentation. Clin Orthop Relat Res 258: 108–121

Teil V

Zementfreier Femurschaft

Der zementfreie Femurschaft

E. Morscher

Einleitung

Die Einführung des Knochenzementes in die Hüftarthroplastik durch John Charnley [12] hat deren Entwicklung erst in dem Maß ermöglicht, wie sie heute weltweit durchgeführt wird. Mit zunehmender Verbreitung und zunehmender Implantationszeit stieg aber auch die Versagerquote an. Hauptursache für den Mißerfolg ist die aseptische Lockerung des Implantates [41]. Etwas voreilig wurde für diese der Knochenzement verantwortlich gemacht, weshalb in den 70er Jahren weltweit ein Trend zur direkten, auch biologisch genannten, zementfreien Fixation der Implantate einsetzte. Gleichzeitig wurden Anstrengungen unternommen, den Knochenzement, v. a. die Zementiertechnik, zu verbessern.

In bezug auf die Häufigkeit und den Zeitpunkt des Versagens und damit die Notwendigkeit einer Revision zementierter Implantate bestehen große Unterschiede zwischen dem Acetabulum und dem Femurschaft. Die Zunahme der Lockerungen am Femurschaft verläuft linear. Postoperative Lockerungen der Hüftpfanne sind in den ersten 6–8 Jahren selten, steigen dann aber exponentiell an [10, 32, 43].

Während die Fortschritte in der Zementiertechnik, v. a. die Einführung der sog. Pressurisation, eine signifikante Verbesserung der Fixation des Prothesenschaftes zur Folge hatte [3], hat die Häufigkeit von Pfannenlockerungen nur geringfügig abgenommen [34, 35]. Dies führte dazu, daß für viele orthopädische Chirurgen das Einsetzen einer zementfreien Hüftpfanne kombiniert mit Zementfixation des Femurprothesenschaftes, ein sog. Hybridsystem, die Methode der Wahl geworden ist, v. a. für Patienten jenseits des 55. bis 60. Lebensjahres. Für jüngere Patienten und Revisionen hingegen ist eine zementfreie Fixation auch im Schaftbereich anzustreben.

Ziel der zementfreien Fixation: Osseointegration

Ziel jeder zementfreien Implantation einer Endoprothese ist deren Osseointegration [1]. Darunter verstehen wir den direkten Knochen-Implantat-Kontakt, d. h. eine Fixation des Implantates im Knochen ohne Zwischenschaltung von

Bindegewebe. Diese Definition ist von Schenk erweitert und ergänzt worden, indem das Knochengewebe nicht nur bindegewebefreien Kontakt zum Implantat hat, sondern außerdem entsprechend der Richtung und der Größe der übertragenen Kräfte auch funktionell strukturiert sein soll [40] (s. Beitrag Schenk, S. 67).

Primäre Stabilität ist die wichtigste Voraussetzung für die dauerhafte Fixation eines Implantates. Der Verzicht auf Knochenzement erfordert spezielle Maßnahmen, die geeignet sind, die primäre Stabilität zu gewährleisten. Dies ist das Hauptproblem der zementfreien Fixation.

Die Unterschiede von Prothesen, die mit oder ohne Knochenzement fixiert werden, bestehen 1) im Design des Implantates, 2) in der Beschaffenheit der Implantatoberfläche, 3)in den Materialeigenschaften des Implantates und 4) in der Operationstechnik.

Formgebung des Implantates (Design)

Die Art der Kraftübertragung vom Knochen auf das Implantat und umgekehrt wird im wesentlichen durch das Design des Implantates bestimmt. Die zuverlässigste Fixation und Stabilität zwischen Knochen und Implantat würde dann erreicht, gelänge es, sämtliche Kräfte zwischen diesen beiden in Form von Druck zu übertragen. Nicht zuletzt wegen der Bewegungsfunktion, die eine Endoprothese zu erfüllen hat, ist es aber gar nicht möglich, daß die Kräfte immer und fortdauernd im rechten Winkel zur Implantatoberfläche auftreffen. Die durch Scherkräfte erzeugten Relativbewegungen zwischen Knochen und Implantat müssen deshalb durch Erhöhung der Reibung und/oder durch Erzeugung einer Druckvorlast zwischen diesen möglichst ausgeschaltet werden. Den Druck, der die schädlichen Scherkräfte kompensieren soll, nennen wir Druckvorspannung oder Press-fit. In der zementfreien Endoprothetik werden zur Erzeugung einer solchen Druckvorspannung verschiedene Techniken wie Schraubenfixation oder Verkeilung angewandt. Die Druckvorspannung sollte dabei mindestens so lange aufrecht erhalten werden, bis die primäre Fixation durch knöchernes An- oder Einwachsen an die Implantatoberfläche vollzogen ist, d. h. für die Dauer von etwa 6 Wochen.

Die Probleme der zementfreien Fixation des Femurschaftes beruhen im wesentlichen 1) in der Anforderung einer für die Osseointegration genügenden primären Stabilität des Implantates, 2) in Oberschenkelschmerzen, 3) im sog. „stress-shielding“, das zu einem resorptiven Knochenremodeling im proximalen Femurbereich führt, 4) in Femurfrakturen, die intraoperativ bei der Erzeugung des für die Osseointegration wichtigen Press-fit oder später im Spitzenbereich des Femurschaftes zustandekommen und 5) in Osteolysen.

Da Spongiosa zur Kraftübertragung wenig geeignet ist und eine zementfreie Femurschaftendoprothese sich deshalb an der Kortikalis abstützen sollte, ist es kaum möglich, sämtliche anatomische Variationen von Femora mit einem einzigen Modell zu versorgen [36]. Damit liegt es auf der Hand, daß die Verwendung verschiedener Designs, modularer Systeme oder „maßgeschneiderter" Endoprothesen in Erwägung gezogen wurde.

Eine Möglichkeit, das Implantat der Innenform des proximalen Femurs anzupassen, besteht z. B. darin, daß Metall- oder Kunststoffkeile zwischen Prothese und Kortikalis eingepreßt werden und damit der notwendige Anpreßdruck erzeugt wird (Press-fit-Gleitschaft, Pegasus-Prothese usw.).

Ob sich maßgeschneiderte, sog. „custom made femoral shafts" in der Zukunft einen festen Platz unter den Hüftendoprothesen verschaffen werden, bleibt weiterhin abzuwarten und dürfte nicht nur von der Seite der Kosten, sondern auch aufgrund der bisher gemachten experimentellen und klinischen Erfahrungen her fraglich sein. Gebauer et al. [19,20] z. B. fanden bei ihren Messungen der Primärstabilität an 5 computerunterstützt konstruierten Individualprothesen gegenüber Messungen bei konventionellen zementlosen Schaftprothesen keine Vorteile. Thomas et al. [45] wiesen bei ihren mit einer allerdings zementierten Computer-Assisted-Design (CAD-)Endoprothese versorgten 100 Patienten mit insgesamt 114 Arthroplastiken ein gehäuftes Vorkommen proximaler Femuratrophien auf [45]. Die Beeinträchtigung des Knochens durch sog. „stress-shielding" des proximalen Femurs ist ein allen CAD-Femurschäften gemeinsam anhaftender Nachteil.

Ein z. Z. besonders intensiv studiertes Problem zementfreier Schaftfixation ist der Knochenverlust im proximalen Femur als Folge einer durch die Implantation des Femurschaftes erfolgten Minderbelastung des Knochengewebes (stress-shielding). Ätiologisch und pathogenetisch spielen dabei die Steifigkeit des Implantates und dessen Haftung am Knochen die entscheidende Rolle (s. unten).

Nach klinischen und experimentellen Untersuchungen besteht kaum ein Zweifel daran, daß die von vielen Patienten mit einem zementfrei fixierten Schaft geklagten Oberschenkelschmerzen mit der Art bzw. Qualität der Fixation des Prothesenschaftes im Femur zusammenhängen. Nach Noble et al. [36] hatten 53 % der Patienten mit lockerem Prothesenschaft 1 Jahr postoperativ Schmerzen, während dies bei nur 3 % der Patienten mit einem festen Prothesensitz der Fall war [36]. Andererseits ist aber eine feste knöcherne Integration des Femurschaftes nicht immer eine Garantie für Schmerzfreiheit [2]. Jede Knochendurchtrennung oder Resektion, die wir beim Einsetzen einer Endoprothese vornehmen müssen, stört den Gleichgewichtszustand einer physiologischen Biomechanik, die nach Einsetzen der Implantatteile u. a. durch Remodeling des Knochens wiederhergestellt werden muß. Der iatrogene Knochendefekt sollte deshalb möglichst klein gehalten werden. Für den Femurschaft ergibt sich aus dieser Forderung, daß soviel wie möglich vom Schenkelhals erhalten werden sollte. Je tiefer die Resektion am Schenkelhals erfolgt, desto länger wird der Hebelarm der Kräfte, welcher die Prothese im Varus-Valgus-, v. a. aber im Rotationssinn aus der intramedullären Verankerung zu hebeln versucht. Freeman stellte deshalb zu Recht die Frage: „Why resect the neck?" [15]. Es sollen auch die in Richtung der Femurachse wirkenden Kräfte von der Endoprothese auf den Adambogen in dessen Verlaufsrichtung als Druckkräfte eingeleitet werden. Wir kommen damit zu der Forderung, daß die Kräfte bei zementfreien Prothesensystemen – möglichst proximal eingeleitet werden sollten.

Eine Übertragung der Kräfte im proximalen Bereich ist aber nur dann garantiert, wenn der Prothesenschaft distal nicht knöchern eingebaut und fixiert ist. Distale Schaftfixation führt zu Relativbewegungen und zur „Streßprotektion" im proximalen Bereich, letzteres zu Knochenatrophie, was schließlich die Auslockerung des Schaftes begünstigt.

Die proximale Krafteinleitung (wie sie beim normalen Femur besteht) sollte bei zementfreier Endoprothesenfixation erzwungen werden. Dies kann einerseits durch verschiedene Arten der proximalen Prothesenfixation wie Verwendung eines Kragens, durch Strukturierung der Oberfläche und durch Press-fit usw., andererseits durch bewußte Verhinderung der distalen Schaftfixation geschehen. Der distale Schaftbereich sollte deshalb keine Oberflächenstrukturierung aufweisen, welche ein Einwachsen von Knochengewebe ermöglichen könnte. Dieses Prinzip der bewußten Verhinderung einer distalen Fixation des Prothesenschaftes findet beispielsweise bei der Porous-Coated-Anatomic-(PCA-)Prothese, der Harris-, der Galante- und vielen anderen Prothesensystemen Anwendung.

Eine Verhinderung der distalen Schaftfixation und damit der distalen Kraftübertragung kann auch dadurch erreicht werden, daß der Prothesenstiel in einer mit dem knöchernen Femurschaft verbundenen Hülse „gleiten" kann. Dieses Prinzip, welches darüber hinaus schädliche Scherkräfte zwischen Implantat und Knochen in das Innere des Prothesensystems verlagert, ist bei uns als „Gleitschaftprothese" noch im Versuchsstadium [26,27] (siehe S. 261–264).

Oberfläche

Bei zementfreier Fixation einer Endoprothese ist die Beschaffenheit, d. h. die Struktur der Implantatoberfläche und deren Materialeigenschaften, von entscheidender Bedeutung. Grundsätzlich unterscheiden wir zwischen Strukturierung bzw. Makro- und Mikroporosität. Die erste Strukturierung hat wahrscheinlich A. Moore mit der Perforation seiner Kopfprothese durchgeführt, womit er eine bessere knöcherne Stabilisierung seines Implantates bezweckte [25]. Durch eine mikroporöse Oberflächengestaltung kann die Kontaktfläche und damit die Reibung im Interface bis auf das 10fache vergrößert werden. Das Prinzip der Mikroporosität entstammt den Forschungsarbeiten von Galante in Chicago, der mit dem von ihm entwickelten „fiber metal" die Möglichkeit des „bony ingrowth" aufgezeigt hat [17,18]. Von den experimentellen Untersuchungen von Galante [17], Pilliar [38,39], Bobyn [7,8], Cameron [11], Ducheyne et al. [13,14] und anderen wissen wir, daß eine Oberflächenstruktur bestimmte geometrische Bedingungen erfüllen muß, damit Knochengewebe einwandert. Eine solche Oberfläche muß eine Porengröße von mindestens 100 µm und ein Porositätsvolumen von 30–70 % aufweisen. Poröse Oberflächen finden wir in Form von auf die Implantatoberfläche aufgesinterten Kügelchen (PCA), des bereits erwähnten fiber-metal aus Titan, als Plasmaspray oder als Netzbeschichtung.

Aufgrund der genannten Erkenntnisse wurde von der Firma Sulzer in Winterthur, Schweiz die sog. Sulmesh-Netzbeschichtung aus reinem Titan entwickelt. Bei diesem Gitternetz sind 4 Metallnetze mit genau definierter Porengröße und bekanntem Porenvolumen zusammengesintert und mit dem Polyethylen fest verbunden. Tierexperimentelle Untersuchungen an Bergschafen und histomorphologische Untersuchungen an Leichenpräparaten haben die außerordentlich gute Osseointegrationsfähigkeit dieser Implantatbeschichtung bewiesen [4,29,33,40] (s. auch Beitrag Bereiter, S. 81).

Materialeigenschaften des Implantates

Materialeigenschaften von Implantaten sind von Bedeutung für 1) die Biokompatibilität gegenüber dem Knochen 2) für die Gleiteigenschaften der Gelenkoberflächen (Tribologie) und 3) für die mechanischen Eigenschaften, d. h. für die Elastizität des Implantates.

Biokompatibilität der Implantatoberfläche

In den vergangenen 2 Jahrzehnten sind auf dem Gebiet der Biomaterialien große Fortschritte erzielt worden. Diese sind nicht mehr nur Ersatz für lebendes Gewebe mit möglichst benigner Reaktion, sondern es wird von diesen auch eine interaktive Funktion erwartet. Von rein biotoleranten Materialien ging der Weg über bioinerte Substanzen, wie das Titanium, bis hin zu dem bioaktiven Hydroxyapatit, das eine echte, d. h. chemische Bindung mit Knochengewebe eingehen kann [21,28].

Durch Strukturierung der Implantatoberfläche kann diese um das 10fache vergrößert werden, was die Bedeutung der Biokompatibilität natürlich erhöht. Bekanntlich korrodieren metallene Oberflächen. Mit der Oxidation gehen Ionen in Lösung und werden ausgeschieden, Kobalt und Chrom v. a. im Urin [9,23]. Je größer die Oberfläche, desto stärker ist die Loslösung von Ionen. Chrom ist ein bekanntes Allergen, und im Tierversuch konnten sowohl mit Chrom als auch mit Kobalt Sarkome induziert werden [22]. Immerhin nimmt die Ausscheidung von Kobalt, wahrscheinlich als Folge der Passivation der Oberfläche, mit der Zeit ab. Auch ist es beruhigend zu wissen, daß bis heute noch keine nachgewiesenermaßen auf eine Protheseninplantation zurückzuführende maligne Entartung bekannt geworden ist. Als kasuistische Einzelmitteilung sind maligne Tumoren im Bereich eines Implantates allerdings mehrfach beschrieben worden. Angesichts der extremen Seltenheit solcher Beobachtungen und der Häufigkeit von Fremdkörperimplantationen könnte es sich durchaus um zufällige Koinzidenzen handeln [37,44]. Hochtoxisch ist das in Titanlegierungen vorkommende Vanadium (Ti-6Al-4V), welches im Tierversuch einen vorübergehenden Anstieg im Lungengewebe zeigt, sich aber offensichtlich in keinem der untersuchten Organe akkumuliert [46].

Hydroxyapatit. Hydroxyapatit (HA) ist das wohl biokompatibelste Biomaterial, das derzeit in der Endoprothetik zur Verfügung steht. HA ermöglicht eine sog. bilaterale Knochenbildung, d. h. es wird Knochen sowohl vom Wirtsbett aus als auch von der Implantatoberfläche her gebildet, was den Osseointegrationsprozeß beschleunigt. Außerdem werden dank HA größere Spalten knöchern überbrückt [5,6,16,21,42].

HA ist somit nicht nur äußerst bioinert, sondern hat außerdem osteokonduktive Eigenschaften, wodurch eine Osseointegration direkt stimuliert wird. Es bestehen auch Anhaltspunkte dafür, daß zwischen Knochen und HA eine chemische Verbindung besteht, wodurch Kräfte nicht mehr nur in Form von Druck, sondern auch als Scher- und Zugkräfte übertragen werden können.

Obwohl sich gezeigt hat, daß die HA-Knochen-Verbindung kräftiger ist als diejenige zwischen Knochen und Titanium, ist die Bindung des HA an das Implantat noch immer fraglich. Da HA ein äußerst brüchiges Material mit einem sehr hohen E-Modul ist, besteht bei einer Deformation des Implantates die Gefahr, daß es sich ablöst. Im Verlauf der Zeit kommt es auch zur Desintegration, und die einzelnen Granula können durch Makrophagen abtransportiert werden. Falls solche außerordentlich harten Granula in das Gelenk gelangen (wie dies vom Knochenzement her bekannt ist), dann allerdings muß mit einem überaus starken Polyethylenabrieb gerechnet werden [28]. Inzwischen liegen auch bereits entsprechende Beobachtungen vor [5,6].

Der klinische Erfolg HA-beschichteter Implantate hängt im übrigen von einer Reihe von Faktoren, wie der Dicke der HA-Schicht, der chemischen Reinheit von HA, der Qualität der Verbindung zwischen HA und Implantat und der Porosität von HA usw. ab.

Steifigkeit der Implantatmaterialien

Die Zahl der derzeit verwendeten Implantatmaterialien ist relativ groß. Von Anbeginn an jedoch sind metallene Werkstoffe am häufigsten verwendet worden. Steife Implantate, v. a. die zementfrei implantierten Femurschäfte, beinhalten jedoch die Gefahr der sog. Streßprotektion (stress shielding) mit Knochenatrophie, die der Fixation des Implantates schaden kann.

Die Beobachtung in der Frakturbehandlung nämlich, daß steife (metallene) Osteosyntheseplatten zu einer Atrophie des osteosynthetisierten Knochens führen, gab bereits anfang der 70er Jahre Anlaß zur Entwicklung sog. „isoelastischer Prothesen“ [30,31]. Solche Prothesenschäfte sollten mit dem sie umgebenden Knochen gleiches Deformationsverhalten (Isoelastizität) aufweisen. Leider ist schon aus theoretischen Überlegungen heraus Isoelastizität nie zu erreichen, da Knochengewebe anisotrope, künstliche Materialien jedoch (v. a. das hierfür verwendete Polyacetalharz) isotrope Eigenschaften aufweisen. Ferner unterliegt der Knochen einem dauernden Remodeling, während plastisches Material seine physikalischen Eigenschaften nicht mehr ändert. Überdies bestehen von Knochen zu Knochen erhebliche individuelle Unterschiede. Eine entsprechende Anpassung verschiedener Prothesen an die individuellen Variationen ist auch nicht möglich. Zudem spielt für das Deformationsverhalten, d. h. für die Elastizität eines Implantates, nicht nur der Elastizitätsmodul seines Werkstoffes, sondern in noch viel stärkerem Maße – und zwar in der 4. Potenz – die Dimension die entscheidende Rolle. Wahre Isoelastizität ist in der Praxis auch deshalb nie zu erreichen, weil sich beim Einsetzen eines Prothesenschaftes in das Femur die Steifigkeiten des Implantates und diejenige des Femurknochens addieren. Ferner kommt hinzu, daß die Größe der Relativbewegungen mit zunehmender Elastizität als Störfaktor einer Osseointegration des Implantates zunimmt.

Stress shielding auf der einen, Relativbewegungen zwischen Implantat und Knochen auf der anderen Seite werden durch die Elastizität bzw. die Steifigkeit des Implantates in gegensätzlichem Sinne positiv oder negativ beeinflußt. Die ideale Elastizität eines Implantates gibt es deshalb gar nicht, und die Wahl des Werkstoffs, d. h. z. B. Titanium mit relativ niedrigem E-Modul oder eine Kobaltchromlegierung mit dem etwa doppelt so großen E-Modul sowie die Dimensionen der Prothese sind in jedem Fall Kompromisse. Das Dilemma, die ursprüngliche Elastizität und damit die ursprüngliche Knochensubstanz zu erhalten und die Forderung, Relativbewegungen zwischen Knochen und Implantat als Voraussetzung für die Osseointegration zu vermeiden, sind weder mit den derzeitig praktizierten Methoden der Schaftverankerung noch mit einer Anpassung der Elastizität des Implantates, sei dies durch Wahl eines Werkstoffes mit niedrigem E-Modul oder durch Anpassung der Implantatdimensionen, zu lösen.

Diese Erkenntnis führte uns zur Entwicklung eines grundsätzlich neuen modularen zementfreien Femurprothesensystems, dem sog. Press-fit-Gleitschaft, der noch in Entwicklung steht, bei dem aber doch eine bereits 7jährige positive klinische Beobachtungsdauer vorliegt.

Press-fit-Gleitschaft.

Eines der fundamentalsten Charakteristika des Systems liegt darin, daß der blattartige, aus Titan bestehende Prothesenschaft in 2 Manschetten beweglich montiert ist. Die Manschetten selbst, im speziellen die proximale, durch welche die Kräfte übertragen werden, weist eine Titannetz-Sulmesh-Beschichtung auf, wie sie bereits im Zusammenhang mit dem Press-fit-Cup beschrieben ist. Über das Sulmesh wird die Kortikalis am proximalen Femurende ossär fest fixiert. Der Prothesen-Knochen-Verbund ist damit durch Osseointegration bzw. knöchernes Einwachsen in die Oberfläche der Manschette gesichert. Dank dieses

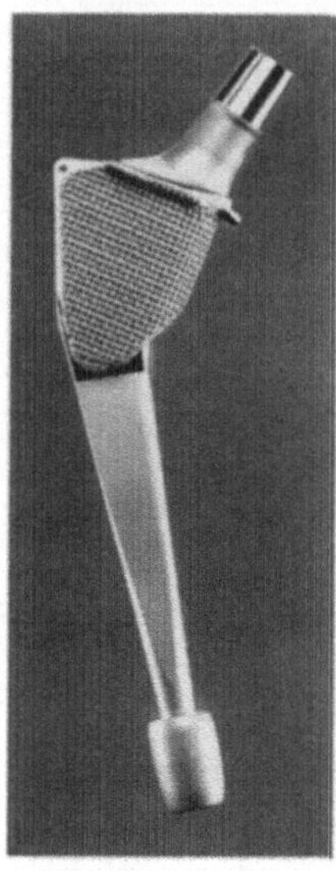

Abb. 1. Press-fit-Gleitschaft

Gleit-Trag-Prinzipes werden die bei jeder Kraftübertragung grundsätzlich auftretenden Mikrobewegungen fast vollständig von der Knochen-Implantat-Grenze in das Innere des Prothesensystems und damit an eine *harmlose* Stelle verlagert. Dadurch, daß die den Knochen-Implantat-Verbund gewährleistende Hülse in eine proximale und in eine distale Manschette aufgeteilt ist, kann die Kraftübertragung kontrolliert werden. Einerseits werden die Kräfte proximal vom Becken auf das natürliche Hüftgelenk übertragen (eine proximale Kraftübertragung ist damit physiologisch), andererseits führt eine distale Kraftübertragung infolge „stress shielding" zu proximaler Knochenatrophie mit der Gefahr einer Schaftlockerung. Ein zementfrei fixierter Prothesenschaft sollte demnach grundsätzlich so konstruiert sein, daß er eine proximale Kraftübertragung gewährleistet. Dadurch, daß die distale Hülse eine distale Prothesenfixation verhindert, *müssen* die Kräfte proximal übertragen werden.

Ein fester Knochen-Implantat-Verbund im proximalen Femur wird dadurch erreicht, daß Keile verschiedener Dicke zwischen Prothesenschaft und der lateral offenen U-förmigen Manschette eingelegt werden, welche die Oberfläche der Manschette mit dem Sulmesh gegen den Knochen pressen. Dadurch wird ein zusätzlicher Press-fit erzeugt, der die schädigenden Scherkräfte neutralisiert. Der Press-fit zwischen proximaler Manschette und Knochen wird weiterhin dadurch verstärkt, daß letzterer nach distal konisch verläuft, während der Schaft selbst planparallel ist. Dadurch, daß die Kräfte proximal eingeleitet werden und die distale Zentriermanschette relativ kurz ist, kann jeglicher Knochenatrophie durch stress shielding in der Diaphyse entgegengewirkt werden (Abb. 2).

Die innere Auskleidung der beiden Manschetten besteht aus Polyethylen, welches nicht nur Positionsverschiebungen zwischen Manschette und Prothe-

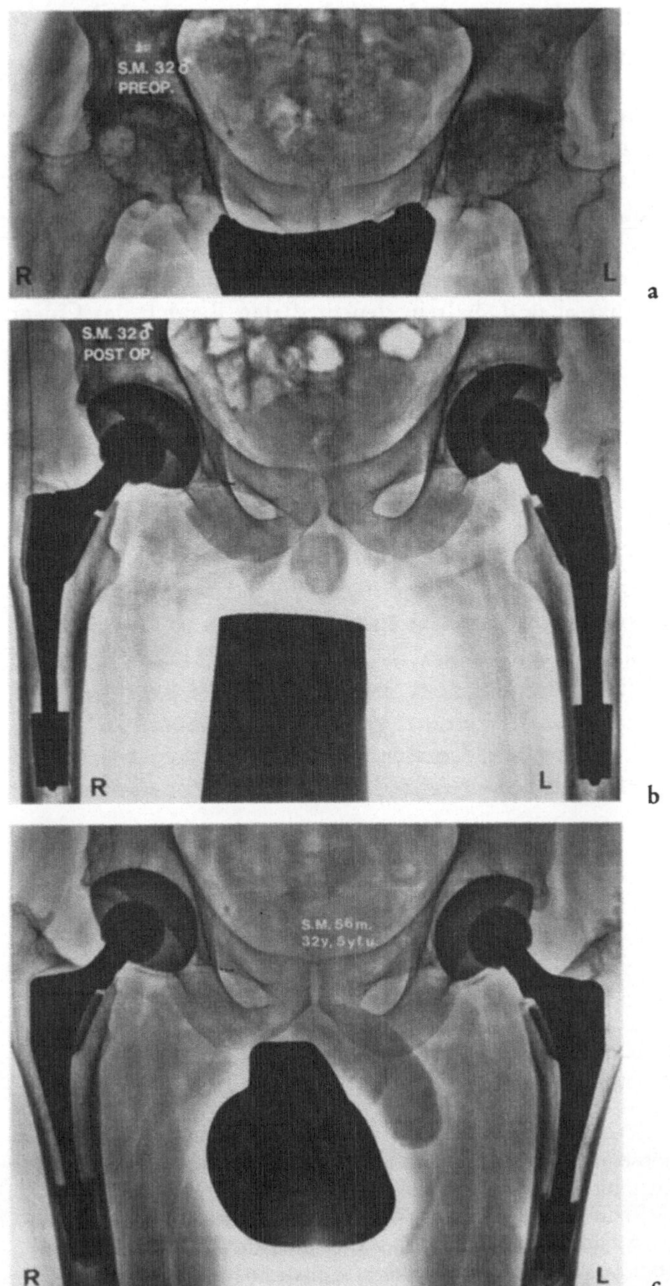

Abb. 2a. 32jähriger Patient mit chronischer Polyarthritis beider Hüften. **b** Zustand postoperativ nach Totalprothesenarthroplastlk mit Press-fit-Cup und Press-fit-Gleitschaft beider Hüften, in einer Sitzung versorgt **c** 5 Jahre postoperativ: Patient ist völlig schmerzfrei, gute Beweglichkeit und unbegrenzte Gehfähigkeit. Man beachte, daß keine Knochenatrophie besteht

senschaft erlaubt, sondern auch ein elastisches Widerlager mit schockabsorbierender Wirkung für den Prothesenschaft garantiert.

Die Deformation des Prothesenschaftes unter Belastung erzeugt allerdings mehr ein Abrollen des Prothesenschaftes im Bereich der medialen Plastikeinlage als ein axiales Gleiten, welches das Risiko der Entwicklung von Scherkräften zwischen proximaler Manschette und Knochen verhindert. Die transversalen aus dem Abrollen resultierenden Kräfte als Folge der Biegemomente werden durch die Femurkortikalis über die distale Manschette absorbiert.

Finite-Element-Studien haben gezeigt, daß die Kräfte vom Becken eingeleitet und durch den Prothesenkopf und -hals in den medialen Bereich des Calcar femorale übergeleitet werden. Diese proximale Kraftübertragung ist allerdings nur dadurch möglich, daß der Femurhals relativ hoch reseziert und das Calcar femorale erhalten bleibt.

Operationstechnik

Eine zementfreie Prothese kann nur dann konstant erfolgreiche Resultate ergeben, wenn das System so ausgelegt und das Instrumentarium so ausgefeilt ist, daß nicht nur für den Entwickler, sondern für jeden durchschnittlich geübten Operateur der notwendige präzise Einsatz erreichbar ist. Es kann hier nur bestätigt werden, was Lunceford [24] einmal gesagt hat: „A poorly performed cemented joint replacement often will function to the patient's satisfaction for a short time. A poorly performed non-cemented joint replacement will not have this grace!"

Literatur

1. Albrektsson T, Brånemark PI, Hansson HA, Lindström J (1981) Osseointegrated titanium implants. Acta Orthop Scand 52: 155–170
2. Barrack RL, Jasty M, Bragdon C, Haire T, Horns WH (1992) Thigh pain despite bone ingrowth into uncemented femoral stems.
J Bone Joint Surg [Br] 507–510, 1994
3. Barrack RL, Mulroy RD, Jr, Harris WH (1992) Improved cementing techniques and femoral component loosening in young patients with hip arthroplasty. A 12-year radiographic review. J Bone Joint Surg [Br] 74: 385–389
4. Bereiter H, Bürgi M, Rahn BA (1992) Das zeitliche Verhalten der Verankerung einer zementfrei implantierten Hüftpfanne im Tierversuch. Orthopäde 21:63–70
5. Bloebaum RD, Dupont JA (1993) Osteolysis from a press-fit-hydroxyapatite-coated-implant. J Arthroplasty 8:195–202
6. Bloebaum RD, Bachus KN, Rubman MH, Dorr LD (1993) Postmortem comparative analysis of titanium and hydroxyapatite porous-coated femoral implants retrieved from the same patient. J Arthroplasty 8:203–211
7. Bobyn JD, Engh CA (1984) Human histology of the bone-porous-metal-implant-interface. Orthopaedics 7:1410–1421

8. Bobyn JD, Pilliar RM, Cameron HU, Weatherly GC (1980) The optimum pore size for the fixation of porous surface metal implants by the ingrowth of bone. Clin Orthop 150:263-268
9. Braun E, Schmitt D, Nabet F, Legras B, Coudane H, Molé D (1986) Concentration urinaire du cobalt et du chrome chez les patients porteurs d'une prothèse totale de hanche non cimentée. Int Orthop 10:277–282
10. Buchholz HW, Heinert K, Wargenau M (1985) Verlaufsbeobachtung von Hüftendoprothesen nach Abschluß realer Belastungsbedingungen von 10 Jahren. Z Orthop 123:815–820
11. Cameron HU (1982) The results of early clinical trials with a microporous coated metal hip prosthesis. Clin Orthop 165:188–190
12. Charnley J (1960) Anchorage of the femoral head prosthesis to the shaft of the femur. J Bone Joint Surg [Br] 42:28
13. Ducheyne P, Cuckler JM (1992) Bioactive ceramic prosthetic coatings. Clin Orthop 276:102
14. Ducheyne P, Martens M, De Meester P, Mulier JC (1984) Titanium and titanium alloy prostheses with porous fiber metal coatings. In: Morscher E (ed) The cementless fixation of hip endoprostheses. Springer, Berlin Heidelberg New York Tokyo, pp 109–117
15. Freeman MAR: (1986). Why resect the neck? J Bone Joint Surg [Br] 68:346–349;
16. Furlong RJ, Osborn JF (1991) Fixation of hip prostheses by hydroxyapatite ceramic coatings. J Bone Joint Surg [Br] 73:741
17. Galante J, Rostoker W, Lueck R, Ray RD (1971) Sintered fiber metal composite as a basis for attachment of implants to bone. J Bone Joint Surg [Am] 53:101–114
18. Galante J, Summer DR, Gächter A (1987) Oberflächenstrukturen und Einwachsen von Knochen bei zementfrei fixierten Prothesen. Orthopäde 16:197–205
19. Gebauer D, Refior HJ, Haake M (1989) Micromotions in the primary fixation of cementless femoral stem prostheses. Arch Orthop Trauma Surg 108:300–307
20. Gebauer D, Refior HJ, Haake M (1990) Experimentelle Untersuchungen zur Primärstabilität von computergestützt-konstruierten (CAD) Individual-Hüftendoprothesen. Med Orthop Tech 3:138–144
21. Geesink R, De Groot K Klein C (1987) Chemical implant fixation using hydroxyl-apatite coatings. Clin Orthop 225:147–170
22. Heath JC, Freeman MAR, Swanson SAV (1971) Carcinogenic properties of wear particies from prostheses made in cobalt-chromium alloy. Lancet 1:564
23. Jorgenson TJ, Munro F, Mitchell TG, Hungerford D (1983) Urinary cobalt levels in patients with porous Austin-Moore-prostheses. Clin Orthop 176:124–126
24. Lunceford (persönliche Mitteilung, 1985)
25. Moore AT (1952) Metal hip joint: New self-locking vitallium prosthesis. South Med J 45:1015–1019
26. Morscher E (1989) Endoprosthetic surgery in 1988. Ann Chir Gynaecol 78:242-253
27. Morscher E (1991) Experience with the press-fit-cup and the press-fit-gliding-stem. In: Küsswetter W (ed). Noncemented total hip replacement, International Symposium, Tübingen 1990. Thieme, Stuttgart, pp 221–231
28. Morscher E (1991) Hydroxyapatite coating of prostheses. Editorial. J Bone Joint Surg [Br] 73:705
29. Morscher E (1992) Current status of acetabular fixation in primary total hip arthroplasty. Clin Orthop 274:172–193
30. Morscher E, Dick W (1983) Cementless fixation of „Isoelastic" hip endoprostheses manufactured from plastic materials. Clin Orthop 176:77–87
31. Morscher E, Mathys R (1983) Erste Erfahrungen mit einer zementlosen isoelastischen Totalprothese der Hüfte. Z Orthop 113:745–749
32. Morscher E, Schmassmann A (1983) Failures of total hip arthroplasty and probable incidence of revision surgery in the future. Arch Orthop Trauma Surg 101:137–143

33. Morscher E, Bereiter H, Lampert C (1989) Cementless press-fit cup. Principles, experimental data and three year follow-up study. Clin Orthop 249:12–20
34. Mulroy RD, Harris WH: (1990). The effect of improved cementing technigues on component loosening in total hip replacement. J Bone Joint Surg [Br] 72:757–760
35. Nasser S, Campbell PA, Kiligus D, Kossovsky N, Amstutz HC: (1990). Cementless total joint arthroplasty prostheses with titanium-alloy articular surfaces. A human retrieval analysis. Clin Orthop 261:171–185
36. Noble PC, Alexander JW, Lindahl LJ, Yew DT, Granberry WM, Tullos HS (1988) The anatomic basis of femoral component design. Clin Orthop 235:148–165
37. Penmann H, Ring PA: (1984). Osteosarcoma in association with total hip replacement. J Bone Joint Surg [Br] 66:632–634
38. Pilliar RM, Bratina WJ (1980) Micromechanical bonding at a porous surface structured implant interface. The effect on implant stressing. J Biomed Eng 2:49–53
39. Pilliar RM, Cameron HU, Macnab I (1975) Porous surfaced layered prosthetic devices. J Biomed Eng 10:126–131
40. Schenk R, Morscher E (in press) Histomorphology of the implant/bone interface of the Press-fit-cup with the orderly orientated fiber mesh SULMESH. 5th Biomaterial Symposium, Göttingen 1992
41. Stauffer RN (1982) Ten-year follow-up-study of total hip replacement. With particular reference to roentgenographic loosening of the components. J Bone Joint Surg [Am] 64:983–990
42. Stephenson PK, Freeman MAR, Revell PA, Germain J, Tuke M, Pirie CJ (1991) The effect of hydroxyapatite coating on ingrowth of bone into cavities in an implant. J Arthroplasty 6:51–58
43. Sutherland CJ, Wilde AH, Borden LS, Marks KE (1982) A ten-year follow-up of one hundred consecutive Müller-curved-stem total hip replacement arthroplasties. J Bone Joint Surg [Am] 64:970–982
44. Swann M (1984) Malignant soft-tissue tumour at the site of a total hip replacement. J Bone Joint Surg [Br] 66:629-631
45. Thomas BJ, Salvati EA, Small RD (1986) The CAD hip arthroplasty. Five- to ten-year follow-up. J Bone Joint Surg [Am] 68:640–646
46. Woodman JL, Jacobs JJ, Galante JO, Urban RM (1984) Metal ion release from titanium-based prosthetic segmental replacements of long bones in baboons: a long-term study. J Orthop Res 1:421–430

Die Entwicklung der Druckscheibenprothese (DSP)

A. H. Huggler, H. A. C. Jacob

Einleitung

Beim künstlichen Hüftgelenkersatz wird das Design nicht so sehr durch die mechanischen Erfordernisse als vielmehr durch die auftretenden biologischen Kompatibilitätsprobleme und die chirurgische Machbarkeit beeinträchtigt. Künstliche Hüftgelenke sind in kleinerem oder größerem Ausmaß stets Kompromißlösungen [3].

Einerseits besteht zwischen mechanischen und biologischen Erfordernissen, andererseits zwischen Design und Werkstoff eine enge wechselseitige Beziehung. Um das Verhalten eines Implantates im Knochen unter Beanspruchung zu verstehen, ist es notwendig, die Kräfte, welche dabei einwirken, zu untersuchen.

Eines der Hauptprobleme beim künstlichen Gelenkersatz ist die unphysiologische Beanspruchung des Knochens. Das Wolff–Gesetz besagt, daß der Knochen sich in bestimmten „physiologischen" Grenzen entsprechend den einwirkenden Kräfte an- und umbaut, wodurch unter größter Materialersparnis sich Form und Architektur an diese Gegebenheiten adaptieren [15]. Eine Endoprothese sollte somit Kräfte auf den Knochen übertragen, welche im physiologischen Bereich liegen. Wie Kummer [7] festgestellt hat, ist der Knochen dabei mit einem Regler zu vergleichen, welcher durch An- und Abbau dafür sorgt, daß ein vorgegebener Sollwert an Spannung konstant gehalten wird.

Dieser Regelmechanismus gibt also vor, daß der Knochen sich jeweils durch Apposition und Resorption der Knochenbälkchen derart räumlich einstellt, daß diese den vorhandenen Druck- und Zugspannungen entsprechen (Hauptspannungen). Es kommt damit zu einer optimalen Orientierung und Dimensionierung dieser Elemente, so daß eine Minimumkonstruktion im Sinne von Roux [11] entsteht. Weder die physiologischen Grenzen einer dem Knochen zuträglichen Beanspruchung, noch die Adaptationsmechanismen nach dem Wolff-Gesetz sind bekannt.

Wie Scholten et al. [12] durch Finite-Element-Analysen nachgewiesen haben, ist die dichte Spongiosa im Femurkopf das Hauptübertragungselement für die dort einwirkenden Hüftgelenkkräfte, während dieses weiter unten im Hals und v. a. in der Diaphyse für die Kortikalis gilt (Abb. 1).

Das große Problem der Alloarthroplastik besteht u. a. darin, daß der Knochen zwecks Implantation einer Endoprothese stark verstümmelt wird. Sein

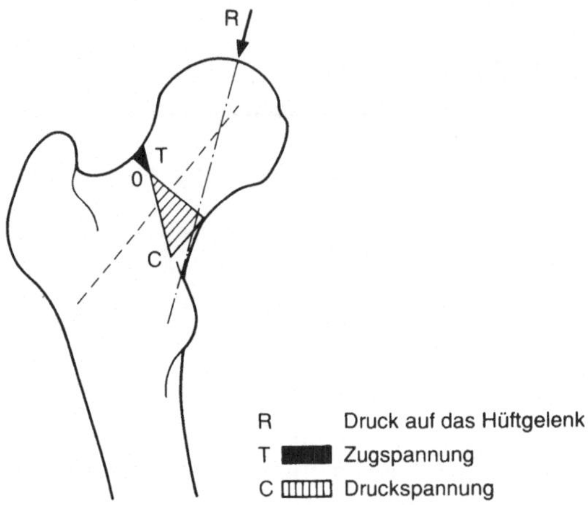

Abb. 1. Druck- und Zugspannungen im Schenkelhals

funktionell angepaßtes Traggerüst ist oft nicht in der Lage, sich den veränderten Bedingungen anzupassen [7].

Trotz des klinischen Erfolges mit den am häufigsten intramedullär verankerten Femurprothesen sind gute Langzeitresultate über mehr als 10 Jahre nicht die Regel. Es geht hier nicht darum, auf die bekannte Problematik intramedullär verankerter Femurprothesen hinzuweisen (hohe Querkräfte proximal-medial und distal-lateral, Ringspannungen, Beeinträchtigung des Deformationsverhaltens des Femurs u. a.), sondern darum, daß durch experimentelle Spannungsanalysen am proximalen Femurende mit und ohne zementierte intramedullär verankerte Schäfte nachgewiesen wurde, daß es dabei zu einer verminderten Beanspruchung des proximalen Anteils des Femurs bis zu 60 % kam [5, 6]. Der intramedullär verankerte Schaft ist daher noch immer ein ungelöstes biomechanisches Problem.

Aufbau und experimentelle Entwicklungsuntersuchungen der DSP

Um die physiologische Verteilung der Spannungen im Femur im Hinblick auf Größe und Richtung aufrecht zu erhalten, wurde die Druckscheibenprothese (DSP) von Huggler und Jacob 1976 konzipiert. Seit ihrer ersten klinischen Anwendung 1978 ist sie mehrere Male beschrieben worden [2, 4].

Die DSP weicht in Form und Aufbau von konventionellen Prothesen ab. Als zentrales Element gilt die Druckscheibe, welche die resultierende Hüftgelenkkraft direkt auf die mediale Kortikalis des Schenkelhalsstumpfes einleitet, wodurch das physiologische Spannungsmuster im proximalen Femurende weitgehend aufrechterhalten bleibt. Die Druckscheibe weist eine zentrale Öffnung zur Aufnahme des Dornteiles auf, welcher den prothetischen Femurkopf aufnimmt. Dieser biegesteife Dornteil wird nach außen mit einer einzigen Schraube in einer Lasche fest verankert, welche unterhalb des Tuberculum innominatum mit 2 Kortikalisschrauben am Femur befestigt wird. Die außerordentliche Biegesteifigkeit des Dornes und des zentralen Zugankers sichert den festen Sitz der Druckscheibe auf dem Schenkelhalsstumpf während des Gehens. Um die verschiedenen Schenkelhalslängen zu berücksichtigen, stehen 2 32mm Durchmesser aufweisende Köpfe mit 2 verschiedenen Halslängen zur Verfügung. Auch der 28-mm-Kopf ist eingeführt worden.

Von 1976 – 1978 wurden ausgedehnte Untersuchungen über das gegenseitige mechanische Verhalten von Knochen und Druckscheibe durchgeführt, ebenso konnten Spannungsanalysen der einzelnen Komponenten einschließlich der Materialprüfung der DSP sowie deren Dimensionierung vorgenommen werden. Zunächst war es notwendig, das Spannungsmuster des Knochens bei implantierter Druckscheibenprothese unter Belastung zu untersuchen. Dies wurde ermöglicht mittels eines konstruierten Epoxymodells des Femurs, welches proximal mit Dehnungsmeßstreifen versehen wurde. Beim Epoxymodell wurden sowohl die Kortikalis als auch die Spongiosa mit entsprechend strukturiertem Material nachgebildet. Die Meßergebnisse konnten über einen Computer gespeichert und verarbeitet werden. Die Analyse mit Dehnungsmeßstreifen wurde am Epoxyfemurmodell für den Einbeinstand berechnet, wobei das Körpergewicht über einen als Becken angebrachten Balken einwirkte und die Abduktoren anhand stabiler Zügel zum großen Rollhügel simuliert wurden. Die DSP wurde auch am frischen menschlichen Kadaverfemur implantiert, wobei Körpergewichte bis zu 150 kp beim Einbeinstand statisch eingeleitet wurden, ohne daß sich an der Grenzschicht zwischen Druckscheibe und Knochen eine Relativbewegung erkennen ließ. Dies konnte mit Hilfe entsprechender Bewegungsdetektoren nachgewiesen werden. Im Pulsatortest wurde die DSP 5 Mio. Zyklen von Wechsellasten zwischen 30 und 78C kp ausgesetzt.

Perren et al. [9, 10] konnten mit einer speziellen Meßplatte Druckänderungen an der intakten und osteotomierten Schaftibia messen. Ein steiler Druckabfall wurde nicht beobachtet, was anzeigt, daß ein schneller Knochenabbau nicht stattfand. Zwischen dem langsamen Druckabfall und dem Haver–Knochenumbau, welcher über Wochen (Monate) währte, entstand ein Gleichgewichtszustand, der sowohl für den intakten als auch für den osteotomierten Knochen Gültigkeit besitzt. Dieser langsame Druckabfall, welcher sich auf ein Gleichgewicht einstellt, ist für das mechanische Verhalten der Druckscheibenprothese über längere Zeitabschnitte relevant. Die Frage nach der Stabilität der Verankerung bei Einwirkung von Rotationskräften stellt sich für die Druckscheibenprothese, im Gegensatz zu intramedullär verankerten Schaftprothesen, nicht.

Seit der ersten Implantation der DSP 1978 in Chur haben sich das Konzept und das grundsätzliche Design der Prothese nicht geändert. Die DSP wurde anfänglich aus einer Kobaltchrombasislegierung hergestellt, wobei der Zuganker damals wie heute aus einer zähen Schmiedelegierung gefertigt wurde. Während bei der 1. Generation bis 1986 die Druckscheibe aus Herstellungsgründen rund war, ist diese seit der 2. Generation oval, entsprechend dem Schenkelhalsquerschnitt. Seit dieser 2. Generation der DSP hat sich Titan als biokompatibles Metall für die dem Knochen anliegenden Teile (Scheibe, Lasche) im Fertigungsprozeß gut bewährt. Die 3., neueste Generation weist als besonderes Merkmal einen integrierten Scheibenteil auf und hat wie die 2. Generation eine flachere, der lateralen Femurkortikalis besser anliegende Lasche (Abb. 2).

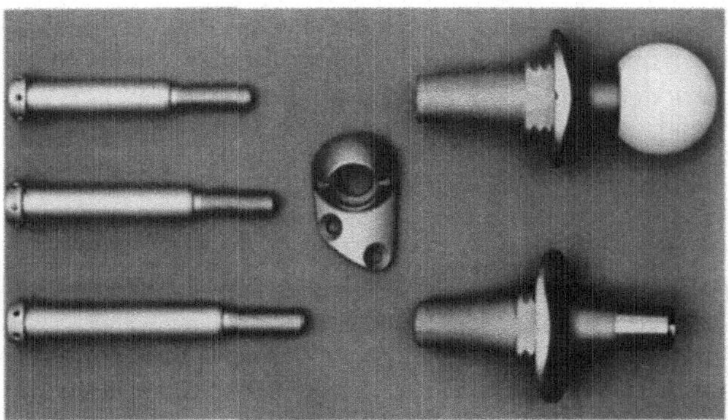

Abb. 2. Bei der dritten Generation ist die Druckscheibe im Dornteil integriert (Scheibenteil)

Indikationen

Als allgemeiner Gesichtspunkt gilt, daß, falls die Lebenserwartung eines Patienten die Auslockerung einer konventionellen Prothese erwarten läßt, die Indikation einer DSP als Ersteingriff gegeben ist. Allerdings gehört zu den Grundbedingungen einer Implantation, daß Größe, Form, Struktur und Achsenverhältnisse des Hüftgelenkes das Einbringen einer DSP erlauben.

Falls diese Grundbedingungen erfüllt sind, gelten beinahe sämtliche Indikationen für eine Totalendoprothese auch für die DSP. Als Kontraindikationen sind Formvarianten (sehr kurzer Schenkelhals, stark abweichende Achsenverhältnisse u. a.) und eine pathologische Knochenstruktur (Osteopenie) anzusehen. Ebenso sind akute Traumen, welche die Basis des Schenkelhalses und die intertrochantere Region einnehmen, ungünstig.

Wenn die Indikation für eine erfolgreiche intertrochantere Osteotomie bei einem jungen Patienten fraglich erscheint, ziehen wir die Implantation einer DSP vor. Dies bedeutet allgemein gesehen, daß die DSP auch bei jungen Patienten die Aufrechterhaltung täglicher Aktivitäten und des Berufes weiterhin ermöglicht. Es besteht kein Alterslimit. Unser ältester Patient war 78 Jahre alt, als wir ihn mit einer DSP versorgten. Für alte Patienten, bei denen mit konventionellen Implantaten keine aseptische Auslockerung erwartet werden muß, besteht kein zwingender Grund zur Implantation einer DSP.

Operationstechnik

Unter Zuhilfenahme einiger spezieller Instrumente und einer entsprechenden präoperativen Planung (Röntgenbild) bietet die Operationstechnik keine Schwierigkeiten. Nach Exposition des Hüftgelenkes und Anbringen eines Zentrierloches in der lateralen Femurkortikalis wird der Schenkelhals senkrecht zur Achse osteotomiert. Der Kopf wird entfernt. Nach Anschlagen der Zentrierscheibe auf den Schenkelhalsstumpf wird die Bohrlehre angesetzt und im Zentrierloch an der lateralen proximalen Femurkortikalis eingerastet. Danach wird von lateral her der zentrale Führungskanal gebohrt, um dann den Schenkelhalsstumpf mit einer dazu bestimmten Planfräse zu bearbeiten. Bevor der Scheibenteil eingesetzt wird, empfehlen wir die Implantation einer zementfreien Pfanne. Nachdem der Scheibenteil im Schenkelhals verankert ist, wird von lateral her der zentrale Zuganker entsprechender Länge durch die Lasche, welche mit 2 Kortikalisschrauben am Femur befestigt wird, eingedreht. Es sind fast sämtliche Zugänge zum Hüftgelenk möglich; die postoperative Nachbehandlung richtet sich nach den allgemeinen Regeln, welche sich klinisch bei totalem Hüftgelenkersatz als günstig erwiesen haben.

Klinische Resultate der 1. und 2. Generation

Die 1. Druckscheibenprothese wurde im Kantonsspital Chur 1978 implantiert. Seit 1980 läuft eine Feldstudie in Zusammenarbeit mit der orthopädischen Universitätsklinik Balgrist, Zürich [1, 2, 4, 13].

Um die klinische Relevanz und Indikation der Druckscheibenprothese sorgfältig zu evaluieren, wurde nur eine beschränkte Anzahl von Patienten (n=162) mit dieser Prothese versehen: 115 Patienten an der orthopädischen Klinik im Kantonsspital Chur, 47 an der orthopädischen Universitätsklinik Balgrist, Zürich. Seit 1980 wurden sämtliche Patienten klinisch und radiologisch untersucht. Das Durchschnittsalter betrug 53,2 Jahre (19,9–78 Jahre). Entsprechend der hohen Anzahl männlicher Patienten und dem durchschnittlich niedrigen Alter war die häufigste Indikation für eine DSP die idiopathische Femurkopfnekrose [1, 4, 13].

Die Mehrzahl der Patienten hatte einen guten bis ausgezeichneten Bewegungsumfang und konnte mehr als 5 km frei gehen. Die postoperative Gehstrecke konnte regelmäßig vergrößert werden. In bezug auf Beruf und tägliche Aktivitäten befanden sich die meisten Patienten postoperativ auf einem höheren Niveau. Sie waren in der Regel schmerzfrei, abgesehen von einigen wenigen

Fällen, bei denen in der 1. Gruppe (s. DSP, S. 268) bis 1986 auf Höhe der stark prominenten Lasche leichte lokale Schmerzen auftraten. Die Lasche wurde daher 1986 verkleinert. Die Mehrzahl der Patienten war mit dem Resultat zufrieden und auch gewillt, die gleiche Operation nochmals durchführen zu lassen. Die radiologischen Nachkontrollen ergaben keine Osteopenie oder Atrophie auf Höhe des proximalen Femurendes, insbesondere der medialen Kortikalis des Schenkelhalses. Das klinische und radiologische Resultat wurde nach Harris aufgeschlüsselt und entsprach 83 Punkten (29–99 Punkte). In 6 Fällen wurde die Druckscheibenprothese bilateral eingesetzt. Die längste Nachkontrolle erstreckt sich über 9 Jahre. 4 Infektionen und 4 aseptische Lockerungen [4] sind bei der 1. Generation bis 1986 zu verzeichnen. Seither sind Komplikationen dieser Art nicht mehr aufgetreten. Diese 8 gelockerten Druckscheibenprothesen konnten problemlos in konventionelle Endoprothesen umgewandelt werden [4]. Die „survivorship curve“, bei der die Todesfälle allerdings miteinbezogen sind, läßt erkennen, daß nach ca. 2–3 Jahren sich die Verhältnisse stabilisieren. Die meisten ungünstigen Verläufe sind vor diesem Zeitabschnitt festzustellen (Abb. 3). Die Mehrzahl der aseptisch revidierten DSP wies eine ausgelockerte, abgenützte Poltyethylenpfanne auf.

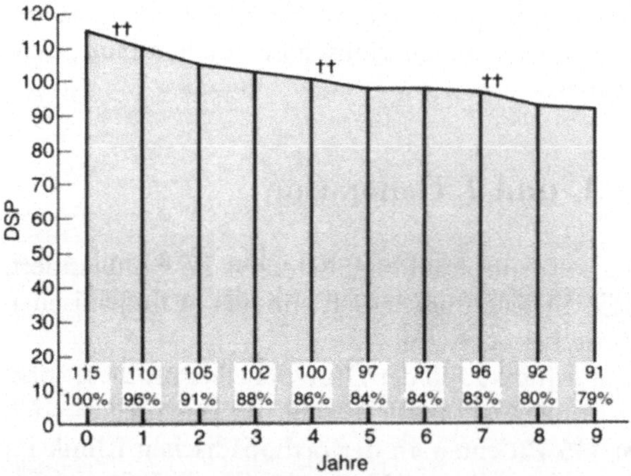

Abb. 3. Bei der Überlebenskurve der ersten und zweiten Generation der DSP tritt nach 2 Jahren eine Stabilisierung der Ergebnisse auf. 6 Todesfälle sind hier miteinbezogen [4]

Kasuistik

Fall 1: R.U., weiblich, geb. 1903: beidseitige rheumatoide Arthritis der Hüften. 1981 wurden beide Hüften mit Endoprothesen versorgt. Eine DSP wurde rechts und 4 Monate später eine konventionelle zementierte Prothese links eingesetzt. Nach 4 Jahren zeigte sich bei der radiologischen Nachkontrolle ein Seitenunterschied. Auf der rechten Seite konnte man im Gegensatz zur linken eine kräftige Kortikalis mit gutem Kontakt zur Druckscheibe im medialen tragenden Anteil radiologisch nachweisen. Mit Hilfe von Radioisotopen konnte 1984 festgestellt werden, daß auf der linken Seite eine größere Aktivität als rechts vorlag. Die Patientin verstarb 1989, so daß beide Hüftgelenke für die histologische Untersuchung gewonnen werden konnten. Die Histologie von Schenk zeigt trotz der damals verwendeten Kobaltchrombasislegierung, daß die Druckscheibe sowie die Lasche und die Kortikalisschrauben in neugebildetem Knochen fest eingebettet sind; es besteht keine Zwischenschicht aus fibrösem Bindegewebe (der auf dem histologischen Schnitt sichtbare Spalt ist ein Artefakt); kräftige Knochenstruktur der belasteten medialen Kortikalisanteile (Abb. 4 u. 5).

Fall 2: H.R.F., männlich, geb. 1932: Der Patient hatte eine invalidisierende Koxarthrose links, welche 1986 mit einer Druckscheibenprothese der 2. Generation versorgt wurde. 5 Jahre postoperativ ist das klinische und radiologische Resultat unverändert gut (Abb 6).

Fall 3: B.A., männlich, geb. 1928: 1981 wurde links eine DSP eingesetzt. 10 Jahre später war die Pfanne gelockert und exzentrisch abgenützt. Der problemlose Wechsel 1992 zum zementfreien Stühmer–Schaft (Größe 5) und zur Zwey-

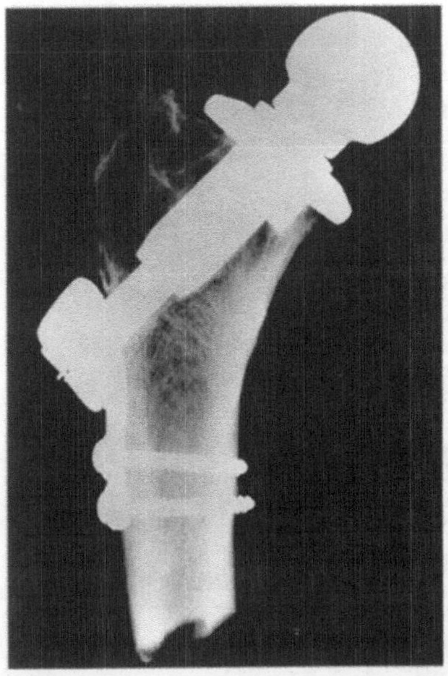

Abb. 4. *Fall 1:* R.U. weiblich, geb. 1903: Röntgenaufnahme post mortem einer 8 Jahre implantierten DSP. Der kräftige funktionelle Knochenaufbau der medialen Schenkelhalskortikalis bis unter die Druckscheibe ist sichtbar

müller-Pfanne (Größe 68) zeigte einen unkomplizierten Verlauf dank unbeschädigtem Knochenlager.

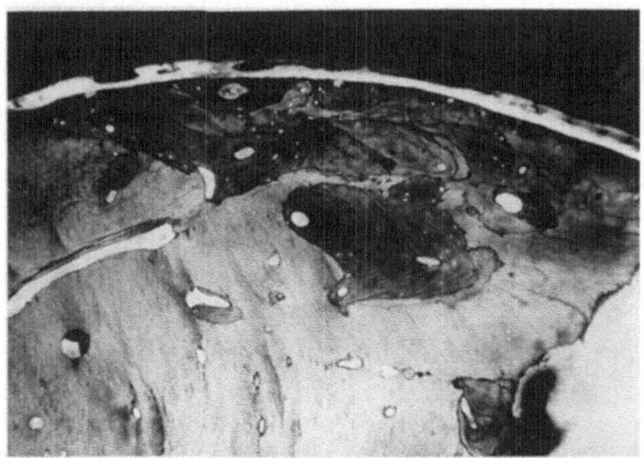

Abb. 5. *Fall 1:* R.U. weiblich, geb. 1903: Die Histologie 8 Jahre postoperativ zeigt neugebildeten Knochen *(dunkel)* unter der Druckscheibe. Keine Bindegewebegrenzschicht (der Spalt zwischen Knochen und Druckscheibe ist ein Artefakt). (Prof. R. Schenk, Bern)

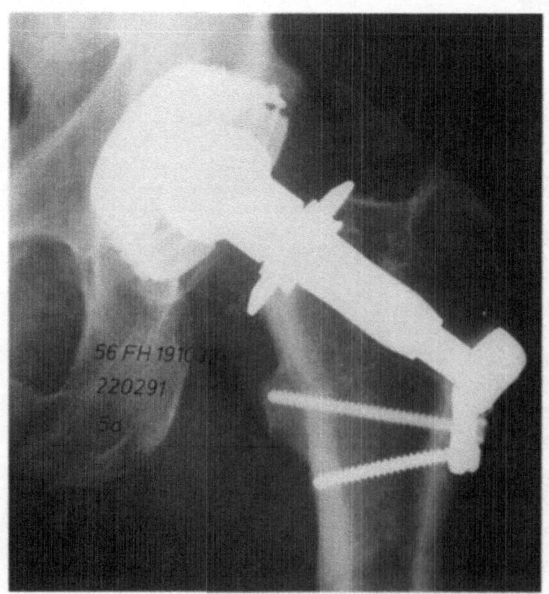

Abb. 6. *Fall 2:* H.R.F., männlich, geb. 1932: Koxarthrose links, DSP 1986. Ausgezeichnetes radiologisches Resultat mit kräftiger medialer Schenkelhalskortikalis, 5 Jahre postoperativ

Diskussion

Aufgrund experimenteller Spannungsanalysen erscheint es fraglich, ob der spongiöse Knochen in der Lage ist, den mechanischen Beanspruchungen nach einer Implantation einer metaphysär verankerten Endoprothese Stand zu halten. Zudem besteht die Gefahr, daß die Korticalis im proximalen Femur atrophiert, was zu einer instabilen Verankerung des Prothesenstiels führt. Es wurde daher eine Femurprothese entwickelt, welche die bei Belastung des Hüftgelenkes auftretenden Kräfte direkt auf die mediale Schenkelhalskortikalis einleitet. Das geringe Operationstrauma beeinträchtigt die Vaskularisation des proximalen Femurendes nicht. Bei jüngeren Patienten ist die DSP von besonderem Vorteil, da bei Hüftrevisionen ein Minimum an Verlust von Knochensubstanz zu verzeichnen ist.

1938 haben Wiles [14] und 1941 Mc Kee [18] ähnliche Prothesen beschrieben, obwohl das Design wesentlich von der DSP abweicht. Die DSP ist aus neueren experimentellen Untersuchungen und klinischen Erfahrungen entstanden und ist daher als neues Konzept anzusehen [2, 5, 6].

Wesentlich ist, darauf hinzuweisen, daß die Achse der Druckscheibenprothese mit derjenigen des Schenkelhalses zusammen fallen sollte. Beim Scheibenteil steht der Dorn senkrecht zur Druckscheibe. Die DSP kann nur bei korrekter Lage in der Schenkelhalsachse auf einem ausreichend dicken Anteil der medialen Kortikalis aufliegen. Falls versucht wird, die DSP vertikaler einzubringen, d. h. in Valgusstellung, würde der Scheibenteil nicht mehr auf einer kräftigen Kortikalis aufliegen und zudem käme es durch den Trochanter major im Bereich der Fossa zu einer Behinderung dieser Position.

Je vertikaler, d. h. je stärker die DSP in Valgusstellung liegt, um so mehr entstehen mechanische Bedingungen, welche einem intramedullär verankerten Schaft mit Kragen gleichen [6]. Der Unterschied in der axialen Steifigkeit zwischen Knochen und Implantat würde dazu führen, daß der Zuganker sich bei jedem Lastwechsel in der Lasche hin und her bewegen würde. Die optimale Lage des Scheibenteils sollte einem Winkel von 125–130 ° entsprechen. Eine Varusposition der DSP ist ebenfalls ungünstig, da die Gefahr eines transversalen Abgleitens der Scheibe bestehen würde, obwohl die an der Unterseite der Platte angebrachte Makrostruktur dies verhindern soll.

Zusammenfassung

Die Druckscheibenprothese wird heute bei entsprechender Indikation routinemäßig verwendet, nachdem klinisch, radiologisch und v. a. histologisch gute Resultate zu verzeichnen sind. Die Operationstechnik ist standardisiert worden. Klinische Beobachtungen haben bestätigt, daß die Druckscheibenprothese den auf sie einwirkenden Kräfte standhalten kann und auch geeignet ist, die Beanspruchung der medialen Schenkelhalskortikalis im physiologischen Rahmen zu gewährleisten, was aus der Histologie einer vor 8 Jahren implantierten DSP hervorgeht. Unter Berücksichtigung des Wolff-Gesetzes kann somit mit einer vollen funktionellen Integration der DSP und damit verbesserten Langzeitresultaten gerechnet werden.

Literatur

1. Bereiter H, Jacob HAC, Huggler AH (1986) Die klinischen Erfahrungen mit der Druckscheibenprothese (DSP). Med Orthop Tech 1/86: 21–23
2. Huggler AH, Jacob HAC (1984) The uncemented thrust plate prosthesis. In: Morscher E (ed) The cementless fixation of hip endoprostheses. Springer, Berlin Heidelberg New York Tokyo
3. Huggler AH, Weidmann E (1976) Design criteria of total hip replacements fixed with bone cement. In: Schaldach M (ed) Engineering in medicine, vol 2: Advances in artificial hip and knee joint technology. Springer, Berlin Heidelberg New York
4. Huggler AH, Jacob HAC, Bereiter H, Haferkorn M, Ryf Ch, Schenk R (1993) Long-term results with the uncemented thrust plate prosthesis (TPP). Acta Orthop Belg 59: 215–223
5. Jacob HAC, Huggler A (1978) Experimentelle Spannungsanalysen im menschlichen Oberschenkelknochen-Modell mit und ohne Prothese. Forschungsheft, Technische Rundschau,Sulzer, S. 73–83
6. Jacob HAC, Huggler AH (1980) An investigation into biomechanical causes of prosthesis stem loosening within the proximal end of the human femur. J Biomech 13: 159–173
7. Kummer B (1978) Mechanische Beanspruchung und funktionelle Anpassung des Knochens. Verh Anat Ges 72: 21–46
8. McKee GK (1966/67) Developments in total hip joint replacement. Symposium on lubrication and wear in living and artificial human joints. Proc. London 1971/4: 1–5
9. Perren SM, Huggler A, Russenberger M, Straumann F, Müller ME, Allgöwer M (1969) Kortikale Knochenheilung I: Methode zur Messung von Druckänderungen an der lebenden Kortikalis. Acta Orthop Scand Suppl 125: 1–14
10. Perren SM, Huggler A, Russenberger M et al. (1969) Kortikale Knochenheilung II: Reaktion der Kortikalis auf Kompression. Acta Orthop Scand Suppl 125: 1–14

11. Roux W (1895) Gesammelte Abhandlung über Entwicklungsmechanik der Organismen, Bde I und II. Engelmann, Leipzig
12. Scholten R (1976) Über die Berechnung der mechanischen Beanspruchung in Knochenstrukturen mittels für den Flugzeugbau entwickeltes Rechenverfahren. Med Orthop Tech 6: 130–137
13. Schreiber A, Jacob HAC, Suezawa Y, Huggler AH (1984) First results with the thrust plate total hip prosthesis. In: Morscher E (ed) The cementless fixation of hip endoprotheses. Springer, Berlin Heidelberg New York Tokyo
14. Wiles P (1958) The surgery of the osteoarthritic hip. Br J Surg 45: 488–497
15. Wolff J (1982) Das Gesetz über die Transformation der Knochen. Hirschwald, Berlin

Konische Schaftverankerung zementfreier Hüftprothesen – Primärimplantation und Prothesenwechsel

H. Wagner, M. Wagner

Einleitung

Die konische Verankerung von Femurprothesen, bei der ein konischer Protheseschaft in die konisch aufgefräste Femurmarkhöhle eingepreßt wird, gewährleistet bei zementfreier Implantation eine hohe Primärstabilität. Die scharfen Längsrippen am Prothesenschaft, die sich in den Knochen einschneiden, führen zu einer hohen Rotationsstabilität. Die grobgestrahlte Oberfläche der Titanimplantate fördert die Osseointegration, die allmählich eine dauerhafte Sekundärstabilität herbeiführt. Die konische Konfiguration der Prothesenverankerung führt zu einer proximal betonten kontinuierlichen Krafteinleitung, die die strukturelle Anpassung des Femurs an die Prothese beschleunigt.

Die Art der Verankerung des Prothesenschaftes in der Femurmarkhöhle und die daraus resultierende Lastübertragung vom Implantat auf den Knochen hat einen entscheidenden Einfluß auf die Haltbarkeit der Prothese.

Probleme der Formgebung des Prothesenschaftes

Aus einer mittlerweile jahrzehntelangen experimentellen und klinischen Erfahrung lassen sich heute die Anforderungen an eine optimale Prothesenverankerung klar definieren.

Die Bedeutung einer hohen mechanischen Primärstabilität wird heute nicht mehr in Frage gestellt. Die Verankerung muß so fest und zuverlässig sein, daß schon unmittelbar nach der Implantation eine Mobilisation des Patienten mit einer Teilbelastung des Beines möglich ist. Die Primärstabilität muß auch eine große Rotationsfestigkeit beinhalten. Hauptsächlich beim Aufstehen aus sitzender Position und beim Treppensteigen, auch unter Teilbelastung, wird auf die Prothese ein hohes Drehmoment übertragen, dem die Verankerung ohne Relativbewegung standhalten muß.

Die zunächst nur mechanisch durch Einpressung erzielte Primärstabilität kann wegen des physiologischen Knochenumbaues nur für eine begrenzte Zeit aufrechterhalten werden. Sie soll jedoch durch geeignete Gestaltung des Protheseschaftes so lange bestehen bleiben, bis sie durch die durch Osseointegration entstehende Sekundärstabilität allmählich abgelöst wird.

Bei dem heutigen Kenntnisstand wird man bei nichtzementierten Prothesenschäften eine Titanlegierung mit einer grobgestrahlten Oberfläche verwenden, die die besten Voraussetzungen für eine Osseointegration bietet [1, 2, 4]. Durch diese Anlagerung von neuem Knochengewebe unmittelbar auf der Metalloberfläche mit allmählicher knöcherner Auffüllung des Spaltraumes zwischen dem Implantat und der umgebenden Kortikalis wird sukzessive die Sekundärstabilität herbeigeführt.

Die ungestörte Osseointegration kann nur dann erfolgen, wenn durch die hohe Primärstabilität eine Relativbewegung zwischen dem Implantat und dem Knochenbett verhindert wird. Man kann davon ausgehen, daß 3–4 Monate nach der Implantation die Sekundärstabilisierung durch Osseointegration allmählich wirksam wird. Bis dahin muß die Primärstabilität die Festigkeit der Verankerung aufrechterhalten.

Durch den physiologischen Knochenumbau an der Knochenoberfläche des Implantatlagers geht der anfangs erzielte Preßdruck zwischen Implantat und Knochen ebenfalls nach 3–4 Monaten verloren, so daß sich Primär- und Sekundärstabilität allmählich ablösen. Die Krafteinleitung vom Prothesenschaft in den Knochen soll entlang der Verankerung kontinuierlich erfolgen und proximal größer als distal sein, damit die Femurkortikalis gleichmäßig belastet wird und beim physiologischen Knochenumbau erhalten bleibt.

In den letzten Jahrzehnten sind viele Varianten der Schaftgestaltung entwickelt worden, um das Ziel der kontinuierlichen, proximal betonten Krafteinleitung zu erreichen, und viele Varianten sind schon seit langer Zeit nicht mehr gebräuchlich. Das offensichtlich schwierigste Problem bei der zementfreien Schaftverankerung ist die Rotationsinstabilität, die schon früh mit Oberschenkelschmerzen beantwortet wird, noch lange bevor röntgenologisch Strukturveränderungen am Knochen zu erkennen sind.

Zur Verbesserung der Rotationsstabilität sind am oberen Schaftende lateral flügelförmige Rippen angebracht worden, die in der Spongiosa des Trochanter major versenkt werden. Diese Rippen sind so gut wie wirkungslos, weil sie sehr nahe an der Längsachse der Femurmarkhöhle und dadurch sehr nahe an der Rotationsachse des Prothesenschaftes liegen. Demgegenüber liegt der Prothesenkopf, der das Drehmoment auf den Prothesenschaft überträgt, mit einem langen Hebelarm sehr weit von dieser Achse entfernt.

Prothesenschäfte mit einem flachen Profil („Flacheisen") haben eine große Rotationsstabilität, sie haben jedoch den Nachteil, daß die jeweilige Konfiguration der Markhöhle auf diese Implantate einen Rotationszwang ausübt und der Operateur den Anteversionswinkel nicht selbst bestimmen kann. Dies spielt v. a. bei der dysplastischen Hüfte eine wichtige Rolle, wo der ovale Querschnitt des Schenkelhalses eine pathologische Anteversion aufweist und den flachen Prothesenschaft in eine unerwünschte Anteversion dreht. Ein weiterer Nachteil der Flachprofilprothese zeigt sich bei einer zylindrischen Konfiguration des proximalen Femursegmentes. Hier kann ein fest eingesetztes zementfreies Implantat zu einer Sprengung des Knochens führen.

Der Prothesenkragen hat sich bei der zementfreien Implantation nicht bewährt. Das Konzept beruht auf der Vorstellung, daß der Kragen auf der medialen Kortikalis des Schenkelhalsstumpfes aufsitzt und hier eine proximale Krafteinleitung gewährleistet. Diese Krafteinleitung kann jedoch nur wirksam werden, wenn der Schaft wenig oder keine Last aufnimmt. Der Kragen wirkt dann als Hypomochlion und drängt unter Belastung den Schaft in Varusrichtung, was zu Relativbewegungen führen kann, die die Osseointegration verhindern. Ist hingegen der Schaft fest verankert, so treten unter der elastischen Belastungsverformung des Femurs zwischen dem Kragen und der medialen Schenkelhalskortikalis pulsierende Relativbewegungen auf, die zum Knochenabbau führen. Dadurch wird der Prothesenkragen unwirksam.

Bei der Verankerung unzementierter Femurprothesen ist die wichtigste Frage die nach der Formgebung des Prothesenschaftes, die einerseits die größtmögliche Primärstabilität ergibt und andererseits nach der knöchernen Integration zur günstigsten Krafteinleitung in das proximale Femursegment führt.

Bei den meisten unzementierten Prothesen wird versucht, die Konfiguration des Schaftes so gut wie möglich an die anatomische Form des Femurs anzupassen, um dadurch einen maximalen flächenhaften Kontakt zwischen Implantat und Knochen herzustellen. Bei diesem Bestreben drängt sich zunächst ein prinzipieller Vorbehalt auf:

Die Form des natürlichen Femurs hat sich im Laufe vieler Jahre in Anpassung an die jeweilige individuelle anatomische Konstitution und an die einwirkende Beanspruchung entwickelt. Die Morphologie des Femurs ist also gewissermaßen auch ein Denkmal für die stattgehabte Funktion. Daher gleicht auch kein Femur dem anderen, weil auch zwischen den Individuen eine große Variabilität der biomechanischen Verhältnisse besteht. Folglich ist mit einem standardisierten unzementierten Implantat grundsätzlich auch nur eine partielle Anpassung an den jeweiligen natürlichen Knochen möglich.

Nach der Implantation einer Femurprothese verändern sich die biomechanischen Bedingungen im proximalen Femursegment ganz entscheidend. Die vorher in ein Knochenrohr, vorwiegend an der Oberfläche, eingeleiteten Kräfte werden nun über ein zapfenförmiges Implantat auf die Innenwand der Markhöhle übertragen, wobei das Implantat lediglich Druck- und Biegekräfte aufnehmen kann, kaum jedoch Zugkräfte an der (lateralen) Zugseite des Knochens.

Unter diesen Belastungsbedingungen, die sich klinisch zweifellos bewährt haben, stellt sich daher die Frage, ob das Femur nach der Prothesenimplantation überhaupt noch die gleiche morphologische Konfiguration benötigt, wie davor. Dies ist sicher nicht der Fall, weil auch die Belastungsverhältnisse sich geändert haben. Dies geht nicht nur aus der theoretisch erkennbaren Veränderung der biomechanischen Konstellation hervor, sondern auch aus der über längere Zeit stattfindenden röntgenologischen Verlaufsbeobachtung. Bei klinisch und röntgenologisch idealen Prothesenimplantationen ist im Laufe der Jahre *immer* eine Anpassung der Knochenmorphologie an das Implantat nachzuweisen.

Soll daher bei einer idealen zementfreien Implantation die Prothese an die vorgegebene Form des Knochens angepaßt werden, oder ist es besser, eine Implantatform zu wählen, die dem Knochen die günstigsten strukturellen Anpassungsbedingungen anbietet?

Die Antwort ist plausibel: Da die ursprünglichen morphologischen Verhältnisse am Knochen ohnehin nicht aufrechterhalten werden können, sollte man mit der Formgebung des Implantates optimale Bedingungen schaffen, die dem Knochen die günstigste Möglichkeit geben, direkt auf den Dauerzustand der strukturellen Anpassung zuzusteuern. Wie werden diese optimalen Bedingungen definiert? Eine unzementierte Femurprothese sollte folgende Anforderungen erfüllen:

1. Feste Verankerungsmöglichkeit mit hoher Primärstabilität.
2. Hohe Rotationsstabilität.
3. Großer Flächenkontakt zwischen Implantat und Knochen.
4. Betont proximale Krafteinleitung durch die Formgebung des Prothesenschaftes.
5. Knochenfreundliche Metallegierung des Implantates, die die Osseointegration fördert.
6. Guter Kompromiß zwischen Steifigkeit und elastischer Biegeverformung des Prothesenschaftes zur Reduzierung von Spannungsspitzen bei der Krafteinleitung.
7. Instrumente für die schonende formschlüssige Präparation des Prothesenlagers im Knochen.

Die konische Schaftverankerung erfüllt diese Bedingungen in sehr eindrucksvoller Weise und hat sich bei der Konus- und Femurrevisionsprothese bei der Primärimplantation und bei Prothesenwechseln bewährt (Abb. 1–3).

Bei diesem Verankerungsprinzip wird der konische Prothesenschaft in die konisch aufgefräste Markhöhle eingetrieben und findet hier bei einem großen, kontinuierlichen flächenhaften Kontakt eine sehr feste Verankerung, wie sie ähnlich in der Technik bei konischen Steckverbindungen seit langem bekannt ist. Die Vorbereitung des Knochenlagers erfolgt mit scharfen konischen Reibahlen ebenso einfach wie präzise, so daß der konische Prothesenschaft einen schlüssigen Kontakt mit dem Knochen findet [3]. Bei der konischen Verankerung entsteht zwischen dem Implantat und dem Knochenlager ein hoher Preßdruck, der sich kontinuierlich über die ganze Kontaktstrecke ausdehnt (Abb. 4). Dies ergibt eine hohe Primärstabilität bei optimaler Ausnutzung der Materialfestigkeit der Knochensubstanz.

Der Konuswinkel der Prothesenschäfte zielt auf eine Anpassung an die natürliche Morphologie des Femurs ab. Dadurch wird auch angestrebt, daß für die Zurichtung des konischen Prothesenlagers möglichst wenig Knochensubstanz ausgefräst werden muß. Bei der Konusprothese, die im proximalen Femursegment eingesetzt wird, hat sich der Konuswinkel von 5° als guter Kompromiß bewährt. Die zugehörige Reibahle hat einen Konuswinkel von 4°. Durch diesen geringen Unterschied in den Konuswinkeln wird der Prothesenschaft proximal im etwas weicheren Knochen ein wenig enger gefaßt als in der harten Kortikalis im Bereich der Schaftspitze. Für Femora, die sich proximal trompetenförmig erweitern, ist die Konusprothese ungeeignet, weil bei der gegebenen Form der

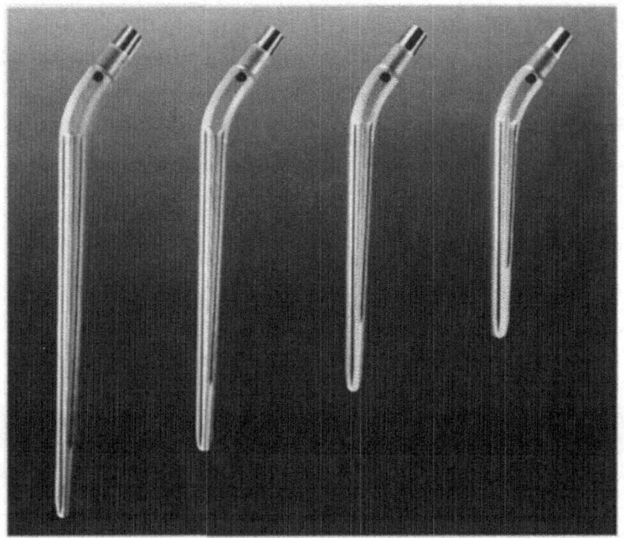

Abb. 1. Femurrevisionsprothese mit konischem Schaft mit einem Konuswinkel von 2° für den Prothesenwechsel. Mit steigendem Durchmesser in Millimeterschritten und 4 verschiedenen Schaftlängen ist eine Anpassung an die jeweiligen anatomischen Verhältnisse möglich

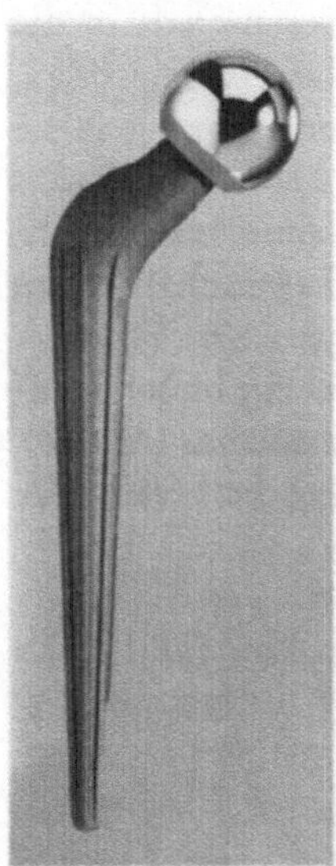

Abb. 2. Konusprothese mit konischem Schaft und einem Konuswinkel von 5° für die Primärimplantation

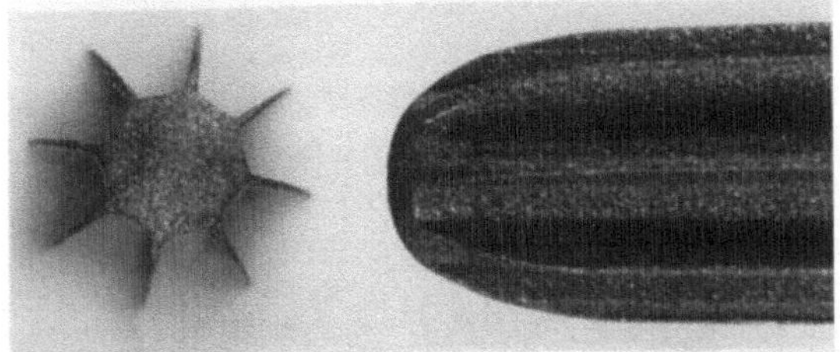

Abb. 3. Konischer Prothesenschaft mit 8 sternförmig angeordneten, längsverlaufenden, scharfen konischen Rippen. Die Oberfläche des Titanimplantates ist grobgestrahlt

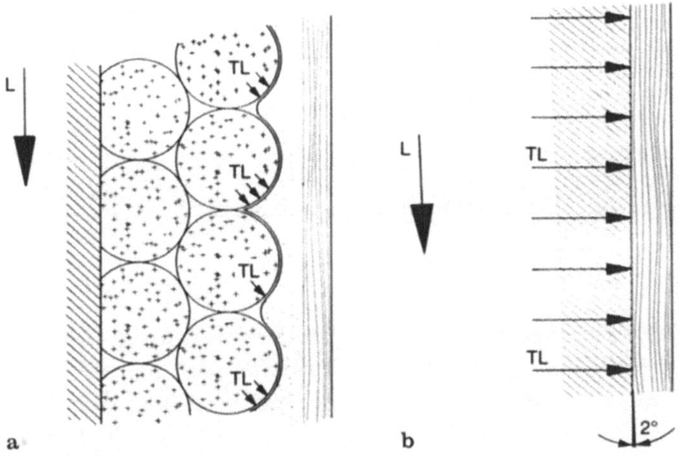

Abb. 4a. Krafteinleitung (*TL* Teillast) zwischen Prothesenschaft und Femur. A Diskontinuierliche Krafteinleitung bei granulierter oder grobstrukturierter Implantatoberfläche, **b** kontinuierliche Krafteinleitung bei der konischen Schaftverankerung

Schaft nur in der distalen Hälfte eine ausreichende Verankerung erfahren würde.

Bei der Femurrevisionsprothese, die länger ist und vorwiegend im mehr zylindrischen diaphysären Teil des Femurs verankert wird, beträgt der Konuswinkel 2°.

Bei einem kontinuierlichen flächenhaften Kontakt zwischen dem konischen Prothesenschaft und dem konischen Knochenlager kann von einer gleichmäßigen Krafteinleitung je Flächeneinheit ausgegangen werden. Bei der konischen Konfiguration des Prothesenschaftes nimmt die Oberfläche je Längeneinheit mit dem Durchmesser zu, d. h. im proximalen Schaftanteil ist bei größerem Durchmesser die Oberfläche des Implantates je Längeneinheit größer als im distalen Schaftanteil. Dadurch führt der konische Prothesenschaft schon aus

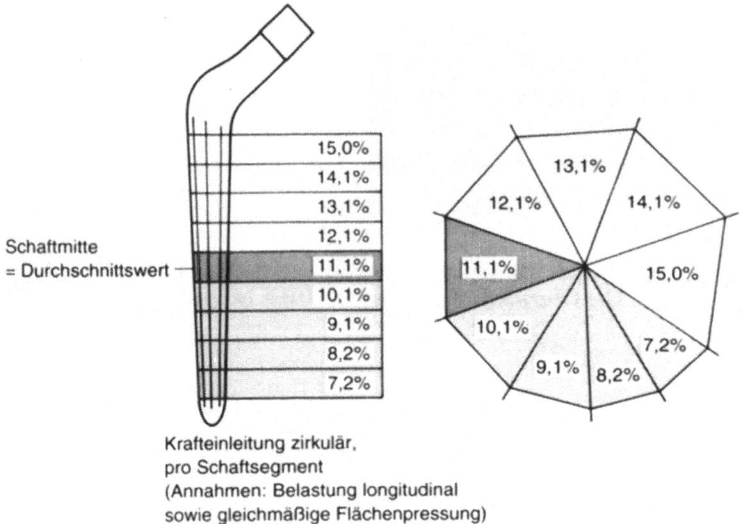

Abb. 5. Der konische Prothesenschaft führt schon aus geometrischen Gründen zu einer betont proximalen Krafteinleitung: Im proximalen Schaftanteil ist bei größerem Durchmesser die tragende Oberfläche je Längeneinheit größer als im distalen Schaftanteil

geometrischen Gründen zu einer betont proximalen Krafteinleitung (Abb. 5). Entsprechend zeigen röntgenologische Verlaufsbeobachtungen bei der konischen Schaftverankerung am proximalen Femurende nicht die gefürchtete Knochenatrophie durch Streßprotektion, die sonst bei grobstrukturierten zementfreien Prothesenschäften anderer Konfiguration häufig zu beobachten ist (Abb. 6 und 7).

Die konischen Prothesenschäfte tragen, gleichmäßig auf dem Umfang verteilt, 8 längsverlaufende scharfe Rippen, die sich bei der Implantation in die Kortikalis etwas einschneiden und dadurch zu einer sehr hohen Rotationsstabilität führen (Abb. 3). Dies scheint auch die Erklärung dafür zu sein, daß sowohl bei der Konusprothese als auch bei der Femurrevisionsprothese Oberschenkelschmerzen nur extrem selten auftreten.

Die Prothesen sind aus einer gewebefreundlichen Titan-Aluminium-Niob-Legierung hergestellt und haben grobgestrahlte Oberflächen, die als Voraussetzung für die Osseointegration unerläßlich sind, d. h. für die Anlagerung neugebildeter Knochensubstanz direkt auf der Metalloberfläche, ohne eine bindegewebige Zwischenschicht. Histologische Untersuchungen von Schenk und Wehrli [2] haben außerdem gezeigt, daß die neue Knochenanlagerung vornehmlich an den Erhabenheiten des Implantates beginnt. Diese Phänomene fördern und beschleunigen die Sekundärstabilisierung durch Knochenanlagerung.

Die Titanlegierung hat auch eine größere Elastizität als andere Legierungen, die für Endoprothesen verwendet werden. Die daraus resultierende größere

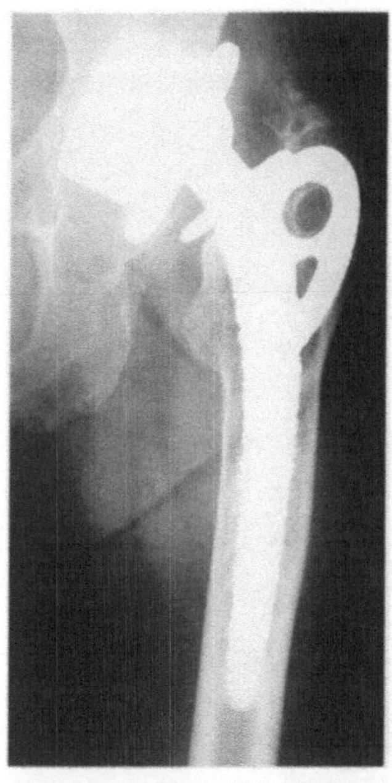

Abb. 6. Grobstrukturierte Prothesenschäfte mit einer vorwiegend zylindrischen Konfiguration verkrallen sich in der Knochenoberfläche und führen distal in der festeren Kortikalis zu einer größeren starren Krafteinleitung als proximal in der elastischen Spongiosa. Die daraus resultierende Streßprotektion des proximalen Femursegmentes hat hier eine Knochenatrophie zur Folge

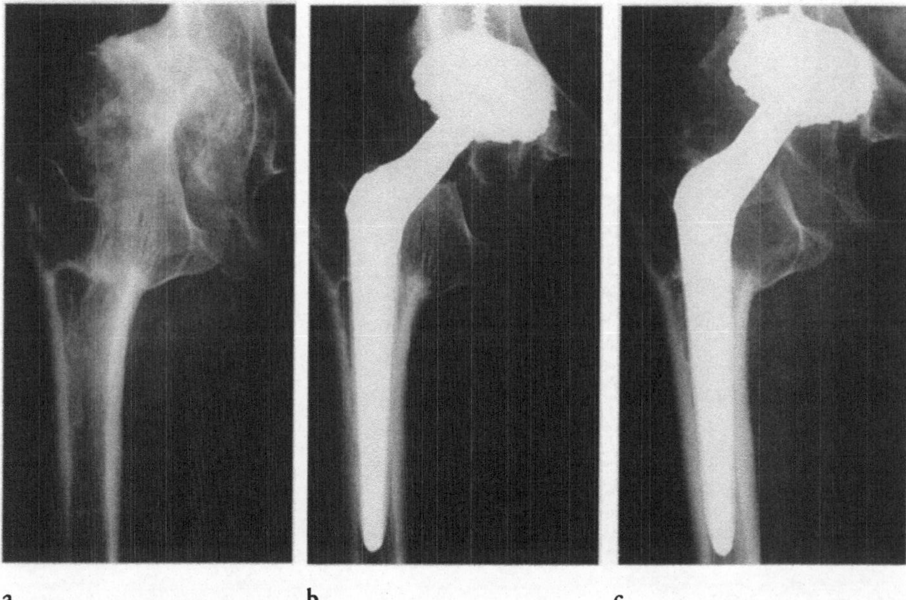

a b c

Abb. 7 a–c. Bei der konischen Schaftverankerung tritt durch die betont proximale Krafteinleitung eine Anlagerung von Knochensubstanz im proximalen Femursegment auf. (*Fallbeispiel:* Implantation einer Konusprothese bei 43jähriger Frau wegen posttraumatischer Koxarthrose rechts. **a** Zustand unmittelbar vor der Implantation; **b** 3 Wochen nach der Implantation; **c** 2 Jahre nach der Operation Knochenanlagerung im proximalen Schaftbereich, medial und lateral)

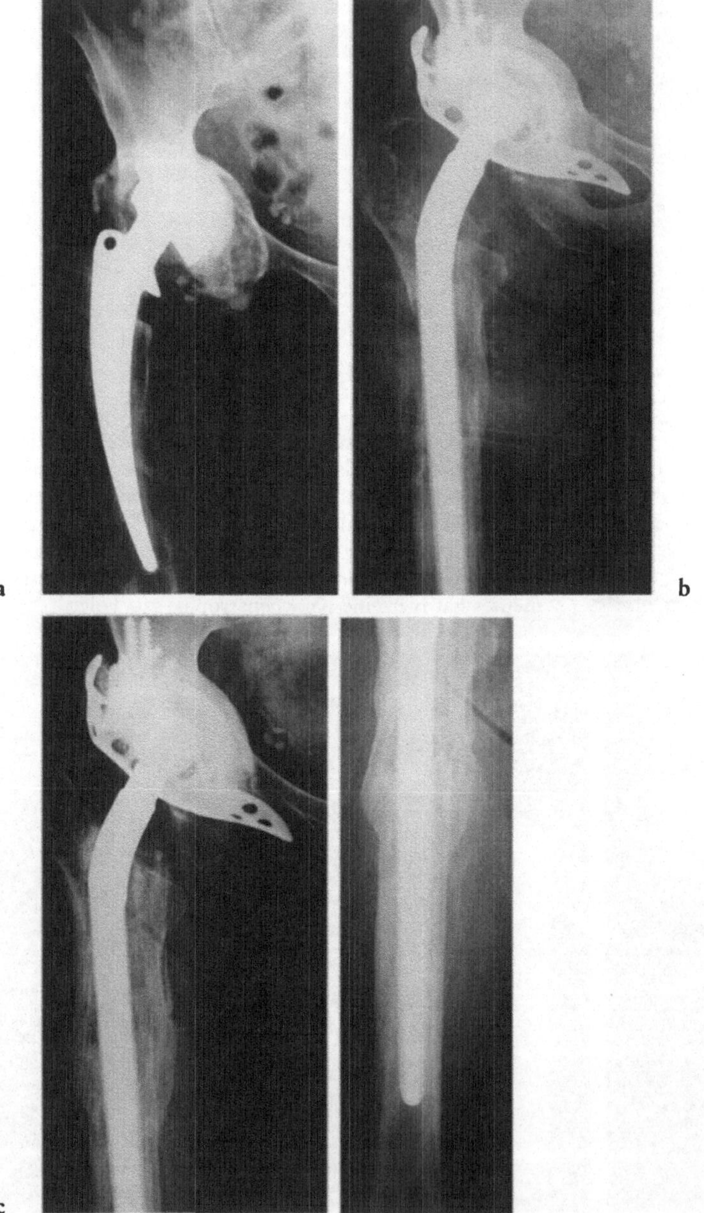

Abb. 8 a–c. Lebhafte Knochenneubildung nach Implantation einer Femurrevisionsprothese durch den transfemoralen Zugang. (*Fallbeispiel:* **a** Präoperativer Zustand bei 67jähriger Frau bei Prothesenlockerung mit schweren Knochenresorptionsdefekten; **b** 3 Wochen nach der Implantation einer Revisionsprothese mit Überbrückung des geschädigten Femursegmentes; **c** bereits 6 Monate nach der Operation findet sich eine weitgehende knöcherne Auffüllung der Defekte mit gerichteten Knochenstrukturen)

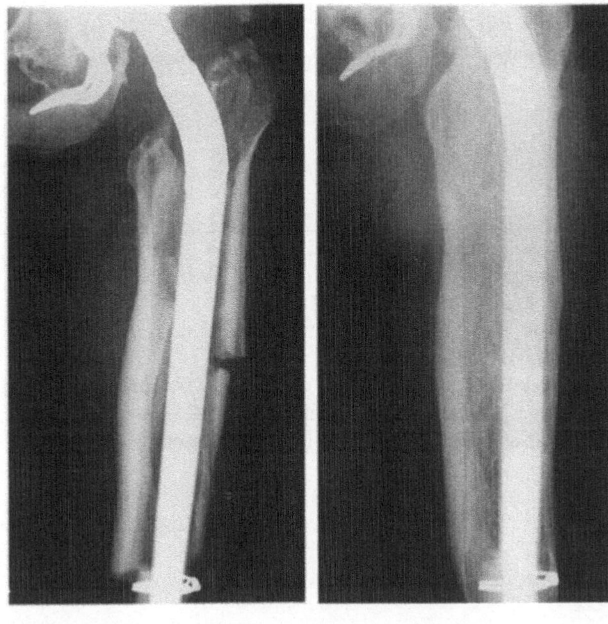

a b

Abb. 9 a, b. Kochenregeneration nach Implantation einer Femurrevisionsprothese durch den transfemoralen Zugang. (*Fallbeispiel:* **a** Zustand 10 Tage nach der Operation bei 40jähriger Frau; **b** voluminöse, strukturell ausgerichtete Knochenregeneration nach 20 Monaten)

Belastungsverformung kommt v. a. bei den langschäftigen Revisionsprothesen zur Geltung und spielt offensichtlich eine biomechanische Rolle bei der eindrucksvollen Knochenregeneration im proximalen Femursegment nach Prothesenwechseln bei großem Knochenverlust [3] (Abb. 8–9).

Ein wichtiges Detail bei der konischen Schaftverankerung ist die Herstellung einer ausreichenden Primärstabilität durch Eintreiben in die Markhöhle. Die Prothese wird über das Einschlaginstrument mit dem Hammer in das Femur eingetrieben. Das Eindringen der Prothese muß sorgfältig beobachtet werden: Mit jedem Hammerschlag dringt die Prothese etwas weiter in die Markhöhle ein, bis der Klopfschall wechselt und bei Fortsetzung der Hammerschläge gleicher Intensität eine Bewegung der Prothese nicht mehr stattfindet. Dieser Zustand muß bei der Implantation unbedingt erreicht werden, weil sonst die Prothese unter der Belastung nachsinken kann. Durch das Nachsinken kann in der konischen Verbindung zwar unter Verkürzung des Beines eine nachträgliche Stabilisierung stattfinden, dieser Umweg der Stabilisierung sollte jedoch vermieden werden. Die nachsinkende Prothese ist nämlich ungenügend verankert und damit instabil, und es kann nicht zuverlässig davon ausgegangen werden, daß eine nachträgliche Stabilisierung den Ansprüchen einer hohen Primärstabilität genügt. Es kann vielmehr auch eine permanente Instabilität resultieren, die zwangsläufig zur Prothesenlockerung führt. Bei adäquater Primärstabilität ist hingegen, auch über längere Zeit, ein Nachsinken der Prothese nicht zu beobachten, wie die Verlaufskontrolle an einer großen Zahl von Hüftgelenken gezeigt hat.

Literatur

1. Buser D, Schenk RK, Steinemann S, Fiorellini JP, Fox CH, Stich H (1991). Influence of surface characteristics on bone integration of titanium implants. A histomorphometric study in miniature pigs. J Biomed Mater Res 25: 889-902
2. Schenk RK, Wehrli U (1989). Zur Reaktion des Knochens auf eine zementfreie SL-Femurrevisionsprothese. Orthopäde 18: 454–462
3. Wagner H (1989). Revisionsprothese für das Hüftgelenk. Orthopäde 18: 438–453
4. Wong M, Witschger P, Eulenberger J, Schenk R, Hunziker E (1994). Effect of surface roughness and material composition on osseointegration of implant materials in trabecular bone. Orthop Res Soc 40: 598

Teil VI.

Zementfreie Endoprothesensysteme

Das CLS-System

L. Spotorno, G. Grappiolo, A. Mumenthaler

Der CLS-Schaft

Geburt und Evolution einer Idee

Beim prothetischen Ersatz eines Hüftgelenkes ist der Zement als Mittel der Verankerung des Schaftes noch heute ein Standardvorgehen, mit dem man sich auseinandersetzen muß. Einige Autoren sind sogar der Meinung – zu Recht oder zu Unrecht – daß dieses System unerreichbar bleibt. Die Neigung des Menschen, nach Besserem und Neuem zu suchen, hat etliche Forscher veranlaßt, sich in das Abenteuer einer biologischen Verankerung zu wagen. Wir waren und sind immer noch Protagonisten dieser Idee. Das Suchen nach einer zementlosen Verankerung begann 1976, wobei rund 2000 Schäfte verschiedenster Herstellung implantiert wurden, bis im Dezember 1983 der CLS-Schaft entstand, der noch heute verwendet wird.

Es ist offensichtlich, daß die Stabilität eines zementierten Systems durch die ausgedehnte Knochenzementoberfläche gewährleistet wird, besonders deshalb, weil sich der Zement mit seinen feinsten Ausstülpungen in den spongiösen Strukturen verkrallt. Es ist naheliegend, daß man bei einer nicht zementierten Prothese die Umkehr dieses Phänomens als Primum movens in Betracht gezogen hat; es geht darum zu versuchen, daß knöcherne Neubildungen von der trabekulären Struktur aus an die rauhen oder makrostrukturierten Flächen des Implantates anwachsen. Die Idee des porous coating war ursprünglich dominierend und wird auch heute noch in der Endoprothetik verwendet.

Unsere reiche Erfahrung mit der Implantation von Lord–Prothesen [19] mit madreporischer Oberfläche ermöglichte es uns frühzeitig, eine kritische Stellung gegenüber den klinischen und radiologischen Ergebnissen einzunehmen, die wenigstens teilweise nicht den Erwartungen entsprachen. Bei genauer Betrachtung des periprothetischen Knochens war es in einigen Fällen möglich, eine frühe spongiöse Umwandlung der proximalen Kortikalis zu beobachten, die mit einer spindelförmigen distalen Hypertrophie kombiniert war. Dieses Phänomen spiegelt die Übertragung der Kräfte nach distal wider und wird klassischerweise als „Stress shielding" beschrieben. Klinisch äußert sich dieses Phänomen des dekompensierten Femurs in Form von Oberschenkel-Schmerzen.

Aus dieser Erfahrung und aus der Analyse der guten Ergebnisse, die durch zementierte Prothesen erreicht wurden, die besonders im proximalen Bereich eine Oberflächenvergrößerung aufwiesen und entsprechend proximal die Kräfte einleiteten, wurde 1980 die „Stachelschweinprothese" entwickelt. Es handelte sich um eine nicht zementierte Prothese mit einer fingerförmigen Makrostrukturierung, die auf die proximale Zone begrenzt war. Heute sind sich praktisch alle Autoren darin einig, jegliche Art von Makrostrukturierung und Beschichtung auf die proximale Zone zu beschränken.

Die CLS-Prothese verdankt ihren Ursprung der Notwendigkeit, das Phänomen des Stress shielding zu vermeiden. Diese viel diskutierte Erscheinung interpretieren wir als mangelnde Respektierung des Biotrophismus des Femurs. Der Biotrophismus wird dadurch erhalten, indem man dem periprothetischen Residualknochen die Möglichkeit gibt, nach seinem physiologischen Modell zu arbeiten und die Menge und die Qualität des ursprünglichen Knochens zu erhalten. Dieses Konzept, das im Grunde den morphofunktionellen Kriterien entspricht, kann allgemein auf den prothetischen Ersatz angewendet werden. Den Biotrophismus zu erhalten bedeutet also, die Langlebigkeit des Implantates zu ermöglichen. Die Veränderungen des periprothetischen Knochens sind im weitesten Sinne die Folge iatrogener Einflüsse.

Wir sind uns heute vollauf bewußt, daß das Einsetzen einer Prothese die Dekompensation einer knöchernen Struktur bedeutet, die ihr eigenes Gleichgewicht hat, wenn auch in einer physiopathologischen Form (was unseren Eingriff rechtfertigt). Der prothetische Ersatz muß die Tendenz haben, die Physiologie des Gelenkes wieder herzustellen, aber gleichzeitig auch die Übertragung der Kräfte der Physiologie des Knochens anzupassen.

Was wir eigentlich erzeugen, ist ein Knochen–Prothesen–Verbund, und im besten Fall können wir einen „diskreten" Eindringling herstellen, der einer physiologieähnliche Übertragung der Kräfte am Interface Rechnung trägt.

Unsere klinische Erfahrung hatte eindeutig ergeben, daß ein zu steifes Implantat den Knochen daran hindert, sich entsprechend seinem physiologischen Modell zu verhalten (fast so, wie wenn die Prothese den Knochen von innen her einkerkern würde). Der Knochen verhält sich ebenso unphysiologisch, wenn nach dem Konzept von „Fit", „Fill" und „Bone-ingrowth" eine distale Verankerung angestrebt wird.

Die ursprüngliche Idee, aus der die CLS-Prothese entstand, basiert auf dem erwähnten Konzept. Es wurde deshalb der mechanischen Funktion der proximalen Spongiosa besonders Rechnung getragen. Um eine Verankerung in diesem Bereich zu fördern, wurde der distale Teil der Prothese klein gehalten und das Konzept des Bone ingrowth verlassen. Insbesondere wurden eine Form (konisch) und ein Material (Titan) bevorzugt, die sich durch die Berechnung mit der Methode der Finiten Elemente günstig für die physiologische Übertragung der Kräfte erwiesen (Abb. 1).

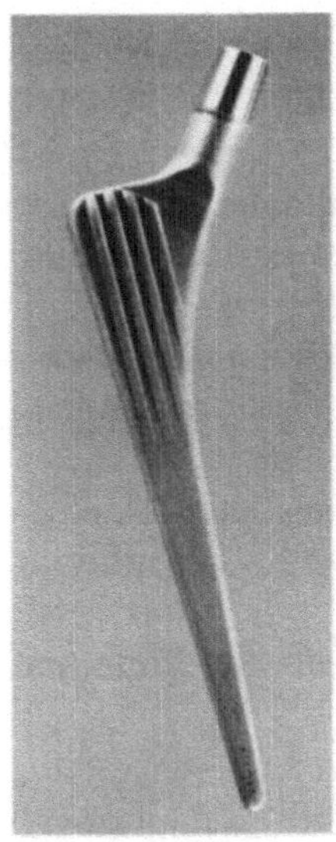

Abb. 1. Der grobgestrahlte CLS-Schaft mit seiner dreidimensionalen Keilform und den proximalen stark ausgeprägten axialen Rippen

Zusammenspiel von Form, Material und Oberfläche

Einer der wichtigsten Aspekte für die Langlebigkeit eines Implantates ist der Versuch, die Übertragung der Kräfte so weit wie möglich der Physiologie anzugleichen. Andererseits spielen auch viele andere Faktoren eine Rolle, z. B. Primärstabilität und Osseointegration, mechanische Festigkeit und Abriebsicherheit. Was wir unterstreichen möchten, ist die Tatsache, daß diese Faktoren von verschiedenen Variablen abhängen (Form, Material und Oberfläche), die wiederum einander beeinflussen [2].

Eine Prothese als System betrachtet (Schaft und Pfanne) muß eine klare Grundphilosophie enthalten.

Der heutige Wissensstand – gereift durch klinische Erfahrung, Laborversuche und theoretische Studien – gibt uns eine Bestätigung der Wichtigkeit, die die Integration der eigentlichen Materialeigenschaften mit der Behandlung ihrer Oberflächen und der Form der Prothese hat.

Die Komplexität dieses Problemes wird sofort klar, indem z. B. die Suche nach günstigen Materialien die Neigung haben kann, einen Faktor zu ungunsten anderer Faktoren dominant werden zu lassen. Es wird also das Ziel sein, die nötigen und ausreichenden Bedingungen zu suchen, die zum Erfolg des Implantates führen, also zu einem günstigen Langzeitergebnis.

Beim Analysieren des idealen Materials können wir sagen, daß es die folgenden Eigenschaften haben muß:
- hohe mechanische Festigkeit,
- höchste Biokompatibilität,
- Atoxizität,
- geringste Neigung zu Abrieb,

- Osteophilie,
- biokompatibles Elastizitätsmodul [25].

Die mechanische Festigkeit ist unter experimentellen Bedingungen relativ leicht zu testen, obwohl man klinisch mechanisches Versagen feststellen kann. Im allgemeinen handelt es sich um alte Prothesenmodelle. Aber das mechanische Risiko kann durch die Modularität erhöht werden. Strenge Laboratoriumtests und Qualitätskontrollen jedes einzelnen Stückes sind die Voraussetzungen, um die mechanischen Eigenschaften garantieren zu können [24].

Was die Biokompatibilität betrifft, erfüllen alle heute verwendeten Materialien sie wenigstens in vitro. Diese Biokompatibilität können wir in 2 spezifische Eigenschaften zusammenfassen:
- keine Toxizität (bei Metall muß die Abgabe von Jonen auf ein Minimum reduziert sein),
- keine Aktivierung des Immunsystems.

In bezug auf die Toxizität haben beispielsweise die Arbeiten von Semlitsch die Überlegenheit der Titanlegierungen mit Niobium gegenüber dem Titan mit Vanadium oder dem Reintitan gezeigt [31]. Der zweite Punkt, theoretisch durch in-vitro-Versuche gelöst, muß sich mit dem Problem des Abriebs befassen, der bei den Gleitpaarungen entsteht.

In diesem Sinne zeigt Haynes an Kulturen von Makrophagen, daß der Titanabrieb sich geringfügig toxisch verhält, während er eine hohe Emanation von Entzündungsfaktoren auslöst. Dagegen haben Chrom-Kobalt-Partikel auf Makrophagen eine direkte toxische Wirkung, erzeugen jedoch eine geringere unspezifische Reaktion [12].

Die effektiv ausgelöste Immunreaktion der heute zur Herstellung von Implantaten verwendeten Materialien ist noch nicht klar. Es ist eine Tatsache, daß die Materialien unter Form von Abrieb eine unspezifische Reaktion auslösen: einfache Makrophagenphagozytose oder gar akute oder chronische Entzündung. In diesem Sinne scheint bei den verschiedenen Materialien ein gradueller Unterschied vorzuliegen, um eine solche Reaktion auszulösen. Die unspezifische Reaktion ist auf jeden Fall mengenabhängig. Man muß deshalb die unterschiedliche Potentialität der Materialien im Sinne der Abrieberzeugung berücksichtigen [15].

Laboruntersuchungen scheinen zu beweisen, daß der Knochenzement immunologisch inert ist. Sie zeigen aber auch, daß eine geringe chemotaktische Wirkung gegenüber den mononuklearen Zellen vorhanden ist [27]. In vivo resultiert daraus eine Fremdkörperreaktion mit Riesenzellen. Dasselbe geschieht gegenüber Polyethylenpartikeln, die größer als mehrere 10 Micron sind. In kleinsten Partikeln wird das Polyethylen phagozytiert, wie auch der metallische Abrieb, der kleiner als 3–5 Micron ist. Auf diese Art wird die unspezifische entzündliche Reaktion aufrechterhalten [20]. Dagegen kann Keramik von den Makrophagen inkorporiert werden und sich dort anhäufen, ohne dabei morphofunktionelle Veränderungen derselben herbeizuführen [6].

Von der Auslösung einer Immunreaktion wissen wir z. B., daß Hydroxylapatit sicher nicht immunogenetisch wirkt. Andererseits kann aber Osteosynthesematerial, das Hyaluronsäure und Polyvynilpyrolidat enthält, Immunreaktionen des thymusabhängigen Typs auslösen. Diese Produkte werden in der Prothetik nicht verwendet, regen aber als theoretisches Beispiel zum Nachdenken an, wie die chemisch-physikalische Denaturation einiger Materialien in vivo eine ähnliche Reaktion auslösen könnte [7].

Die Osteophilie hängt vom verwendeten Material ab, wird aber auch durch die Rauhigkeit desselben beeinflußt [18].

Die Materialien können diesbezüglich biokompatibel, bioinert oder bioaktiv sein.

Die biokompatiblen Materialien gestatten keinen direkten Knochenkontakt; es wird sich also eine Schicht von fibrösem Gewebe zwischen Knochen und Prothese interponieren, auch wenn sie manchmal sehr dünn ist.

Bioinerte Materialien gestatten knöcherne Neoformationen mit direktem Kontakt. Ihre Entstehung ist aber stark von den biomechanischen Verhältnissen und von der Oberflächenbehandlung abhängig, wobei es sich um glatte, mikrostrukturierte oder makrostrukturierte Oberflächen handeln kann.

Buser et al. [4] haben ein Anwachsen des Knochens (bone-ongrowth) für alle Titanoberflächen, die von ihnen untersucht worden sind, festgestellt. Im einzelnen beobachtet man an einer glatten Titanoberfläche ein Knochenwachstum von 20 %, bei der korundgestrahlten Oberfläche ein Wachstum von 40 %. Das Titanplasmaspray weist ein Anwachsen von 60 % der dem Knochen ausgesetzten Oberfläche auf.

Die Makrostrukturierung löst beim Knochen ein Wachsen in sein Inneres aus. Es entsteht also ein Bone ingrowth unabhängig vom verwendeten Material. Man kann eine Verankerung zwischen Prothese und Knochen ohne die Notwendigkeit eines Ongrowth erreichen. Die makrostrukturierten Oberflächen erhöhen das mechanische Risiko. Es können sich Fragmente ablösen. Zusätzlich sind sie bei gleicher Menge des Materials entsprechend der größeren Oberfläche einer höheren Jonenabgabe ausgesetzt. (Beispiel: Eine einfache madreporische Schicht erhöht die Oberfläche um rund 200 % [16]). Andere Nachteile der Makrostrukturierung sind entschieden die viel kompliziertere Entfernung einer Prothese und die Möglichkeit von Knochennekrosen, ausgelöst durch mikrotraumatische Gefäßkrisen.

Unter den bioaktiven Materialien erweckt das Hydroxylapatit das größte Interesse. Nach Buser und Schenk gestattet es ein umfangreihes Bonding, das 70 % der Oberfläche entspricht. Wie wir wissen, ist es vollkommen histokompatibel, birgt aber die Gefahr einer Interfacekrise in sich. Der Pull-out-Test weist ein Ablösen von Knochen-Hydroxylapatit-Prothese bei Kräften in der Größenordnung von 18 Megapascal auf [5, 28]. Berechnungen mit der Methode der Finiten Elemente zeigen, daß das Interface Knochen-Prothese Kräften ausgesetzt ist, die zwischen 2 und 7 Megapascal schwanken, je nach der Zone. Diese Daten sind anscheinend beruhigend. Aber die zyklische Wiederholung von submaximalen Belastungen könnte auf die Dauer nicht leicht voraussehbare Wirkungen haben. Die Art, mit der Hydroxylapatit Abrieb erzeugen könnte, ist offensichtlich indirekt: Fragmente, die durch Druckkräfte ausgelöst werden, oder Abrasionen von Oberflächen, die Mikrobewegungen ausgesetzt sind. Die Forschung ist darauf ausgerichtet, das Risiko im Interface zu minimieren.

In bezug auf das Knochenwachstum ist der Einfluß biomechanischer Faktoren absolut nicht zu vernachlässigen. R. Schneiders bereits klassische Untersuchungen haben gezeigt, daß dort, wo eine Stahlschraube Druckkräften ausgesetzt ist, reichliches Knochenwachstum beobachtet werden kann, während auf der Gegenseite eine Zone von Mikroinstabilität besteht, die sich noch in Richtung Knochenbildung entwickeln kann oder aber der Bildung einer fibrösen Membran stattgibt.

Diese biomechanischen Einflüsse auf dem Gebiet der Endoprothetik sind offensichtlich von der Form und dem Elastizitätsmodul des verwendeten Materials geprägt. Form und Elastizitätsmodul als Ganzes gestatten es, das Konzept der biokompatiblen Elastizität zu definieren. Als Gegebenheit muß man auch andere individuelle Variablen berücksichtigen. So die Form des Femurs als Prothesenempfänger, die Hebelarme der Muskulatur und die Operationstechnik, die ihrerseits das biomechanische Verhalten des Verbundes von Knochen und Prothese beeinflussen.

Ein steifes Material, also ein Material mit einer Elastizität, die geringer ist als die des kortikalen Knochens, neigt dazu, eine Mikroinstabilität zu erzeugen, die distal ausgeprägter ist, wie es Tierexperimente belegen. Dagegen führt die Betonung der Elastizität zum gegenteiligen Effekt: distale Stabilität und proximale Mikroinstabilität.

Die proximale Mikroinstabilität erzeugt eine fibröse Membran, deren Reichtum an Makrophagen durch die Produktion von Prostaglandinen eine osteoklastische Reaktion aktivieren kann. Dieses Phänomen kann durch das gleichzeitige Vorhandensein von Abrieb um ein Vielfaches erhöht werden [38].

Die Bedeutung von Hydroxylapatit könnte hier sehr wichtig sein. Es ist außer Zweifel, daß Hydroxylapatit ein inniges und frühzeitiges Bonding begünstigt, relativ unabhängig von der mechanischen Belastung. Es könnte also die proximale Verankerung begünstigen und die Bildung einer fibrösen Membran in dieser Zone reduzieren oder gar verhindern.

Im Laufe der Zeit scheinen aber doch die rein biomechanischen Regeln das Knochenwachstum zu beeinflussen, wie es vor nicht langer Zeit eingeführte densitometrische Messungen des Knochens beweisen. Diese Messungen erlauben es, den quantitativen Aspekt dieses Phänomens mit hoher Genauigkeit zu analysieren, und liefern dabei eine morphofunktionelle Karte des periprothetischen Knochens [9, 17, 21].

Zusammenfassend wollten wir durch diese Überlegungen zeigen, wie bei der Wahl des Materials, der Oberfläche und der Prothesenform alle genügenden und notwendigen Bedingungen gesucht werden müssen, um ein nicht zementiertes Implantat günstig verankern zu können. Wir haben zusätzlich gesehen, wie in diesem Sinne Faktoren mitspielen, die manchmal im Widerspruch zueinander stehen, und wie wichtig es ist, in dieser Hinsicht die Abhängigkeit der verschiedenen Faktoren voneinander abzuwägen.

Beim heutigen Stand des Wissens scheint der Kompromiß, der sich durch den CLS-Schaft aus Titanlegierung mit korundgestrahlter Oberfläche bietet, eine sichere und anwendbare Lösung zu sein [1].

Eine stabile Sekundärverankerung des Schaftes durch Osseointegration erfolgt nur bei primärer Stabilität desselben. Diese primäre Fixation wird durch die dreidimensionale Keilform erreicht. Es war unser Bestreben, die anpassungsfähigen trabekulären Strukturen bei der Primärverankerung mit einzubeziehen. Die Verankerung im proximalen Bereich erhält wenigstens teilweise dem Bulbus die Aufgabe der Kraftübertragung und der Kraftverteilung. Die Zwischenschaltung der Trabekel verringert die Erstarrung. Die proximalen, stark ausgeprägten axialen Rippen unterstützen diese stabilisierende Funktion und beziehen die Spongiosaarchitektur in die Formschlüssigkeit mit ein. Der ebenfalls allseitig konische distale Schaftteil ist relativ schlank gehalten, um primär einen direkten Kontakt mit der Kortikalis möglichst zu vermeiden. Der CCD-Winkel ist mit 145 ° relativ steil, reduziert aber wesentlich das Kippmoment. Die Konussteckverbindung 12/14 gestattet wahlweise die Verwendung von Keramik- oder Metallkugeln. Als Material wird die Schmiedelegierung PROTASUL-100 verwendet.

Indikationen

Ursprünglich waren die Indikationen für den CLS-Schaft eher eingeschränkt, um für den Patienten das Risiko auf ein Minimum zu reduzieren. Durch die zunehmende Erfahrung und aufgrund der positiven klinischen Ergebnisse wurde die Indikation progressiv erweitert. Wir legen hier das Schema vor, das wir jetzt als klassisch betrachten.

Was die Morphologie des proximalen Femurs betrifft, können wir 3 Typen unterscheiden [6]:

- trompetenförmig,
- zylindrisch,
- dysplastisch (diese können je nach Fall einer der beiden anderen Kategorien zugeordnet werden) (Abb. 2).

Der Durchmesser des trompetenförmigen Femurs im Bereich der Intertrochantergegend ist etwa doppelt so groß wie der des diaphysären Isthmus bei kräftiger Kortikalis.

Es ist der ideale Femur für die Implantation eines nicht zementierten Schaftes.

Seine Morphologie erlaubt es einer Prothese mit geeignetem Design, sich proximal zu verankern und eine optimale mechanische Stabilität zu erreichen. Dies ist eine fundamentale Bedingung für eine definitive biologische Stabilisierung.

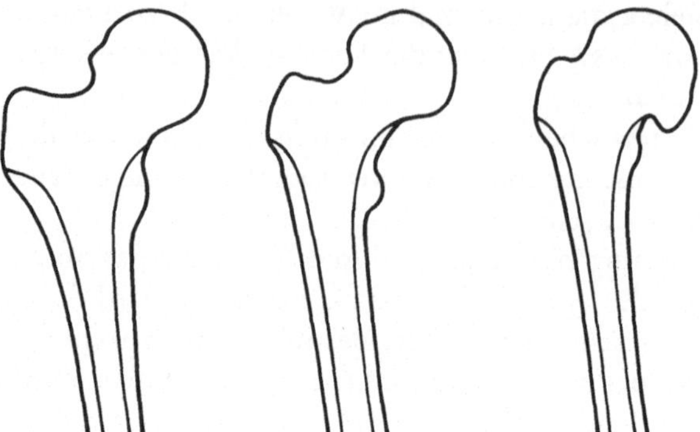

Abb. 2. Einteilung der Morphologie des proximalen Femurs in 3 Gruppen: *links* trompetenförmig; *Mitte* zylindrisch; *rechts* dysplastisch

Eine so beschaffene Morphologie erlaubt es zusätzlich, das Femur mit einer relativ geringen Metallmenge prothetisch zu versorgen, was sich als bessere Respektierung der Physiologie des Knochens interpretieren läßt. Bei der Erzeugung eines Prothesen-Knochen-Verbundes ist zu wünschen, daß seine Elastizität möglichst geringfügig von der des eigentlichen Knochens abweicht.

Die Beachtung der Elastizität des Verbundes erlaubt dem proximalen Femur, sich bei der physiologischen Belastung zu deformieren, was zur Erhaltung des Trophismus und damit zur langen Funktionsdauer beiträgt [39].

Das zylindrische Femur hingegen hat einen Durchmesser der intertrochanteren Gegend, der dem des diaphysären Isthmus ähnlich ist, also eine zylindrische Form der Markhöhle. Im Falle einer osteoporotischen Entwicklung weist er gleichzeitig eine dünne Kortikalis auf.

Diese Situation ist für eine mechanische Stabilität problematisch und bedingt die Verwendung größerer Implantate, die den Unterschied der Elastizität zwischen dem Inhalt (Schaft) und dem Gefäß (Knochen) erhöhen. Es ist durchaus bekannt, daß die Schaffung eines Verbundsystems, dessen charakteristische Eigenschaften stark von der prothetischen Komponente beeinflußt sind, sich negativ auf den Trophismus des Knochens auswirkt.

Die Indikation zur Verwendung eines zementierten oder eines nicht zementierten Schaftes stellt eine komplexe Problematik dar, über die viel debattiert wird [29].

Der Grund dafür muß – abgesehen von der persönlichen Einstellung eines jeden Chirurgen – in der Vielfalt der Faktoren gesucht werden, die bei jedem einzelnen Patienten berücksichtigt werden müssen.

Um eine möglichst objektive und vollständige Methodik zu entwickeln, haben wir bereits 1985 ein Protokoll der Indikationen ausgearbeitet, das auf der Berücksichtigung von 4 klinischen und radiologischen Kriterien basiert, die jeden einzelnen Patienten betreffen.

Jedem Parameter wird ein Zahlenwert zugeteilt. Die Endsumme der verschiedenen Punkte erlaubt es, die Indikation zu formulieren [33].

Die gewerteten Parameter sind: das Alter, das Geschlecht, der Grad der Osteoporose und die Morphologie des Femurs.

Alter

Es ist bekannt, daß die Skelettveränderungen nicht nur das chronologische Alter des Patienten widerspiegeln, sondern auch eine eigentliche biologische Bedeutung haben.

Generell, zur Vereinfachung, erachten wir, daß von einem Lebensalter von 70 Jahren an aufwärts ein zementierter Schaft, der eine raschere und schmerzlosere Rehabilitation erlaubt, die klassische Indikation darstellt. Demgegenüber ist der nicht zementierte Schaft für Patienten unter 50 Jahren die typische Routineindikation.

Wertung des Alters:
Weniger als 50 Jahre: 0 Punkte
50–60 Jahre: 1 Punkt
60–70 Jahre: 2 Punkte
Mehr als 70 Jahre: 4 Punkte

Geschlecht

Das weibliche Geschlecht mit progressivem Aufkommen einer Osteoporose, abhängig von den hormonellen Veränderungen in der Menopause, ist zweifellos einem größeren Risiko ausgesetzt, was die Parameter der Knochenqualität anbelangt.

Wertung des Geschlechts:
Mann: 0 Punkte
Frau: 1 Punkt

Osteoporose

Das Vorhandensein einer ausgesprochenen Osteoporose wirkt sich negativ auf die Erreichung einer primären mechanischen Stabilität aus oder bedingt die Verwendung eines überdimensionierten Schaftes mit diaphysärer Verankerung, was sich negativ auf die Erhaltung des Knochentrophismus auswirkt. Die Bewertung des Osteoporosegrades kann mit verschiedenen radiologischen und instrumentellen Methoden erfolgen (CT, Densitometrie). Die von uns angewandte und vorgeschlagene Bewertung ist einfach in der Anwendung und basiert auf der Auswertung der trabekulären Anpassung der Spongiosa im Bereich des Schenkelhalses nach Singh.

Wir unterscheiden 4 Grade von Osteoporose:
- physiologisch (Singh 7): 0 Punkte
- leicht (Singh 6–5): 1 Punkt

- mittel (Singh 4–3):2 Punkte
- schwer (Singh 2–1):4 Punkte

Morphokortikaler Index

Nach unserer Erfahrung stellt dieser morphokortikale Index (MKI) den wichtigsten Parameter dar.

Der MKI ergibt sich aus dem Verhältnis des extrakortikalen Durchmessers auf Höhe der Mitte des kleinen Trochanter gegenüber dem intrakortikalen Durchmesser, 7 cm weiter distal gemessen (Abb. 3).

Wertung des MKI:

MKI 3,1 oder größer: 0 Punkte
MKI 3,0–2,7: 1 Punkt
MKI 2,6–2,3: 2 Punkte
MKI 2,2 oder kleiner: 4 Punkte

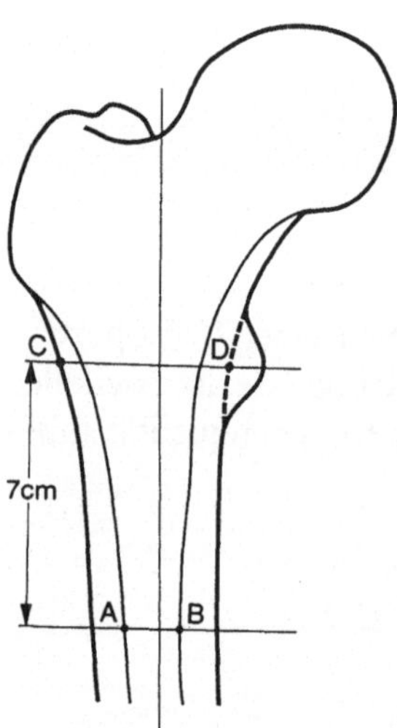

Abb. 3. Messung zur Bestimmung des MKI (MKI = CD : AB)

Schlußbeurteilung

0–4 Punkte: nicht zementierter Schaft
5 Punkte: Indikation möglich
mehr als 6 Punkte: zementierter Schaft.

Kasuistik und statistische Auswertung

In der nachfolgenden klinischen Serie werden mittelfristige und Langzeitergebnisse vorgestellt, die mit dem CLS-Schaft erreicht worden sind. In unserer Abteilung sind von 1983–1993 über 5000 solcher Schäfte implantiert worden.

Das Interesse dieser Auswertung richtet sich besonders darauf, die Ergebnisse darzulegen, die mit einem Prothesenmodell mit proximaler Verankerung und mit einer Oberfläche ohne die Möglichkeit des Knocheneinwachsens zu zeigen (Abb. 4).

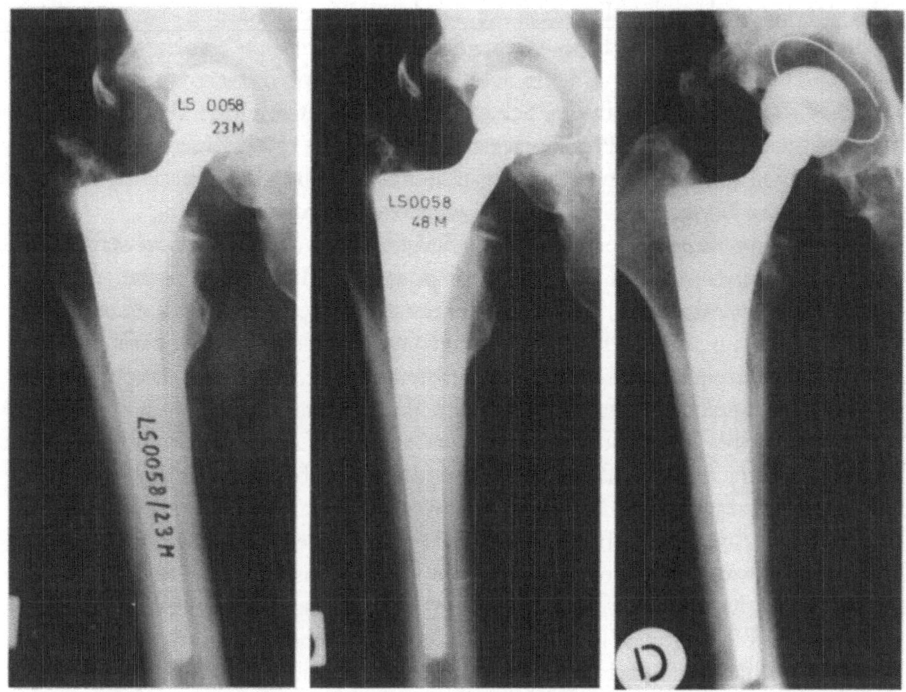

Abb. 4. Integration des Schaftes nach 2 *(links)*, 4 *(Mitte)* und 10 Jahren *(rechts)*

Die Auswertung unseres Krankengutes wurde in 2 Zeiten durchgeführt: Im November 1991 wurden zu einer klinischen Kontrolle die ersten 300 Patienten einberufen, bei denen zwischen Dezember 1983 und April 1985 ein CLS-Schaft implantiert worden war, der mit verschiedenen Pfannentypen kombiniert wurde (vorwiegend nicht zementierte Pfannen aus Polyethylen und Lord-Schraubpfannen) [35]. Nur bei 8 dieser ersten 300 Fälle war eine CLS-Expansionspfanne mit dem CLS-Schaft kombiniert worden. Dagegen wurden im November 1992 diejenigen Patienten nachuntersucht, die zwischen Dezember 1984 und Dezember 1987 mit einer CLS-Expansionspfanne versorgt wurden. Es handelt sich um 194 Patienten, bei denen die Spreizpfanne vorwiegend mit dem nicht zementierten CLS-Schaft kombiniert worden war (171 Fälle).

Aus diesen Zahlen kann man ersehen, daß die klinische Anwendung des CLS-Schaftes schon von Anfang an quasi systematisch war (300 Fälle in 16

Monaten), die Anwendung der Spreizpfanne in der ersten Phase eher limitiert (192 Fälle während 36 Monaten). Der Grund dieser anfänglich beschränkten Anwendung lag in geringfügigen technischen Verbesserungen der Form und des verwendeten Materials. Das mittlere Alter der beiden Serien ist durchaus vergleichbar und beträgt 57,5 Jahre für die erste und 57,3 Jahre für die zweite Serie.

In der nachfolgenden Darstellung wird zur Vereinfachung die erste Serie „Schaftserie" genannt und die zweite Serie „Pfannenserie", auch wenn in der Mehrheit der zweiten Serie auch der CLS-Schaft implantiert worden ist. Die Geschlechtsverteilung ist in der Schaftserie fast identisch (154 Frauen und 146 Männer), während in der Pfannenserie das Verhältnis (106 Frauen gegenüber 86 Männern) der üblichen generellen Geschlechtsverteilung bei Patienten, die einer prothetischen Versorgung unterzogen werden, entspricht.

Die Diskrepanz zwischen den beiden Serien ist mit der Indikation verbunden, die für die Implantation der beiden Komponenten gilt, in dem Sinne, daß eine ausgeprägte Osteoporose, die bei den Frauen häufiger vorkommt, eine relative Kontraindikation für das Einsetzen eines zementfreien Schaftes darstellt, aber nicht für die Implantation einer zementfreien Pfanne. Auch was die präoperative Diagnose betrifft, müssen einige nicht übereinstimmende Daten der beiden Serien durch die Indikation interpretiert werden. Die Polyarthritis z. B., die häufig mit einer mittelmäßigen Knochenqualität verbunden ist, war in 6 % der Pfannenserie, aber nur in 2,5 % der Schaftserie vorhanden. Dagegen waren die Folgen einer Acetabulumfraktur in 6 % der Schaftserie und nur in 2,5 % der Pfannenserie vertreten. Dies zeigt, daß die Expansionspfanne in weniger als der Hälfte dieser Krankheitsbilder eingesetzt worden ist. Was die Schaftserie betrifft, sind 257 Patienten klinisch und röntgenologisch nachkontrolliert worden, 13 Patienten haben einen Fragebogen beantwortet und 1 aktuelles Röntgenbild eingesandt, 20 Patienten sind verstorben, 7 waren bereits einer Revision unterzogen worden und 3 waren unauffindbar. In der Pfannenserie konnten von 194 Fällen 172 klinisch und röntgenologisch nachuntersucht werden, 6 Patienten haben einen Fragebogen beantwortet und ein aktuelles Röntgenbild eingesandt, 11 waren verstorben, 4 waren bereits einem Revisionseingriff unterzogen worden, und 1 Patient konnte nicht erreicht werden.

Eine vollständige Nachuntersuchung konnte also bei 257 Implantaten in der Schaftserie (mittlere Nachkontrollzeit 82 Monate) und bei 172 Implantaten in der Pfannenserie (mittlere Nachkontrollzeit 70 Monate) durchgeführt werden.

Gründe der Revision

Von 7 Revisionen der Schaftserie erfolgten 2 wegen Sepsis, 3 wegen aseptischer Lockerung des Schaftes, 1 wegen Lockerung der Pfanne und 1 wegen Usur des Prothesenkonus, weil ein nicht kompatibler Keramikkopf aufgesteckt worden war. Bei genauer Betrachtung der aseptischen Lockerung des Schaftes stellt man fest, daß in der postoperativen Röntgenkontrolle die Implantate zu klein waren und nicht der Philosophie entsprachen.

Beim 3. Patienten hatte sich dagegen 8 Monate nach der Schaftimplantation eine traumatische Femurfraktur mit sofortigem Einsinken der Prothese hinzugesellt. Bei der Schaftserie wurden 1992 4 Revisionen durchgeführt, 1 wegen Sepsis, 2 wegen rezidivierender Luxation und 1 wegen Ruptur der Pfannenschale. Es sei betont, daß in der zweiten Serie mit Ausnahme des septischen Falles der Schaft nicht gewechselt werden mußte.

Klinische Ergebnisse

Für die klinische Auswertung wurde die Bewertungsskala von Harris (H.H.S.) verwendet [11]. Gute und ausgezeichnete Ergebnisse wurden in 81 % der Schaftserie und in 90 % der Pfannenserie festgestellt. Es ist einfühlbar, daß der H.H.S. von Faktoren beeinflußt ist, die nicht unmittelbar mit der prothetischen Hüfte zusammenhängen (Zustand der anderen Gelenke, Allgemeinzustand usw.). Diesbezüglich ist bedeutungsvoll, daß der mittlere H.H.S. bei gesunder kontralateraler Hüfte 94 Punkte beträgt, während er in den Fällen mit arthrotischer oder jedenfalls symptomatischer Gegenhüfte auf 85,8 Punkte sinkt. Der zuverlässigste klinische Parameter für die Wertung einer prothetisch versorgten Hüfte ist der auf den Schmerz bezogene. In der Schaftserie hatten 84 % der Patienten keine Schmerzen oder nur leichten gelegentlichen Schmerz (wetterbedingt). In 13 % der Fälle war der Schmerz in leichter Form vorhanden, aber konstant während des Gehens, während er in 2 % der Fälle von mittlerer Schwere war. In keinem einzigen Fall wurde ein schwerer und invalidisierender Schmerz festgestellt.

In den 15 % der Fälle mit leichten oder mittleren Schmerzen war die Lokalisation inguinal und/oder glutäal in 12,8 %, während der Oberschenkelschmerz nur bei 2,2 % der Patienten manifest war.

In der Pfannenserie waren die dem Schmerz zugeordneten Daten noch günstiger: 94,2 % kein oder leichter, gelegentlicher Schmerz (7 Fälle mit leichtem Schmerz, 4 Fälle mit Schmerzen mittlerer Intensität).

Auch in dieser zweiten Gruppe war kein Patient mit ausgesprochenen und invalidisierenden Schmerzen vorhanden. Die femorale Lokalisation des Schmerzes wurde bei 7 Patienten, also bei 4,1 % der Fälle, registriert. Es handelt sich aber um Schmerzen geringster Intensität und gelegentlichem Auftreten in 4 Fällen, leichte Schmerzen in 2 Fällen und mäßigen Schmerzen in 1 Fall.

Röntgenologische Ergebnisse

In der Schaftserie waren von 272 nachkontrollierten Femurschäften eindeutige Lockerungen in zwei Fällen vorhanden (vollständige Aufhellungslinie in einem Fall, Einsinken von 10 mm und Verlagerung in Varus im anderen Fall).

Keiner der 160 Schäfte in der Pfannenserie wies radiologische Zeichen einer Lockerung auf. Ein Einsinken wurde radiologisch in vier Fällen der Schaftserie nachgewiesen und in 6 Fällen der Pfannenserie. Nur in einem Fall der ersten

Serie und in einem Fall der zweiten Serie war das Einsinken von Bedeutung (4–5 mm), während in den anderen Fällen von Einsinken sich die Verschiebung bis zu höchstens 3 mm bewegte. Die genaue Betrachtung der Aufhellungslinien zeigte ein vollkommenes Fehlen in 57 % der Schaftserie und in 85,6 % der Pfannenserie. Auf Grund der Klassifikation nach Gruen [10] war eine Demarkation erhöhten Grades (4–6 Zonen) oder eine totale Demarkation (7 Zonen) in 4,3 % (8 Patienten) der Fälle der ersten Serie und nur in 1,4 % (2 Patienten) der zweiten Serie nachweisbar.

Diskussion

Die mit dem CLS-Schaft erzielten mittel- und langfristigen Ergebnisse dürfen als ausgezeichnet beurteilt werden, sowohl klinisch als auch radiologisch (Abb. 5). Von wesentlicher Bedeutung ist, daß diese Ergebnisse mit einer femoralen Komponente erzielt worden sind, deren Charakteristiken extrem anders sind als die von anderen häufig angewendeten Modellen [30].

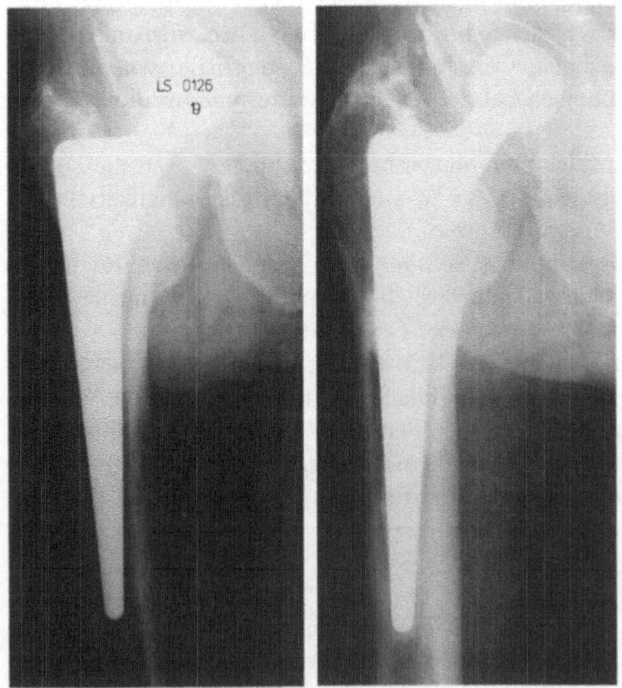

Abb. 5. Röntgenbild der rechten Hüfte 4 Monate *(links)* und 6 1/3 Jahre *(rechts)* nach einer CLS-Prothese mit PE-Pfanne. Osseointegration mit gutem Trophismus des Calcars und zusätzlicher subtrochanterer Blockierung durch Knochenneubildung

Wir erinnern, daß der CLS-Schaft so konzipiert wurde, um eine vorwiegend proximale Verankerung im Bereich des Femurs zu erzielen, ohne dabei eine makrostrukturierte Oberfläche aufzuweisen [32, 34].

Wir sind der Überzeugung, daß der Erfolg dieser femoralen Komponente vorwiegend ihrer Geometrie als dreidimensionaler Keil zuzuschreiben ist, ein Design, das einen optimalen Pressfit in der proximalen intertrochanteren Gegend gewährleistet. Wenn man das Konzept des Press-fit verfolgt und eine Stabilisation durch den Effekt einer viskoelastischen Deformierung des Knochenbettes durch die Einführung eines leicht überdimensionierten Implantates derselben Form anstrebt, stellt man fest, daß der Konus die ideale Form zur Realisation der Stabilität darstellt. Das äußerst seltene Auftreten des Stress-shielding-Phänomens zeigt, daß mit diesem System das proximale Femur durch die Form des Implantats angeregt wird, wobei wahrscheinlich die relative Elastizität der Titanlegierung eine Rolle spielt (Abb. 6).

Der Vergleich zwischen den beiden Kontrollserien regt zu einigen Überlegungen an. Die klinisch besseren Ergebnisse der zweiten Serie können – abgese-

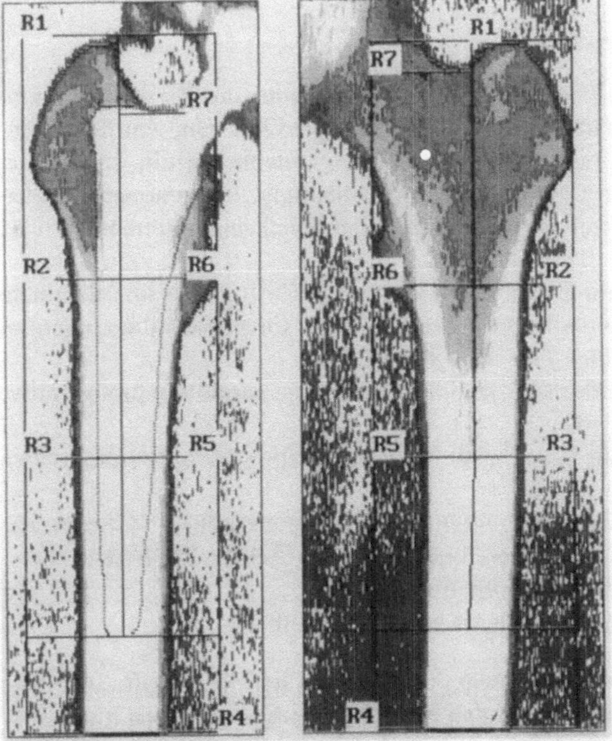

Abb. 6. Densitometrie 10 Jahre nach Implantation eines CLS-Schaftes *rechts. Links* die gesunde Gegenseite. In der Zone R 7 ist die Dichte durchaus vergleichbar

hen von der unterschiedlichen Beobachtungszeit – durch zwei Faktoren erklärt werden. In erster Linie muß man die „Lernkurve" berücksichtigen, die sowohl die Indikationen als auch die Technik der Implantation beeinflußt haben kann. Ein entscheidender Unterschied ist aber der, daß der Schaft in der Schaftserie mit verschiedenen Pfannen kombiniert worden ist (Schraubpfanne oder nicht zementierte Polyethylenpfanne), während in der Pfannenserie die Paarung stets mit der Spreizpfanne erfolgte.

Aus röntgenologischer Sicht sind die Ergebnisse in beiden Serien ausgezeichnet mit prozentual extrem geringen Fällen von Einsinken, von Stress shielding und bedeutenden Osteolysen mit diaphysärer Lokalisation. Der einzige röntgenologisch signifikante Unterschied zwischen beiden Serien ist die ausgeprägte Aufhellungslinie (immer nach der Klassifikation von Gruen) mit 8 Fällen in der ersten Serie und nur 2 Fällen in der zweiten Serie. Augenblicklich wird diesem Unterschied intensiv nachgegangen, um die Bedeutung dieser Diskrepanz erklären zu können. Der Unterschied könnte von der Indikation abhängen, von der Implantationstechnik, aber auch von der unterschiedlichen Paarung des Schaftes mit der Pfanne, in besonderem Maße vom Mechanismus des Polyethylenabriebs.

Planung und Operationstechnik

Die Verwirklichung eines Knochen-Prothesen-Verbundes, der die Vorbedingungen der primären Stabilität unter möglichst geringer Opferung von Knochensubstanz und Respektierung der Biomechanik des Gelenkes erfüllt, ist in erster Linie von einer korrekten Operationstechnik abhängig. Die präoperative Planung und die Operationstechnik beruhen auf einer Erfahrung mit mehr als 5000 CLS-Prothesen.

Die präoperative Planung ist auf dem Gebiete der Orthopädie eine allgemein anerkannte Notwendigkeit, wie es die Studien vieler Orthopäden bezeugen, so Pauwels, Bombelli, Charnley und M. E. Müller.

Die allgemeinen theoretischen Grundlagen für eine sorgfältige präoperative Planung sehen folgendes vor:

- Erhaltung oder jedenfalls Versuch der Wiederherstellung des physiologischen Rotationszentrums,
- Erhaltung eines funktionell korrekten Verhältnisses zwischen der Spitze des Trochanter major, dem Rotationszentrum und den Achsen des Beckens (korrekte Spannung des M. glutaeus medius),
- Vermeidung oder Korrektur einer eventuellen Dysmetrie.

Die Wahl der richtigen Prothesengröße ist hingegen Teil der spezifischen Planung und hängt von der entsprechenden Philosophie jedes einzelnen Implantates ab. Um die Press-fit-Technik beim CLS-Schaft zu realisieren, muß zwischen der äußeren Begrenzung der Prothese auf der Schablone und der inneren Begrenzung der Markhöhle auf jeder Seite ca. 1 mm Abstand vorgesehen werden, um die Spongiosa dort zu erhalten und um einen kortikalen Kontakt zu vermeiden.

Die Vermessung bei der präoperativen Planung dient während des Eingriffes zur Festlegung der korrekten Resektionsebene und zur Verhinderung einer Dysmetrie. Es ist auch einfach, die Anwesenheit einer dünnen spongiösen Schicht medial auf Höhe der Resektionsebene festzustellen, einer Schicht, die präoperativ geplant wird. Die Erhaltung dieser spongiösen Schicht ist mit ein Beweis für eine korrekte Prothesenpositionierung. Wir möchten aber auch daran erinnern, wie wichtig es ist, lateral die Kortikalis des Schenkelhalses mit einem kleineren Keil des Trochanter major zu entfernen, um die Implantation der Prothese in Varusfehlstellung zu verhindern. Zur korrekten Zentrierung des Schaftes – eine Voraussetzung für ein gutes biomechanisches Funktionieren der Prothese – tragen weiterhin bei:

- Das unterdimensionierte distale Ende der Prothese (um eine Kraftübertragung distal zu verhindern), das jedoch lang genug ist, um eine Selbstzentrierung zu begünstigen;
- die Resektionshöhe des Schenkelhalses, die bereits auf der Planung festgelegt wird (z. B. muß bei einer vermehrten Antetorsion die Resektion des Schenkelhalses näher am Trochanter minor erfolgen);
- die Erhaltung der kortikospongiösen Lamelle, die im Bereich des Isthmus des Calcar sichtbar wird, begünstigt ebenfalls eine korrekte Zentrierung in der sagittalen Ebene. Zusätzlich paßt sich diese kortikospongiöse Lamelle der geradlinigen und nicht anatomischen Form dieser Prothese an. Durch Erhaltung dieser Struktur paßt sich die proximale Geometrie des Femurs der konischen Form der Prothese an, und zwar unabhängig, ob rechts oder links.

Die geometrische Form (Konus) erlaubt eine mehr lineare, einfach voraussehbare Verteilung der Kräfte. Die Herabsetzung von Streßkonzentrationen ist biomechanisch vorteilhaft. Der CCD-Winkel von 145° ist ein Kompromiß, um das Kippmoment zu verringern. Das Ziel des operativen Vorgehens ist dahingehend ausgerichtet, eine perfekte Kongruenz zwischen dem prothetischen Bett und der Prothese selbst zu erreichen, also einen kortikospongiösen „Fit" zu realisieren. Aber nicht nur die Primärstabilität wird dem Press fit überlassen. Wir weisen darauf hin, daß wir dem ausgeübten Druck während der Implantation eine große Bedeutung beimessen. Integrierender Bestandteil und von grundlegender Bedeutung für die Operationstechnik ist das Gefühl des Chirurgen bei der Entscheidung, wie stark der Hammerschlag sein muß. Normalerweise übersteigt diese Kraft diejenige, der die Prothese in der unmittelbar postoperativen Phase ausgesetzt sein wird (Muskelspannung im Liegen, partielle Belastung im ersten Monat). Andererseits wird die konische Form der Prothese auf jeden Fall schon durch ein geringes Nachsinken eine spontane Erreichung des Press fit zulassen.

Die konische Form kann als autostabilisierend betrachtet werden und ist die ideale Geometrie zur Aufechterhaltung des Press fit. Die Schonung der umbaufähigen proximalen Spongiosa erleichtert den Übergang der primären mechanischen Stabilität in die biologische Stabilisierung durch Osseointegration. Die proximale Rippenstruktur stellt eine Ausweichmöglichkeit für die Spongiosa während des Einschlagens der Prothese dar. Zusätzlich erzeugen diese Vorsprünge eine Vermehrung der osteophilen Oberfläche und stellen eine Prädilektionsgeometrie für das Anwachsen des Knochens dar, wie man auch von anderen, ähnlich konstruierten Prothesen weiß. Denn ossäre Neoformationen bevorzugen sowohl im Bereich des Beckens als auch des Röhrenknochens prominente Teile. Eine weitere Aufgabe der Rippenstruktur ist die Erhöhung der Rotationsstabilität. In der neuesten Generation der CLS-Schäfte sind im proximalen Bereich die Rippen nicht mehr stumpf, sondern fast messerscharf, um die Gefahr einer Fissur des Femurs weiter herabzusetzen.

Die CLS-Spreizpfanne

Die Projektierung einer Pfannenkomponente muß das physiologische Modell der Übertragung der Spannungen berücksichtigen, was eine Voraussetzung für den Biotrophismus des Knochens darstellt. Natürlich wird man auch alle anderen Faktoren berücksichtigen müssen, wie die weitgehende Erhaltung der Knochensubstanz, die Primärstabilität, die rauhe Oberfläche des Implantates und alle die Osseointegration begünstigenden Voraussetzungen [23, 36].

Bemerkungen zur Physiopathologie des Acetabulums

Die Pathogenese der sekundären Arthrose bei Hüftdysplasie gibt einige Erklärungen über die Bedeutung der Streßkonzentrationen im Bereich des subchondralen Knochens [37]. Die Wechselbelastungen, die durch das Gehen erzeugt werden [26], bringen wegen der pathologischen Architektur des Acetabulums echte Ermüdungsmikrofrakturen in der trabekulären Struktur mit nachfolgender Nekrose. Röntgenologisch beobachten wir zunächst eine subchondrale Sklerose, die sich allmählich ausdehnt und den Knochen der Beckenschaufel einbezieht. Die Weiterentwicklung dieses pathologischen Prozesses führt zu einer Resorption der nekrotischen Teile mit Ausbildung von Zysten, die von einem zellarmen Bindegewebe ausgefüllt werden und einen gallertartigen Charakter haben. Die Resorption mündet in eine vollständige Desorientierung des subchondralen Knochens mit Zerfall und Verlust der Sphärizität [3]. Ähnliche Beobachtungen waren bei der Anwendung nicht-zementierter Pfannen der ersten Generation möglich. Diese Pfannen hatten eine konische Form und eine sehr hohe Eigensteifigkeit, was die Streßkonzentration mit sklerotischer Reaktion, Zystenbildung und Lockerung mit Wanderung der azetabulären Komponente erklärt [13]. Ganz anders sind die Gründe des Versagens zementierter Pfannen [22]. Die Erkenntnisse, die aus diesen Erfahrungen gezogen worden sind, mündeten in der Suche, eine gewisse Elastizität des Pfannensystems zu finden, die biokompatibel ist, also dem System selbst die Möglichkeit gibt, die Kräfte an die 3 Knochen des Beckens ähnlich der Physiologie zu übertragen. Das Polyethylen mit seiner Stoßdämpferwirkung bot sich als Material geradezu an. Aber seine geringen osteophilen Eigenschaften führten dazu, nach anderen Lösungen zu suchen. Das grobgestrahlte Titan schien die ideale Beschichtung bzw. das ideale „metal-back" zu sein. Um der Gefahr einer Versteifung des Systems vorzubeugen, haben wir die Metallschale in 6 Flügel unterteilt, die nur im Polbereich vereint sind (Abb. 7). Um die äquatoriale Streßverteilung zu betonen und dabei eine polare Konzentration der Kräfte zu verhindern, weist die sphärische Schale eine deutliche polare Abflachung auf [14].

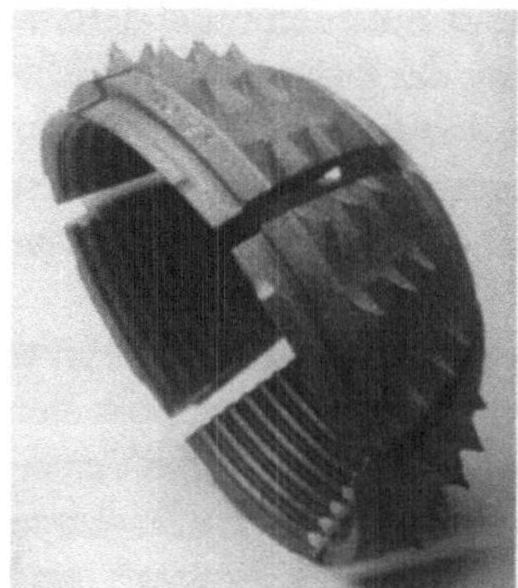

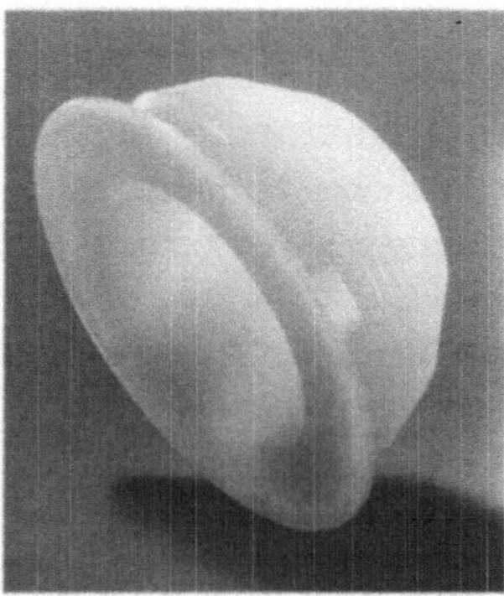

Abb. 7. Die Spreizpfanne besteht aus einer elastischen Verankerungsschale aus PROTASUL-100 mit 6 sternförmig angeordneten Lappen mit Verankerungsspitzen und einem einschraubbaren PE-Einsatz

Die Verankerungsschale wird in zusammengepreßtem Zustand in das Acetabulum eingeführt. Da der Umfang an den Außenenden der Verankerungsspitzen in zusammengepreßtem Zustand demjenigen des Acetabulumdurchmessers entspricht, kann die Schale in die gewünschte Stellung gebracht werden. Beim Lösen des Setzinstrumentes werden durch die nach außen wirkende Spannung die Verankerungsspitzen der Titanschale an den Knochen angepreßt. Durch das Eindrehen des konischen Vorspanninstrumentes spreizen sich die Lappen radial auf, wodurch die Verankerungsspitzen in ihrer gesamten Höhe in den Knochen eindringen. Verdrehsicherung und gute Aufnahme des Kippmomentes sind dadurch gewährleistet. Das Implantat ist primär verankert. Der Pfanneneinsatz entspricht genau der Innenform der Verankerungsschale. Der Polyethyleneinsatz hat einen flachen Rand, der in eingeschraubtem Zustand den Schalenrand abdeckt und dadurch eine Verletzung des Kugelkopfes verhindert.

Die primäre mechanische Stabilität wird durch eine echte Expansion erreicht, also durch einen eigentlichen Press fit. Dadurch wird die Art der Kraftübertragung des Systems zum Becken dem physiologischen kinetischen Modell ähnlicher [14]. Eine bessere Eignung der Expansionspfanne gegenüber traditionellen hemisphärischen Pfannen zur physiologienahen Übertragung der Kräfte scheint ein Versuch des biomechanischen Institutes der M. E. Müller-Stiftung aufzuzeigen. In dieser Versuchsanordnung werden um das Acetabulum 3 Dehnmeßstreifen angebracht, jeder im Bereich einer der 3 Beckenknochen, und dabei die Ergebnisse des natürlichen Beckens und des prothetisch versorgten Beckens gemessen. Die relativen Mikrobewegungen werden durch eine Simulation des Gangbildes analysiert. Das nicht prothetisch versorgte Becken zeigt eine kraniale Verschiebung von 127 micron des iliakalen Meßstreifens an, während die Dehnmeßstreifen, die auf dem ischiatischen und dem pubischen Ast angebracht sind, die Tendenz aufweisen, sich einander zu nähern. Dies entspricht einem backenähnlichen Verschluß dieser beiden Knochen, was einer Bremswirkung auf den Femurkopf entspricht und demzufolge ein Abgleiten der Kräfte bedeutet mit Verminderung der Belastung auf Höhe des Os ileum. Die Expansionspfanne weist – abgesehen von den absoluten Werten von 125 micron – ein sehr ähnliches Verhalten auf. Gegensätzlich (was besonders den ischiatischen und den pubischen Ast betrifft) verhält sich eine hemisphärische Pfanne mit erhöhter Steifigkeit.

Die Interpretation dieser Versuche scheint die bei der dysplastischen Hüfte beobachteten Phänomene zu bestätigen. Die laterale Subluxation entzieht den Femurkopf dem Schluß der Knochenzange und erlaubt damit nicht die Verteilung der Kräfte auf Sitzbein und Schambein, womit eine kraniale Streßkonzentration hervorgerufen wird. Auch die Versteifung durch Verkalkungen und Osteophytose des Lig. transversum ist in sich ein störender Faktor der Gelenkskinetik. Auf verschiedene Arten kann eine Pfannenprothese mit zu großer Steifigkeit – ganz unabhängig von ihrer Form – die Funktionsdauer des Implantates herabsetzen. Die dargelegten theoretischen Erwägungen scheinen sich bis jetzt zusammen mit den erreichten klinischen, radiologischen und histologischen Ergebnissen in über 8 Jahren klinischer Anwendung zu bestätigen. Ganz besonders möchten wir auf das äußerst geringe Auftreten von Aufhellungslinien in Zone 3 (nach Delee-Charnley) hinweisen. Von besonderer Bedeutung ist das Phänomen des „remodelling" (funktionelle Anpassung) des periprothetischen Knochens, das bei den Nachkontrollen beobachtet wird (Abb. 8 und 9). Die CLS-Spreizpfanne scheint nicht nur fähig zu sein, den normalen Trophismus des periprothetischen Knochens zu erhalten, sondern auch zu bewirken, daß sich die spongiöse Struktur wieder normalisiert mit Verringerung oder Verschwinden der subchondralen Sklerose und der Ausfüllung von Zysten, ohne daß diese während des Eingriffes notwendigerweise mit Transplantaten gefüllt worden wären. Sogar in Anwesenheit von ausgeprägter Osteoporose haben wir röntgenologisch eine Verstärkung der Trabekelstruktur beobachten können, wobei sich die Trabekel entsprechend der äquatorialen Kraftübertragung auf alle 3 Knochen des Beckens orientiert haben.

Zusammenfassend ist die Erhaltung des Biotrophismus nach unserer Meinung eine grundlegende Vorbedingung für das Überleben einer Prothese. Es

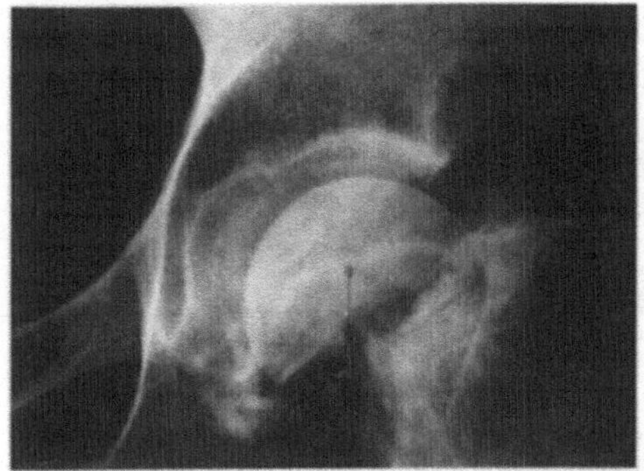

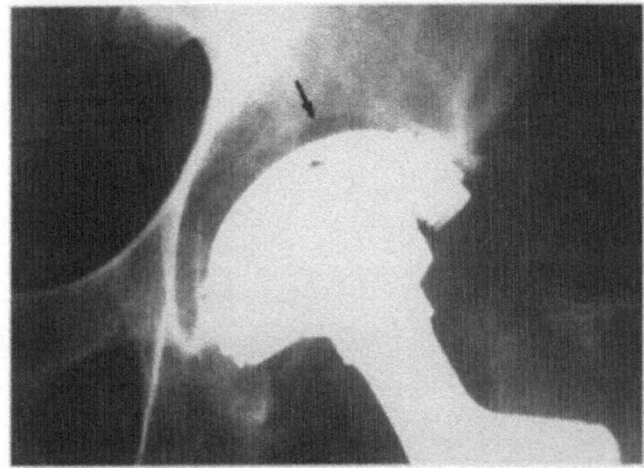

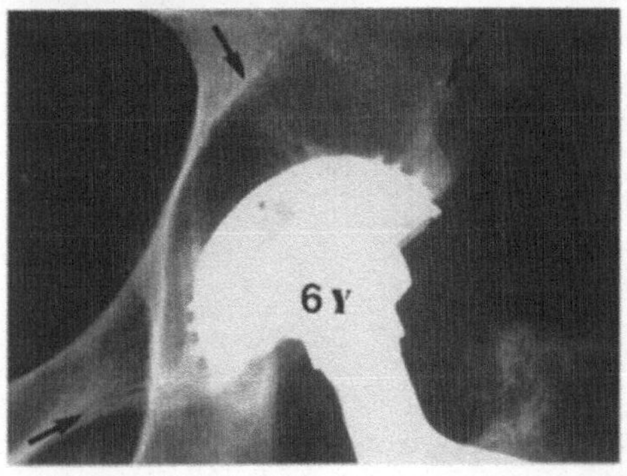

Abb. 8. Normalisierung der azetabulären Architektonik 6 Jahre nach Implantation einer Spreizpfanne: präoperativ, postoperativ, 6 Jahre

scheint möglich zu sein, diesen Biotrophismus zu erreichen und zu erhalten, wobei verschiedene Elemente die Basis dafür bilden:

- Eine sehr hohe initiale Stabilität, die durch die Expansion erreicht wird, wobei die 3 Reihen von Verankerungsspitzen in den Knochen auf der azetabulären Zirkumferenz eindringen und eine hohe Rotationsstabilität und Kippsicherheit erzeugen.
- Der Press fit erzeugt eine stabile zirkumferenzielle Kompression, die sehr rasch in eine Osseointegration dank der mikrostrukturierten Titanoberfläche übergeht und dadurch dem Implantat eine biologische und dauernde Stabilität verleiht.

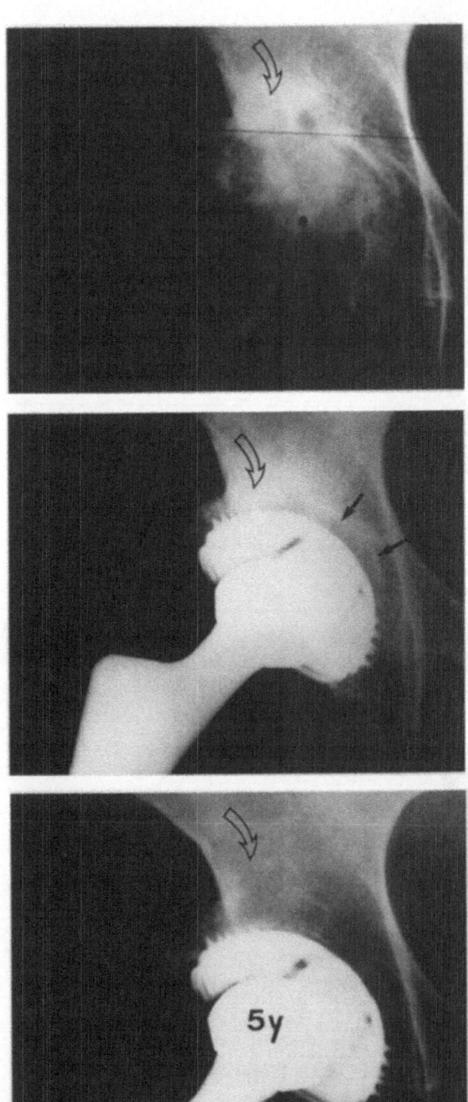

Abb. 9. Normalisierung der Knochenstruktur nach dem Einsetzen einer Spreizpfanne: präoperativ, postoperativ, 5 Jahre

- Die Metallschale verhindert einen direkten Polyethylen-Knochen-Kontakt. Die Stabilität der Pfanne, d. h. der Schale mit dem Polyethyleneinsatz, die durch Einschrauben erreicht wird, ist dauerhaft, wenn die Bedingungen für ein korrektes Einschrauben beachtet werden. Die Prüfungen im Simulator mit 5 Mill. Zyklen haben keinen Polyethylenabrieb an der Berührungsfläche von PE und Innenfläche der Schale ergeben.

Selbstverständlich ist die Lebenserwartung eines Implantates auch von anderen Variablen beeinflußt. Der heute meist diskutierte Aspekt ist die Suche nach einem Kompromiß, die Kombination von steifen Materialien mit geringer Usur gegenüber dem Polyethylen mit günstigem Elastizitätsmodul, aber erhöhter Usur. In dieser Richtung betrachten wir den heutigen Kompromiß, der durch die Ergebnisse der tribologischen Forschung entstanden ist und eine Paarung von PE mit sehr hohem Molekulargewicht mit Keramik vorsieht, oder mit Metall mit besonders günstiger Oberfläche, das TRIBOSUL.

Anhand der Erfahrung scheint dieser Weg noch gangbar, da die röntgenologischen Kontrollen nach 8 Jahren höchst selten mit normalen Methoden direkt meßbare Usuren des PE aufweisen. Dagegen haben wir gelernt, andere indirekte Zeichen zu deuten, Veränderungen, die besonders an der femoralen Seite auftreten und erfahrungsgemäß langsam progressiv sind. Beim aufkommenden Verdacht, daß der Polyethylenabrieb eine Verringerung der proximalen Verankerung des Schaftes herbeiführt, erscheint es vernünftig, nach Lösungen bzw. Verbesserungen auf dem Gebiet der Tribologie zu suchen, dabei eine genügende residuelle Elastizität des Implantates zu erhalten, damit der Biotrophismus des periprothetischen Knochens günstig beeinflußt bleibt. Der technologische Fortschritt in der Bearbeitung der Materialien macht es heute möglich, außerordentlich interessante Metall-Metall-Paarungen herzustellen. Selbstverständlich muß man dieser Lösung gegenüber wegen der noch nicht sicher nachgewiesenen Atoxizität des Metallabriebes zuversichtlich vorsichtig sein. Nur die Zeit wird ein unvoreingenommener Richter sein können, obwohl es eine Tatsache ist, daß quantitativ nach den Laboruntersuchungen die Vorteile einer solchen Metall-Metall-Paarung bedeutend sind. Unsere Entwicklungstendenzen gehen in die Richtung, eine Pfanne herzustellen, deren Metalleinsatz eine relative Restbeweglichkeit beibehält. In dieser Phase der Entwicklung ist heute bereits eine Metall-Metall-Pfanne verfügbar, bei der ein Metalleinsatz mit Zwischenschaltung von Polyethylen an die Außenschale der Pfanne fixiert ist.

Indikationen

Es ist offenkundig, daß keine Pfannenprothese existiert, die allen Situationen entspricht. Dennoch verfügt die CLS-Spreizpfanne über recht weit gestreute Indikationen, wobei selbstverständlich viel von der Operationstechnik abhängt und auch von der erworbenen Fingerfertigkeit des einzelnen Chirurgen. Es ist auch möglich, die Expansionspfanne bei Revisionen mit größeren Pfannenbodendefekten zu verwenden, aber auch bei Erstimplantationen bei Vorliegen einer ausgeprägten Osteoporose und bei mäßiger Hüftdysplasie.

Deshalb erscheint es uns sinnvoller, die Kontraindikationen hervorzuheben. Wichtig ist es, eine periphere Verankerung und den sicheren Press fit zu erreichen. Eine relative Kontraindikation besteht, wenn ein kleines Segment der Zirkumferenz des Acetabulums fehlt. Es besteht eine absolute Kontraindikation, wenn der Defekt 1/4 oder mehr der Zirkumferenz beträgt. Falls der Defekt weniger als 1/6 der Zirkumferenz betrifft, wird dieser Defekt durch das System kompensiert, wobei keine besonderen Vorkehrungen getroffen werden müssen. Es ist auch möglich, die Spreizpfanne in den Fällen einzusetzen, bei denen der Defekt etwas größer ist als 1/6, aber nicht mehr als 1/4 des Umfanges. Bedingung dabei ist aber, der Positionierung der Lappen besondere Beachtung zu schenken. Keiner der 6 Lappen darf ohne eine Abstützung in vitalem Knochen bleiben. Aus der Biomechanik des Beckens weiß man, daß die größte Streßkonzentration beim Aufstehen aus sitzender Stellung im posterokranialen Bereich des Acetabulumas liegt, was bei einem Knochendefekt in dieser Zone besonders beachtet werden muß.

Zusammenfassend kann man sagen, daß die Expansionspfanne in allen Formen der idiopathischen Koxarthrose, bei der Schenkelkopfnekrose, bei primärer chronischer Polyarthritis mit sehr guten Ergebnissen implantiert werden kann. Die Spreizpfanne bewährt sich auch sehr gut bei den Protrusionen (Abb. 10), bei den Desarthrodesen und bei Zuständen nach Acetabulumfrakturen, wobei sie hier den Vorteil hat, daß man das Osteosynthesematerial meistens belassen kann. Zurückhaltung ist bei den Revisionen und bei Dysplasien angebracht, bei denen man bei korrekter Planung und sorgfältiger Positionierung gute Ergebnisse erreichen kann.

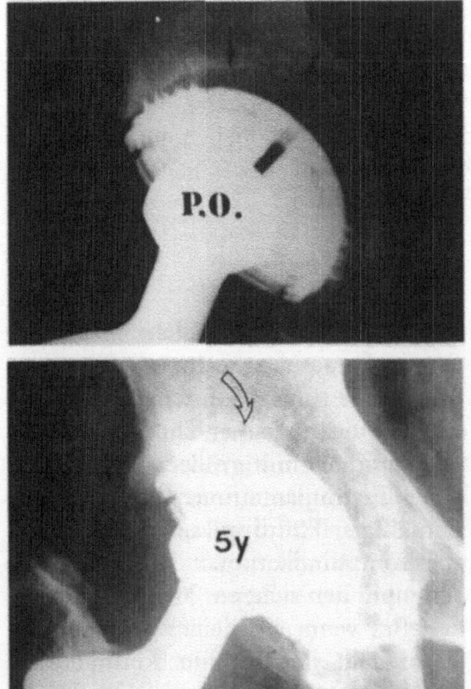

Abb. 10. Der ursprüngliche Hohlraum zwischen dem Grund des Acetabulums und dem Pol der Spreizpfanne ist durch trabekuläre Strukturen überbrückt worden

Präoperative Planung und Operationstechnik

Die Planung erfolgt – wie auch beim Schaft – auf der anteroposterioren Beckenaufnahme. In beiden Fällen ist es aber notwendig, auch die axiale Richtung zu berücksichtigen. Die Planung muß darauf hinzielen, das physiologische Rotationszentrum zu erhalten oder wiederherzustellen bei möglichst geringer Opferung von Knochensubstanz. In praxi wird man relativ häufig einen Kompromiß eingehen müssen. Der Kontakt zwischen Pfanne und Acetabulum muß so groß wie möglich sein, auch wenn man dafür eine leichte Medialisierung des Rotationszentrums und eine eventuelle teilweise Opferung des subchondralen Knochens in Kauf nehmen muß. Der subchondrale Knochen wird in funktioneller Hinsicht durch die Metallschale „ersetzt", da sich diese peripher verankert und da der Press fit antiprotrusiv wirkt. Beim Vorhandensein eines zentralen Osteophyten ist es möglich, die nötige Tiefe der Fräsung zur Erreichung einer physiologischen Stellung des Acetabulums zu planen, d. h. die Menge des zu entfernenden Knochens zu bestimmen. Während des Eingriffes kann entweder mit einem Hohlmeißel oder einer Hohlfräse ein Stück des osteophytischen Knochens so weit entfernt werden, um die vorgesehene Fräsungstiefe zu definieren. Es wird dann so weit gefräst, bis die mit Meißel oder Hohlfräse angebrachte Vertiefung nicht mehr sichtbar ist.

Es ist vorteilhaft, einen chirurgischen Zugang zu wählen (posterolateral oder transglutäal), der eine übersichtliche Freilegung des Acetabulums ermöglicht. Ganz besonders muß der Rand des Acetabulums in seiner ganzen Ausdehnung gut übersehbar sein. Weichteile müssen reseziert und eventuelle Osteophyten abgetragen werden. Nur die vollständige Freilegung ermöglicht es, die Metallschale korrekt einzusetzen und dann auch vollständig zu expandieren. Auch das Eindrehen des PE-Einsatzes kann dann ohne Interposition von Weichteilen korrekt erfolgen. Die saubere Darstellung des Pfannenrandes erlaubt die Kontrolle der erfolgten äquatorialen Verankerung und das Eindringen der Verankerungszähne in den Knochen.

Bei sklerotischem Knochen kann es vorkommen, daß das Eindringen der Zähne nicht überall und vollständig erfolgt. In diesen Fällen kann man die Expansion mit dem entsprechenden Spreizkonus wiederholen. Ein evtl. verbleibender Spalt wird erfahrungsgemäß im Laufe der Osseointegration ausgefüllt.

Bei osteoporotischem Knochen hingegen ist es ratsam, den metallischen Spreizkonus nicht bis zum Anschlag einzudrehen, wobei dann die vollständige Spreizung durch Eindrehen des PE-Einsatzes stattfinden wird. Zusammenfassend die wichtigsten Operationsschritte:

- Übersichtliche Darstellung des Acetabulums
- Entfernung eines Knochenzapfens kranial der Incisura acetabuli, jedenfalls in „zentraler" Stellung, um als Basis für die Fräsung zu dienen und die Tiefe der Fräsung bestimmen zu können
- Auffräsung des Acetabulums mit einer Fräse, die mindestens 4 mm kleiner ist als der Durchmesser der vorgesehenen Pfanne

- Stufenweise Fortsetzung der Auffräsung, bis der gewünschte Durchmesser erreicht ist (z. B. Fräser 50 mm für Pfanne 50)
- Kontrolle der Ränder des Acetabulums (Osteophyten) und der vollständigen Sphärizität des Knochenbettes
- Exakte Positionierung der mit dem Setzinstrument vollständig geschlossenen Schale, wobei diese den Pfannengrund erreichen muß
- Kontrolle der Überdachung und der Anteversion, wonach die Backen der Zange gelöst werden können
- Eindrehen des Spreizkonus unter Ausübung eines mäßigen Druckes
- Eindrehen des PE-Einsatzes unter Ausübung eines starken axialen Druckes

Entscheidend für die Sekundärstabilität und für die Dauerhaftigkeit derselben ist die periphere äquatoriale Primärverankerung. Denn hier sind die Strukturen am kräftigsten, und eine Verankerung in dieser Zone wirkt zusätzlich antiprotrusiv.

Literatur

1. Blaha JD, Spotorno L, Romagnoli S (1991) CLS press-fit total hip arthroplasty, Techn Orthop 6 3: 80–86
2. Bobyn JD, Mortimer ES, Glassman AH, Engh CA, Miller JE, Brooks CE (1992) Producing and avoiding stress shielding Clin Orthop 274: 79–96
3. Bombelli R, Santore R (1983) The morphology and classification of osteoarthritis: an anatomical and biomechanical perspective. J Rheumatol (supp) 9: 10
4. Buser D, Schenk RK, Steinemann S, Fiorellini JP, Fox CH, Stich H (1991) Influence of surface characteristics on bone integration of titanium implants. A histomorphometric study in miniature pigs. J Biomed Mater Res 25 (7): 889–902
5. Christel PS (1992) Biocompatibility of surgical-grade dense polycrystalline alumina. Clin Orthop 282: 10
6. Door LD, Faugere MC, Mackel AM, Gruen TA, Bognar B, Malluche HH (1993) Structural and cellular assessment of bone quality of proximal femur. Bone 14: 231–242
7. Eggli PS, Müller W, Schenk RK (1988) Porous hydroxyapatite and tricalcium phosphate cylinders with two different pore size ranges implanted in the cancellous bone of rabbits. A comparative histomorphometric and histologic study of bony ingrowth and implant substitution. Clin Orthop 232: 127–138
8. Engh CA, Bobyn JD, Glassmann AH (1987) Porous-coated hip replacement. J Bone Joint Surg [Br] 69: 45–55
9. Engh CA, McGovern TF, Bobyn JD, Harris WH (1992) Quantitative evaluation of periprosthetic bone - remodeling after cementless total hip arthroplasty. J Bone Joint Surg [Am] 74: 1009–1020
10. Gruen TA (1987) Radiographic criteria for the clinical performance of uncemented total joint replacements. In: Lemous JE (ed) Quantitative characterization and performance of porous implants for hard tissue application. ASTM STP 953. American Society for Testing and Materials, Philadelphia, pp 207–218
11. Harris HW (1969) Traumatic arthritis of the hip after dislocation and acetabular fractures: treatment by mold arthroplasty. J Bone Joint Surg [Am] 51: 737–755
12. Haynes DR, Rogers SD, Hay S, Pearcy MJ, Howie DW (1993) The difference in toxicity and release of bone resorbing mediators induced by titanium and cobalt-chromium-alloy wear particles. J Bone Joint Surg [Am] 6: 825–834

13. Hodge WA, Carlson KL, Rijan RS, Brugess RG, Riley PO, Harris WH, Mann RW (1989) Contact pressures from an instrumented hip endoprosthesis. J Bone Joint Surg [Am] 71 9: 1378–1386
14. Huggler AH, Schreiber A, Dietschi C, Jacob H (1974) Experimentelle Untersuchungen über das Deformationsverhalten des Hüftazetabulums unter Belastung. Z Orthop 112–144
15. Hunt JA, Remes A, Williams DF (1992) Stimulation of neutrophil movement by metal ions. J Biomed Mater Res 26 6: 819–828
16. Jacobs JJ, Skipor AK, Black J, Urban RM, Galante JO (1992) Release and excretion of metal in patients who have a total hip-replacement component made of titanium-base alloy. J Bone Joint Surg [Am] 73 10: 1431–1432
17. Kilgus DJ, Shimaoka EE, Tipton JS, Eberle RW (1993) Dual-energy X-ray absorptiometry measurement of bone mineral density around porous-coated cementless femoral implants. J Bone Joint Surg [Br] 75: 279–287
18. Linder L (1989) Osseointegration of metallic implants. I. Light microscopy in the rabbit. Acta Orthop Scand 60 2: 129–134
19. Lord G, Bancel P (1983) The madreporic cementless total hip arthroplasty Clin Orthop 176: 67–76
20. Marchant RE, Anderson JM, Dillingham EO (1986) In vivo biocompatibility studies. VII. Inflammatory response to polyethylene and to a cytotoxic polyvinylchloride. J Biomed Mater Res 20 1: 37–50
21. McCarthy CK, Steinberg GG, Agren M, Leahey D, Wyman E, Baran DT (1991) Quantifying bone loss from the proximal femur after total hip arthroplasty. J Bone Joint Surg [Br] 73: 774–778
22. Morscher EW (1992) Current status of acetabular fixation in primary total hip arthroplasty. Clin Orthop 274: 172–193
23. Pauwels F (1976) Biomechanics of the normal and diseased hip. Theoretical foundation, technique and results of treatment. Springer, Berlin Heidelberg New York
24. Ganz R, Perren SM, Rueter A (1975) Mechanische Induktion der Knochenresorption. Fortschr. Kiefer Gesichtschir 48–48
25. Poss R, Walker P, Spector M, Reilly DT, Robertson DD, Sledge CB (1988) Strategies for improving fixation of femoral components in total hip arthroplasty. Clin Orthop 235: 181–194
26. Johnston RC, Brand RA, Crowninshield RD (1979) Reconstruction of the hip. A mathematical approach to determine optimum geometric relationship. J Bone Joint Surg [Am] 61 5: 639–652
27. Santavirta S, Konttinen YT, Bergroth V, Gromblad M (1991) Lack of immune response to methyl methacrylate in lymphocyte cultures. Acta Orthop Scand 62 1: 29–32
28. Santavirta S, Nordstrom D, Ylinen P, Konttinen YT, Silvennoinen T, Rokkanen P (1991) Biocompatibility of hydroxyapatite-coated hip prostheses. Arch Orthop Trauma Surg 110 6: 288–292
29. Santavirta S, Gristina A, Konttinen YT (1992) Cemented versus cementless hip arthroplasty. A review of prosthetic biocompatibility. Acta Orthop Scand 63 2: 225–232
30. Sarmiento A, Gruen TA (1985) Roentgenographic analysis of 323 STH total hip prostheses (a low modulus titanium alloy femoral component). A two to six year follow up. J Bone Joint Surg [Am] 67 1: 48–56
31. Semlitsch M (1989) Twenty years of Sulzer experience with artificial hip joint materials. Proc Inst Mech Eng 203 3: 159–165
32. Spotorno L, Schenk RK, Dietschi C, Romagnoli S, Mumenthaler A (1987) Unsere Erfahrungen mit nicht-zementierten Prothesen. Orthopäde 16: 225–238
33. Spotorno L, Romagnoli S, Ivaldo N (1990) The Cementless CLS stem. In: Kusswetter W (ed) Noncemented total hip replacement. International Symposium Tübingen. 198–212

34. Spotorno L, Romagnoli S, Ivaldo N, Grappiolo G, Bibbiani E (1992) La crescita ossea nella protesi non cementata. Atti I Congresso Nazionale A.I.S.O., 79–82, Ott. 1992
35. Spotorno L, Morasso V, Romagnoli S. et al. (1993) The CLS system theoretical concept and results. Acta Orthop Belg 59 [Suppl]: 144–148
36. Van Syckle PB, Walker PS (1980) Parametric analysis of design for acetabular components of surface replacement hip devices. Trans Orthop Res Soc 5: 292
37. Vasu R, Carter DR, Harris WH (1982) Stress distributions in the acetabular region before and the after total joint replacement. Joint Biomech 15: 155–164,
38. Weinans H, Huiskes R, Grootenboer HJ (1990) Trends of mechanical consequences and modeling of a fibrous membrane around femoral hip prostheses. J Biomech 23 10: 991–1000
39. Zweymüller KA, Lintner FK, Semlitsch MF (1988) Biologic fixation of a press-fit titanium hip joint endoprosthesis. Clin Orthop 235: 195–206

Das unzementierte CLW-System

D. Weill

CLW-Schraubpfanne

Wir entwickelten seit 1982 mit dem inzwischen leider verstorbenen Otto Frey eine eigene, unzementierte Schraubpfanne und berichten hier über unsere Erfahrungen, die wir in über 10 Jahren sammeln konnten. In diesem Zeitabschnitt wurden allein vom Autor mehr als 2100 solcher Schraubpfannen implantiert.

Philosophie und Beschreibung des Implantates

Es handelt sich um einen konischen Ring aus Reintitan (PROTASUL-Ti). Da dieser Ring keinen Boden hat, verringert sich seine Starrheit; außerdem bleibt der Grund des Acetabulums während der gesamten Implantation durch den Ring hindurch sichtbar, und das Volumen des Implantates wird herabgesetzt (Abb. 1).

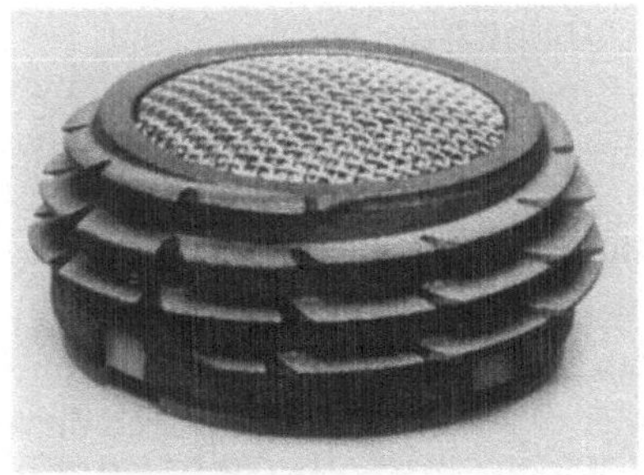

Abb. 1. CLW-Schraubpfanne. Die Konvexität des Polyethyleneinsatzes ist mit SULMESH versehen

Ursprünglich war die Oberfläche des Ringes glatt und mit einem stufenförmigen Profil versehen.

In einer 2. Phase seit 1985 wurde das Profil kegelstumpfförmig ausgebildet, die Außenfläche des Implantates grobgestrahlt und die Innenfläche feingestrahlt.

Diese kegelstumpfförmige Hüftgelenkpfanne hat scharfe, selbstschneidende Gewindelamellen, die in den subchondralen Knochen des Acetabulums eindringen und für die Primärverankerung des Implantates sorgen. Die Arbeiten von Ungethüm u. Blomer [5] zeigten die besondere Eignung der konischen Form sowohl zur Neutralisierung des Kippmomentes als auch zur Kraftübertragung.

Die sehr wirksamen dünnen Verankerungslamellen sind nach außen hin elastisch und können in einem gewissen Umfang die Bewegungen des Beckens kompensieren.

In diesen Metallring wird ein kegelstumpfförmiger Polyethylenkern mit Haftreibung eingepaßt. Dieser Einsatz ist auf Gelenkhöhe mit einem Kragen versehen, der den Rand des Ringes abdeckt und einen Kontakt zwischen Kopf und Titan verhindert (z. B. bei Luxation). Das gewölbte Pfannendach ist mit einem Titangitter aus SULMESH bedeckt. Dadurch wird ein direkter Kontakt von Polyethylen und Knochen vermieden und die Verformung der konvexen Zone bei der Belastung verringert. Es verbessert auch die Sichtbarkeit des Knochen-Implantat-Interface bei Röntgenkontrollen.

Die erste Ringgeneration mit glatter Oberfläche konnte nur eine mechanische Stabilität erreichen. Der Wechsel zur grobgestrahlten Oberfläche, die die Osseointegration fördert, hat die Langzeitfixation und die Ergebnisse beeinflußt. Durch die Grobstrahlung der dem Knochen zugewandten Fläche läßt sich eine Osseointegration erzielen, d. h. ein direkter Knochenkontakt und zusätzlich eine Krafteinleitung durch eine für die Belastung geeignete Knochenstruktur.

Biomechanisches Prinzip

Die ausgezeichnete Primärstabilität wird durch die konische Form und die ausgeprägten Gewindelamellen gewährleistet, die eine wirkungsvolle Verschraubung ermöglichen. Die strukturierte Oberfläche trägt mit dazu bei, eine Lockerung im Sinne des Ausschraubens zu neutralisieren.

Eine möglichst gute Anpassung des Implantates an das angefrischte Acetabulum läßt sich durch spezielle konische Fräser und durch das systematische Einbringen autologer Spongiosa erzielen.

Die durch das Einschrauben erreichte Primärstabilität wird durch die Osseointegration abgelöst. Die große, grobgestrahlte Kontaktfläche zwischen Knochen und Implantat, d. h. zwischen Konus und Gewindelamellen, begünstigt das Anwachsen des Knochens im Sinne der Osseointegration. Durch diese große Kontaktfläche zwischen Implantat und Knochen wird das Auftreten von Spannungsspitzen verringert.

Das Hervorstehen der Gewindelamellen ist ein wesentlicher Faktor bei der Osseointegration, denn aus der Erfahrung mit verschiedenen Hüftpfannen- und Femurprothesen ist bekannt, daß die Osseointegration bevorzugt an prominenten Implantatteilen auftritt (Abb 2).

Bei der Entwicklung der Schraubpfanne konnten wir aufgrund unserer Erfahrung positive und negative Faktoren definieren. Negative Elemente sind eine hemisphärische Form, eine ungenügende Gewindeganghöhe, zu große Starrheit und schließlich eine glatte Oberfläche, die keine wirksame Osseointegration

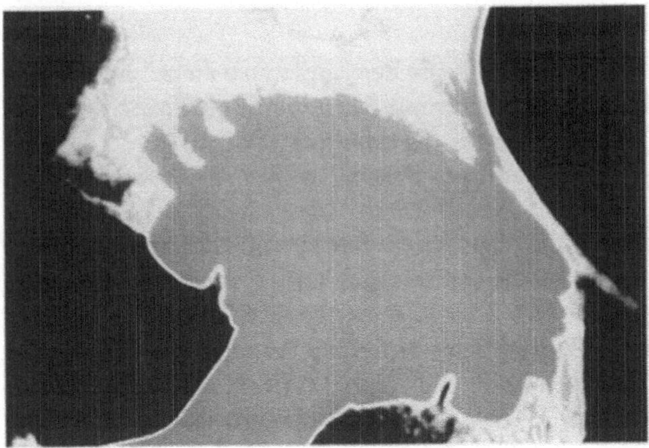

Abb. 2. Gescanntes Röntgenbild. Verdichtung der Knochenstrukturen auf Höhe der Verankerungslamellen

zuläßt. Positive Faktoren sind eine konische oder kegelstumpfartige Form, wirksame Gewindelamellen, eine verminderte Starrheit (Reintitan, kein Boden, relativ elastische Gewindelamellen) und eine grobgestrahlte osteophile Oberfläche.

Den Nachweis für das tatsächliche Auftreten der Osseointegration, die ein wesentlicher Faktor für das Gelingen einer zementfreien Implantation ist, lieferte R. K. Schenk durch eine Reihe von histologischen Untersuchungen.

Implantate

Wir verfügen über 9 Ringe mit einem Durchmesser von 44–66 mm in 2-mm-Schritten. Dazu gehören 2 verschieden große Einsätze, die sich hinsichtlich ihres Außendurchmessers unterscheiden, wobei der eine für Ringe von 44–48 mm, der andere für Ringe von 50–60 mm bestimmt ist. Für kleine Schraubringe haben diese Einsätze einen Innendurchmesser von 28 mm, für große Schraubringe einen Innendurchmesser von 28 und 32 mm. Wir verwenden konsequent die Einsätze mit dem Innendurchmesser von 28 mm. Auch Polyethyleneinsätze mit einem Innendurchmesser von 22 mm sind erhältlich. Zusätzlich stehen Pfanneneinsätze mit radialer, halbseitiger Überhöhung von 10 ° zur Verfügung. Versuchsweise haben wir auch Einsätze mit METASUL-Einlage zur Paarung mit METASUL-Köpfen verwendet. Die Beobachtungszeit dieser Metall-Metall-Paarung ist noch zu kurz, um über Ergebnisse berichten zu können.

Instrumentarium

Für die Implantation steht ein spezifisches Instrumentarium zur Verfügung, darunter auch konische Fräser, deren äußere Form genau derjenigen der Ringe entspricht.

Operationstechnik

Sie muß sorgfältig und genau sein. Die Größe des Implantates wird präoperativ mit den entsprechenden Schablonen bestimmt. Die endgültige Größe wird erst während der Operation, beim Fräsen des Acetabulums, festgelegt.

Transglutealer Zugang in Rückenlage, Resektion von Schenkelhals und Schenkelkopf und Freilegung des Acetabulums. Dieses wird sehr sorgfältig präpariert und die Fossa acetabuli von Weichteilen und Osteophyten befreit. Das Acetabulum wird dann mit halbkugelförmigen Raffelfräsern bis zum Erreichen von blutendem subchondralem Knochen ausgefräst. Die genaue Paßform wird mit dem konischen Fräser erreicht, der denselben Durchmesser hat wie der zuletzt verwendete halbkugelförmige Fräser. Das Fräsen in der geplanten Implantationsebene verbessert das Eindringen des Implantates und die genaue Anpassung von Implantat und Knochen (nach der Untersuchung von Huiskes [3] der CLW-Hüftgelenkpfanne mit der Methode der Finiten Elemente von wesentlicher Bedeutung). Die Abtragung von zusätzlichem Knochenmaterial als Folge der Verwendung eines konischen Fräsers ist äußerst gering. Nach der Präparation mit dem konischen Raffelfräser bleibt eine zirkuläre Kante auf dem Grund des Acetabulums stehen, die normalerweise durch eine letzte Anwendung des halbkugelförmigen Fräsers – wiederum derselben Größe – entfernt wird. Danach wird das vorbereitete Acetabulum mit Testringen geprüft. Normalerweise hat das endgültige Implantat einen um 2 mm kleineren Durchmesser als der zuletzt verwendete Fräser. Wenn der Knochen stark osteoporotisch oder relativ spongiös ist, kann auch eine Schraubpfanne derselben Größe implantiert werden. Die Implantation erfolgt mit einer Inklination von 45° und einer Anteversion von 5–10°. Ein Zielgerät gewährleistet die korrekte Positionierung. Der Zielaufsatz ist jeweils in einer Version für Rücken- und Seitenlage verfügbar. Das Eindrehen des Ringes ist zunächst leicht, wobei aber der Widerstand bis zur vollständigen Blockierung im Anetabulum rasch zunimmt. Das Eindringen muß vollständig sein und kann über das Innere des Ringes überprüft werden, da dieser keinen Boden hat. Wenn die Eindringtiefe durch Blockierung des Ringes ungenügend ist, muß dieser entfernt und die Präparation fortgesetzt oder ein kleinerer Ring verwendet werden.

Sobald die Schraubpfanne ihre endgültige Lage erreicht hat und vollständig im Acetabulum eingepaßt ist, wird der Grund des Acetabulums vor dem Einführen des Einsatzes mit frischer Spongiosa ausgefüllt. Falls kranial infolge einer ovalen Deformation des Acetabulums eine Lücke zwischen dem Ring und dem Pfannenrand besteht, wird dort ein Spongiosatransplantat eingesetzt.

Bei der Präparation des Acetabulums ist es von grundlegender Bedeutung, daß seine Vorderwand erhalten wird. Bei dysplastischen Verhältnissen kann die Vorderwand dadurch geschont werden, daß die Auffräsung bewußt nach dorsal betont wird. Falls dies nicht gelingt, ist die Verwendung einer Schraubpfanne kontraindiziert.

Indikationen

Die Arbeiten von Amstutz [1] zeigten sehr gut auf, welche Bedeutung der Knochenqualität bei der Verwendung von Schraubpfannen zukommt.

Bei Erstimplantationen sind unseres Erachtens eine mehr oder weniger normale Anatomie, eine gute Knochenqualität sowie Protrusionen die klassische Indikation. Relative, jedoch zulässige Indikationen, bei denen der Operationstechnik besondere Aufmerksamkeit zukommt, sind die Polyarthritis und die Dysplasie. Ausgeprägte Osteoporose und schwere Dysplasie stellen für uns Kontraindikationen dar [6, 11].

Bei Revisionen kommen für diese Technik nur Fälle mit angemessener Knochenqualität in genügender Qantität in Betracht, um eine stabile Primärfixation des Implantates zu gewährleisten.

In unserer Praxis verwenden wir die CLW-Schraubpfanne bei ungefähr 80 % der primären Arthroplastiken.

Intra- und postoperative Komplikationen

Diese waren selten und nicht von den Besonderheiten des Implantates abhängig. Wir möchten jedoch festhalten, daß wir in den Anfängen wegen technischer Fehler in 23 Fällen die Tabula interna verletzten, und daß in 2 % der Fälle postoperative Luxationen auftraten, die alle konservativ und ohne Rezidiv reponiert werden konnten.

Postoperative Maßnahmen

Am 3. postoperativen Tag dürfen die Patienten aufstehen und unter Zuhilfenahme von 2 Krückstöcken das operierte Bein sofort, aber nur partiell während 3 Wochen belasten.

Ergebnisse

Unsere Serie umfaßt mehr als 2100 Implantationen, wobei die maximale Beobachtungszeit über 10 Jahre beträgt. 648 Implantationen liegen mehr als 7 Jahre zurück, 1109 mehr als 5 [7–9, 15].

Wir stellen hier die 556 ältesten kontrollierten Fälle vor, die sich aus 312 glatten und 244 grobgestrahlten Schraubpfannen zusammensetzen. Die Implantation liegt zwischen 7 und 10 Jahren zurück.

Die Unterscheidung zwischen glatter und grobgestrahlter Schraubpfanne ist von grundlegender Bedeutung, weil ihre Ergebnisse sehr verschieden sind, was zum großen Teil die Mißerfolge mit anderen Schraubpfannen erklärt.

Unsere Arbeit läßt sich in 2 Perioden unterteilen: eine erste Phase mit Verwendung eines glatten Ringes und lediglich halbkugelförmiger Fräser, mit exzessiver horizontaler Ausrichtung des Implantates mit einer Inklination von 30° und zu großzügiger Indikation bei Revisionseingriffen (Abb. 3).

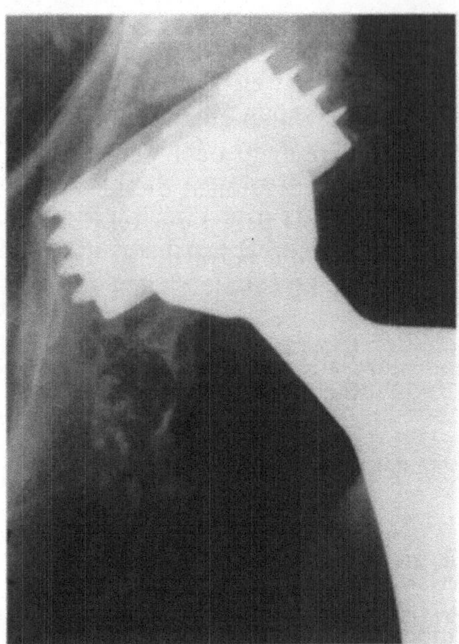

Abb. 3. Röntgenkontrolle 10 Jahre nach Implantation einer CLW-Schraubpfanne der ersten Generation (glatte Oberfläche)

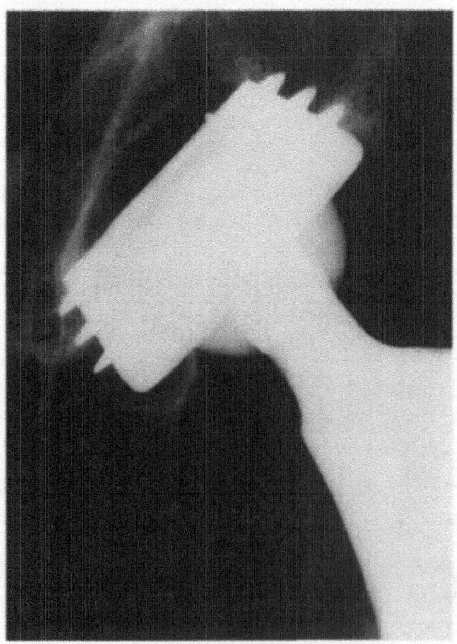

Abb. 4. Röntgenkontrolle 7,5 Jahre nach Implantation einer CLW-Schraubpfanne mit grobgestrahlter Oberfläche und SULMESH-Belag des Polyethyleneinsatzes

In der 2. Phase ab 1985 verwendeten wir einen grobgestrahlten Ring und spezielle konische Fräser, wählten eine Inklination von 45° und beschränkten die Revisionsoperationen auf Patienten, bei denen das knöcherne Lager des Acetabulums eine gute Qualität aufwies (Abb. 4).

Die Ergebnisse unterscheiden sich signifikant.

Röntgenkontrollen: Wir messen dem Erkennen und der Überwachung der Resorptionssäume große Bedeutung bei. Ein feiner, nicht zunehmender Resorptionssaum in Zone III hat keine pathologische Bedeutung; ein fortschreitender Resorptionssaum in Zone I oder II ist dagegen pathologisch. Wir achten auch auf eine eventuelle Migration und verfolgen die zunehmende Normalisierung der periprothetischen Knochenstrukturen als Ausdruck einer guten biomechanischen Akzeptanz des Implantates und als Beweis für eine wirksame Osseointegration mit dauerhafter Stabilität.

Ergebnisse der Röntgenuntersuchungen

Resorptionssäume. In dieser Serie mit 556 Schraubpfannen finden sich 79 Resorptionssäume (14 %). Bei den grobgestrahlten Schraubpfannen sinkt dieser Prozentsatz auf 3 %; dabei handelt es sich fast ausschließlich um nicht pathologische Resorptionssäume in Zone III.

Migrationen. Im gesamten sind 8 % Migrationen aufgetreten. Diese Zahl sinkt bei den grobgestrahlten Schraubringen auf 0,5 %.

Lockerungen. In 6 % der Fälle kam es zu einer Lockerung. Dieser Prozentsatz sinkt bei den grobgestrahlten Schraubpfannen auf 0,5 %. Darüber hinaus sinkt der Prozentsatz der Lockerungen beim Vergleich der Serie mit glatter Oberfläche mit derjenigen mit grobgestrahlter Oberfläche von 10 auf 0,5 %.

Ossifikationen. Wie bei allen Serien unzementierter Hüftarthroplastiken sind Ossifikationen nicht selten. Es finden sich in 33 % meist asymptomatische Ossifikationen, in 6,5 % ausgeprägte Ossifikationen (2 % mit Beeinträchtigung der Funktion) und schließlich ein Fall extraartikulärer Ankylose, bei dem eine Revisionsoperation durchgeführt werden mußte.

Klinische Ergebnisse

Insgesamt sind die Ergebnisse mit denjenigen zementfixierter Prothesen vergleichbar.

Mobilität: Flexion über 90° und Abduktion über 20° in 92 % der Fälle; Gehen ohne Stock: 90 %.

Keinerlei Schmerzen bei 82 % der Patienten, leichte, zeitweise auftretende Schmerzen, die keine Einnahme von Schmerzmitteln erfordern, in 13,7 % (insgesamt 95,7 %); bei 3,4 % verhältnismäßig starke Schmerzen, bei 0,9 % starke Schmerzen als Ausdruck der Lockerung.

Es ist interessant, unsere Ergebnisse denen von Decoulx et al. [2] nach mehr als 5 Jahren gegenüberzustellen.

Röntgenologisch einwandfreie Stabilität: mit glatter Schraubpfanne 75 %, mit grobgestrahlter Schraubpfanne 99,5 %.

Einwandfreies Implantat-Knochen-Interface: mit glatter Schraubpfanne 69,7 %, mit grobgestrahlter Schraubpfanne 98,5 %.

Insgesamt besteht ein signifikanter Unterschied bei den Ergebnissen der glatten und denen der grobgestrahlten Schraubpfannen. Letztere bieten unter der Voraussetzung einer guten Indikation und einer exakten Operationstechnik ausgezeichnete Langzeitresultate.

Schlußfolgerung

Eine über 10jährige Erfahrung und die Implantation von 2100 CLW-Schraubpfannen lehrten uns, welch große Unterschiede sowohl beim Konzept als auch bei der Operationstechnik und schließlich bei den Ergebnissen zwischen den verschiedenen Schraubpfannen bestehen.

Nach dem Ausarbeiten und Verfeinern der Operationstechnik, nach dem Einführen spezieller konischer Fräser und nach der Schaffung einer die Osseointegration fördernden Oberfläche ergab und ergibt die CLW-Hüftgelenkpfanne auch weiterhin ausgezeichnete Langzeitergebnisse.

CLW-Schaft

Zusammen mit dem Ingenieur Otto Frey entwickelten wir 1983 eine unzementierte Femurprothese aus einer Titan-Schmiedelegierung, deren Besonderheit in einem proximalen rotationsstabilisierenden Flügel und einem großzügigen distalen Schlitz liegt. Dieser Schlitz verringert die Starrheit und verbessert dadurch die Übertragung der Kräfte. Allein der Autor hat ca. 700 CLW-Schäfte implantiert, deren maximale Laufzeit über 10 Jahre beträgt. 261 Prothesen wurden vor mehr als 7, 442 Prothesen vor mehr als 5 Jahren eingesetzt.

Konzept

Es handelt sich um eine Prothese aus der Titan-Schmiedelegierung PROTASUL-100. Sie ist relativ lang und schlank und hat keinen Kragen. Der proximale Flügel bewirkt eine hohe Rotationsstabilität. Weitere Merkmale sind der distale Schlitz, die ausgeprägte Längsstrukturierung und die grobgestrahlte Oberfläche, die die sekundäre Stabilisierung durch Osseointegration begünstigt [1].

Eine harmonische Übertragung der Spannungen verhindert den proximalen Bypass und distale Streßkonzentration. Sie wird durch eine von proximal nach distal stetig abnehmende Steifigkeit und einer v. a. distalen Verformbarkeit des Implantates erreicht. Dies verbessert die Übertragung der Spannungen von der

Prothese auf die Femurdiaphyse. Die Stabilisierung ist großflächig, die Primärverankerung im wesentlichen proximal. Die Länge des rechteckigen Schaftes gewährleistet eine Autozentrierung, die fast immer sowohl in anteroposteriorer als auch in axialer Richtung erreicht werden kann (Abb. 5).

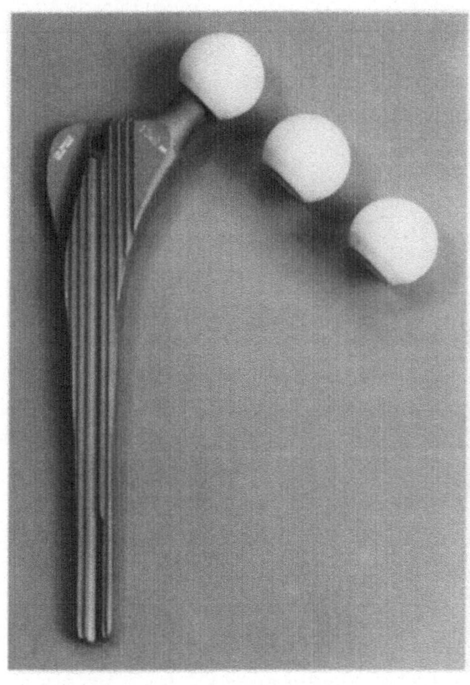

Abb. 5. CLW-Schaft

Die Untersuchung eines generierten Modelles mit der Methode der Finiten Elemente, aber auch die Röntgenspätergebnisse bestätigen das theoretische biomechanische Konzept. Eine distale Verankerung des Schaftes muß auf jeden Fall vermieden werden. Deren Folgen sind bekannt: Schmerzen, distale Hypertrophie der Kortikalis mit proximaler Atrophie und spongiöser Umwandlung des proximalen Femurs.

Gerade um eine von proximal nach distal stetig abnehmende Steifigkeit des Implantat-Knochen-Verbundes zu realisieren, ist der CLW-Schaft sehr schlank und relativ lang. Der großzügige distale Schlitz verringert die Starrheit dieses Teiles. Im FEM-Modell treten die höchsten Spannungen im mittleren und distalen Teil der Prothese auf von der Ebene 220–99. Eine dunkelgraue Farbe der Kortikalis ist bereits zwischen der Ebene 113–99 sichtbar und verbreitert sich weiter nach distal. Diese dunkelgraue Farbe bedeutet eine Spannung zwischen 40 und 100 Nmm^{-2}. Das heißt, daß bereits auf Höhe des Schlitzes der Prothese eine harmonische Übertragung der Spannungen auf die Kortikalis stattfindet, was bei keiner starren Prothese zu beobachten ist. Eine hellgraue Farbe

(14–20 Nmm^{-2}) ist fast auf der gesamten Kortikalis zu sehen. Im Prothesenschlitz selbst betragen die Spannungen 1–4 Nmm^{-2}, eine Spannung, die zur Bildung von Spongiosatrabekeln führt, was auch auf den Röntgenaufnahmen sichtbar ist.

Die deutlich herabgesetzte Starrheit des Prothesenendes scheint uns von entscheidender Bedeutung zu sein. Die Forderung eines harmonischen Überganges des proximal durch die Prothese erstarrten Femurs zur normalen Elastizität der Diaphyse wird auch dadurch belegt, daß auf der Ebene 99 die Berechnung mit der Methode der Finiten Elemente eines nicht prothetisch versorgten Femurs fast dasselbe Bild der Verteilung der Spannungen ergibt. Diese langsam von

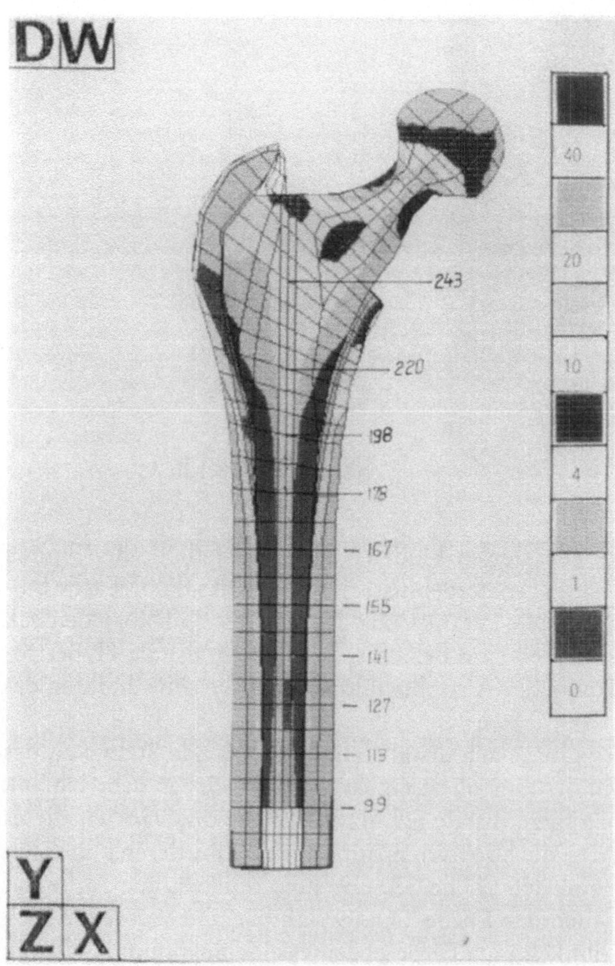

Abb. 6. Mit der Methode der Finiten Elemente generiertes Modell eines CLW-Schaftes im Femur (1750 N)

proximal nach distal abnehmende Starrheit des Implantat-Knochen-Verbundes dürfte auch die Erklärung dafür sein, daß Oberschenkelschmerzen ausbleiben und daß bei korrekter Implantation kein Stress-Shielding mit entsprechender distaler Kortikalishypertrophie beobachtet wurde (Abb. 6).

Indikationen

Wir verwenden diesen Schaft in ungefähr 35 % der primären Totalprothesen der Hüfte. Bei der Indikation müssen die Form, die Knochenqualität, das Alter, der Grad der Osteoporose (nach Singh) sowie der morphokortikale Index berücksichtigt werden.

Dieser Schaft ist besonders für zylindrische Femora geeignet. Bei trompetenförmigen Femora muß distal aufgebohrt werden, um eine unterdimensionierte Prothese und distales Verklemmen derselben zu vermeiden.

Kontraindikationen sind durch die spezifische Form des Femurs (varus, antecurvatum) und durch die Knochenqualität (Osteoporose, primär chronische Polyarthritis) gegeben.

Gute Ergebnisse werden mit diesem Schaft auch bei Revisionen erzielt, da die spezifische Schaftform eine großflächige Kraftübertragung ermöglicht. Voraussetzung ist aber, daß der durch die Erstimplantation entstandene Knochendefekt relativ gering ist.

Implantate und Instrumentarium

Wir verfügen über 10 Größen von 6–15, alle mit einem CCD-Winkel von 135°. Die Schäfte sind in der Verbindungspartie mit einem 12/14-Konus ausgerüstet. Es können wahlweise Keramik- oder Metallkugeln mit einem Durchmesser von 28 oder 32 mm und den Halslängen S, M oder L verwendet werden. Der wesentliche Teil des spezifischen Instrumentariums sind die 10 Formraspeln.

Operationstechnik

Die präoperative Planung, die als eigentliche „Bauzeichnung“ dient, wird auf einer Beckenübersichtsaufnahme durchgeführt. Mit Hilfe der entsprechenden Schablonen werden die Größe der Prothese, die Halslänge, die Resektionsebene des Schenkelhalses und weitere Hilfsmaße bestimmt. Da die Knochenqualität und die Antekurvation des Femurs auf dem Röntgenbild nicht genügend erfaßbar sind, kann die tatsächliche Größe der zu implantierenden Prothese erst während des Eingriffes festgelegt werden. Der Schenkelhals wird möglichst sparsam reseziert.

Die Markhöhle selbst muß sehr sorgfältig präpariert werden, wobei dem Sitz für den rotationsstabilisierenden Flügel im Trochanterbereich besondere Aufmerksamkeit geschenkt werden muß. Bei einem trompetenförmigen Femur kann es nötig sein, die Markhöhle mit Hilfe von Fräsern etwas zu erweitern, um einen Schaft von genügender Größe ohne direkten Kortikaliskontakt des distalen Anteiles implantieren zu können.

Peroperative Komplikationen

Sie sind selten und nicht von der spezifischen Form der Prothese abhängig. Femurfissuren und Frakturen des Trochanter major können durch eine exakte Operationstechnik und durch eine korrekte Präparation des Knochenbettes für den Stabilisationsflügel vermieden werden.

Ergebnisse

Aus einer Serie von 700 Implantationen berichten wir über 277 Fälle, die eine Laufzeit zwischen 7 und 10 Jahren haben [12–14].

Ergebnisse der Röntgenkontrollen

- Ausgeprägte periartikuläre Ossifikationen in 6 %, jedoch i. allg. ohne klinische Auswirkung (1 Patient mit periartikulärer Ankylose, der reoperiert werden mußte)

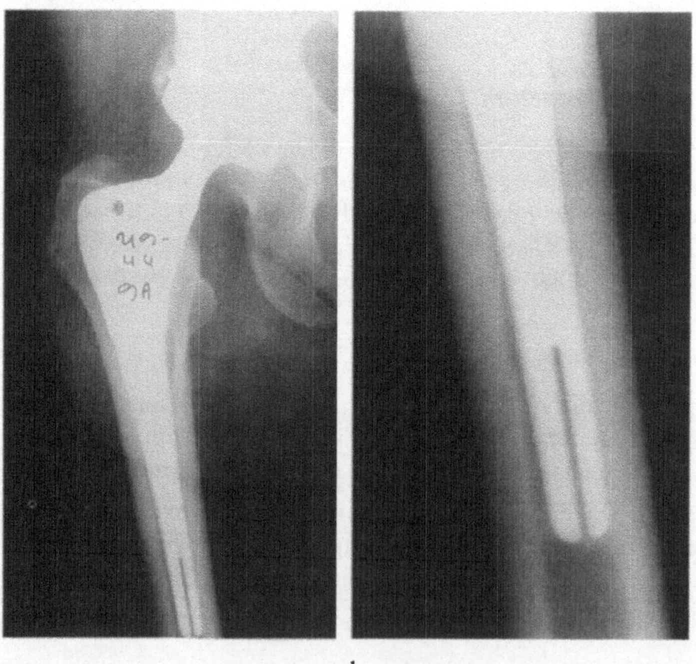

a b

Abb. 7. Röntgenkontrolle nach 9 Jahren. **a** Keine faßbare Veränderung der Kortikalis, gute Osseointegration. **b** Detailaufnahme des distalen Abschnittes mit unveränderter Kortikalis, guter Osseointegration und trabekulären Neoformationen auch im Schlitz der Prothese

- Kaum veränderte Kortikalisstruktur in 96 %, verdickt in 2,5 % und partielle, spongiöse Umwandlung in 1,5 %
- Periprothetischer Resorptionssaum mit Lockerung: 1 %
- Migration: keine bei 99,5 %, Absinken bei 0,5 % (traumatisch)
- Lockerung: 2 %

Die geringen Veränderungen der Kortikalisstruktur sind bemerkenswert. Diese Tatsache belegt die gute biomechanische Akzeptanz des Implantates durch den Femur (Abb. 7).

Klinische Ergebnisse

Keine Schmerzen: 85 %; leichte, zeitweise auftretende Schmerzen: 10 %; stabile Hüfte: 85 %; kein Hinken in Zusammenhang mit der Prothese: 90 %; Flexion gleich oder größer als 90°: 90 %; Oberschenkelschmerzen, die normalerweise in 6 Monaten verschwinden: kleiner als 5 %; subjektive Ergebnisse gut und sehr gut: größer als 90 %.

Die Mißerfolge, die zu einer Reoperation führten (2 %), hängen generell mit technischen Fehlern oder mit einer fehlerhaften Indikation zusammen (zu kleiner Schaft, ungenügende Knochenqualität).

Gesamthaft betrachtet sind unsere Ergebnisse zufriedenstellend. Normalerweise wird die Beschwerdefreiheit bereits nach 3–4 Monaten erreicht, und diese bleibt dann erhalten.

Schlußfolgerung

Die guten Ergebnisse, die mit diesem Schaft erzielt werden, sind auf seine spezifische Geometrie, auf die von proximal nach distal abnehmende Starrheit und auf die Grobstrahlung der Titanoberfläche zurückzuführen. Die weitgehende Erhaltung des Biotrophismus des Femurs mit nachfolgender Osseointegration führen zur biomechanischen Akzeptanz des Implantates und zu dessen Langzeitstabilität.

Literatur

1. Amstutz MC (1985) Arthroplasty of the hip. The search for durable component fixation. Clin Orthop 200: 343–361
2. Decoulx J, Laffargue P, Kapandji T, Thomas R, Chevance E (1993) Etude au dela de 5 ans des réactions osseuses autour des anneaux cotyloïdiens vissés en titane de type WEILL dans une série de 810 prothèses totales hybrides de hanche. Communication à la journée de Lille, 17 juin
3. Huiskes R (1987) Finite element analysis of acetabular reconstruction. Non cemented threaded cups. Acta Orthop Scand 58: 620–625

4. Kody M, Kabo JM, Markolf KL, Dorey FJ, Delaunay C, Amstutz H (1990) Fixation mécanique initiale des anneaux vissés. Communication à la 64e réunion annuelle de la S.O.F.C.O.T. Rev Chir Orthop 76 (Suppl 1): 83–84
5. Ungethüm M, Blomer W (1986) Biomechanische Aspekte zementfreier Hüftpfannen-Implantate mit Schraubverankerung. Med Orthop Tech 6: 194–197
6. Weill D (1986) Reconstruction du cotyle par greffe osseuse et anneau vissé autotaraudant non cimenté CLW. Acta Orthop Belg 52: 332–343
7. Weill D (1986) Cotyle vissé sans ciment CLW (et prothèse fémorale non cimentée expérimentale CLW) Etude préliminaire. Ann Orthop Traum 9: 65–77
8. Weill D (1986) Cotyle vissé sans ciment CLW. Ann Orthop 18: 126–131
9. Weill D (1987) Cotyle vissé sans ciment CLW et prothèse fémorale non cimentée expérimentale CLW. XVe Journées de Chirurgie Orthopédique et Traumatologique de l'Hôpital Bichat
10. Weill D (1991) Qualités et défauts des cotyles vissés. A propos d'une série homogène de 1400 implantations de cotyles CLW avec un recul maximum de 7 ans. 65e Réunion annuelle de la S.O.F.C.O.T. Rev Orthop 77 (Suppl 1): 145
11. Weill D (1987) Reconstruction du cotyle par greffe osseuse et anneau vissé autotaraudant non cimenté CLW. In: Poitout D (ed) Greffes de l'Appareil Locomoteur. Masson, Paris, pp 160–169
12. Weill D (1991) Prothèse fémorale non cimentée CLW: à propos d'une série homogène de 600 implantations avec un recul maximum de 7 ans. Livre des Résumés – Congrès Européen de la S. O.T. Est, Troyes, 31 mai, 1er et 2 juin: 17
13. Weill D (1992) Prothèse fémorale non cimentée CLW: à propos d'une série homogène de 600 implantations avec un recul maximum de 8 ans. Communication aux Journées Communes de la S.O.F.C.O.T. et de la S.P.L.O.T., 8, 9 et 10 avril
14. Weill D, Majidi-Ahi A, Auduy H, Bronner JF (1993) Prothèse fémorale non cimentée CLW: à propos d'une série homogène de plus de 650 implantations avec un recul maximum de 8 ans et 6 mois. Acta Orthop Belg 59 (Suppl 1): 149–152
15. Weill D, Auduy H, Majidi-Ahi A, Bronner JF (1993) Le cotyle vissé CLW: Expérience personnelle de plus de 1900 implantations avec un recul maximum de 9 ans. Acta Orthop Belg 59 (Suppl 1): 256–259

Die Entwicklung der zementfreien Hüftendoprothese von 1979–1994

K. Zweymüller, F. Lintner, G. Böhm

Einleitung

Der Wunsch nach einfacher Operationstechnik, Minimum an Implantaten und möglichst langfristiger Stabilität des künstlichen Hüftgelenkes hat von Anfang an die Entwicklung von Hüftendoprothesen beherrscht. Der von Charnley und McKee eingeschlagene Weg ist deshalb als bahnbrechend zu bezeichnen und besitzt auch heute noch seine Gültigkeit. Nach dem damaligen Stand des Wissens war eine optimale mechanische Verankerung, vorgegeben durch die Form des Implantates sowie die physikalischen Eigenschaften des Knochenzementes, das Ziel jeden Eingriffes. Erst später, nicht zuletzt aufgrund der Arbeiten von Lintner [10] auf dem Gebiet der Histopathologie der Zementgrenzen sowie der klinischen und experimentellen Erkenntnisse bei Oralimplantaten von Albrektsson et al. [1] wurde der Begriff der biologischen Verankerung geprägt. Darunter war die möglichst dauerhafte Fixierung von Implantaten durch körpereigenes Knochengewebe im Sinne einer Osteointegration zu verstehen. Diese biologische Akzeptanz war jedoch nur dann zu erreichen, wenn möglichst biokompatible Materialien mit entsprechender Oberflächenstruktur primärstabil eingesetzt werden konnten. Das weitere Schicksal des Implantates hing dann von Ein- und Anwachsvorgängen, einer sekundären Verankerung durch körpereigenes Knochengewebe ab, vom Grad der Beanspruchung durch den Patienten und nicht zuletzt durch das Auftreten von Abrieb- und Abnutzungserscheinungen. Vor allem letztere limitierten dann die Periode der Funktionstüchtigkeit der Hüftendoprothesen.

Erste Schaftgeneration

Die eigene Erfahrung mit zementfrei zu verankernden Implantaten begann Anfang der 70er Jahre. Damals wurde als erster Schritt der Loslösung vom Knochenzement die Metall-Keramik-Verbundprothese in die Therapie der Koxarthrose eingeführt [22]. Es handelte sich dabei um eine konische Füßchenpfanne in Artikulation mit einer Keramikkugel. Der Schaft wurde noch in konventioneller Weise zementiert. Die logische Weiterentwicklung im Hinblick auf den völligen Verzicht von Knochenzement erfolgte 1977, als in einer kleinen Serie in

Zusammenarbeit mit dem Istituto Ortopedico Rizzoli in Bologna ein zementfrei zu implantierender, keramikbeschichteter Titaniumschaft eingesetzt wurde [5]. Es handelte sich dabei um eine proximal elliptische, im mittleren und distalen Abschnitt runde Schaftform.

Die Erfahrungen, v. a. aber die gewonnenen operationstechnischen Erkenntnisse mit dem Rizzoli-Schaft, überzeugten uns von der Richtigkeit des eingeschlagenen Weges, zeigten aber auch materialtechnische und formgebende Schwächen auf. Eine 1978 beginnende Zusammenarbeit mit Sulzer ermöglichte nun das Umsetzen eigener Erfahrungen mit den dort langjährig tätigen Metallurgen und Entwicklungsingenieuren. Die Erstimplantation der neuen Schaftgeneration erfolgte dann im Herbst 1979.

Die wichtigste Erkenntnis aus der Verwendung der Rizzoli-Schäfte war die Tatsache, daß eine runde Schaftgeometrie, welche zum fast vollständigen Ausfüllen des Markraumes führt, ungünstig ist. Sie nimmt nämlich keinerlei Rücksicht auf die Anatomie des proximalen Femurs mit seiner Doppelkrümmung. Zusätzlich schwächte das Aufbohren des Femurs mit einem starren, runden Bohrer die Kortikalis oft unkontrollierbar, so daß es auch aus diesem Grunde zu Frakturen in einem nicht zu vertretenden hohen Prozentsatz kam.

Es wurde deshalb von Anfang an eine konische Schaftform mit rechteckigem Querschnitt gewählt. Vorausgehende, im Frühjahr 1979 durchgeführte experimentelle Untersuchungen an der Leiche zeigten nicht nur eine zu vernachlässigende Frakturgefahr, sondern auch eine überraschend gute Primärstabilität der Implantate, v. a. gegen Rotationskräfte.

Ausschlaggebend war jedoch auch das Studium der Anatomie des proximalen Femurdrittels. Die auf jedem axialen Röntgenbild sichtbaren beiden Krümmungen des Femurs, nämlich die Anteversio-Anteflexio sowie die Antekurvation der Diaphyse, erlauben das Einbringen eines geraden Gegenstandes ohne größere Zerstörung der präexistenten Kortikalis nur dann, wenn dieser im Sagittaldurchmesser schmal ist, d. h., wenn dieser einen rechteckigen Querschnitt aufweist. Die weiteren Vorteile einer konisch-rechteckigen Verankerung sind folgende:

1. Die dorsale Femurkortikalis im Bereich der Resektionslinie des Schenkelhalses kann infolge der relativ schlanken Rechteckform erhalten werden (Abb. 1). Auf diese Weise erfolgt eine Stabilisierung des Implantates durch eine kortikale Struktur bereits beim Eintritt der Prothese in das knöcherne Schaftlager. Diese für die proximale Verankerung wichtige Struktur wird bei jenen Prothesen völlig zerstört, die auf das Ausfüllen des Markraumes abzielen oder die Ausgußmodelle des proximalen Femurs darstellen, wie etwa computergefertigte Individualprothesen.

2. Ein Geradschaft mit konisch-rechteckigem Querschnitt füllt den Markraum des Femurs nicht komplett aus. Aus diesem Grund können Teile der endostalen Blutgefäßversorgung erhalten werden, welche für die Bildung neuer Knochenstrukturen von großer Bedeutung sind. Avaskuläre Nekrosen der inneren Kortikalisanteile sind deshalb nicht zu erwarten. Die Präparation des knöchernen Schaftlagers erfolgt analog der Prothesenform mit scharfschneidenden

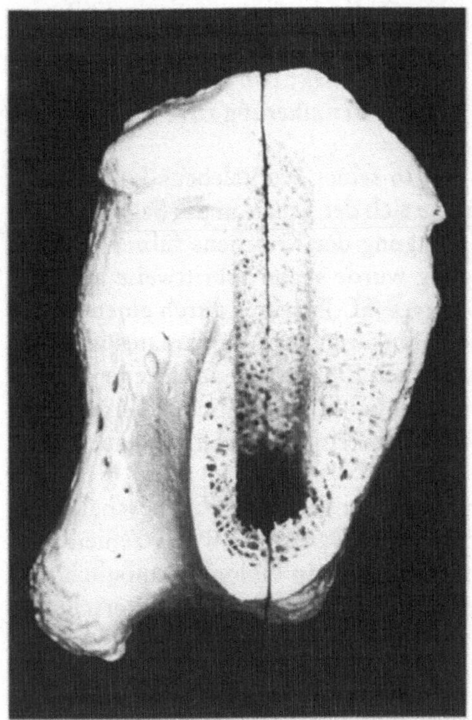

Abb. 1. Anatomisches Präparat nach Bearbeitung des proximalen Femurs mit der rechteckigen Schaftraspel. Die dorsale Schenkelhalskortikalis *(links)* ist auf Höhe der Resektionsebene zum Großteil erhalten. Der Knochen wurde nach Präparation in exakt frontaler Ebene aufgeschnitten

konisch-rechteckigen Raspeln, welche exakt in der Längsachse des Femurs eingebracht werden. Hitzeschäden, wie sie bei der Verwendung rotierender Markraumbohrer auftreten können, werden somit vermieden. Die Verwendung scharfschneidender Raspeln zur Bearbeitung auch des kortikalen Knochens hat folglich das Ziel, das Implantat über eine größere Fläche in direktem Knochenkontakt zu verankern. Es soll somit keine punktförmige, sondern eine flächige Stabilisierung der Prothese erfolgen.

3. Die Press-fit-Verankerung eines konischen Geradschaftes gewährleistet eine sichere, rotationsstabile Fixierung. Nach Plitz [21] ist die Stabilität eines Rechteckquerschnittes gegen Rotationskräfte etwa 9mal so stark wie jene eines Schaftes mit rundem Querschnitt. Dabei kommt den relativ scharfen Kanten der Implantate eine zentrale Bedeutung zu. Vermutungen, daß es in den Kantenregionen zu Knochenresorptionen infolge von Spannungsspitzen kommt, haben sich nicht bewahrheitet.

Die große Bedeutung der 4 Kanten des Implantates ist bei Revisionseingriffen ersichtlich. Dort findet sich praktisch keine Spongiosa mehr, sondern in den meisten Fällen eine dünne, eburnisierte Kortikalis. In diese wird mit Hilfe der Raspeln versucht, ein knöchernes Lager zur Aufnahme des Implantates zu schneiden. In den meisten Fällen genügt der Kontakt der Prothesenkanten in der Kortikalis, um eine neuerliche primärstabile Verankerung zu ermöglichen.

Anfänglich war die Form des Schaftes nur in seiner Frontalebene konisch [27, 30]. In seinem proximalen Drittel verjüngte sich der Schaft in der Sagittalebene, mit dem Ziel, jeden Faktor, der zur Sprengung des Knochens führen könnte, auszuschließen (Abb. 2). Diese Verjüngung wurde später schrittweise aufgegeben und ab 1986 mit Einführung des Stepless-(SL-)Schaftes durch einen Konus in sagittaler Ebene ergänzt [31, 32] Die Verankerung des Implantates im Knochen ist deshalb großflächig, jedoch auch nach Einführung des zweiten Konus niemals markraumfüllend (Abb. 3). Es genügt bei einem konischen Geradschaft mit rechteckigem Querschnitt offensichtlich bereits eine relativ kleine Fläche für die absolut primärstabile Verankerung.

Die Erfahrungen mit der ersten Generation der konischen Geradschäfte waren als gut zu bezeichnen. Es konnte gezeigt werden, daß die zementfreie Fixation durch das beschriebene Verankerungsprinzip biologisch möglich und über längere Zeit aufrecht zu erhalten ist [12, 15] (Abb. 4). Dabei unterscheidet

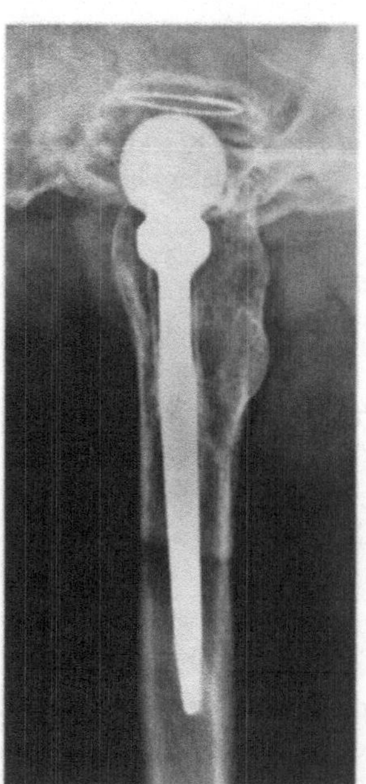

Abb. 2. Zustand nach Implantation des Titanium-Geradschaftes der 1. Generation. Axialbild, 7 Jahre postoperativ. Der Schaft weist eine proximale Verjüngung auf, die von einer Doppelkontur, sowohl ventral als auch dorsal umgeben ist und die bis zur Verbreiterung des Schaftes reicht

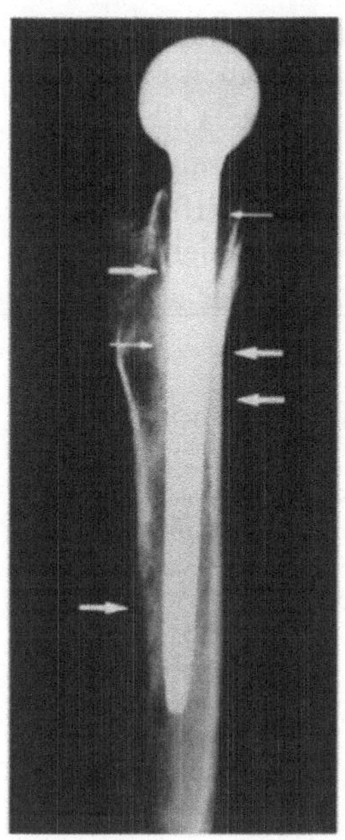

Abb. 3. Zustand nach Implantation eines Titanium-Geradschaftes SL. Dieser weist einen durchgehenden Konus in sagittaler Richtung auf. Es ist somit der proximale Anteil des Schaftes besser im umgebenden Knochen fixiert als in Abb. 2. Die *großen Pfeile* markieren den Kontakt des Implantates mit dem kortikalen, die *kleinen Pfeile* den Kontakt mit dem spongiösen Knochen. Direkter Kontakt somit auch ganz proximal-dorsal mit der Schenkelhalskortikalis (s. auch Abb. 1)

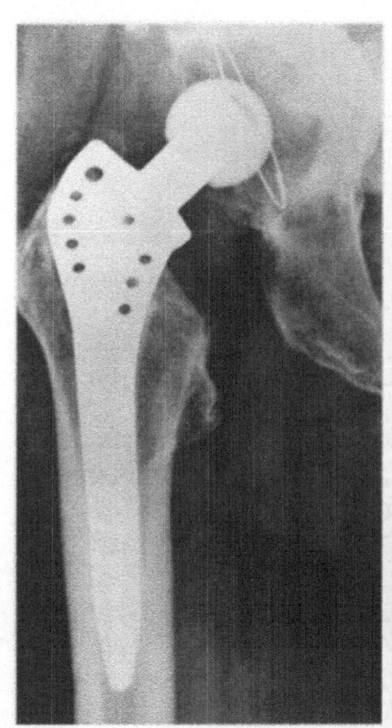

a

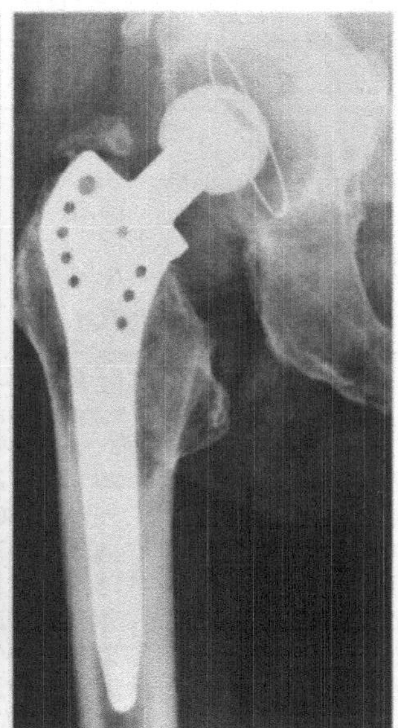

b

Abb. 4 a, b. Th. W., männlich, 66 Jahre: **a** Zustand nach Implantation des konischen Geradschaftes der ersten Generation, 1 Jahr postoperativ. In diesem Fall wurde die Polyethylenpfanne zementiert; **b** Kontrolle 13,5 Jahre postoperativ. Unverändert guter Sitz des Schaftimplantates, keinerlei Saumbildungen, keinerlei Hinweise für Lockerungen

sich die zementfreie Verankerung prinzipiell auch insofern von der zementierten, als es mit größer werdendem Zeitabstand zur Operation auch zu zunehmendem Einbau der Implantate kommt. Der Vergleich von jeweils 10 Präparaten mit Implantationsdauer bis 4 Jahre sowie von 5–7,3 Jahren zeigte signifikante Unterschiede des Knochen-Implantat-Bedeckungsindex, KiBi, wie von Böhm et al. [2,3] beschrieben. (Tabellen 1 u. 2). Dabei ist zu berücksichtigen, daß in der Mehrzahl dieser Fälle der Schaft in Kombination mit einer zementfrei,

Tabelle 1. Knochen-Implantat-Bedeckungsindex – KiBi (Implantationsperiode: 1,8–4,0 Jahre) in Prozent der Implantatoberfläche

Segment	S.S. 1,8a	H.A. 2,5a	K.A. 3,0a	P.P. 3,5a	B.M. 4,0a
1	40	00	00	00	00
2	49	77	11	28	00
3	39	48	34	33	45
4	49	56	62	31	38
5	50	77	65	35	50
6	49	72	77	38	45
7	58	68	65	46	44
8	73	76	73	47	48
9	72	68	65	61	76
10	63	79	60	54	81
Mittelwert	54	62	51	37	49
KiBi: 49,5 %					

Tabelle 2. Knochen-Implantat-Bedeckungsindex – KiBi (Implantationsperiode: 5,0–7,3 Jahre) in Prozent der Implantatoberfläche

Segment	G.F. 5,0a	L.F. 5,0a	G.B. 5,3a	F.E. 5,5a	B.K. 5,5a	M.F. 5,8a	K.A. 6,0a	L.S. 7,1a	K.K. 7,3a	S.L. 7,3a
1	00	00	57	00	00	79	77	00	00	00
2	00	28	84	48	00	92	50	49	00	17
3	94	94	74	73	80	86	57	41	20	85
4	89	92	95	74	68	75	73	65	74	70
5	89	90	93	85	47	93	52	73	92	79
6	82	87	88	85	40	82	56	67	86	86
7	95	89	94	95	53	95	62	82	89	85
8	94	93	92	93	81	92	70	92	76	77
9	95	92	92	96	70	93	95	95	88	94
10	97	95	96	94	84	95	98	90	92	85
Mittelwert	74	76	86	74	52	88	69	65	62	68
KiBi: 71 %										

direkt im Knochen verankerten Polyethylenpfanne verwendet wurde. Der manchmal fehlende oder deutlich geringere Bedeckungsindex in den proximalsten Segmenten ist somit auf das Fremdkörpergranulationsgewebe infolge des Polyethylenabriebes zwischen Knochen und Pfanne zu erklären.

Trotz dieser infolge Polyethylenabriebes auftretenden Unwägbarkeiten, die ossäre Gewebeantwort in den proximalsten Regionen des Schaftes betreffend, scheinen Unterschiede im Einbauverhalten zwischen proximal und distal zu bestehen. Im spongiösen Bereich der Schenkelhals-Trochanter-Region ist die Möglichkeit des Knochens, operativ gesetzte Defekte zu überbrücken, wesentlich geringer als im distalen kortikalen Bereich (Abb. 2). Der Einbau der Prothesenspitze, die oft weit von der Kortikalis entfernt liegt, kann allerdings auch durch Überbrückung einer großen „Jumping-distance" nicht erklärt werden [15].

Die klinische und radiologische Verlaufsbeobachtung der ersten Schaftserie zeigte, daß einerseits zu wenig Schaftgrößen vorhanden waren, um ein Baukastensystem anbieten zu können, zum anderen waren noch beträchtliche Größensprünge zwischen S- und L-(kurz und lang) Modellen vorhanden. Dies verursachte manchmal Probleme intraoperativ, das optimale Modell einzubauen. Weiterhin war die proximale Verjüngung im Sagittaldurchmesser als kontraproduktiv in bezug auf eine Verankerung in diesem Bereich anzusehen. Diese Faktoren führten, noch dazu in Kombination mit der Polyethylenschraubpfanne, in einem beträchtlichen Prozentsatz zu postoperativen Oberschenkelschmerzen. Deshalb wurde die proximale Verjüngung schrittweise aufgegeben, ohne dadurch die anderen Schwächen beseitigen zu können.

SL-Schaft

Die Primärform des Schaftes, wie sie ab 1979 verwendet wurde, wurde aufgrund der oben genannten Erkenntnisse 1986 zum sog. SL-Schaft weiterentwickelt. Der SL-Schaft war zwar nach wie vor ein konischer Geradschaft mit rechteckigem Querschnitt, am Verankerungsprinzip wurde somit nichts geändert. Er besaß auch sagittal einen durchgehenden Konus. Die Größenunterschiede der einzelnen Schäfte zueinander waren nicht mehr arithmetisch, sondern nach Wachstumsfaktoren differenziert, wobei die Unterschiede im kleinen Bereich geringer und in den größeren Schaftgrößen deutlicher waren. Mit steigender Größe nahmen somit nicht nur Länge und Breite, sondern auch die Dicke des Schaftes zu und demzufolge auch die Schaftoberflächen [32]. Wachstumszunahmen wurden auch für die Halslängen sowie für die Trochanterpartien konzipiert. Damit waren unerwünschte Lateralisierungen im kleinen Bereich und Medialisierungen im großen Bereich ausgeschaltet. Der Trochanterflügel hat sich im Verlauf der Jahre als außerordentlich günstig herausgestellt, da er im Sinne eines „Proximal-Press-fit" zu einer wesentlich besseren proximalen Primärstabilität beiträgt. Mit Einführung des SL-Schaftes wurde auch die Legierung geändert: Es wurde die Legierung Ti-6Al-4V durch Ti-6Al-7Nb ersetzt und somit das toxische Vanadium durch das körperverträgliche Niobium [23].

Mit Einführung des SL-Schaftes, allerdings in Kombination mit der zementfreien Titanium-Schraubpfanne, gehörten die Probleme des Schaftschmerzes der Vergangenheit an. Eine Sichtung mittelfristiger eigener Ergebnisse zeigte auch hinsichtlich der klinischen und radiologischen Stabilität in einem Nachuntersuchungszeitraum von mindestens 5 Jahren keinen einzigen Austausch und auf dem Röntgenbild nicht einen Fall einer bestehenden Lockerung [9]. Das erste Entwicklungsziel einer Prothese ohne Zementverankerung war insofern erreicht, als es Ergebnisse erbrachte, die sich mit kurz- und mittelfristigen Resultaten zementierter Endoprothesen durchaus messen ließen.

Oberflächenstruktur

Die Oberfläche der Implantate der ersten Schaftgeneration war durch eine Makrostruktur gekennzeichnet, welche nicht zur Primärverankerung, sondern später zur sekundären Stabilisierung durch einwachsendes Knochengewebe gedacht war. Neben den 4 Kanten an den Längsseiten des Implantates waren längsverlaufende Rillen von etwa 2 mm Tiefe angebracht. Die mit dieser Makrostruktur gewonnenen pathologisch-histologischen Erkentnisse zeigten, daß diese Vertiefungen zwar später von Knochen aufgefüllt wurden, in den ersten postoperativen Wochen aber keinen oder kaum Kontakt zu dem Knochen bekamen [12].

Der Knochen fixierte zwar die Kanten des Implantates sowie jene Regionen, welche eine plane Oberfläche aufwiesen, er übersprang jedoch tiefe Einschnitte der Oberfläche. Die längsverlaufenden Rillen hatten damit auf die unmittelbar postoperativ beginnende sekundäre knöcherne Stabilisierung keinen Einfluß, im Gegenteil, sie verminderten die primäre Kontaktfläche zum knöchernen Lager und waren somit kontraproduktiv [11].

Mit Einführung des SL-Schaftes sowie der Schraubpfannen aus Reintitan wurde einerseits die Makro-, andererseits auch die Mikrostruktur der Schaftoberfläche geändert. Auf Rillen wurde entsprechend der oben genannten Erkenntnisse verzichtet. Die nun auch vorliegende Mikrostruktur von durchschnittlich 3–5 µm entsprach jener der Pfannen.

Ausgehend vom präexistenten Knochenlager und von einzelnen Knochenpartikeln kommt es bereits unmittelbar postoperativ zum Heranwachsen frischen Knochengewebes, welches der Oberfläche der Prothese folgt und die Rauhigkeiten ausfüllt (Abb. 5). Die sekundäre Verankerung durch neu gebildetes Knochengewebe ermöglicht somit im Vergleich zu einer Makrostruktur wesentlich früher den Kontakt zu dem Implantat, das bereits nach wenigen Wochen im Sinne einer Osteointegration großflächig durch neu entstandenes Knochengewebe bedeckt ist. Einen gut implantierten Schaft nach etwa 2–3 Monaten zu entfernen, ist demnach sehr schwer möglich. Ähnliches gilt auch für die Pfanne [12, 31].

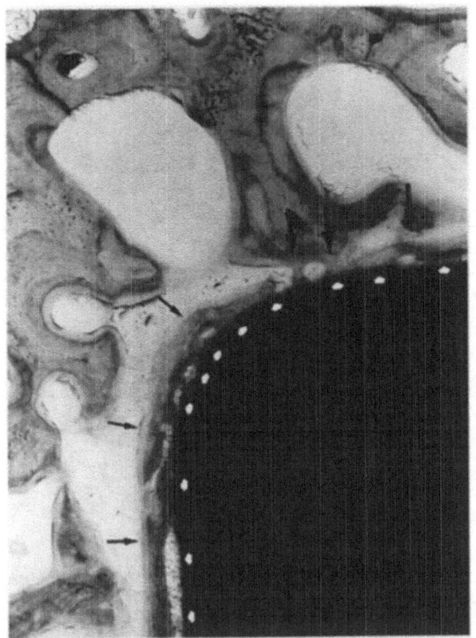

Abb. 5. Querschnitt eines stabil implantierten SL-Schaftes im metaphysären Bereich der Patientin B. R., 79 Jahre: 2,5 Jahre nach Implantation. Knochenneubildung ausgehend einerseits vom präexistenten Knochen des Lagerbettes und Aufwachsen auf die Implantatoberfläche *(große Pfeile)*, andererseits ohne Vermittlung des knöchernen Lagers *(kleine Pfeile)*. Inniger Kontakt des aufgewachsenen Knochengewebes mit der rauhen Implantatoberfläche *(kleine weiße Pfeile)*

Die Weiterentwicklung des SL-Schaftes

Der seit August 1986 verwendete SL-Schaft hat sich in mehr als 50 000 Fällen bewährt. An dieser Stelle soll auch darauf hingewiesen werden, daß vom Erstautor seit Jahren prinzipiell jede Operation ohne Patientenselektion durchgeführt wird. Es erfolgt also jeder Primäreingriff ausnahmslos ohne Verwendung von Knochenzement. Diese Vorgehensweise erscheint auch als die einzig mögliche, um Aussagen über den Wert einer Methode treffen zu können.

Die konstante Suche nach Möglichkeiten einer Implantatverbesserung hat uns jedoch in letzter Zeit bewogen, ähnlich wie für die Pfanne, auch für den Schaft Änderungen vorzunehmen. Seit Anfang 1993 ist deshalb eine Modifikation des SL-Schaftes in Gebrauch, die darauf abzielt, die Verankerung im proximalen Teil des Femurs zu verbessern. Darum wurde für den Bereich des Calcars eine neue Geometrie, das sog. Calcarpolynom, entwickelt. Dieses zielt darauf ab, den manchmal freibleibenden Raum zwischen Implantat und medialer-proximaler Femurkortikalis zu verkleinern. Zusammen mit dem Trochanterflügel

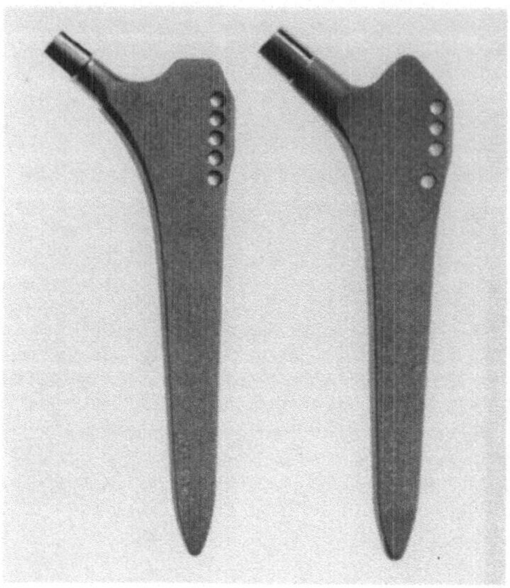

Abb. 6. Vergleich der Schäfte SL *(rechts)* und SL-Plus *(links)*. Der SL-Plus-Schaft zeichnet sich durch eine geänderte proximale Geometrie aus, die im wesentlichen darin besteht, im Bereich des Calcars mehr an Volumen zur Verfügung zu haben. Das Implantat ist somit im Sinne eines Proximal-Press-fit besser verankert

ist somit ein weiterer Schritt zur Verbesserung des Proximal-Press-fit gemacht worden, da durch diese Veränderung die Verankerungsfläche im Bereich des proximalen Femurdrittels vergrößert wurde (Abb. 6).

Die jahrelange Verwendung des SL-Schaftes hat auch gezeigt, daß die zementfreie Verankerung bei Revisionseingriffen, sei es bei gelockerten zementierten oder zementfreien Prothesen, gute Erfolgsaussichten besitzt. Der Knochen hat die Fähigkeit des Wiederaufbaues nach Entfernung von toxischen Noxen in Form von Fremdkörpergranulationsgewebe und/oder Instabilität des Implantates. In Fällen von proximaler Kortikalisdestruktion im Rahmen des Lockerungsprozesses oder vorher implantierten Langschaftmodellen ist jedoch ein längeres Schaftmodell wünschenswert.

Ausgehend von der Überlegung, die Verankerung nun mehr in den distaleren Bereich der Femurdiaphyse zu verlegen, wurde der SLR-Schaft konzipiert, der speziell für Revisionseingriffe gedacht ist. Es war naheliegend, der Verankerungsform nicht nur durch eine Verlängerung des bestehenden SL-Schaftes bzw. SL-Plus-Schaftes Rechnung zu tragen. Es wurde somit der Bereich der Prothesenspitze neu konzipiert. Ebenso wurde der Trochanterflügel unter Berücksichtigung der oft zu beobachtenden Erweiterung des Markraumes reduziert. Ein Trochanterflügel in der Größe, wie er für Primäreingriffe notwendig ist, würde in vielen Fällen zu einem Durchschneiden der lateralen-proximalen Kortikalisstrukturen und dadurch zu einer zusätzlichen Schwächung des knöchernen Schaftlagers führen [34].

Zur Verfügung stehen 9 Größen des Revisionsschaftsystemes mit einer Länge von 180–223 mm. Dieses System ist deshalb für die Versorgung von Destruktionen bis etwa 8 cm distal des Trochanter minor geeignet. Es ist unser Prinzip, im Gegensatz zu dem in den USA vorherrschenden, auch jenen Knochen in die Verankerung des Revisionsimplantates miteinzubeziehen, der auch das ursprüngliche Implantat umgeben hat. Dieses Schaftsystem kann deshalb in der überwiegenden Mehrzahl der Revisionsfälle Verwendung finden. Bei weiter nach distal reichenden Destruktionen ist der Einsatz von Spezialsystemen oder von Tumorprothesen notwendig.

Pfannenimplantat

Von Oktober 1979 bis März 1980 wurde in Kombination zum Titaniumgeradschaft mit Keramikkugel eine Polyethylenpfanne in direkter Verankerung zum Knochen verwendet, ab März 1981 eine Polyethylenschraubpfanne [6, 7]. Die Grundidee der Verwendung einer zementfrei verankerten Polyethylenpfanne lag in der damals noch geforderten relativen „Isoelastizität", insbesondere gegenüber Bewegungen des Acetabulums beim Lastwechsel während des Gehens. Auch die Pfannen von Morscher und anderen [8, 18] waren im Hinblick auf diese biomechanischen Eigenschaften konzipiert. Die anfänglichen Erfolge mit den konischen Polyethylenschraubpfannen, deren Gewinde im Knochen vorgeschnitten werden mußten, waren gut. Schon relativ bald kam es jedoch zu Veränderungen des umgebenden knöchernen Pfannenlagers im Sinne von Doppelkonturen und Osteolysen, die wir anfangs nicht deuten konnten, v. a. weil die radiologische Differenzierung der nicht schattengebenden Polyethylenpfanne zum umgebenden Knochen schwierig war. Gegen Ende 1984 war jedoch klar, daß die direkte Verankerung eines Polyethylenimplantates im Knochen nicht möglich ist. Es waren v. a. die Arbeiten Lintners [13, 14], die zeigen konnten, daß es an den Außenflächen der Implantate zu mechanisch bedingten Destruktionen kommt, welche zu massivem Polyethylenabrieb führen und eine Osteolyse des umgebenden Pfannenlagers, sekundär auch des knöchernen Schaftlagers zur Folge haben [15]. Erst viel später wurde der von Lintner gefundene Pathomechanismus der Lockerung von Polyethylenimplantaten auch von anderen Autoren bestätigt.

Im Januar 1985 wurde eine selbstschneidende Pfanne aus Reintitan zum Einsatz gebracht [28]. Die konische Form des Implantates wurde beibehalten, da diese hinsichtlich Kippstabilität und der Möglichkeit, das Implantat unter Vorspannung einzubringen, deutliche Vorteile gegenüber hemisphärischen Pfannen aufweist. Zusätzliche Verankerungsschrauben sind deshalb nicht notwendig. Der Erstautor hat in den letzten 3 Jahren sämtliche von ihm operierte Patienten bei Erstoperationen mit einer einzigen Ausnahme mit diesem Implantat versorgt. In allen Fällen hat es sich gezeigt, daß die Primärstabilität ausreichte, um auf zusätzliche Zementverankerung verzichten zu können. Ein weiterer Vorteil der konischen Pfannenform besteht darin, Bewegungen des Polyethyleninlays in einer konischen Pfannenschale besser zu kontrollieren als in einer hemisphärischen [20]. Schraubenlöcher, wenn sie nicht mit einer Schraube besetzt sind, bergen zusätzlich die Gefahr, daß Polyethylen infolge Kaltflusses in diese Vertiefungen eindringt.

Voraussetzung für einen primärstabilen Sitz ist die exakte Bearbeitung des knöchernen Lagers im Sinne einer konischen Form. Dabei ist es in fast allen Fällen mit Ausnahme der Protrusionsarthrosen günstig, eine Medialisierung Richtung Lamina interna durchzuführen. Ein Einsetzen der Metallpfanne in die Gegend der Pfannenosteophyten wird vermieden und somit auch die Wahl eines zu großen Implantates. Bei der Dysplasiearthrose mit zumeist vorliegenden Double fonds ist es essentiell, eine optimale Medialisierung durchzuführen, welche bis an die Lamina interna heranreicht und dabei hilft, eine Fixierung des Hüftkopfes als zusätzliches Pfannendach zu vermeiden.

Die Mikrostruktur der Pfannenoberfläche, welche analog der Schaftstruktur durchschnittlich 3–5 µm beträgt, hat sich als optimal herausgestellt. Gemäß den Anwachsvorgängen im Schaftbereich kommt es auch bei den Pfannen unmittelbar postoperativ zu Einwachsvorgängen in die Mikrostruktur, welche damit durch eine Osteointegration zur sekundären Stabilisierung der Implantate beitragen.

Die Gewindelamellen als Makrostruktur erfüllen die in sie gesetzten Erwartungen, eine Primärstabilität unter Vorspannung zu erzielen. Sie dienen dabei als Angriffspunkte der sekundären, ossären Verankerung. Die oft geäußerte Vermutung, daß es infolge von Spannungsspitzen im Bereich der Lamellen zur Resorption des Knochens kommt, hat sich deshalb nicht bewahrheitet (Abb. 7). Die Resultate nach 5 Jahren sind bei eigenem Material als günstig zu bezeichnen [9]. Ebenso konnte Müller in einer großangelegten Nachuntersuchung zeigen, daß die Ausfallrate außerordentlich gering ist, wobei er anmerkt, daß seine Klinik eine Ausbildungsklinik sei und die Implantationen von bis zu 30 Operateuren durchgeführt wurden [19].

Die Tatsache der Osteointegration bei Pfannen war bei Primäreingriffen gegeben. Es war deshalb naheliegend, dieses Implantat auch bei Revisionseingriffen, sei es bei gelockerten, zementierten oder zementfreien Pfannen, zu verwenden. Der dabei zu beobachtende Wiederaufbau knöcherner Substanz erfolgt ähnlich dem am Schaft lediglich bei festen Implantaten. Es ist also auch bei der Revision die Erzielung einer Primärstabilität eine Conditio sine qua non. Diese muß so ausreichend sein, um zumindest im Becken-Bein-Gips ein Nachsetzen oder Verkippen des Implantates zu verhindern.

Weiterentwicklung der konischen Schraubpfanne

Die 1985 erstmalig eingesetzte Titaniumschraubpfanne wurde in Europa in mehreren 10 000 Fällen implantiert. Es konnte somit entgegen der in USA gängigen Meinung, daß eine konische Pfanne nicht funktioniere, sehr wohl gezeigt werden, daß diesem Verankerungsprinzip Bedeutung zukommt.

Als Kritik an der streng konischen Pfannenform wurde jedoch immer wieder die im Vergleich zu hemisphärischen Pfannen größere mediale Knochenresektion geäußert. Ebenso war es in manchen Fällen, insbesondere in jenen mit sehr hartem subchondralem Knochen, nicht möglich, die Pfanne stirnseitig so weit einzuschrauben, daß sie Kontakt mit dem vorgefrästen knöchernen Pfannenboden bekam. Dazu müßten nämlich alle Gewindelamellen in voller Tiefe in den Knochen einschneiden, was bei sehr hartem Pfannenlager oft unmöglich war. Da jedoch die Primärstabilität auch in diesen Fällen gegeben ist und der Anbau neugebildeten Knochengewebes an den Lamellenspitzen beginnt, war dies hauptsächlich für die Dauerverankerung als kein Nachteil anzusehen [16].

Die mehr als notwendige Knochenresektion an der Stirnseite der Pfanne, und die manchmal auftretende Schwierigkeit, die Pfannen bis zur vorgefrästen Tiefe einzuschrauben, bewogen uns, Änderungen durchzuführen. Diese Korrekturen betrafen einerseits die Stirnseite des Implantates, wobei diese nun gleichfalls in Form eines Konus abgeschrägt wurde. Da der Konus an der übrigen Zirkumferenz erhalten wurde, gestaltet sich die äußere Form der Pfanne jetzt als Doppelkonus. Dies hat den Vorteil der geringeren Knochenresektion unter Beibehaltung der konischen Pfannenform. Andererseits wurde die Schneidefähigkeit der Lamellen erhöht, so daß nun in fast allen Fällen ein direkter Knochenkontakt zu der Stirnseite des Implantates erzielt werden kann (Abb. 7).

Es gibt 2 verschiedene Formen der Gewindelamellen: eine für den harten und sklerosierten Knochen und eine Lamellenform für den weicheren Osteoporoseknochen. Ebenso modifiziert wurde der Verankerungsmechanismus des Polyethyleneinsatzes, der nun keinerlei Mikrobewegungen zur metallischen Pfannenschale mehr zuläßt. Beide Pfannentypen, die Bicon-Pfanne „Standard“ und die Bicon-Pfanne „Porose“, haben sich nicht nur seit über zwei Jahren in mehreren hundert Fällen bei Primäreingriffen bewährt, sondern es scheint auch so, als ob die doppelkonische Form des Implantates wesentlich besser für Revisionseingriffe geeignet sei. Die Verwendung von Burch-Schneider-Schalen bei Revisionen ist jedenfalls seit Einführung der Bicon-Pfannen signifikant zurückgegangen. Eine weitere Bereicherung erfährt die Bicon-Pfanne durch eine neukonzipierte Antiluxationseinlage, die eine bessere Überdachung des Kugelkopfes garantiert und die so konzipiert ist, daß es zu keiner Bewegungseinschränkung kommt. Es kann deshalb der Dysplasieeinsatz bei Luxationstendenzen verschiedenster Genese ohne Bewegungseinschränkung gegenüber dem Standardeinsatz implantiert werden.

Metall-Metall-Kombination der Gleitpartner

Seit 1979 wurde die Materialpaarung Keramik-Polyethylen von uns verwendet [24]. Damit ließ sich die Abriebmenge des Polyethylens gegenüber der Paarung Metall-Polyethylen deutlich verringern [4, 23], jedoch keineswegs ausschalten.

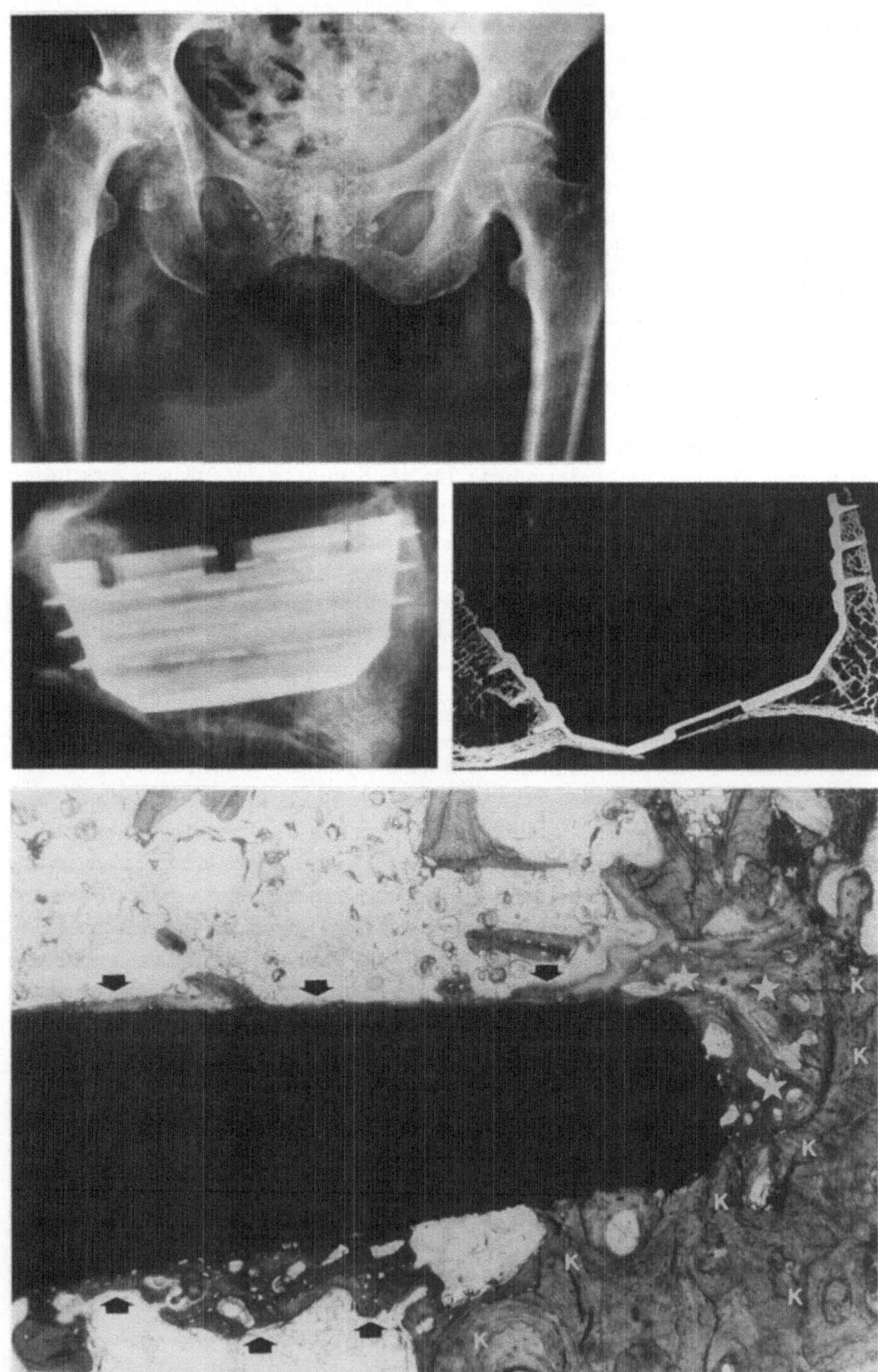

Das von uns durch die Kombination Keramikkugel-Polyethyleninlay erreichte Prinzip des „low friction“ entsprach somit der Forderung Sir John Charnleys. Sie muß jedoch durch die Forderung nach „low wear“ ergänzt werden. Es war Weber [26] der in Zusammenarbeit mit Semlitsch [25] diesem Prinzip des Low wear durch Einführung einer technologisch modernen Paarung von Metallkugel und Metallinlay Rechnung getragen hat.

Unser eigenes Konzept enthält alternativ zur Polyethyleneinlage der Bicon-Pfanne eine Einlage zur Metall-Metall-Paarung. Besonderen Wert legten wir von Anfang an auf eine stabile mehrstufige konische Verankerung der Metallinnenschale in der Polyethylenverankerung, die wiederum in einer mehrstufigen konischen Verankerung in der Bicon-Außenschale ohne Mikrobewegungen hält [33]. Durch diesen wichtigen Baustein der absolut bewegungsfreien Verbindung Polyethylen-Pfannenschale kann zuerst einmal der Polyethylenabrieb aus der Pfannenkonstruktion selbst ausgeschaltet werden. Die Metallinnenschale und der artikulierende Kugelkopf bestehen aus einer langjährig verwendeten Kobalt-Chrom-Molybdän-Legierung, die aber bei der Schmiedung durch das gewählte Vakuumschmelzverfahren gegenüber dem Elektro-Schlacke-Umschmelz-(ESU)-Verfahren den Reinheitsgrad um den Faktor 10 verbessert und v. a. durch die beträchtliche Kornverfeinerung und die gleichmäßige Verteilung der feinen Karbide zur Verbesserung der mechanischen und chemischen Eigenschaften führt und die Basis für eine hohe Oberflächengüte darstellt. Durch ein besonderes Polierverfahren können höchste Ansprüche an Fertigungstoleranzen des Metallinlays und des Kugelkopfes erreicht werden.

Der Langzeitlauf im Simulator zeigt, daß durch den optimalen Werkstoff der erzielten Sphärizität und der Festigkeitstoleranzen der Verschleiß nach einer nur kurzen Anlaufphase unter 1 µm/Mill. Zyklen und Komponente reduziert werden kann [33]. Die Reduzierung der Einlaufphase trägt wesentlich dazu bei, daß die Abriebmenge von Anfang an minimal bleibt und eine organische Belastung nicht erwartet wird, da der Spiegel im Bereich sonstiger Spurenelemente liegt und somit vernachlässigt werden darf. Dank der neuen technischen Möglichkeiten ist der Metallabrieb so weit reduziert, daß wir für das Konzept der Metall-Metall-Artikulation einen hohen Sicherheitsrahmen erreicht haben. Wir setzen v. a. deshalb die Metall-Metall-Komponente klinisch routinemäßig bei jüngeren Patienten ein.

Abb. 7 a–d. Patientin B. R., 79 Jahre: **a** Ausgeprägte Koxarthrose rechts im Rahmen eines Kopfzusammenbruches mit konsekutiver Pfannendestruktion; **b, c** Röntgenbild und Mikroradiographie der Bicon-Pfanne. Guter Kontakt des Implantates zum ausgearbeiteten knöchernen Pfannenlager. Die Lamina interna findet sich in direktem Kontakt mit dem medialen Konus. Sämtliche Gewindelamellen haben gut in den Knochen eingeschnitten; **d** Vergrößerung der Region der zweiten Gewindelamelle **c (rechts)**. Tiefes Einschneiden des Zahnes in die ursprüngliche Kortikalis *(K)*. Reichlich Neubildung von Knochengewebe an der Gewindespitze *(Sternchen)*. Überleitendes Wachstum neugebildeten Knochengewebes von Gewindespitze auf die Gewindeflanken *(Pfeile)*. 2 ½ Monate postoperativ

Diskussion

Überblickt man die nun 15jährige Erfahrung mit dem beschriebenen System, so mag in erster Linie doch die Weiterentwicklung, sei es auf der Schaft-, sei es auf der Pfannenseite, interessant erscheinen. Diese hat sich nicht plötzlich, sondern allmählich aufgrund der schrittweise gewonnenen Erkenntnisse, ergeben. Man hat uns, was hauptsächlich den Schaft betrifft, häufig „Modellwechsel" vorgehalten und dies als Nachteil oder Inkonsequenz betrachtet. Tatsächlich jedoch wurde das Prinzip der Rechteckverankerung eines konischen Geradschaftes vom 1. Tag an bis jetzt beibehalten. Geändert hat sich lediglich die Form des Implantates: Grobstrukturierungen wurden weggelassen, in axialer Ebene ein Konus eingeführt und dadurch die Verankerung von distal nach weiter proximal verschoben. Mit der zuletzt durchgeführten Verbreiterung des proximalen Prothesenanteiles in seinem Calcarbereich wurde ein zusätzlicher Schritt zur ausgewogenen Verankerung zwischen distal und proximal getan. Damit erhöhte sich auch gleichzeitig die Rotationsstabilität des Schaftes. Zusammen mit dem Trochanterflügel vermag dieser Schaft, eine proximale Press-fit-Verankerung zu gewährleisten. Viele Implantationen an der Leiche haben uns gezeigt, daß auch der Trochanterflügel zweifelsfrei in der Lage ist, eine proximale Abstützung des Implantates zu bieten.

Ähnliches gilt auch für den Pfannenbereich. Hier war allerdings von Anfang an eine andere Situation insofern gegeben, als bis Ende 1984 eine Polyethylenschraubpfanne in direktem Kontakt mit dem Knochen eingesetzt wurde. Als aufgrund der konstant geführten Nachuntersuchungen operierter Patienten klar war, daß diese „isoelastische" Aufhängung eines Pfannenimplantates unmöglich war, wurde sofort ein Wechsel zu der Pfannenschale aus Reintitan vollzogen. Mit diesem Wechsel waren die Probleme des massiven Polyethylenabriebes beseitigt. Es hat sich weiterhin gezeigt, daß die in den USA vertretene Meinung, eine konische Schraubpfanne halte nicht, unrichtig ist. Richtig ist, daß die gute Vorspannung sowie die Kippstabilität eines konischen Implantates in hohem Maße zur sekundären, dauerstabilen Verankerung führen. Es waren jedoch auch hier Änderungen notwendig, wie etwa die Schaffung eines eingängigen anstelle eines zweigängigen Gewindes [29] und die Gestaltung von schärfer schneidenden Gewindelamellen.

Geblieben ist noch die von vielen Operateuren oft als unnötig groß empfundene Knochenresektion an der Stirnseite des Implantates. Die letzte Änderung der Form des Einfachkonus auf einen Doppelkonus ist nun durchgeführt. Die weitere Verbesserung der Schneidefähigkeit, die bessere Fixierung des Polyethyleneinsatzes in der Pfannenschale mögen zwar als kleine Schritte empfunden werden, sind aber in ihrer Gesamtheit als absolute Notwendigkeit gesehen worden. Ebenso glauben wir, daß die von Weber als „back to the future" angesehene Verringerung des Abriebvolumens einen weiteren Schritt in die richtige Richtung darstellt. Es scheint, als ob die geniale Idee McKees [17] nach mehreren Jahrzehnten Verspätung nun doch, allerdings mit optimierter Technologie, die Oberhand über das „Low friction principle“ Charnleys im Sinne eines „low friction and low wear“ gewonnen hat.

Low friction und Low wear garantieren auch die Förderung sowie die Aufrechterhaltung einer dauerhaften Verankerung des Implantates. Voraussetzungen sind jedoch die Primärstabilität, die Biokompatibilität und eine geeignete Oberflächenstruktur der Prothese. Der Ersatz des toxischen Vanadiums durch das biokompatible Niobium in der Titanlegierung sowie die Mikrostrukturierung auf der Implantatoberfläche sind Änderungen, die sowohl auf die Primär- als auch auf die Dauerverankerung ausgerichtet sind.

Literatur

1. Albrektsson T, Brånemark PJ, Hansson HA, Lindström J (1981) Osseointegrated titanium implants. Requirements for ensuring a lomg-lasting, direct bone-to-implant anchorage in man. Acta Orthop Scand 52: 155
2. Böhm G, Lintner F, Brand G, Obenaus C, Klimann S (1990) Morphometrische Befunde an einzelnen Titaniumschäften. In: Zweymüller K (Hrsg) 10 Jahre Zweymüller-Hüftendoprothese. Huber, Bern S 61–65
3. Böhm G, Lintner F, Tuppy H, Brand G (1994) Bone-implant-contact-index, a method for the biological rating of implants. In: Willert HG (ed) 5. Biomaterial Symposium Göttingen. Hogrefe-Huber, Toronto (to be published)
4. Bos I, Meeuwssen E, Henßge EJ, Löhrs U (1991) Unterschiede des Polyethylenabriebes bei Hüftgelenkendoprothesen mit Keramik- und Metall-Polyethylenpaarung der Gleitflächen. Eine Untersuchung an Operations- und Autopsiematerial. Z Orthop 129: 507–515
5. Chiari K, Zweymüller K, Paltrinieri M, Trentani C, Stärk N (1977) Eine keramische Hüfttotalendoprothese zur zementfreien Implantation. Arch Orthop Unfallchir 89: 305
6. Endler M, Endler F (1982) Theoretisch-experimentelle Grundlagen und erste klinische Erfahrungen mit einer neuen zementfreien Polyethylenschraubpfanne bei Hüftgelenkersatz. Acta Chir Aust (Suppl) 45: 1
7. Endler M, Endler F, Plenk H (1983) Experimentelle Aspekte und klinische Früherfahrungen einer zementlosen Hüftgelenkpfanne aus UHMW-Polyethylen. In: Morscher E (Hrsg) Die zementlose Fixation von Hüftendoprothesen. Springer, Berlin Heidelberg New York
8. Knahr K, Salzer M, Frank P (1983) Erfahrungen mit zementfrei implantierten Polyethylenpfannen. In: Morscher E (Hrsg) Die zementlose Fixation von Hüftendoprothesen. Springer, Berlin Heidelberg New York
9. Kutschera HP, Eyb R, Schartelmüller T, Toma C, Zweymüller K (1993) Das zementfreie Zweymüller-Hüftsystem. Ergebnisse einer 5Jahresnachuntersuchung. Z Orthop 131: 513–517
10. Lintner F: (1983) Ossifikationsstörung an der Zement-Knochen-Grenze. Histologische und klinische Untersuchungen – Experiment und Klinik. Acta Chir Austr (Suppl) 48
11. Lintner F, Zweymüller K, Brand G (1985) Die knöcherne Reaktion auf zementfrei implantierte Titanium-Schäfte. In: Maaz B, Menge M, (Hrsg) Aktueller Stand der zementfreien Hüftendoprothetik. Symposium Düsseldorf 1985. Thieme, Stuttgart, New York
12. Lintner F, Zweymüller K, Brand G (1986) Tissue reactions to titanium endoprostheses. Autopsy studies in four cases. J Arthroplasty 1: 183–195
13. Lintert F, Böhm G, Brand G, Endler M, Zweymüller K (1988) Ist hochdichtes Polyethylen als Implantatmaterial zur zementfreien Verankerung von Hüftendoprothesen geeignet? Eine histomorphologische Untersuchung an explantierten Polyethylenschraubpfannen. Z Orthop 126: 688–692
14. Lintner F, Böhm G, Bösch P, Brand G, Endler M, Zweymüller K (1990) Results of histological and mikroradiographic examination of cementless implanted polyethylene threaded hip sokkets. In: Willert HG, Buchhorn GH, Eyerer D (eds) Ultra-High Molecular Weight Polyethylene as Biomaterial in Orthopedic Surgery. Hogrefe-Huber, Toronto

15. Lintner F, Böhm G, Brand G, Obenaus C, Klimann S (1990) Gewebliche Reaktionsformen des Titaniumschaftes. In: Zweymüller K (Hrsg) 10 Jahre Zweymüller-Hüftendoprothese. Huber, Bern S 47–60
16. Lintner F, Böhm G, Huber M (1994) Zementfreie Schraubpfannen. Morphologische Mikroradiographische und Morphometrische Untersuchungen zum Einbauverhalten. Med Orthop Tech 114: 233–237
17. McKee GK (1970) Development of total prosthetic replacement of the hip. Clin Orthop 72: 85–103
18. Morscher E, Dick W (1983) Zementlose Verankerung einer Hüftgelenkpfanne aus Polyethylen. In: Morscher E (Hrsg) Die zementlose Fixation von Hüftendoprothesen. Springer, Berlin Heidelberg New York Tokyo
19. Müller, We., Lindenfeld, Th., Egloff, T. P., Baumgartner, R., Friederich, N. F. (1995, in press) Erfahrungen 1982–1994 mit dem zementlosen Hüfttotalprothesensystem Zweymüller 1979–1992. In: Zweymüller, K. (Hrsg.) 15 Jahre Zweymüller-Hüftendoprothese. 3. Wiener Symposium. Huber, Bern
20. Önnerfält R, Franzén H (1991) Separation of plastic and metal in an acetabular cup. Acta Orth Scand 62/5: 489–490
21. Plitz W (1992) Biomechanik zementfreier Endoprothetik. Vortrag DGOT-Kongreß, Mannheim
22. Salzer, M., Zweymüller, K., Locke, H., Zeibig, A., Stärk, N., Plenk, H., Punzet, G. (1976) Further experimental and clinical experience with aluminium oxide endoprostheses. J. Biomed. Mater. Res. 10: 847–856
23. Semlitsch M (1990) Stand der Werkstofftechnik des Zweymüller-Hüftprothesensystems nach 10 Jahren klinischer Praxis. In: Zweymüller K (Hrsg) 10 Jahre Zweymüller-Hüftendoprothese. Huber, Bern
24. Semlitsch M, Lehmann M, Weber H, Dörre E, Willert HG (1977) New prospects for a prolonged functional life-span of artificial hip joints by using the material combination polyethylene/aluminium oxide ceramic/metal. J Biomed Mater Res 11: 537–552
25. Semlitsch M, Streicher RM, Weber H (1989) Verschleißverhalten von Pfannen und Kugeln aus CoCrMo-Gußlegierung bei langzeitig implantierten Ganzmetallhüftprothesen. Orthopäde 18: 377–381
26. Weber BG (1992) Metall-Metall-Totalprothese des Hüftgelenkes: Zurück in die Zukunft. Z Orthop 130: 306–309
27. Zweymüller W (1986) A cementless titanium hip endoprosthesis system. Basic research and clinical results. In: Anderson LD (ed) The A.A.O.S. Instructional Course Lectures XXXV. Mosby, St. Louis
28. Zweymüller K, Samek V (1990) Radiologische Erkenntnisse der Titaniumpfanne. In: Zweymüller K (Hrsg) 10 Jahre Zweymüller-Hüftendoprothese. Huber, Bern
29. Zweymüller K, Semlitsch M (1986) Weiterentwicklung des zementfreien Hüftendoprothesensystems aufgrund spezieller Indikationen. Med Orthop Tech 106: 11–14
30. Zweymüller K, Semlitsch M (1982) Concept and material properties of a cementless hip prosthesis system with Al_2O_3 ceramic ball heads and wrought Ti-6Al-4V stems. Arch Ortho Trauma Surg 100: 229
31. Zweymüller K, Lintner F, Semlitsch M (1988) Biologic fixation of a press-fit titanium hip joint endoprosthesis. Clin Orthop 235: 195–206
32. Zweymüller K, Deckner A, Lintner F, Semlitsch M (1988) Die Weiterentwicklung des zementfreien Systems durch das SL-Schaftprogramm. Med Orthop Tech 108: 10–15
33. Zweymüller K, Deckner A, Kupferschmidt W, Steindl M (1994) Weiterentwicklung der konischen Schraubpfanne. Med Orthop Tech 114: 223–228
34. Zweymüller, K., Deckner, A., Steindl, M. (1995, in press) Der SL-Plus- und SLR-Plus-Schaft. Konzept und erste Ergebnisse. In: Zweymüller, K. (Hrsg.) 15 Jahre Zweymüller-Hüftendoprothese. 3. Wiener Symposium. Huber, Bern

Teil VII

Kniegelenkarthroplastik

Das GSB-Kniegelenk

N. Gschwend, H. Siegrist, H. G. Scheier, A. Bähler

Die Kniegelenkarthroplastik wird heute zu den Routineoperationen in der Orthopädie gezählt. An spezialisierten Kliniken nimmt ihre Zahl fast jährlich zu. Dies beweist auch unsere eigene Statistik (1993: 326 Kniearthroplastiken, 512 Hüftarthroplastiken). Daß sie zahlenmäßig der Hüftarthroplastik nachsteht, dürfte damit zusammenhängen, daß:

- die Kniegelenkarthrose einer konservativen Therapie (physikalisch-therapeutisch, Injektionen) wesentlich leichter zugänglich ist als die Hüftarthrose;
- die knienahe Osteotomie eine hohe Erfolgschance hat (83 % ausgezeichnete und gute Resultate, Verbesserung in 90 % der Fälle [5, 11]);
- die Kniearthroplastik wegen der ungleich komplizierteren Kinematik erst in jüngerer Zeit, d. h. etwa 10–15 Jahre später als die Hüftarthroplastik, Erfolgsquoten erzielte, die Arzt und Patient auf diesem Gebiet aktiver werden ließen.

Ein Blick in die neuere Weltliteratur läßt denn auch einen weitverbreiteten Optimismus v. a. bei Leuten erkennen, die als Superspezialisten fast täglich künstliche Kniegelenke implantieren. Ihre Erfolgsquoten liegen nahe bei 95 %, womit sie nicht ganz zu Unrecht die Resultate der Kniearthroplastik denjenigen der Hüftarthroplastik als überlegen und besser voraussehbar bezeichnen [4, 10, 12].

Mindestens 2 Einwände sind hier allerdings angebracht:

- Wir verfügen bei den neueren Kniegelenksystemen, von denen hier die Rede ist, noch nicht über die Langzeitergebnisse, wie sie beispielsweise die Schüler von Charnley mit dessen Originalmethode der Hüftarthroplastik aufweisen können.
- Die Kniearthroplastik ist im Vergleich zur Hüftarthroplastik technisch anspruchsvoller. Fehler bei der Implantation v. a. von kondylären Prothesen wirken sich dementsprechend unheilvoller aus.

Die Frage, welche Knieprothese die beste und zur Implantation zu empfehlen sei, wird ohne die Zusatzfragen: „Für welchen Patienten?“ und „Wer ist der Operateur?“ nicht befriedigend beantwortet werden können. Um hier gar eine abschließende Antwort zu finden, fehlen hauptsächlich multizentrische Studien, die nach einheitlichen Bewertungskriterien möglichst homogenisierte Kollektive von Operierten miteinander vergleichen. Die Publikation von Tew und Waugh [13], die das Prinzip der Überlebenskurven verschiedenster Prothesentypen, die in der gleichen Klinik implantiert wurden, bewerteten, müßte zumindest zu Vorsicht im Urteil mahnen [13, 14, 17]. Aufgrund der Zehnjahresüberlebenskurven verschiedener, im gleichen Spital eingebauter Knieprothesensysteme vergleichen die Autoren die daraus abgeleiteten Ergebnisse. Daraus ergibt sich ein positives Bild für künstliche Gelenke, die später eingeführt wurden, was keinesfalls den Rückschluß rechtfertigt, daß diese neuen Prothesen den älteren überlegen seien. Eindeutig steht fest, daß die Ergebnisse bei kondylären Prothesen u. a. wesentlich davon abhängen, ob sich die Tibiofemoralachse postoperativ zwischen 4 und 10° Valgus befindet. Mit anderen Worten beträgt die Toleranzgrenze von operativ verursachten bzw. nicht korrigierten Achsenfehlern nur etwa 3° [3]. Insall [9] setzte diese Grenze noch enger.

Unser Krankengut wurde im Bemühen um eine dauernde und möglichst objektive Selbstkontrolle stets durch die gleiche Person, eine Orthopädin und Rheumatologin, untersucht. Sie sieht alle Operierten in regelmäßigen Abständen und füllt stets dasselbe, vom Computer auswertbare Knieformular (Eular-Knee-Assessment-Chart oder ERASS-Kniebogen) aus. Die Daten werden sowohl zentral im Edinburgher Dokumentationszentrum ausgewertet, wohin zahlreiche andere Kliniken ebenfalls die gleichen Erhebungsbogen senden, als auch gleichzeitig im klinikeigenen Computer gespeichert. Dies erlaubt uns wertvolle Vergleiche mit fremden Operationsergebnissen.

Das Konzept des GSB-Kniegelenkes

Das GSB-Kniegelenk wurde 1972 aus der Überlegung heraus entwickelt, daß starre Metall-Metall-Scharniergelenke hinsichtlich Kinematik unphysiologisch und somit wegen übermäßgiger Belastung des Knochens kaum dauerhaft sein konnten. Überdies bestanden wegen der Notwendigkeit, zur Implantation relativ viel Knochen opfern zu müssen, begründete Bedenken hinsichtlich der Rückzugsmöglichkeiten im Falle von Komplikationen. Die damals auf dem Markt befindlichen unverblockten kondylären Systeme (Gunston, St.-Georg-Schlittenprothese und wenig später u. a. die Geomedikprothese) setzten einen einigermaßen funktionierenden Bandapparat voraus und waren, im Falle einer stärkeren Deformität oder schlechter Knochenqualität, wie sie v. a. häufig bei Polyarthritikern vorkommt, nicht zur Implantation gedacht.

Die GSB-I-Prothese (Abb. 1 a) war charakterisiert durch Laufflächen, die zur Anpassung an Femur- und Tibiakondylen eine minimale Knochenresektion

Abb. 1 a–f. GSB-Prothesen. **a** GSB-I-Prothese; **b, c** GSB-II-Prothese: flacher Patellaschild und HDP-Patellaprothese; **d** GSB-III-Prothese mit totaler Polyethylenbedeckung der Tibia; **e** GSB-Revisionsprothese; **f** GSB-III-Prothese mit lateraler Überhöhung

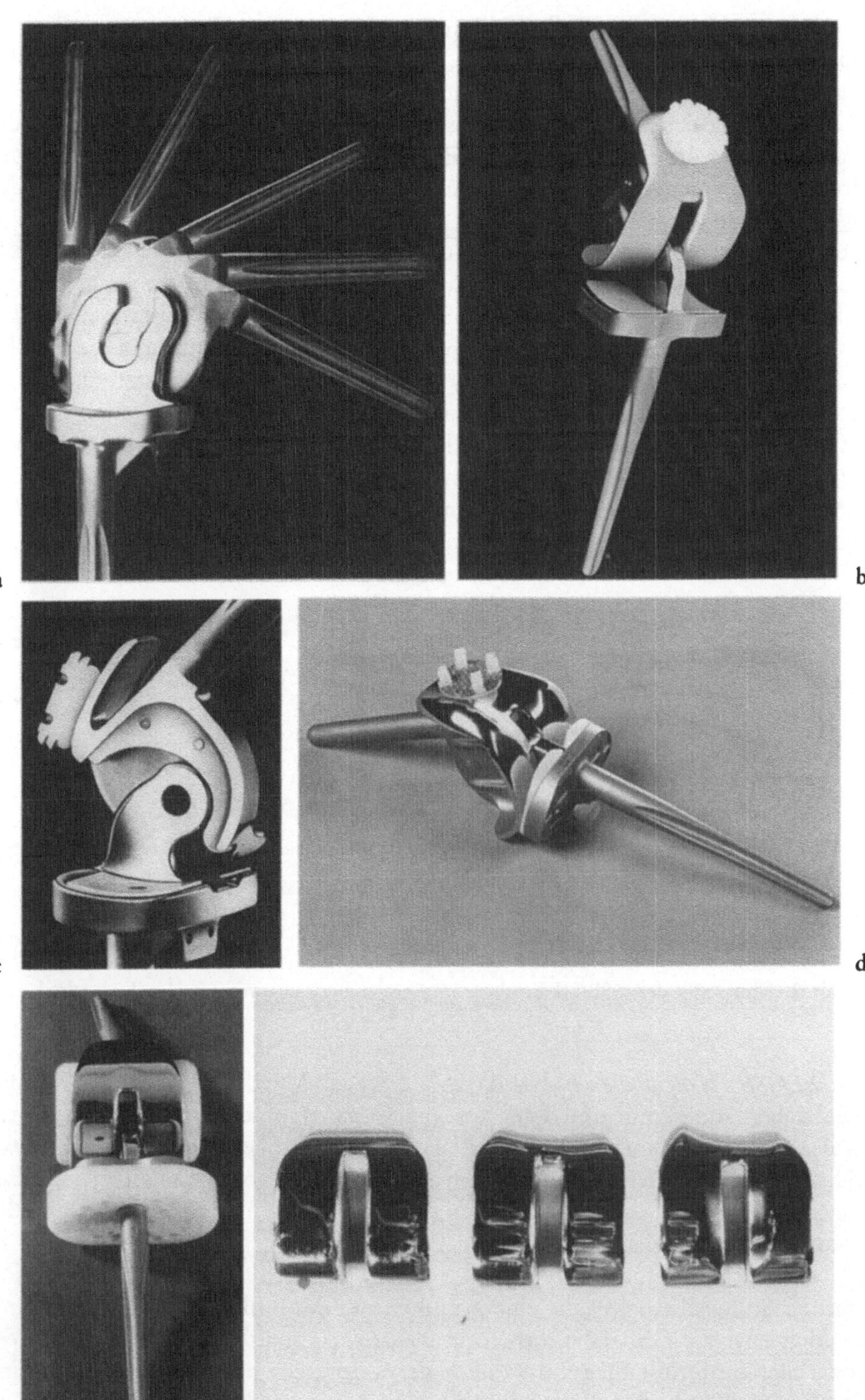
a
b
c
d
e
f

forderten und nach dem Low-friction-Prinzip arbeiteten. Es fehlte eine Patellagleitfläche an der Femurkomponente, dementsprechend wurde auch die Patellarückfläche nicht durch ein Implantat ersetzt.

Die GSB-II-Prothese (Abb. 1 b, c) stützte sich als Weiterentwicklung auf die Analyse der Fehlschläge mit der GSB-I-Prothese, die einerseits auf Schmerzen in der Femoropatellarregion, anderseits auf die unnatürliche Kinematik in der Sagittalebene ab 80° Flexion (Femur zu weit ventral gegenüber der Tibia) zurückgeführt wurden. Überdies gab auch die immer wieder beobachtete Metallose zu Bedenken Anlaß, und wahrscheinlich kam zu Recht die Frage auf, ob nicht der erhöhte Prozentsatz an Spätinfektionen damit zusammenhängen könnte. So wurde ein flacher Femoropatellarschild angebracht und die Patellarückfläche durch eine zementfrei fixierte Polyethylenscheibe ersetzt. Die metallische Achse wurde beseitigt und durch einen Steg ersetzt, der einerseits ein stabilisierendes Element bildete, andererseits als eine Art virtuelle Achse auf einer Polyethylenkulisse glitt. Die Kinematik entsprach nun in der Sagittalebene weitestgehend der eines normalen Kniegelenkes, in dem auch bei Beugegraden jenseits von 100° die normale Relation Femur/Tibia erhalten blieb (Abb. 2).

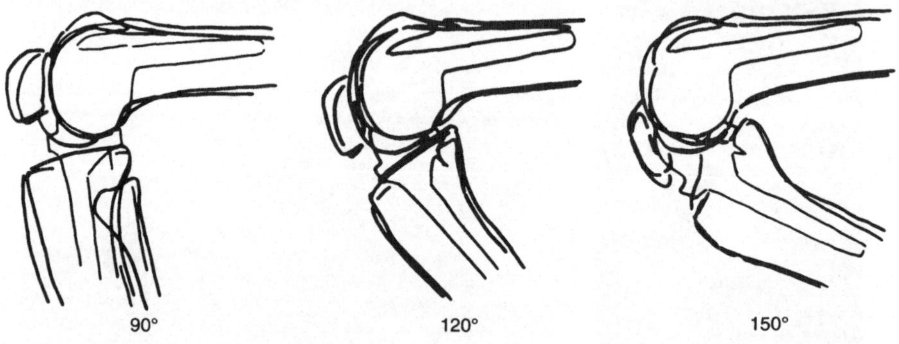

Abb. 2. Kinematik der GSB-III-Prothese im Vergleich zu einem normalen Kniegelenk

Die GSB-III-Prothese. (Abb. 1 d) schaltete jeden Metallkontakt an den Kondylenflächen von Femur und Tibia aus, indem das nunmehr ovaläre Tibiaplateau vollständig von einer ausreichend dicken Polyethylenschicht bedeckt war. Überdies versuchten wir die Anatomie des patellofemoralen Gleitlagers besser nachzuahmen und durch Überhöhung des lateralen Anteiles der immer wieder beobachteten Patellasubluxation oder -luxation entgegenzuwirken (Abb. 1 f). Analog erfuhren auch die Form der Patella und deren zementfreie Fixation mittels Sulmesh-Rückfläche eine grundlegende Modifikation.

Heute ist die GSB-III-Prothese in 3 Größen erhältlich, wobei die mittlere oder Standardgröße für rund 80-85 % der Operierten passend ist, 10-15 % eine große Prothese und vielleicht 5 % die kleine Variante benötigen.

Für die Revisionen oder Fälle mit größerem Knochenverlust (z. B. Tumoren) steht eine eigene Revisionsprothese (Abb. 1 e) mit Zusatzteilen zur Verfügung, um den fehlenden Knochen zu ersetzen und eine sichere Verankerung zu gestatten.

In Sonderfällen werden auch Individualprothesen hergestellt, die kinematisch nach demselben Prinzip arbeiten.

Bezüglich der Operationstechnik sei auf andere Schriften [6] verwiesen. Erwähnenswert ist lediglich der Vorteil eines relativ kleinen und leicht zu handhabenden Instrumentariums (Abb. 3), das auch dem weniger Geübten gestattet, eine GSB-Prothese korrekt einzusetzen. Daß ungewollte Achsenabweichungen bei der GSB-Prothese nicht zwangsläufig einen Fehlschlag (wie etwa bei kondylären Prothesen) nach sich ziehen, sei nur am Rande erwähnt. Auch möchten wir auf den Vorteil des lateralen Zuganges unter routinemäßiger, kulissenartiger (step-cut) Verlängerung des lateralen Retinaculums hinweisen. Da sich die Patella bei diesem Zugang weniger leicht verschieben läßt, empfehlen wir besonders bei stärkerer Valgusdeformität das Abheben des Lig. patellae mit einer 2–3 mm dicken und 6–7 cm langen Knochenlamelle. Die Refixation mit 2–3 Kleinfragmentschrauben am Schluß der Operation gestattet die Sofortmobili-

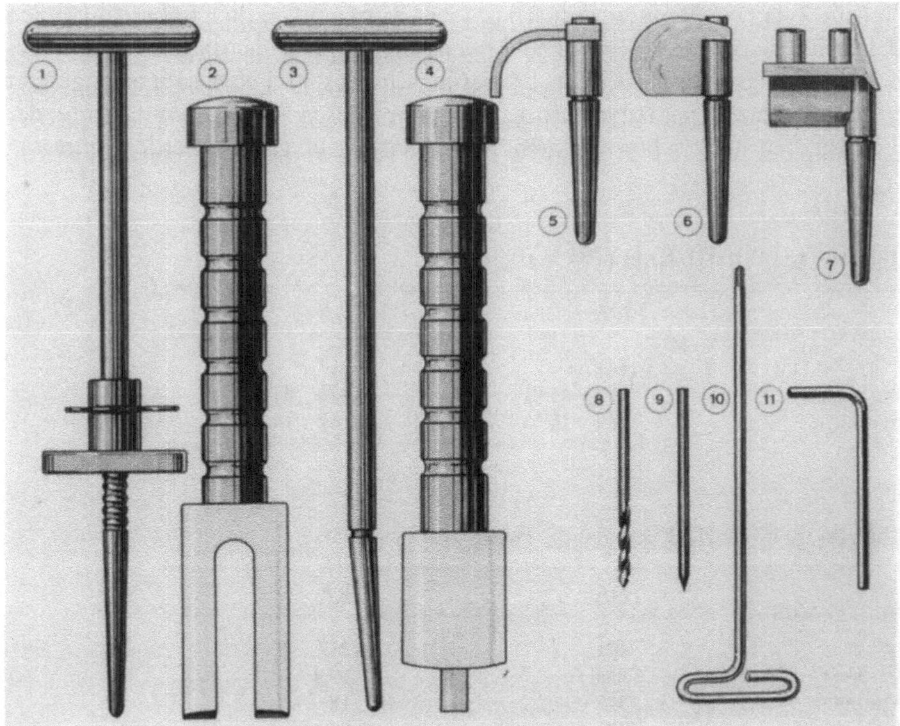

Abb. 3. Instrumentarium zur Implantation der GSB-III-Prothese

sierung ohne Gefahr des Abhebens des Ligamentes und damit der Schwächung des Streckapparates.

Die Nachbehandlung ist relativ einfach. Schon am Tag nach der Operation darf der Patient mit einer Hinterschiene aufstehen und im Eulenburg-Gehapparat einige Schritte durchführen. Nach Entfernung der Redon-Drains wird das Knie mindestens 2mal täglich auf eine Kinetekschiene gelagert und der Operierte lernt, mit 2 Krückstöcken im 3-Punkt-Gang zu gehen. Wir erwarten eine mindestens 90° betragende Flexion und nahezu volle Extension in den ersten 3 Wochen. Wenn die Beweglichkeit wesentlich unter diesen Werten liegt, so mobilisieren wir das Kniegelenk in Narkose. Ein stockfreies Gehen wird in der Regel erst nach Ablauf von 2–3 Monaten gestattet.

Kasuistik und Ergebnisse

Patientengut: In den Jahren 1980–1993 haben wir an der Schulthessklinik 712 GSB-III-Knieprothesen implantiert. Von 638 Fällen, die in den Jahren 1980-1989 mit einer GSB-III-Knieprothese versorgt wurden (Tabelle 1), entfielen 421 (66 %)auf eine Gonarthrose (OA = Osteoarthritis) und 217 (34 %) auf eine chronische Polyarthritis (RA = Rheumatoidarthritis). Das Durchschnittsalter (Tabelle 2) lag bei den Arthrotikern mit 73,6 Jahren wesentlich höher als bei den Polyarthritikern, (59,4 Jahre). Die Altersverteilung läßt deutlich erkennen, daß Kniearthroplastiken bei Arthrosen erst jenseits des 50. Lebensjahres eingesetzt wurden, während bei Polyarthritikern Knieprothesen zur Wiedererlangung der Gehfähigkeit u. U. schon vor dem 20. Lebensjahr eingesetzt werden müssen.

Tabelle 1. GSB-III-Knie (1980–1989)

	OA		RA	
	421		217	
Weiblich	352	84 %	175	81 %
Männlich	69	16 %	42	19 %

Tabelle 2. GSB-III-Knie (1980–1989)

	OA	RA
	421	217
Ø Alter	73,6	59,4
Minimum	51	18
Maximum	88	84
±s	6,9	12,5

Schmerzbeeinflussung

Der Schmerz bildet bei allen Kniearthroplastiken die Hauptindikation zum Eingriff. Er bestimmt entscheidend die Gehfähigkeit und nimmt auch wesentlichen Einfluß auf die Beweglichkeit. Dies ist auch der Grund dafür, warum in den meisten Erfolgsbewertungen der Schmerzbefreiung die höchste Punktezahl zugestanden wird.

Nun ist der Schmerz aber von allen Kriterien (Beweglichkeit, Stabilität, Achsenkorrektur, Gehfähigkeit und Röntgenbefund) das subjektivste und damit auch nur mit beschränkter Präzision erfaßbar. Er ist überdies weitgehend abhängig vom Ausmaß der Belastung und nicht zuletzt auch vom Zustand der Nachbargelenke. Eine getrennte Betrachtung je nach Grundkrankheit, Alter und individualspezifischen Ansprüchen drängt sich auf. Auch ist genau zu differenzieren, wo der Schmerz lokalisiert wird, ob er in Zusammenhang steht mit Veränderungen an der femoralen oder tibialen Komponente, ob er, eine besonders häufige Erscheinung, patellofemoral seinen Ursprung hat oder ob eine Weichteilpathologie ihn verursacht. Ziel jedes Eingriffes, bei dem Schmerzen die Hauptindikation bilden, muß es sein, diesen womöglich ganz zu beseitigen. Als Erfolg können wir aber schon dessen wesentliche Reduktion werten: Eine Analyse der diesbezüglichen Ergebnisse vermittelt Tabelle 3. In Prozenten ausgedrückt heißt dies, daß eine wesentliche Besserung des Schmerzbildes in 95 % erreicht wurde, bei nur 4,2 % blieben sie im gleichen Ausmaß bestehen oder wurden gar stärker.

Tabelle 3. Schmerzen (n = 120)

Präoperativ		Postoperativ
0	Keine	74
2	Leicht	26
27	Mittel	15
91	Stark	5

Es muß auch die Schmerzabhängigkeit vom Zeitpunkt nach der Operation interessieren, sagt uns diese Betrachtungsweise doch vieles aus über die zu erwartende Erfolgsdauer. Die Abhängigkeit des Schmerzes vom Zeitpunkt nach der Operation haben wir, basierend auf den Daten, die eine einzelne Person bei konsequenter Nachuntersuchung eines geschlossenen Kollektivs (1, 3 und 5 Jahre nach dem GSB-Kunstgelenkersatz) erhob, getrennt für die RA und OA geprüft. Der ERASS-Computerbogen, mit welchem Mitglieder der European Rheumatoid Arthritis Surgical Society ihre Ergebnisse mit Kniearthroplastiken eingeben und die zentral in Edinburgh ausgewertet werden, garantiert nicht nur eine höchstmögliche Zuverlässigkeit des Vergleiches, sondern gestattet eine Gegenüberstellung zu anderen Kniegelenksystemen, da auch die Verlaufsstudien weiterer Autoren, die dasselbe Formular zur Befunderhebung verwendeten, zur Auswertung herangezogen wurden. Dabei interessierte uns besonders das Totalcondylar-System als Minimal constraint und Non-linked-System. Nach 5 Jahren hatten Patienten mit RA (73 %) keine, 18 % leichte Schmerzen, was für 91 % der Operierten einem durchschlagenden Erfolg gleichkam. Hingegen hatten bei den Patienten mit OA nur 52 % keine, 26 % leichte Schmerzen, eine mit 79 % im Vergleich zu den Polyarthritisfällen (RA) doch deutlich geringere Erfolgsquote. Bei der OA handelt es sich größtenteils um retropatelläre Schmerzen.

Der Vergleich des Schmerzverlaufes 1, 3 und 5 Jahre nach der Operation für unser GSB-III-Gelenk und das Total-condylar-Knie zeigt, daß die Fälle, bei denen der Patient über keinerlei Schmerzen klagte, beim Total-condylar-Knie deutlich zahlreicher sind. Dieser Unterschied relativiert sich aber sehr, wenn man die leichten, gelegentlichen Schmerzen und das Fehlen aller Schmerzen in einer Gruppe zusammenfaßt. Auffällig ist auch, daß bei den GSB-Knien der Schmerz mit den Jahren abnimmt, zumindest was die RA-Fälle betrifft. Die beachtliche Verschlechterung beim Total-condylar-Knie für die Arthrosefälle darf bei der kleinen, im Edinburgh-Computer eingegebenen Fallzahl, nicht als signifikant bezeichnet werden.

Betrachtet man gesondert die Häufigkeit des anterior knee pain beim GSB und beim Total-condylar-Knie, dann sucht man die Hauptursache für Kniebeschwerden beim GSB-Knie im weniger gut ausgebildeten Patellagleitlager und im Fehlen der beim Total-condylar-Knie vorhandenen Rotationsmöglichkeit. Ebenso dürfte die beim GSB-Knie auffällig bessere aktive Flexionsfähigkeit im Vergleich zum Total-condylar-Knie die patellofemorale Belastung erhöhen und damit bei den aktiveren Arthrosepatienten im Vergleich zu den RA-Patienten mehr Schmerzen auslösen.

Mobilität

Die gute durchschnittliche Beweglichkeit des GSB-Knies nach der Operation gehört zweifellos zu den Vorzügen dieses Systems. Bei den RA-Patienten kam es zu einer entscheidenden Verbesserung der Beweglichkeit: 90 % wiesen 1 Jahr postoperativ eine Flexion von 100–120° und > 120° auf, 8 % zwischen 80–100°; bei den OA-Patienten waren es 85 % mit 100-120° und > 120°, sowie 14 % zwischen 80–100°. Auch die getrennt für OA und RA erhobenen Ergebnisse der mit ERASS-Bogen erfaßten geschlossenen GSB-III-Knie-Patientenserien bestätigen den sehr positiven Eindruck. Die Verbesserung des Streckausfalles ist eindrücklich, aber auch der 100° übersteigende Flexionsumfang ist für die Selbständigkeit des Operierten v. a. beim Aufstehen aus sitzender Stellung von großer Bedeutung. Betrachten wir in dem über 5 Jahre verfolgten geschlossenen Kollektiv das Verhalten der Beweglichkeit, so sehen wir, daß auch 5 Jahre nach der Operation diese in über 80 % der Fälle 100° und bei 1/4 aller Fälle sogar das 120°-Limit übersteigt. Ein nennenswerter Unterschied zwischen OA und RA fand sich nicht. Auch bedeutende Streckausfälle bilden eine große Ausnahme, ist doch die Streckung bei 85 % sowohl der OA- und RA-Fälle auch 5 Jahre nach der Operation in vollem Umfang möglich und nur bei 15 % in einem relativ geringen Ausmaß (zwischen –1° und –11°) unvollständig. Diese Werte scheinen beim Total-condylar-Knie deutlich weniger gut auszufallen, indem bei den Arthrotikern nur wenig mehr als 30 % die 100°-Grenze überschritten und nur 5 % mehr als 120° erreichten. Bei den RA lagen die Zahlen den unsrigen etwas näher. Ein postoperativer Streckausfall war bei den Total-condylar-Kniegelenken bei 50 % der Operierten nachweisbar.

Instabilität

Die Instabilität ist beim GSB-Knie, dessen beide Komponenten ineinandergreifen, kein ins Gewicht fallendes Problem. Wenn der Patient in Einzelfällen ein entsprechendes Unsicherheitsgefühl empfindet, so hängt dies wahrscheinlich mit Instabilitätserscheinungen im Bereich der Patella zusammen.

Gehfähigkeit

Die Verbesserung der Gehfähigkeit ist letztlich das Hauptziel der Kniearthroplastik bzw. die Verhinderung einer sonst oft auftretenden Gehunfähigkeit. Die Gehfähigkeit vor und nach der Operation zeigt in eindrücklicher Weise eine entscheidende Verbesserung für die überwiegende Mehrzahl der Fälle (84,6 %). Rund 60 % waren postoperativ imstande, mehr als 1 km zu gehen, und weitere 25 % erreichten die Distanz von 1 km. Rund 90 % erklärten sich mit der erreichten Gehfähigkeit zufrieden. Die Differenz zwischen den OA- und RA-Fällen kommt in unserer 2. computererfaßten Studie zum Ausdruck, wo erwartungsgemäß die RA-Patienten wegen anderweitiger Gelenkveränderungen weniger gut abschneiden. Interessant ist aber auch der Vergleich der Gehfähigkeit im Verlauf der postoperativen Jahre. Berücksichtigen wir bei den OA-Fällen den Umstand, daß das Durchschnittsalter bei der Operation bereits 73,5 Jahre betrug und somit bei der Fünfjahreskontrolle bei ca. 80 Jahren lag, ferner, daß viele dieser Patienten auch am gegenseitigen Knie, evtl. auch an der Hüfte oder im Fußbereich degenerative Veränderungen aufweisen, so ist doch für die überwiegende Mehrzahl der Fälle die Zielsetzung des Eingriffs erreicht worden. Gleiches läßt sich in Kenntnis der konstanten Beteiligung anderer Gelenke für die mit GSB-Knien versorgten Polyarthritiker sagen.

Der Vergleich mit den analogen Zahlen des Total-condylar-Knies ist durch die bei diesen kleinen Fallzahlen erschwert.

Die Mehrheit der Patienten verzichtet auf eine regelmäßige Stockhilfe beim Gehen. Daß dies bei den Polyarthritikern noch viel ausgeprägter ist als bei den betagten Arthrotikern, findet seine Erklärung in der Erschwernis des Stockgebrauches wegen pathologischer Veränderungen an der oberen Extremität. Ob wohl beim Total-condylar-System eine mit der Zeit zunehmende Unsicherheit wegen mangelnder Stabilität die Patienten häufiger den Stock verwenden läßt, kann nur vermutet werden.

Vergleich von 2 Kniegelenksystemen bei einem Patienten

Mit zunehmender Subspezialisierung sind auch an unserer Klinik neuere Kniesysteme vom condylären Typ, zementiert und unzementiert, anfänglich für weniger fortgeschrittene Destruktionen und Fehlstellungen, dann auch immer mehr für massivere Kniegelenkveränderungen eingesetzt worden. Zuerst handelte es sich um das Porous-Coated-Anatomic-(PCA-)Kniekunstgelenk und dann nach den eher enttäuschenden und unserem eigenen GSB-System deutlich unterlegenen Ergebnissen, um das LCS-(Low Contact Stress)System. Dieses überzeugt uns nicht nur wegen des kinematischen Gesichtspunktes, sondern v. a. wegen des für die Langzeitergebnisse bedeutsamen minimalen Polyaethylenabriebes. So erhielten wir auch die Möglichkeit, einen besonders aussagekräftigen Vergleich für 2 Gelenkprothesentypen bei einem Patienten, zu ziehen.

Dieser Vergleich von 2 unterschiedlichen Kunstgelenksystemen ist deshalb so aussagekräftig, weil nur auf diese Weise alle wesentlichen Faktoren seitens des Patienten (Alter, Geschlecht, Gewicht etc.) wie auch seine Leistungsansprüche homogenisiert werden können.

Wir haben zu diesem Zweck bei 18 Patienten auf der einen Seite ein LCS- und auf der anderen Seite eine GSB-III-Prothese eingesetzt und kamen zu folgenden Ergebnissen (nach 1,5–3,5 Jahren): Bei 18 nachuntersuchten Patienten war die postoperative Beweglichkeit mit 110° Flexion gleich, ebenso erreichten, mit 2 Ausnahmen, alle die volle Extension. Vordere Knieschmerzen hatten in beiden Gruppen je 3 Patienten, 15mal bestanden keine Beschwerden. Allerdings wurde bei der LCS-Prothese 15mal kein Patellaersatz vorgenommen, jedoch bei den GSB-Prothesen (14 Fälle). Bezüglich der subjektiven Zufriedenheit der Patienten fand sich im untersuchten Kollektiv während der Beobachtungszeit kein Unterschied. Dabei darf allerdings nicht außer acht gelassen werden, daß beim LCS-System anfänglich das DCR-(Dual Cruciate Retaining)Modell, das sich nachträglich als das problematischste Modell erwies, vermehrt Anwendung fand.

Komplikationen

Für die Bewertung einer Methode ist die sorgfältige Analyse aller Kompliktionen von entscheidender Bedeutung. Der Häufigkeit nach fanden wir beim Kollektiv, das vor 5 und mehr Jahren (1980–1989) operiert worden ist, folgende Komplikationen: Im Vordergrund standen *Infekte* in Form eines Spätinfektes, der akut oder als Low-grade-Infekt nach Jahren (1–12) auftrat. Dieser betraf 30 Patienten mit 32 Kniegelenken, überwiegend Patienten mit OA (22 = 3,4 %) sowie 8 Patienten mit RA (1,3 %). Bei diesen wurden insgesamt 34 Eingriffe durchgeführt: 15mal Wechsel, 14mal primäre oder sekundäre Arthrodesen und 4mal Oberschenkelamputationen sowie 1 Synovektomie. Im Zuge der weiteren Entwicklung wurden in den letzten 4–5 Jahren bei Infekten der ein- oder häufiger, zweizeitige Wechsel (auf ein meist zementfreies System) vorgenommen und erst beim Fehlschlag eine sekundäre Arthrodese durchgeführt. Die Zahl der Arthrodesen hat deshalb stark abgenommen.

Prothesenbruch oder *aseptische Lockerung* stellen bei den GSB-Prothesen kein Problem dar. Bei den insgesamt 638 GSB-Prothesen fanden sich nur 2mal ein Bruch und eine Lockerung. In beiden Fällen wurde ein Wechsel erfolgreich durchgeführt. 2mal kam es zur Entkoppelung der Prothese: 1mal infolge einer Patellaluxation und 1mal durch Trauma infolge Sturz, wobei die Patientin eine Fraktur des lateralen Femurkondylus und eine Quadrizepssehnenruptur erlitt, so daß eine Wiederherstellung der Anatomie des Streckapparates nach der Reposition erforderlich war.

Trotz Verbesserung des femoropatellaren Gleitlagers und der Verwendung neuerer Patellaprothesen wurden bis 1988 relativ viele Operationen am Steckappart vorgenommen (49 = 7,7 %): 12 Rezentrierungen des Streckapparates durch Verlagerung der Tuberositas tibiae (davon 8mal mit lateralem Release), 15 Patellektomien oder Hemipatellektomien (9), 12 Wechsel der Patellaprothese und 8 Entfernungen der Patellaprothese, 2 Abtragungen der Tuberositas tibiae (1mal gleichzeitig kranialisiert).

Die anfänglich nur mit dünnem Polyethylen bedeckten und knochenwärts mit einem Sulmesh (Titanium)-Gitter versehenen und zementfrei eingesetzten Patellaprothesen führten in 4 Fällen nach Durchscheuern des Polyethylens zur Zerrüttung und Auflösung des Sulmesh-Gitters, was die Patellaentfernung notwendig machte.

In einem Teil der Fälle mit Patellarevision wurde gleichzeitig eine Synovektomie oder Teilsynovektomie vorgenommen (18mal).

Die Resultate dieser Eingriffe waren unbefriedigend, da nur 50 % der Patienten beschwerdefrei oder beschwerdeärmer wurden und es häufig trotz des Eingriffes zu einer Patellafraktur oder zu einer Lateralisierung der Patella (1/3 der Patienten) kam.

In den letzten 5 Jahren hat die Zahl dieser Eingriffe durch Änderung der Operationstechnik stark abgenommen. Auch die Verbesserung des jetzt lateral erhöhten Gleitlagers an der Femurkomponente und die Verwendung der verstärkten Sulmesh-Patella wirkten sich positiv aus. Bei den Patellafrakturen ist das Vorgehen konservativer geworden, da in den meisten Fällen die Kontinuität des Streckapparates erhalten bleibt und eine operative Behandlung dann nicht unbedingt notwendig ist.

Die *Überlebenskurve des GSS-III-Kniegelenkes* zeigt nach 10 Jahren eine deutliche Verbesserung im Vergleich zum älteren GSB-I-System. Erwartungsgemäß ist der Prozentsatz ausgebauter GSB-III-Prothesen bei der OA größer als bei der RA (Abb. 4), was sicher in den verschiedenen Ansprüchen begründet liegt.

Die relativ hohe *Infektionsquote* bei der GSB-III-Prothese haben wir v. a. mit 2 Faktoren in Zusammenhang gebracht:

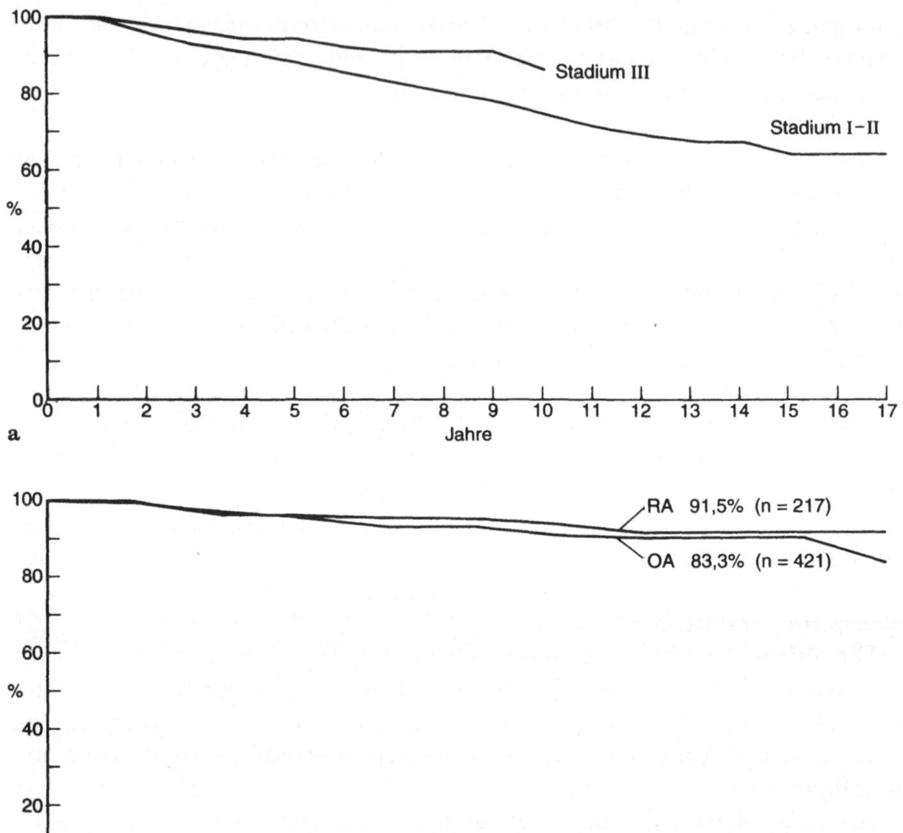

Abb. 4. GSB-knee-Survivor

1. der verminderten Resistenz des Knochens gegenüber zirkulierenden Infektionserregern;
2. dem erhöhten Polyethylenabrieb an der kleinen Kontaktfläche zwischen Metall und Polyethylen

Ad 1. Die Verwendung von Zement im Markraum und außen auf den Condylen beeinflußt die Blutzirkulation im Knochen und damit die Abwehrlage im negativen Sinn. Die zum großen Teil erst spät in Erscheinung getretenen Infektionen dürften überwiegend auf hämatogenem oder lymphogenem Weg entstanden sein.

Ad 2. Die bei den reoperierten Infektionen festgestellte übermäßige Kapselverdickung mit ausgedehnten nekrotischen Anteilen ist z. T. auf den erhöhten Abrieb (v. a. High Density Polyethylene: HDP, teilweise auch Metall) zurückzuführen und hat anscheinend die Abwehrlage im Gelenk weiter verschlechtert. Diese Erfahrungen haben uns veranlaßt, für alle Fälle von OA und RA, die keine extrem schweren Varus-/Valgus- oder Flexionsdeformitäten aufwiesen, das LCS-Gelenk zu wählen, wobei der „Low contact stress“ und die meniskusähnliche Gleitfähigkeit des Polyethylens nicht nur den Abrieb auf ein Minimum reduzieren, sondern auch die Kinematik des Kunstgelenkes bestmöglich der physiologischen Kinematik angleichen. Dies erleichtert auch den weitgehenden Verzicht auf jede Zementfixation und auf einen künstlichen Patellaersatz in der Mehrzahl der Fälle.

Überlebenskurven von Gelenksystemen vermögen uns Auskunft zu geben über das Langzeitverhalten eines Gelenksystems, indem die Anzahl der im Verlauf der postoperativen Jahre notwendigen Revisionen sich in einem Abfall der Kurve zeigt. Voraussetzung ist allerdings die Erfassung aller in einem bestimmten Zeitraum eingesetzten Prothesen inklusive derjenigen von Patienten, die in der Zwischenzeit verstorben sind oder sich andernorts einer Weiterbehandlung unterzogen. Selbstverständlich ist der auf der Kurve erscheinende Prozentsatz in einem bestimmten Zeitpunkt nicht absolut identisch mit dem Erfolg und vermag nicht auszuschließen, daß Fälle dabei sind, die Lockerungszeichen aufweisen oder über störende Schmerzen klagen. Auch erlaubt eine Überlebenskurve keine verbindliche Zukunftsaussage. Trotzdem bleibt sie ein wertvolles Mittel zum Vergleich von Kniegelenksystemen, aber auch ein und desselben Systemes bei unterschiedlichem Krankengut (z. B. RA und OA). Wir konnten beobachten, daß RA-Patienten mit ihren wesentlich geringeren Ansprüchen an die Gehleistung trotz ungünstigen Knochenverhältnissen (z. B. Steroidosteoporose) und niedrigerem Implantationsalter seltener revidiert werden müssen.

Es sind die Langzeitergebnisse und die deutlich geringeren Komplikationschancen beim LCS-Kniesystem, die uns heute veranlassen, der Mehrzahl unserer OA- und RA-Patienten dieses Kunstgelenk einzusetzen. Wir reservieren das GSB-III-Knie schweren Deformitäten alter Menschen (> 75 Jahre) und sind auch der Auffassung, daß bei gehunfähigen Rollstuhlpatienten mit starken Beugekontrakturen das GSB-III-Knie wesentlich höhere Chancen hat, eine Flexion von 90° und mehr bei gleichzeitig voller Streckung zu erreichen als jedes kondyläre Gelenksystem. Dies hängt damit zusammen, daß beim GSB-Gelenk bewußt auf die für condyläre Prothesen geforderte, band- und knochenerhaltende Weichteilchirurgie verzichtet werden kann im Interesse eines vergrößerten Bewegungsumfanges.

Zusammenfassung

Insgesamt gesehen spielt die GSB-III-Knieprothese auch heute noch für die erwähnten schweren Kniedeformitäten eine wichtige Rolle und verspricht in der Hand des nur gelegentlich Kniegelenke ersetzenden Operateurs eine zuverlässigere Erfolgsquote als technisch anspruchsvollere Gelenksysteme.

Literatur

1. Abraham W (1988) Long-term results of patellar replacement. Clin Orthop 236: 128–134
2. Bayley JC, Scott RD (1988) Failure of the metal-backed patellar component after total knee replacement. Clin Ortop 235: 82–87
3. Denham RA, Bishop RED (1978) Mechanics of the knee and problems in reconstructive surgery. J Bone Joint Surg [Br] 60: 345–352
4. Ewald FC (1984) Kinematic total knee replacement. J Bone Joint Surg [Am] 66: 1032–1040
5. Gschwend N (1990) Vortrag anläßlich des Golden Jubilee Symposiums, Karolinska Hospital Stockholm
6. Gschwend N, Löhr J (1981) Der Gschwend-Scheier-Bähler (GSB)-Ersatz des rheumatischen Kniegelenks. Reconstr Surg Traumatol 18: 174–194
7. Gschwend N, Ivosevic-Radovanovic D (1988) Proven and non-proven facts in knee arthroplasty, results with the semiconstrained GSB-Prosthesis. Arch Orthop Trauma Surg 107: 140–147
8. Insall J (1983) Principles and techniques of knee replacement. Zimmer, Warsaw, Indiana
9. Insall JN (1984) Total knee replacement. In: Insall JN (ed) Surgery of the knee. Churchill Livingstone, New York, pp 587–696
10. Insall JN, Hood RW, Flawn LB, Sullivan DJ (1984) The total condylar knee prosthesis in gonarthrosis: a five to nine-year follow-up of the first one hundred consecutive replacement. J Bone Joint Surg [Am] 65: 619–628
11. Kleinert B, Scheier H, Munzinger U, Steiger U (1985) Ergebnisse der Tibiakopfosteotomie. Orthopäde 14: 154–160
12. Ranawat CS (1985) Total condylar knee arthroplasty: technique, results and complications. Spriger, Berlin Heidelberg New York T.ky.
13. Tew M, Waugh W (1982) Estimating the survival time of knee replacements. J Bone Joint Surg [Br] 64: 579–582
14. Tew W, Waugh W, Forster IW (1985) Comparing the results of different types of knee replacements: a method proven and applied. J Bone Joint Surg [Br] 67: 775–779
15. Walker PS (1973) Trends in knee prosthesis development. Engl Med 2: 76
16. Waugh W (1983) Knee replacements. In: McKibbin B (ed) Recent advances in orthopaedics, vol 4. Churchill Livingstone, Edinburgh, pp 45–64
17. Waugh W, Tew M, Johnson F (1981) Methods of evaluating results of operations for chronic arthritis of the knee. JR Soc Med 74: 343–347

Kniegelenkersatzoperationen am Royal London Hospital: 25 Jahre Erfahrung (1968–1993)

M.A.R. Freeman, K.M. Samuelson

Einleitung

Dieser Beitrag beschreibt die Entwicklung einer Serie von Kniegelenkprothesen, jede eine Modifikation ihrer Vorgängerin. Die erste dieser Prothesen wurde Freeman-Swanson-Prothese genannt, die zweite ICLH-Prothese (Imperial College/London Hospital) und die dritte Freeman-Samuelson-Prothese. Heute ist die 3. Version bereits in verschiedenen Aspekten modifiziert worden. Sie ist nun unter dem Namen Freeman-Samuelson-Modularprothese bekannt.

Die Arbeit am Design dieser Prothese begann 1968 in der Biomechanischen Abteilung des Departments für Maschinen- und Gerätebau am Imperial College in London, damals durch Professor S.A.V. Swanson und den Autor geleitet. Ziel war es, ein Implantat zu entwickeln (bestehend aus einer Polyethylenkomponente tibial und einer Metallkomponente femoral), welches das gesamte tibiofemorale Gelenk ersetzt. Beide Komponenten sollten im Knochen mit Hilfe von Polymethylmethacrylat fixiert werden.

Die Absicht war, dieses Implantat bei schwer deformierten Kniegelenken zu verwenden. Um bei diesen Gelenken die Achsen korrekt ausrichten zu können, wurde davon ausgegangen, daß die Kreuzbänder reseziert werden müßten. Ein weiterer Grund für die Resektion der Kreuzbänder war die Absicht, das Vorwärts-/Rückwärtsüberrollen der femoralen auf der tibialen Komponente zu umgehen. Durch Vermeidung dieser Bewegung wurde angenommen, daß eine konstante Belastungsfläche zwischen Femoral- und Tibialkomponente, unter Angleichung der beiden Radii, geschaffen werden könnte. Nur mit dieser Maßnahme, so wurde damals auch rechnerisch ermittelt, konnten akzeptabel niedrige Druckbelastungen des Polyethylen garantiert werden. Die aus diesen Überlegungen resultierende Prothese (Abb. 1) wurde ein erstes Mal 1969 im London Hospital implantiert. Nach Wissen des Autors handelte es sich dabei um die erste Implantation einer kondylären Knieprothese überhaupt.

Anfänglich wurde die tibiale Komponente an der Tibia mit 2 Staples so lange festgehalten, bis der Knochenzement ausgehärtet war. Es zeigte sich jedoch, daß diese Fixation ungenügend war. Die femorale Komponente ersetzte nicht das gesamte femoropatellare Gelenk und war zu Beginn nur in einer einzigen Größe erhältlich. Bei größeren Kniegelenken war der kleine anteriore Flansch im

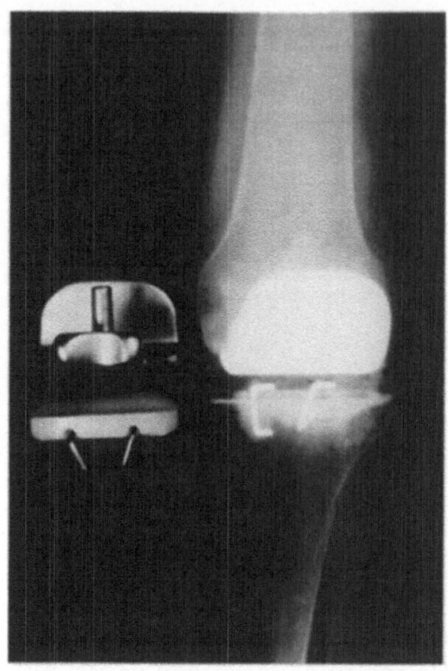

Abb. 1. Freeman-Swanson-Prothese, implantiert im London Hospital 1969

Knochen des Femurs eingegraben. Dies ergab eine unregelmäßige femoropatellare Gelenkfläche. Zuerst wurde diesem Problem mittels einer Patellektomie begegnet. Allerdings war die Wundheilung in den ersten 10 Kniegelenken mit Patellektomie schlecht, weshalb die Patella in der Folge in situ belassen wurde. Der hintere Flansch der femoralen Komponente war bei den ersten Modellen nicht unterteilt, um eine bessere Druckverteilung auf die aus Polyethylen bestehende tibiale Komponente zu erhalten. Dies erschwerte jedoch das Entfernen des Zementes, der bei der Einzementierung des femoralen Teils in den hinteren Gelenkabschnitt gelangt war.

In den ersten 10 Jahren klinischer Erfahrung mit dieser Prothese am London Hospital wurde eine Reihe von Komplikationen und Problemen beobachtet, über welche in einem Artikel im *Journal of Bone and Joint Surgery* [12] berichtet wurde. Die Autoren folgerten, daß die Durchführung eines kondylären Kniegelenkersatzes sicher möglich sei und daß die Kurzzeitresultate ermutigend waren. Es wurde hingegen auf folgende 4 Hauptprobleme aufmerksam gemacht: 1) eine unakzeptabel hohe Rate von Wanderungen der tibialen Komponente mit Lockerung, 2) eine unakzeptabel hohe Inzidenz von Patellarschmerzen, 3) ein hoher Abrieb der Polyethylenkomponente, und schließlich 4) eine schlechte Zuverlässigkeit, das Kniegelenk in Extension auszurichten und zu stabilisieren. In den folgenden Jahren wurde an diesen Problemen gearbeitet. Damit konnten sowohl Prothese als auch Operationstechnik verbessert werden.

Lockerung und Wanderung der tibialen Komponente

Die ursprüngliche tibiale Komponente wurde nur in einer Größe hergestellt. Sie war deshalb kleiner als die proximale Tibia der meisten Kniegelenke. Abbildung 2 zeigt ein Röntgenbild zur Dokumentation des damals typischen Verlaufes.

1978 schlugen Bargren et al. [4], basierend auf Studien an Kniegelenken von Leichen, vor, daß größere tibiale Komponenten erhältlich sein sollten, welche

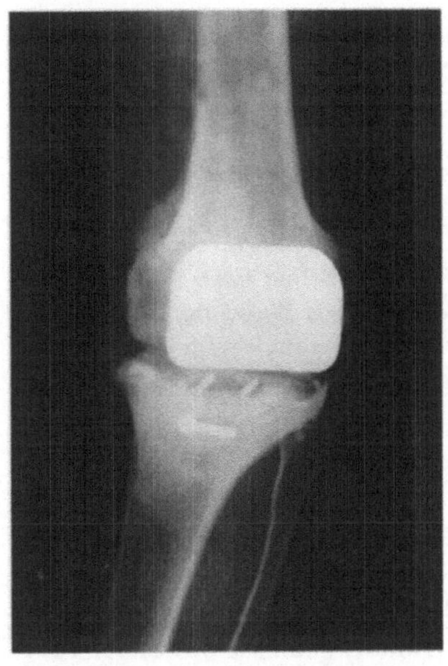

Abb. 2. Lockerung der tibialen Komponente mit medialem Absinken: eine häufige Komplikation mit den frühen Serien der Prothese

den gesamten proximalen Teil des resezierten Knochens an der Tibia überdecken würden, und daß die Tibia so proximal wie möglich reseziert werden sollte. Der Knochen zeigte sich proximal deutlich kräftiger als distal. Klinische Verlaufsstudien mit den modifizierten Tibiaplateaus zeigten, daß die Lockerungsrate nun deutlich reduziert, aber noch immer zu hoch war.

Aufgrund der durch Zementabriebpartikel hervorgerufenen Probleme wurde die Methode der tibialen Fixation noch einmal überarbeitet, um eine Implantation ohne Verwendung von Knochenzement zu erlauben. Die Prothese wurde nun in der Tibia über Flansche, die mit medialen und lateralen Zapfen versehen waren, befestigt. Es wurde angenommen, daß diese Zapfen mit dem spongiösen Knochen der Tibia eine feste Verbindung eingehen würden (Abb. 3). Frühergebnisse mit diesem neuen Implantat, teilweise mit und teilweise ohne Zement fixiert, zeigten eine nun akzeptable geringere Lockerungsrate.

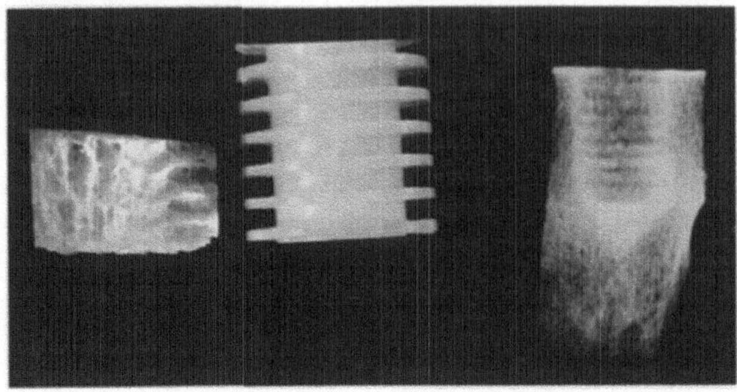

Abb. 3. Mazeriertes post mortem gewonnenes Specimen (*links*) und entsprechendes Röntgenbild (*rechts*) zur Darstellung der engen Verbindung zwischen dem geflanschten Polyethylenzapfen (*Mitte*) und der Tibia

In den frühen 70er Jahren kam ein zunehmendes Bedürfnis nach einer Technik zur Revision von Kniegelenkprothesen auf. Bei vielen Kniegelenken, welche revidiert werden mußten, zeigte sich, daß der Knochengehalt in der proximalen Tibia deutlich vermindert oder geschädigt war. Deshalb wurde 1978 eine zusätzliche Komponente entwickelt, die aus einer horizontalen Metallschicht bestand, auf welche die tibiale Polyethylenkomponente plaziert wurde. Der „metal back" besaß einen zusätzlichen langen Metallstab, der in die Tibia reichte. Aus Angst vor Infektionen nach Revisionseingriffen wurde damals beschlossen, die Metallzapfen nicht einzuzementieren, sondern den Knochenzement nur zum Auffüllen von etwaigen Knochendefekten unter der horizontalen Komponente zu verwenden. Bertin et al. [5] berichteten über frühe Ergebnisse mit dieser Revisionstechnik. Sie konnten zeigen, daß bei einer maximalen Beobachtungszeit von 5 Jahren kein einziger Fall einer aseptischen Lockerung der Tibiakomponenten auftrat.

1983 waren 4 verschiedene Techniken zur Fixation der tibialen Komponente erhältlich: 1) reine Polyethylenkomponente, mit Knochenzement fixiert, 2) Polyethylenkomponente, implantiert ohne Verwendung von Knochenzement, 3) Polyethylenkomponente, fixiert auf ein Metal back mit Stab, Zement unter der horizontalen Fläche des Metal back und 4) Poylethylenkomponente, fixiert auf ein Metal back mit Stab ohne Verwendung von Knochenzement. Im kurzfristigen Verlauf war es klinisch nicht möglich, Vor- und Nachteile dieser 4 verschiedenen Fixationstechniken zu erkennen, insbesondere auch deshalb nicht, weil Blaha et al. [6] zeigen konnten, daß die konventionellen röntgenologischen Techniken zu wenig empfindlich waren, um eine Wanderung der Komponenten festzustellen (Wanderungen von weniger als 2 mm oder Abkippung um weniger als 3° konnten nicht gemessen werden). Glücklicherweise wurde in den späten 80er Jahren die Technik der Röntgenstereophotogrammetrie (RSA) entwickelt.

Ursprünglich von Selvik und später durch Ryd [22] wurde die RSA zur frühen Messung von frühen Wanderungen der tibialen Komponente angewendet. Wir waren im Royal London Hospital glücklich, daß wir mit Ryd aus Lund, Schweden, zusammenarbeiten konnten. Auf diese Weise war es uns möglich, die Qualität der durch die verschiedenen Methoden erreichten Fixation im klinischen Vergleich zu untersuchen. 1990 berichteten Albrektsson et al. [1], daß die Tibiaplateaus rein aus Polyaethylen, welche ohne Zement implantiert worden waren, im Ein- und Zweijahresverlauf statistisch signifikant weniger stabil waren als diejenigen Komponenten, welche auf ein Metal back mit Stab plaziert worden waren. Dieselben Wissenschafter konnten ebenfalls zeigen, daß das Metal back nicht nur stabiler war, sondern daß auch ein vermindertes Abkippen (varus/valgus bzw. anteroposterior) zu verzeichnen war. Diese Beobachtungen waren von besonderem Interesse, da eine Studie über den Kurzzeitverlauf einer unzementierten Metal-back-Tibiaprothese ohne Stab eine unakzeptable Zunahme der Lockerungsrate im Vergleich zu reinen Polyethylenimplantaten gezeigt hatte [1]. Die erhöhte Steifigkeit des Implantates verursachte also eine Verschlechterung der Fixation, dem jedoch mit dem Ansatz eines Stabes begegnet werden konnte.

In der klinischen Anwendung zeigte sich, daß die Verwendung eines Tibiaplateaus mit Stab bei der Primärarthroplastik gewisse Schwierigkeiten hervorrief: war der Stab zu lang, barg er die Gefahr, bei kurzen oder außergewöhnlich gekrümmten Tibiale mit der inneren Kortikalis in Kontakt zu kommen. Dies führte tendenziell zu einer Verschiebung der oberen horizontalen Portion der Prothese und demzufolge zu einer schlechteren Fixation. Klinische Experimente ließen vermuten, daß in den meisten Tibiae ein 80-mm-Stab eingesetzt werden könnte, daß jedoch in gewissen Fällen ein 50-mm-Stab verwendet werden sollte. Es wurden deshalb zwei Patientengruppen mit 80-mm-Stab untersucht. In der einen Gruppe wurde kein Knochenzement verwendet, in der anderen wurde Zement unter dem Tibiaplateau eingesetzt. Beide Gruppen wurden mit der RSA-Methode evaluiert [2]. Diese Studie zeigte, daß der 80-mm-Stab in der Regel leicht, jedoch statistisch nicht signifikant, stabiler war als die früheren von Albrektsson et al. verwendeten 110-mm-Stäbe. Andererseits zeigte sich, daß die Verwendung von Knochenzement eine statistisch signifikante Verbesserung der frühen Migrationsbewegung brachte, mit einer „mean total point motion“ (MTPM) von nun unter 0,5 mm nach dem 1. postoperativen Jahr. Diese Zahl stellt den tiefsten Wert für frühe tibiale MTPM dar, der bisher in der Literatur publiziert worden ist. Wir führten nun eine modulare Version der Tibiakomponente ein (die Prothese war jetzt unter dem Namen Freeman-Samuelson-Modularprothese bekannt), die es dem Chirurgen ermöglichen sollte, die Länge des Stabes zu wählen, um jeweils das am besten passende Implantat einsetzen zu können.

Die Röntgenstereophotogrammetrie (RSA) ermöglichte es uns, zu zeigen, daß gewisse Konfigurationen in den ersten paar Jahren stabiler waren als andere. Es ist uns jedoch klar, daß die RSA keine Aussage machen kann über die mögliche Langzeitversagerquote. Interessanterweise zeigten diverse Arbeiten, die am Royal London Hospital über den Langzeitverlauf verschiedener Konfigurationen durchgeführt wurden (immer unter Anwendung von RSA), dieselbe Reihenfolge wie bei den Frühverläufen (Tabelle 1) [3].

Tabelle 1. Fixation der tibialen Komponente, Bestimmung der Frühwanderung mittels RSA vs. Spätrevisionsrate

Prothese und Fixation	MTPM (im 1. Jahr)	Revisionsrate
Polyäthylen-Press-fit	2,0 mm	17 % nach 10 Jahren
Metal back 110 mm		
mit Stab	1,5 mm	10 % nach 8 Jahren
Press-fit 80 mm	1,3 mm	
Metal back plus Stab mit Zement unter Tibiaplateau	0,5 mm	0 % nach 10 Jahren

Zusammenfassend kann man sagen, daß eine möglichst proximal plazierte Tibiakomponente, welche die gesamte Fläche der Tibiaresektionsfläche abdeckt und ein Metal back mit medialem und lateralem Zapfen und zentralem 50- bis 80-mm-Stab aufweist, in den meisten Fällen unter Verwendung von etwas Zement unter der horizontalen Fläche stabil in der proximalen Tibia fixiert werden kann. Der auf diese Weise verwendete Knochenzement dringt nicht allzu tief in den Knochen ein und scheint für diese Methode keine Nachteile zu zeigen. Es bleibt jedoch anzufügen, daß der Autor gegenwärtig eine Prothese bewertet, die zementfrei eingesetzt werden kann und deren Oberfläche mit Hydroxyapatit beschichtet ist. Er hofft, daß diese Konfiguration noch bessere Resultate bezüglich Frühmigration zeigen wird als die zementierten Implantate.

Patellaschmerzen und die Entwicklung der femoralen Komponente

Der vordere Knieschmerz (anterior knee pain) war in den frühen Jahren der Knieendoprothetik ein Hauptproblem. Man nahm an, daß die Schmerzen v. a. daherrührten, daß die nichtersetzte Patella über unebene Flächen (Knochen und Metall) gleiten mußte. 1973 wurde deshalb die Rückfläche der Patella ersetzt und der ventrale Überhang der Femurkomponente verlängert. Die Einführung dieser Modifikation bedingte, daß nun femorale Komponenten verschiedener Größe erhältlich sein mußten.

Anfänglich befürchteten wir, daß die Lockerung der patellaren Komponente ein größeres Problem werden könnte. Es wurde deshalb der Versuch gemacht, die Patellakomponente relativ „unconstrained" zu gestalten, so daß etwaige Scherkräfte, welche am patellaren Knochen-Prothesen-Übergang auftreten könnten, möglichst gering waren. Die aus diesen Überlegungen resultierende Prothese hatte einen flachen ventralen Flansch in medial-lateraler Richtung und wurde unter dem Namen „ICLH" bekannt. Unglücklicherweise zeigte sich, daß die geringe Führung der Patella zwar zu einer deutlich geringeren Lockerungsrate, aber zu einer unakzeptabel hohen Inzidenz von lateralen Patellaluxationen führte. Bei den Kniegelenken, bei denen die Patella gut geführt war, verschwand der vordere Knieschmerz jedoch fast vollständig [17,18].

Unter Berücksichtigung dieser Ergebnisse wurde entschieden, im anterioren Teil der femoralen Oberfläche eine tiefe Führung mit einem fixen Radius einzufräsen. Die Patellakomponente wurde aus Polyethylen hergestellt und war im Querschnitt sattelförmig, um 1) einen Flächenkontakt mit der femoralen Komponente (mit deshalb geringen Streßbelastungen) und 2) eine erhebliche Fläche lateral zu schaffen, welche der lateralen Patellaluxation entgegenwirkte. Die Entwicklung dieses Prothesenteils wurde hauptsächlich durch Samuelson vorangetrieben. Die Patellakomponente konnte mit oder ohne Knochenzement fixiert werden.

Eine Übersicht über die Resultate nach Anwendung dieser Methode wurde durch Elias et al. publiziert [9]. Aus Tabelle 2 wird ersichtlich, daß die Insidenz der femoropatellaren Komplikationen nun auf einen zufriedenstellenden Wert gefallen war. In einer kleinen, bisher nicht publizierten Serie haben wir zudem das Ausmaß der ventralen Migration einer nicht zementierten Patellakomponente über einen Zeitraum von 7 Jahren gemessen. Die durchschnittliche Migrationsrate betrug 0,1 mm/Jahr.

Tabelle 2. Patellakomplikationen nach Patellaersatz: 122 unzementierte und 18 zementierte Prothesen[a]

Vorderer Knieschmerz, Schmerztherapie bedingend	1
Frakturen intraoperativ	2
postoperativ	2
Subluxation	2
Dislokation	0
Aseptische Lockerungen	0

[a] Implantiert 1980–1987; durchschnittliche Beobachtungszeit: 5 Jahre

Histologische post-mortem-Studien an gut funktionierenden Knien zeigten, daß sich die Patellakomponente in einem Bett aus faserigem Gewebe befand, welches unter Druck eine Knorpelmetaplasie durchmachte (Abb. 4). Da die Patellakomponente vertieft in die Patella eingelegt und nicht nur auf eine horizontal durchtrennte Oberfläche aufgelegt wurde, zeigte sich, daß auch die peripheren Anteile der ursprünglichen Patellargelenkfläche Druckkräfte aufnahmen. Auch diese Oberflächen waren mit faserigem Gewebe überdeckt und machten, wie das Bett der Prothese, eine Knorpelmetaplasie durch.

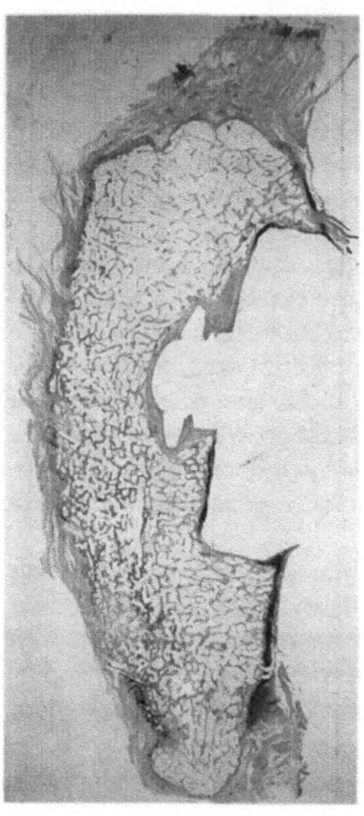

Abb. 4. Histologie einer Patella unterhalb der Press-fit-Polyethylen-Komponente. Man beachte die „chondroide" Metaplasie an der Stelle, wo das Interface unter Druckbelastung steht

Einige Aspekte der femoropatellaren Rekonstruktion, bzw. des femoropatellaren Ersatzes, sind von Wichtigkeit: Erstens konnte gezeigt werden, daß sich bei natürlichen Kniegelenken mit rezidivierenden Patellaluxationen ein anatomischer Defekt im proximalen Anteil der lateralen Prominenz des Femurkondylus findet, so daß die patellare Instabilität (patellar maltracking) bereits zwischen 0 und 10° Knieflexion beginnt [16]. Daraus folgt, daß die femorale Komponente einen genügend weit nach oben reichenden Schild aufweisen muß, der die Patellaführung in der gesamten Extension übernimmt.

Zweitens wurde deutlich, daß die natürliche femorale Oberfläche, über welche die Patella zieht, in der Seitenansicht einem Kreissegment entspricht (Abb. 5). Deshalb sollte auch der femoropatellare Kontaktbereich bei der Prothese einen zirkulären Charakter aufweisen (Abb. 5) [9]. Dabei ist wichtig, daß die Patellakomponente weit genug in den Knochen eingebracht wird und daß die gelenkbildende Oberfläche des Femurs anatomisch, d. h. anterodistal, plaziert wird. Falls die femorale Komponente zu weit nach vorne plaziert oder die Patella durch den Ersatz zu dick wird, werden die Kniegelenkextensoren bei Knieflexion zu stark gespannt. Dies kann zu lateralem „pull-off", zu Patellafrakturen, zur Einschränkung der Knieflexion und auch zu vorderem Knieschmerz führen.

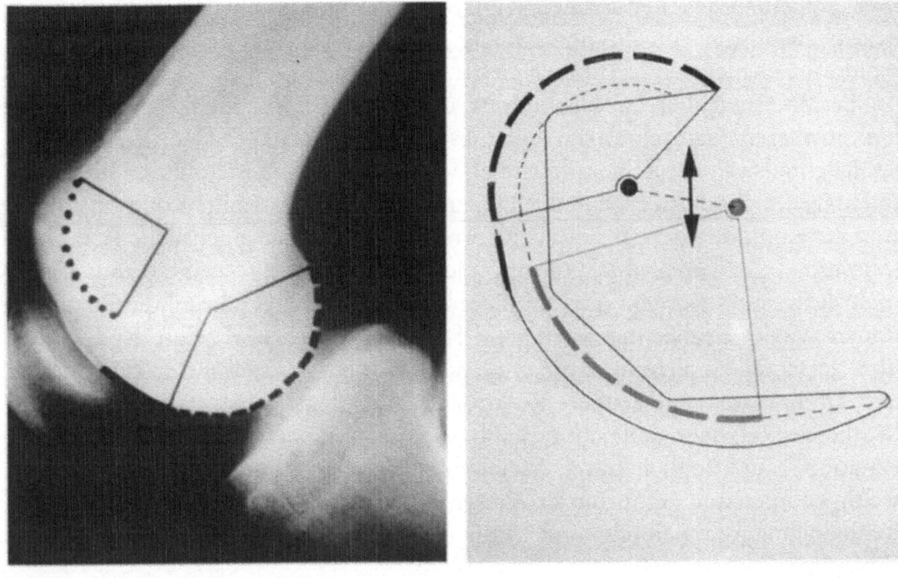

Abb. 5. a Laterales Röntgenbild; **b** Diagramm der Prothese mit „circular" Patella und tibialer Oberfläche des Femurs

Die wesentliche Eigenschaft der femoralen Komponente bezüglich tibialer Oberfläche ist die, daß sie einen fixen Radius aufweist, welcher mit der tibialen Grube desselben Radius in Kontakt steht. Aus dieser Geometrie können zwei Folgerungen gezogen werden: 1) Alle femoralen Komponenten können mit allen Tibiakomponenten zusammengebracht werden. 2) Die Streßbelastung des Polyethylens wird bei sämtlichen Komponenten auf ein akzeptables Niveau gesenkt. Rostocker u. Galante haben aufgrund experimenteller Daten argumentiert, daß die auf das Polyethylen einwirkende Kraft nicht größer sein sollte als 70 bar [21]. Für die mittleren Größen der Freeman-Samuelson-Prothesen wird dieser Druck nur bei einer 3fachen Körperbelastung erreicht. Folglich ist die auftretende Druckbelastung bei Kniegelenkprothesen mit relativ flachen Tibiakomponenten (mit größerem Wölbungsradius als jenem des entsprechenden Femurs) deutlich größer als die von Rostocker und Galante angegebenen.

Die Konsequenz eines voll geometrischen femorotibialen Gelenkes, welches nicht zusätzlich meniskal aufgebaut ist, ist die, daß weder eine anteroposteriore Translation des Femurs über der Tibia in Flexion und Extension noch eine axiale tibiale Rotation auftreten können. Der Umfang dieses Artikels erlaubt es hier nicht, im Detail auf diese Problematik einzugehen. Zwei Beobachtungen seien hier aber erwähnt: Nach Ansicht des Autors ist der Anteil notwendiger posteriorer Translationen bei Flexion des Femurs (mindestens auf der medialen Seite) unbedeutend und kann vernachlässigt werden, wenn das vordere Kreuzband reseziert ist. Translation tritt zwar im lateralen Kompartiment auf, doch ist es hier nur Ausdruck der axialen Tibiarotation. Dieses Thema ist vom Autor bereits ausführlich im Zusammenhang mit der Resektion des hinteren Kreuzbandes bei Kniegelenkprothesen behandelt worden [11]. 2) Dem Autor ist es unklar, ob es wirklich ein Nachteil ist, die Rotationsbeweglichkeit von Kniegelenkprothesen einzuschränken, wie dies bei walzenförmiger Geometrie der Fall ist. Jedenfalls scheint keine funktionelle Einschränkung feststellbar. Die Patienten klagen nicht darüber, daß die Tibia nicht axial rotiert. Eine Rotationsmigration der Komponenten ist mittels RSA nachweisbar. Eine eigentliche Rotationsmigration irgendeiner tibialen Komponente konnte aber, soweit bekannt, bisher nicht festgestellt werden, obwohl diese bei rotationseingeschränkten Prothesen immer wieder beobachtet worden ist [14]. Paradoxerweise zeigte Ryds Studie über verschiedene Prothesentypen gerade bei nicht starrgeführten (unconstrained) Implantaten eine größere Rotationsmigration als bei starren (constrained) Prothesen [22]. Dies vielleicht deshalb, weil in streng geführten Implantaten die Rotation hauptsächlich durch Weichteiladhäsionen limitiert ist, während bei wenig geometrisch geführten Prothesen (unconstrained) eine Rotation auftritt, die jedoch durch Reibung und „Pflügen" ein höheres Drehmoment auf das Tibiaplateau bringt.

Wenn gesagt wird, daß ein Scharniergelenk geometrisch relativ eingeschränkt ist, so ist es wichtig zu wissen, daß das Ausmaß dieser Einschränkung in experimentellen Studien an Kniegelenken von Leichen untersucht worden ist [4]. Wenn die femorale Rolle mit der tibialen Rille verbunden ist und diese mit einer axialen Kompression des 3fachen Körpergewichtes rotiert wird, wird das Femur u. U. über die tibiale Plateaubegrenzung kippen und ein gewisses Drehmoment auf die Tibiakomponente ausüben (etwa in gleicher Weise wie ein Schraubenschlüssel). Die Größe des Drehmomentes ist abhängig von der Tiefe der Rille (trough). Dem Rotationsdrehmoment, das bei der Freeman-Samuelson-Geometrie auftritt, kann (im Kadaverknie) durch verschiedene Methoden der Tibiafixation auf einfache Weise begegnet werden [4]. Natürlich wird im klinischen Gebrauch der Tendenz der Femoralkomponente, zu rotieren und lateral zu steigen, nicht nur durch die tibiofemorale Geometrie entgegengewirkt, sondern auch durch die femorotibialen Weichteile, die zusätzlich das Drehmoment reduzieren.

Die isolierte femorale Komponentenlockerung war bisher kein wesentliches Problem [8], weil 1) die femorale Komponente eine Form aufweist, die am distalen Ende in sich selbst stabiler ist als die tibiale auf der proximalen Tibia, und 2) weil der Knochen des Femurs kräftiger ist als derjenige der Tibia. Es konnte bis heute nicht bewiesen werden, daß die Verwendung von Knochenzement die Fixation der femoralen Komponente in irgendeiner Weise verbessern könnte, obwohl sich in letzter Zeit ein gewisser Trend in diese Richtung abzeichnet. (Eine kürzliche, noch nicht publizierte Übersicht zeigte eine Lockerungstendenz von 0 bei 225 zementierten femoralen Komponenten gegenüber 3 von 180 nichtzementierten femoralen Komponenten.)

Abrieb

Das dritte Problem, welches 1978 [12] angesprochen wurde, war das des Abriebs der tibialen Komponente, verursacht durch Polymethylmethacrylatfragmente. Anfänglich war der hintere Flansch der femoralen Komponente zentral nicht unterteilt, so daß der femorotibiale Kontakt größer war. Dies machte es jedoch intraoperativ schwierig, überstehenden Zement von der Hinterfläche der Tibia und des Femurs zu entfernen. Zum anderen wurde nicht berücksichtigt, daß die Tibia zur Implantation der Tibiakomponente ganz nach vorne subluxiert werden konnte, eine Möglichkeit der modernen Operationstechniken, welche die Entfernung nach hinten verlagerten Knochenzementes auch einfacher gestaltete. Um das Beseitigen des nach hinten gedrungenen Zementes zu vereinfachen, folgten wir deshalb Insall u. Walker und unterteilten den hinteren Flansch der femoralen Komponente in 2 Segmente, so daß die beiden hinteren Kompartimente auf einfache Weise durch die Kondylenfurche, unter Resektion des hinteren Kreuzbandes, erreicht werden konnte. Ein Nachteil dieses Vorgehens war, daß die Kontaktfläche nun reduziert und dadurch der Kontaktstreß im femorotibialen Gelenk (Polyethylen) erhöht wurde. Zwei andere Maßnahmen zur Vermeidung von Abrieb haben wir bereits erwähnt: 1) Die Komponenten wurden ohne Zement fixiert mit dem Ziel, Zementabrieb als Abrasionspartikel auszuschalten. 2) Eine geometrisch passende femorotibiale Gelenkkongruenz wurde erarbeitet, um den Kontaktstreß am Polyethylen zu reduzieren. Dies wurde ein für diese Prothesenserie wie auch für Meniskusimplantate typisches Merkmal.

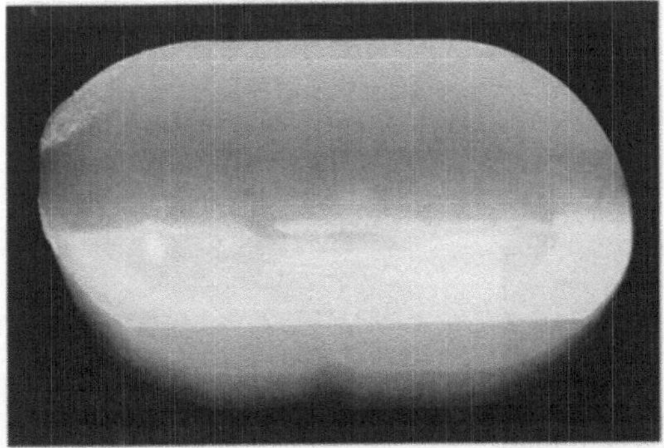

Abb. 6. Tibiakomponente, wie sie während der Postmortemuntersuchung 11 Jahre postoperativ aufgefunden wurde. Sie zeigt eine etwas polierte Oberfläche, aber keine anderen Zeichen von Abrieb

Eine Tibiakomponente, die ohne Zement fixiert worden war und die post mortem 11 Jahre nach der Operation gewonnen werden konnte, zeigt Abb. 6; in dieser sind die von der Herstellung (Maschine) herrührenden Unregelmäßigkeiten an der Polyethylenoberfläche immer noch sichtbar, und auch der Abdruck durch die femorale Komponente ist deutlich zu sehen. Dieser Abdruck ist teils durch Verschiebung „creep", teils durch Abrieb entstanden. Handelte es sich nur um diese Oberflächenveränderungen, könnte das Abriebproblem in seiner Wichtigkeit deutlich zurückgestellt werden. Unglücklicherweise zeigten einige Polyethylenkomponenten eine Schwächung der Strukturoberfläche, welche dann zu Schwächung und Absplitterungen von Polyethylen führten (Abb. 7). Zum heutigen Zeitpunkt ist nicht klar, weshalb es diese Abweichungen im Verhalten des Polyethylens bei prinzipiell gleicher Gelenkform gibt. Interessanterweise treten ähnliche (ebenfalls unerklärliche) Unterschiede auch an den Pfannen von Hüftgelenktotalprothesen auf.

In den frühen 80er Jahren zeigte Tuke (bestätigt durch McKellop et al. [19]), daß Delrin® als tragendes Material im Kontakt mit Polyethylen verwendet werden kann. Der Polyethylenabrieb gegenüber Delrin® war 62 % geringer als gegenüber einer Kobaltchromlegierung (CoCr), und die kombinierten Abriebdaten der beiden Materialien waren um 10 % niedriger. Aufgrund dieser experimentellen Daten wurde zwischen 1981 und 1982 eine Serie von Freeman-Samuelson-Prothesen implantiert, deren femorale Komponente aus Delrin® und nicht aus CoCr hergestellt wurde (Abb. 8). Bis heute konnte ein post mortem Exemplar 8 Jahre nach Implantation gewonnen werden, welches keine Spuren eines sichtbaren Polyethylenabriebes zeigte. Abrieb scheint innerhalb der ersten 10 Jahre in dieser Kombination kaum aufzutreten. Diese Befunde sind ermutigend, weitere Studien und Publikationen sind jedoch notwendig.

1993 veröffentlichten Plante-Bordeneuve et al. [20] eine Studie über 27 Tibiakomponenten (Typ Freeman/Samuelson), die zwischen 1 und 9 Jahren postope-

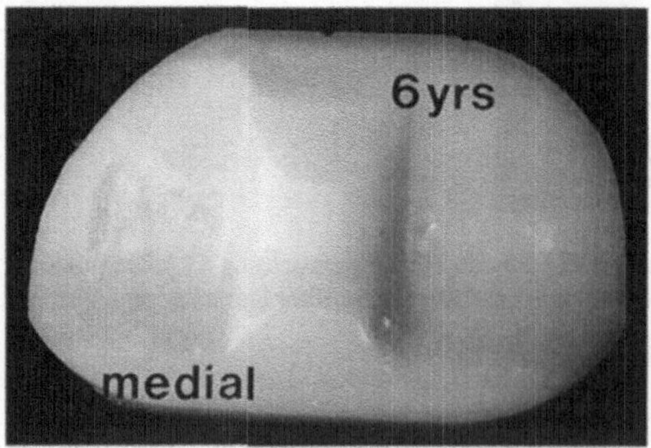

Abb. 7. Eine 2. tibiale Polyethylenkomponente, die 6 Jahre nach Operation wegen einer Infektion entfernt wurde. Diese zeigt deutlichen Abrieb im medialen Kompartiment

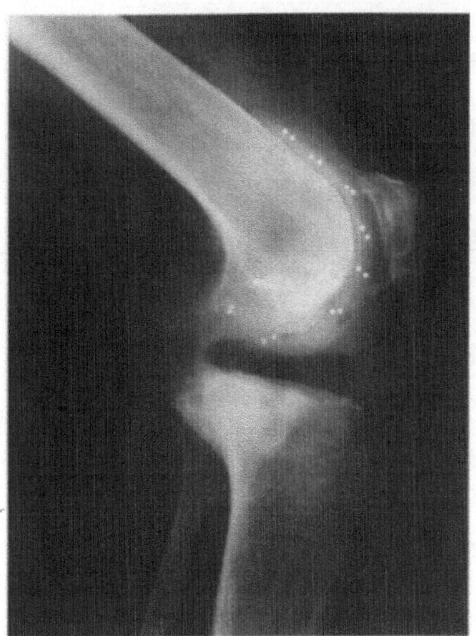

Abb. 8. Das postoperative Röntgenbild eines Kniegelenkes, in welchem die femorale Komponente aus Delrin hergestellt worden ist

rativ zur Analyse gewonnen werden konnten. 22 dieser Knieprothesen hatten eine CoCr-Femurkomponente, in 5 Fällen war die Femurkomponente aus Polyacetal. Das Design der Freeman-Samuelson-Prothese ergibt eine Kontaktfläche von 320 mm^2 am Kondylus. Jede der untersuchten Komponenten wies eine tibiale Polyethylendicke von minimal 6 mm auf, und keine Komponente war hitzebehandelt. Bei den Metall-Polyethylen-Komponenten betrug der durchschnittliche Abrieb 0,025 mm/Jahr. Die Abriebrate stand in direkter Korrelation zur Knieachse: Wenn die Knieachse weniger als 5° Valgus aufwies, zeigte sich medial ein deutlich schnellerer Abrieb, während bei einem Alignment von mehr als 5° Valgus vermehrter lateraler Abrieb auftrat. Keine der Prothesenkomponenten zeigte Risse in der Oberfläche. Ein gewisser Abrieb, ähnlich demjenigen in Abb. 7, konnte bei 5 der 22 Kniegelenke gefunden werden.

Bei den Polyacetalkniegelenken war der durchschnittliche Abrieb deutlich geringer als bei den Metall-Polyethylen-Prothesen; dieser Unterschied war nicht von statistischer Signifikanz. Keines der 5 Polyacetalkniegelenke zeigte Oberflächenschäden.

Diese Abriebwerte sind vergleichbar mit jenen von „Meniskus-tragenden" Kniegelenken mit symmetrischen Krümmungsradii für Femur und Tibia (Oxford-Prothese), über welche Argenson u. O'Connor [3] berichteten. Sie betragen etwa 1/10 des Wertes, der für den linearen Abrieb der Charnley-Prothese publiziert worden ist [23]. Es kann daraus geschlossen werden, daß kongruente

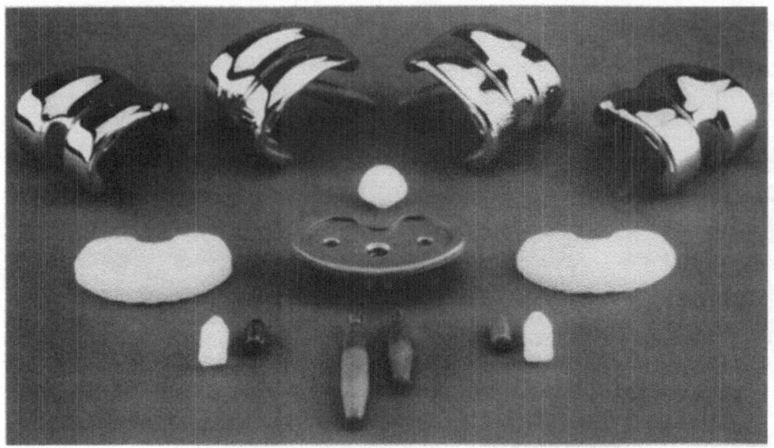

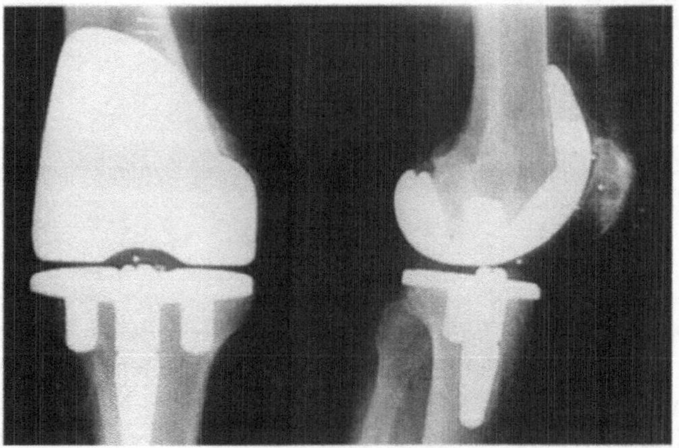

Abb. 9. a Freeman-Samuelson-Modularprothese, in ihre Einzelteile zerlegt; **b** postoperatives Röntgenbild

gelenktragende Oberflächen, kombiniert mit genügend dickem, nicht hitzebehandeltem Polyethylen (minimal 6 mm) eine akzeptable Abriebrate aufweisen, auch wenn die Komponenten in konventioneller Weise fixiert sind. Es scheint aus diesen Ergebnissen auch klar hervorzugehen, daß es keine auf Abriebwerten allein basierenden Argumente für den Einsatz von meniskustragenden Kniegelenkarthroplastiken gibt.

Ein weiterer Aspekt des Abriebes muß berücksichtigt werden: das Abriebproblem einer Polyethylenoberfläche in direktem Knochenkontakt an der Fixationsstelle. In der klinischen Anwendung ist Abrieb dieser Art kein Problem, falls sich 1) die Komponenten nicht lockern und 2) das Interface nicht unter so hoher Drucklast steht, daß die Weichteile, die normalerweise das Polyethylen vom Knochen trennen, zerquetscht werden. Die Kombination von Lockerung und direktem Polyethylen-Knochen-Kontakt erzeugt die inakzeptabel hohe Rate von Polyethylenabrasionspartikeln (dies war teilweise mit ein Grund für die Anbringung eines Metal back auf die Unterseite der Tibiakomponente). Im Gegensatz zur tibialen Komponente wurde dieses Problem bisher an der Patella nie beobachtet (Abb. 4). Die Fixation mit unzementiertem reinem Polyethylenimplantat ergab durchaus befriedigende Ergebnisse (Tabelle 2). Interessant ist die Feststellung, daß reine Polyethylenimplantate an der Patella besser funktionierten als ähnliche Metal-back-Implantate: Vielleicht kommt der nachteilige Effekt steifer Implantate, wie an der Tibia festgestellt, ebenso an der Patella zum Tragen.

Abbildung 9 zeigt die Prothese, wie sie aufgrund dieser Erkenntnisse bis 1990 entwickelt wurde.

Operationstechnik

Diese Arbeit beschäftigte sich bisher ausschließlich mit der Entwicklung der Prothese. Es muß jedoch betont werden, daß die heutigen Ergebnisse der Kniearthroplastik nicht nur auf den immer kleiner werdenden Unterschieden zwischen kondylären Prothesen des einen oder anderen Typs beruhen. Im Gegenteil, die Resultate stehen in entscheidender Weise in direktem Zusammenhang mit der Qualität der chirurgischen Technik. Diese wiederum ist vom Chirurgen und seinen Konzepten sowie von den verwendeten Instrumenten abhängig (s. Literatur der verschiedenen Hersteller). Eine zusammenfassende Beschreibung einiger Punkte ist hier jedoch angebracht: 1) Es ist wichtig, daß das Knie in Extension gerade ausgerichtet und stabil ist: Das Nichterreichen dieses Ziels war eine der hauptsächlichsten Ursachen früherer Fehlschläge [2]. 2) Das ideale „Alignment" sollte eine durch das Zentrum der tibialen Komponente wirkende resultierende Kraft zur Folge haben, d. h. das Kniegelenk sollte in etwa 7° (7 ± 3°) Valgus ausgerichtet sein oder, was dieselben anatomischen Besonderheiten auf andere Weise ausdrücken: die Zentren des Hüft-, Knie- und Fußgelenkes sollten in einer (mechanischen) Achse stehen. Um dies bei einem Knie zu erreichen, welches präoperativ in einem fixierten Varus oder Valgus steht, ist es notwendig zu wissen, wie man Weichteilkontrakturen lösen kann. Nach anfänglichen Erfahrungen des Autors 1969 war das Konzept der medialen oder lateralen Weichteillösungen nicht bekannt, und dies wurde ein entscheidender Faktor bei der Entwicklung der Kniearthroplastik in den folgenden Jahren. Die dafür angewandten Operationstechniken sind heute besser verständlich.

Die Weichteile sollten nicht nur gelöst bzw. gelockert werden, um ein korrektes „Alignment" zu erreichen, sondern sie sollten gleichzeitig in Extension unter ausgeglichene und angepaßte Spannung kommen, damit in Streckung ein stabiles Knie resultiert. In der Frühzeit der nichtverbundenen kondylären Kniegelenke glaubte man, daß dies unmöglich zu erreichen sei und daß deshalb gelenkige Verbindungen zwischen femoralem und tibialem Anteil wichtig seien. Heute weiß man, daß durch korrekte Einstellung des Verhältnisses zwischen Prothesendicke und Distanz der tibialen und femoralen Osteotomie das Knie genügend stabilisiert werden kann. Dieses Konzept wurde erstmals mit der Freeman-Samuelson-Arthroplastik in den frühen 70er Jahren eingeführt, und erste Resultate wurden 1978 publiziert [12]. Nach Wissen des Autors war dies der erste wissenschaftliche Bericht, in welchem die Wichtigkeit von Weichteillösungen für die Knietotalprothetik beschrieben wurde (Abb. 10).

Die Stabilität in 90° Flexion wurde bisher nicht so ausführlich diskutiert, wie die Stabilität in Streckung. Das Kniegelenk sollte aber in dieser (wie auch in zwischenliegender) Stellung stabil sein, um eine befriedigende Funktion zu gewährleisten, v. a. bei Aktivitäten wie Treppensteigen etc. Selbstverständlich könnte zur Erreichung dieser Stabilität auf intakte Kreuzbänder zurückgegriffen werden. Für die tibiale Komponente mit Stab muß jedoch das vordere Kreuzband reseziert werden (oft ist es auch gar nicht mehr vorhanden). Bei der hier beschriebenen Prothese kann das hintere Kreuzband intakt bleiben, was sich aber bisher nicht als spezieller Vorteil erwies [11]. Falls eines oder beide Kreuzbänder reseziert werden müssen, ist die anteroposteriore Stabilität in

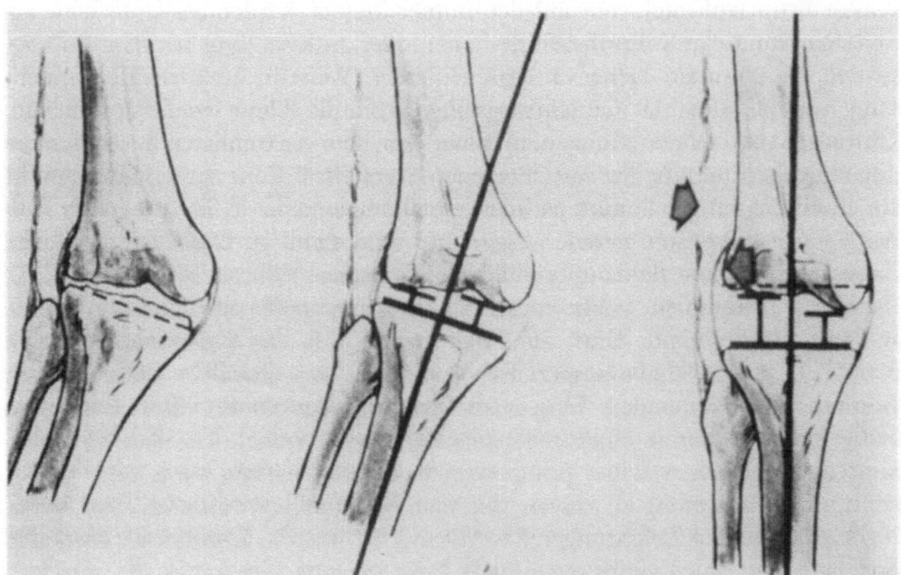

Abb. 10. Graphisch dargestelltes Konzept der Weichteilablösung (hier als Valgusdeformität) mit Anwendung eines Spanners. (Aus [4], mit freundlicher Genehmigung des Herausgebers von Journal of Bone and Joint Surgery [Br])

Flexion abhängig einerseits vom Verhältnis des Abstandes zwischen hinterer Femurosteotomie und proximaler Tibiaosteotomie, andererseits von der Prothesendicke. Ist der Prothesendurchmesser größer als der Abstand zwischen den beiden Osteotomien, kann das Knie nicht flektiert werden. Ist die Prothese dünner als der Abstand, so kann das Femur über die anteriore (und seltener posteriore) Lippe der tibialen Komponente rutschen und so zu Instabilität des Kniegelenkes führen. Es ist also sowohl ein geeignetes Verhältnis zwischen Prothesendicke und Abstand der Komponenten, in Flexion wie auch in Knieextension, als auch eine korrekte Kniegelenklängsachse anzustreben.

Wie bereits erwähnt, beschrieb der Autor 1978 ein Instrument, den Tensor, mit welchem diese Ziele in Extension erreicht werden können [12]. Das Instrument ist in der Zwischenzeit mehrere Male modifiziert worden und erlaubt es nun auch, dieses Ziel in Flexion zu erreichen. Das hintere Femur und die proximale Tibia werden reseziert. Der Tensor wird dann in Flexion eingeführt und das Femur von der Tibia weggehoben. Das Instrument mißt automatisch den Abstand. Das Knie wird nun extendiert, und die zwei Kompartimente (medial und lateral) werden wiederum separat unter Spannung gesetzt (verbunden mit etwaigen Weichteillösungen), bis das Kniegelenk stabil und korrekt ausgerichtet ist. Der Tensor überträgt den in Flexion gemessenen Abstand in das extendierte Kniegelenk und erlaubt nun ein objektives Maß (Referenz: die bereits geschnittene proximale Tibia), um die korrekte Höhe der distalen Femurresektion und des gewünschten Valgus/Varus zu erreichen. Diese Technik kann sowohl mit extramedullären als auch mit intramedullären Schnittlehren angewendet werden. Der Unterschied zwischen diesen beiden Ausrichtungsmethoden liegt in persönlichen Vorlieben des Operateurs begründet. Extramedullär läßt sich gut alignieren, falls das Hüftgelenk aufgefunden werden kann. Wenn intramedulläre Meßsysteme zur Anwendung kommen, darf das Femur weder eingeengt noch deformiert sein.

Ventral muß das Femur so reseziert werden, daß der vordere Flansch der femoralen Komponente auf die vordere Femurkortikalis zu liegen kommt. Dorsal muß die Resektion so vorgenommen werden, daß das Femur seine Komponente in einer erhältlichen Größe gut aufnehmen kann.

Die proximale Tibia sollte senkrecht zu ihrer Längsachse reseziert werden. Um dies zu erreichen, benutzt der Autor eine extramedulläre Technik. Die Resektion sollte so hoch wie möglich erfolgen, vorausgesetzt, daß eine vernünftige Polyethylendicke verwendet werden kann.

Unter Berücksichtigung dieser Überlegungen kann der Ablauf der Knochenresektionen, wie vom Seniorautor angegeben, wie folgt beschrieben werden:
1. Das Femur wird ventral bündig zur ventralen Kortikalis reseziert.
2. Die hintere Kortikalis wird so geschnitten, daß eine angemessene hintere Fixationsfläche entsteht, die eine der 3 Femurgrößen gut aufnehmen kann.
3. Die proximale Tibia wird so hoch wie möglich und absolut senkrecht zur Längsachse des Tibiaschaftes reseziert.

4. Der Tensor wird eingesetzt, zur Bestimmung der günstigsten Prothesendicke und zur Kontrolle des Alignment in Extension sowie zur Festlegung der Varus-Valgus-Stellung und der proximodistalen Ausrichtung des distalen femoralen Resektionsschnittes.
5. Das distale Femur wird dann senkrecht (in Seitenansicht) zur femoroventralen Osteotomie reseziert.
6. Ein kleiner Hohlrinnenschnitt wird ausgekehlt, damit die femorale Komponente gut sitzt. Es ist wichtig, daß dieser Schnitt tief genug erfolgt, um dann der Patella einen guten anatomischen Verlauf zu geben.
7. Die Patella wird zur Aufnahme der patellaren Komponente gebohrt, nicht geschnitten, um sich mit der patellaren Komponente zu verbinden. Auch Femur und Tibia werden in gleicher Weise angebohrt, um Fixationszapfen und Stäbe aufzunehmen.

Resultate

Die Resultate der Kniearthroplastik sind i. allg. gut bekannt und bei Verwendung der Prothese und der Technik des Autors im Vergleich zu anderen Implantaten nicht sehr unterschiedlich. Grundsätzlich sollten 95 % der so operierten Kniegelenke später keine Analgesie benötigen [7]. 2–3 % der Patienten benötigen Schmerzmittel aus teilweise nicht eruierbaren Gründen. Der durchschnittliche Flexionsgrad beträgt ungefähr 110°, doch dies hängt hauptsächlich vom präoperativen Bewegungsumfang ab. 5 % der Patienten werden in den ersten 10 Jahren schmerzhafte aseptische Lockerungen aufweisen.

Im Durchschnitt gewinnen, nach der Erfahrung des Autors, Kniegelenke mit einem präoperativen Bewegungsumfang (Flexion) von weniger als 90° einen Bewegungsumfang um 30°, mit einer maximalen Flexion von 110° (Kniegelenk, welches präoperativ steif war). *Intraoperativ* wird immer eine volle Flexion erreicht, ist es doch nicht möglich, die tibiale Komponente korrekt zu implantieren, ohne volle Flexion erreicht zu haben. Der *postoperative* Flexionsumfang hängt deshalb hauptsächlich von der Elastizität des Streck- bzw. Bremsapparates und von der femoropatellaren Rekonstruktion ab.

Die Patienten können postoperativ in der Regel unbeschränkte Strecken zurücklegen. Der Autor vertritt allerdings die Ansicht, daß die Patienten das Kniegelenk mechanisch etwas schonen sollten, um der Langzeitgefahr übermäßigen Abriebes vorzubeugen. Patienten, die jünger als 70 Jahre sind oder Patienten, die nicht an rheumatischer Arthritis leiden, können oft Gehstrecken von 30 Min. oder länger zurücklegen und auch wieder Golf spielen (obwohl es wahrscheinlich sinnvoller wäre, sie von dieser Aktivität abzuhalten). Die Patienten sollten in der Lage sein, sich von einem Stuhl zu erheben, ohne ihre Hände zu benutzen, ebenso sollte das Treppauf- und -abgehen, auch hier ohne Zuhilfenahme der Hände, möglich sein. Polyethylenabrieb scheint keine große Rolle zu spielen, jedenfalls in den ersten 10 Jahren keine.

Die Revision aseptischer Lockerungen ist heute, unter Anwendung der oben kurz erwähnten operativen Techniken, zu einem Routineeingriff geworden. Frühe Resultate dieser Methode wurden von Bertin et al. [5] publiziert. Eine kürzliche Übersicht [15] von 99 konsekutiven Revisionen aseptischer Lockerungen mit einem maximalen Follow-up von 9 Jahren zeigte in keinem Fall eine nochmalige Lockerung und nur eine einzige Revision wegen eines Infektes.

Die Infektion bleibt ein wichtiges Problem. Wir haben Revisionen (single stage) bei infizierten gelockerten Prothesen unter Verwendung von Gentamycin-besetztem Palacos-Zement als Fixationsmaterial durchgeführt. Initial kann bei gut fixierten Implantaten [13] ein Débridement und i.v.-Antibiotika versucht werden. In einer kürzlichen Studie an lockeren infizierten Prothesen konnten so 16 von 18 Patienten geheilt werden [10]. Bei 2 Fällen schritt die Infektion weiter. Es wurde aber festgehalten, daß es sich nicht um echte Rezidive handelte (in einem Fall trat die Infektion sekundär zu einem infizierten Ulcus cruris auf und im anderen Fall wies der immunosupprimierte Patient bereits mehrere andere Infektionen auf).

Schlußfolgerungen

Das kondyläre Prothesenmodell als Kniegelenktotalersatz wurde am Royal London Hospital 1968 eingeführt. Die Operationstechnik hat seither eine kontinuierliche Weiterentwicklung erfahren, und der Eingriff hat heute eine gewisse Reife erreicht. Die wichtigsten Parameter der Operationstechnik und (weniger wichtig) der Prothese sind klar. Die Operation scheint ebenso zuverlässig zu sein wie die des künstlichen Hüftgelenkersatzes. Die funktionellen Ergebnisse sind, bei allerdings leicht verminderter körperlicher Aktivität, ebenso vergleichbar. Falls eine aseptische Lockerung oder ein Infekt auftritt, ist die Revision möglich. Grundsätzlich ist es möglich, jedes Kniegelenk mit einem künstlichen Gelenkersatz zu versehen. Glücklicherweise ist dies nicht für alle Kniegelenke notwendig.

Literatur

1. Albrektsson BEJ, Ryd L, Carlsson LV et al. (1990) The effect of a stem on the tibial component of knee arthroplasty: A roentgen-stereophotogrammetric study of uncemented tibial components in the Freeman-Samuelson knee arthroplasty. J Bone Joint Surg [Br] 72: 252-258
2. Albrektsson BEJ, Freeman MAR, Carlsson LV et al. (1992) Proximally cemented versus uncemented Freeman-Samuelson knee arthroplasty: A prospective randomised study. J Bone Joint Surg [Br] 74: 233-238
3. Argenson JN, O'Connor JJ (1992) Polyethylene wear in meniscal knee replacement: A one to nine-year retrieval analysis of the Oxford knee. J Bone Joint Surg [Br] 74: 228-232

4. Bargren JH, Day WH, Freemann MAR et al. (1978) Mechanical test on the tibial components on non-hinged knee prostheses. J Bone Joint Surg [Br] 60: 256-261
5. Bertin KC, Freeman MAR, Samuelson KM et al. (1985) Stemmed revision arthroplasty for aseptic loosening of total knee replacement. J Bone Joint Surg [Br] 67: 242-248
6. Blaha JH, Day WH, Freeman MAR et al. (1982) The fixation of a proximal tibial polyethylene prosthesis without cement. J Bone Joint Surg [Br] 64: 326-335
7. Brach Del Prever EM, MacPherson IS, Freeman MAR et. al. (1988) Esperienza clinica con la protesi di ginocchio Freeman-Samuelson (1980-1985). G Ital Orthop Traumatol XIII(4): 423
8. Colley J, Cameron HU, Freemann MAR et al. (1978) Loosening of the femoral component in surface replacement of the knee. Arch Orthop Trauma Surg 92: 31-34
9. Elias SG, Freeman MAR, Gokcay EI (1990) A correlative study of the geometry and anatomy of the distal femur. Clin Orthop 260: 98-103
10. Freeman MAR, Goksan SG (1992) One-stage reimplantation for infected total knee arthoplasty. J Bone Joint Surg [Br] 74: 78-82
11. Freeman MAR, Railton GT (1988) The current status of total replacement of the knee with special reference to prostheses of the condylar variety. In: Galasko CSB, Noble J (eds). Current trends in orthopaedic surgery. Manchester University Press, Manchester, p 221
12. Freeman MAR, Todd RC, Bamert P et al. (1978) ICLH arthroplasty of the knee: 1968-1977. J Bone Joint Surg [Br] 60: 339-344
13. Freeman MAR, Sudlow RA, Casewell MW et al. (1985) The management of infected total knee replacements. J Bone Joint Surg [Br] 67: 764-768
14. Freeman MAR, Samuelson KM, Elias SG et al. (1989) The patellofemoral joint in total knee prostheses: Design considerations. J Arthroplasty (Supp1) 4: S69-S74
15. Grewal R, Rimmer M, Freeman MAR (1992) Early migration of prostheses related to long-term survivorship: Comparison of tibial components in knee replacement. J Bone Joint Surg [Br] 74: 239–242
16. Kujala UN, Osterman K, Kormano M et al. (1989) Patellofemoral relationships in recurrent patellar dislocation. J Bone Joint Surg [Br] 71: 788–792
17. Levai JP, Freeman MAR (1984) Les complications patellaires de la prothèse du genou ICLH. Rev Chir Orthop 70: 41
18. Levai JP, McLeod HC, Freeman MAR (1983) Why not resurface the patella? J Bone Joint Surg [Br] 65: 448–451
19. McKellop H, Hossenian A, Tuke M et al. (1985) Superior wear properties of an all-polymer hip prostheses. Trans Orthop Res Soc 10: 322
20. Plante-Bordeneuve P, Freeman MAR (1993) Tibial high-density polyethylene wear in conforming tibiofemoral prostheses. J Bone Joint Surg [Br] 75: 630–636
21. Rostocker W, Galante JO (1979) Contact pressure dependence of wear rates of ultra high molecular weight polyethylene. J Biomed Mater Res 13: 957–964
22. Ryd L (1986) Micromotion in knee arthroplasty. A roentgen-stereophotogrammetric analysis of tibial component fixation. Acta Orthop Scand. Suppl. 220: 857
23 Wroblewski BM (1985) Direction and rate of socket wear in Charnley low-friction arthroplasty. J Bone Joint Surg [Br] 67: 757–761

Das zementfreie APS-Kniegelenk und seine Behandlungsergebnisse bei der Varusgonarthrose

W. Schwägerl, P. Zenz

Einleitung

Seit 10 Jahren verwenden wir einen Kniegelenkgleitflächenersatz (Abb. 1) mit folgender Zielvorstellung:

1. Zementfreie Fixation mit unmittelbarer übungsstabiler Sofortverankerung
2. Langzeitfixation durch knöchernen Einbau
3. Einfach durchzuführende, sicher reproduzierbare Implantationstechnik

Die übungsstabile Sofortverankerung erreichen wir an den Femurkondylen durch die konische Form des Implantates und die entsprechend konische Bearbeitung des knöchernen Lagers, durch die konkave Auflagefläche für den patellaren Schild und durch die 3fache mechanische Dübelverspreizung des Implantates im Knochen. Das tibiale Implantat stabilisiert sich unmittelbar übungsstabil über eine 3fache mechanische Dübelverspreizung auf einer planen, knöcher-

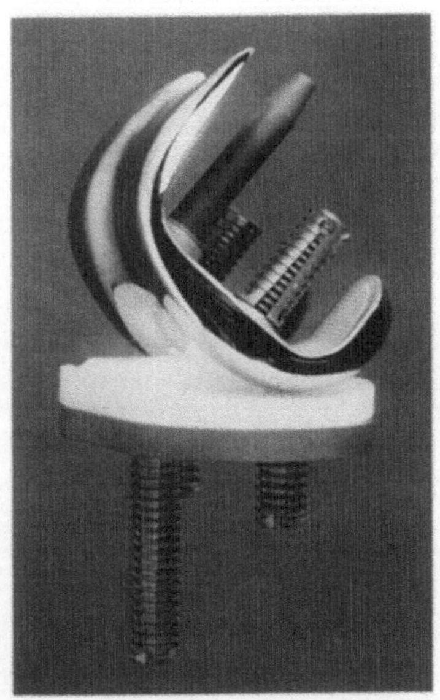

Abb. 1. APS-Kniegelenk

nen Auflagefläche. An der Rückseite der Patella wird ein rotationssymmetrischer Kegelstumpf einpräpariert, in den ebenfalls mit 3facher Dübelverspreizung der Gleitflächenersatz der Patellarückfläche stabil eingebracht wird. Die Dübelwirkung kommt an der Tibia und an der Patella durch das Einführen des Polyethyleneinsatzes in die füßchenförmigen Fortsätze des Titankäfigs zustande. Am Femur wird dieser Mechanismus durch das Einführen der Titanlamellen über die primär eingebrachten Polyethylenzapfen wirksam.

Das Implantat steht in 4 Größen (60/65/70/75) zur Verfügung. Für die Femur-, Tibia- und Patellakomponenten wurden verschiedene Werkstoffe mit bewährter Körperverträglichkeit ausgewählt. Diese begünstigen eine Langzeitstabilisierung.

Femurimplantat

Der Grundkörper des Femurimplantates wurde aus der verschleißfesten Kobaltchromgußlegierung (Co-28 Cr/6 Mo) PROTASUL hergestellt. Die Lauffläche ist hochglanzpoliert. Die zum Knochen hin gelegene Rückseite ist strukturiert und mit ca. 3–5 mm Titannitrit KOATASUL-TIN beschichtet. Die auf der Hinterseite des Grundkörpers eingeschraubten Metallzapfen bestehen aus einer Titanlegierung (TI 6 AL 4 V PROTASUL 64 VF ISO 5832/3ASTNF 136 bzw. TI 6 AL 7 NB PROTASUL 100 SN 056512). Die in die Metallzapfen einzubringenden Spreizdübel sind aus Polyethylen-Chirulen 5261 Z gefertigt. Dessen Oberfläche ist grob gestrahlt und mit Reintitan-KOATASUL TI beschichtet.

Tibiaimplantat

Die Platte und die daran befestigten Zapfen der Metallverankerung sind aus einer Titanlegierung (TI 6 AL 4 V PROTASUL 64 WF bzw. TI 6 AL 7 NB PROTASUL 100) hergestellt. Der Tibiateil sowie die Spreizdübel bestehen aus Polyethylen RCH-1000 Chirulen (ISO 5834/2 DIN 58836). Die grob gestrahlte Dübeloberfläche ist mit Reintitan-KOATASUL TI beschichtet.

Patellaimplantat

Die Schale mit den daran befestigten Zapfen ist aus einer Titanlegierung (s. oben), die Einlage mit den Spreizdübeln besteht aus Polyethylen (Chirulen), wobei die grob gestrahlte Dübeloberfläche mit Reintitan-KOATASUL TI beschichtet ist.

Implantationstechnik

Das Femurimplantat wird anatomisch genau auf den Femurkondylen implantiert. Von hier aus baut sich die Implantation nach distal auf. Das Implantationsprinzip schreibt vor, daß die Implantate senkrecht auf die physiologische Belastungsachse des Beines positioniert sind. Dazu ist es notwendig, über ein präoperatives Röntgenbild der gesamten Extremität im Stehen den Winkel zwischen Belastungsachse und physiologischer Femurachse zu bestimmen. Dieser liegt entweder bei 7° oder er tendiert mehr zu 5 bzw. mehr zu 9°. Gemäß dieser Messung wird intraoperativ der entsprechende Winkel gewählt. Die darauf senkrechte Auflagenflächenkonstruktion gibt eine Information über die intraoperativ richtige Lage des zentralen Führungsstabes. Die Resektionsfläche an der Tibia liegt senkrecht auf der Tibialängsachse, welche bei achsengerechter Einstellung in der Belastungsachse des Beines liegt. Die senkrecht darauf eingezeichnete Auflagenflächenkonstruktion durch den Tibiakopf ergibt die Resektionsrelation zwischen medialem und lateralem Anteil des Tibiakopfes. Eine optimale Basisfläche an dem Femurkondylen wird durch die Verwendung einer Schwungraspel erreicht. Damit gelingt es, eine exakt plane Auflagefläche zu präparieren. Die Auflagfläche für den patellaren Schild des Femurimplantates wird ebenfalls mit der Schwungraspel konkav angelegt, wodurch die unmittelbar übungsstabile Verankerung des Femurimplantates zusätzlich erhöht wird. Durch die Verwendung der Schwungraspeln ist eine Optimierung der Position und des Aufsitzes des Femurimplantates zu erreichen. Darauf aufbauend wird die Resektionsebene am Tibiakopf senkrecht auf die Tibialängsachse angelegt. Durch eine eher bescheidene Resektion an der Femurkondylenrückseite wird eine statische Stabilität des Implantates begünstigt.

Da die varisch deformierten Kniegelenkarthrosen eine häufige Indikation für einen Gleitflächenersatz darstellen und ihre Korrektur und Versorgung mitunter therapeutische Schwierigkeiten mit sich bringen, wurde eine wegen varischer Kniegelenkarthrose operierte Patientengruppe einer klinischen und radiologischen Analyse unterzogen.

Patientengut

In der Zeit von 1984–1988 wurden 185 Patienten operiert. Davon waren 120 Arthrose- und 65 Rheumapatienten, 14 % der Patienten wurden mit der zementierten Version, der Rest zementfrei versorgt.

Unter der Arthrosegruppe hatten 64 zementfrei implantierte Kniegelenke eine Varusdeformität. Es handelte sich um 63 Patienten, einmal wurde beidseitig operiert (15 Männer und 48 Frauen). Das Durchschnittsalter betrug 70 Jahre (54–86). Die Nachkontrolle erfaßte 97 % der Patienten (1 Patient verstorben, 1 Patient nicht erschienen). Die Nachbeobachtungszeit betrug 36 bis 60 Monate, im Durchschnitt 40 Monate postoperativ.

Die Indikation für eine zementlose Implantation sieht folgendermaßen aus: Eine entsprechende Knochenqualität muß gegeben sein. Diese war sowohl radiologisch als auch intraoperativ erkennbar. Langjährige Kortisoneinnahme bei Polyarthritispatienten und eine Altersgrenze von 70 Jahren bei weiblichen Patienten begrenzten die Indikation. Bei männlichen Patienten mit guter Knochenqualität wurde keine Altersgrenze nach oben berücksichtigt.

Klinische Ergebnisse

Die angeführten klinischen und radiologischen Ergebnisse beziehen sich nur auf die nachuntersuchten und nicht reoperierten Gelenke ($n = 59$) (s. Tabelle 1). Die deutliche Verminderung der Schmerzintensität postoperativ ist in Tabelle 1 dargestellt, ebenso die postoperative Gehleistung, die wesentlich verbessert werden konnte. Die durchschnittliche Beweglichkeit betrug 94° in der Flexion. Der Bewegungsumfang nahm durch eine Reduktion der Beugekontraktur geringfügig zu (Tabelle 2).

Tabelle 1. Prä- und postoperative Befunde: Schmerz, Gehleistung und Beugefähigkeit ($n = 59$)

	Präoperativ	Postoperativ
Schmerz		
stark	21	0
mäßig	37	8
gering	1	18
keine	0	33
Gehleistung		
im Haus	5	0
0–10 min	17	2
30–60 min	33	23
> 60 min	4	34
Beugefähigkeit		
> 90°	34	31
90°	11	19
60°–89°	12	7
< 60°	2	2

Tabelle 2. Durchschnittliche Beugung, Beugekontraktur und Bewegungsausmaß prä- und postoperativ

	Präoperativ	Postoperativ
Beugung	99°	94°
Beugekontraktur	7°	2°
Bewegungsausmaß	89°	90°

Tabelle 3. Präoperative Varusdeformität (n = 62; Mittelwert = 11°)

< 5°	6
5°- 9°	18
10°-14°	17
15°-19°	14
20°	7

Tabelle 4. Postoperativ erreichte Beinachse

Normal	55
Varus	6 (3–6, Durchschnitt 4°)
Valgus	1 (18°)

Tabelle 5. Postoperative Lage der Implantate an Femur und Tibia im Verhältnis zur Belastungsachse (Norm: 90° zur Belastungsachse)

	Femur	Tibia
Valgisch (> 2°)	12	2
Normal	47	39
Varisch (> 2°)	0	18

Die präoperative Varusdeformität betrug im Mittel 11° (Tabelle 3), die erreichten Korrekturen sind der Tabelle 4 zu entnehmen. Die präoperative Deformität konnte bei der überwiegenden Zahl der Patienten klinisch in eine physiolgische Beinachse gebracht werden. Einmal war es nach intraoperativer Femurfraktur zu einer starken Valgusfehlstellung von 18° gekommen (s. unten), 6mal war die klinische Beinachse varisch. Die radiologische Untersuchung der Implantatlage ergibt bei 18 Patienten an der Tibia eine mehr als 2° betragende varische und bei 12 Patienten am Femur eine mehr als 2° betragende valgische Implantatlage (Tabelle 5), was eine schräggestellte Implantatgesamtlage zur Folge hat. Durch zwischenzeitlich verbesserte Operationstechniken zur genaueren Positionierung der Implantate kommen derartige Beobachtungen jetzt nicht mehr vor.

Radiologische Beurteilung

Die radiologische Beurteilung erfolgte nach einer 5stufigen Stadieneinteilung, wobei die Summe von Implantaten der Gruppe 1 (umfassende ossäre Integration der Implantatfläche) und Gruppe 2 (vorwiegende ossäre Integration der Implantatfläche) an der Tibia 80 und am Femur fast 100 % beträgt (Tabelle 6). Die verbeibenden 20 % der Patienten mit Gruppe 3 (Säume > 1 mm) an der Tibia werden weiter beobachtet.

Die bisherige radiologische Entwicklung über 5 Jahre, bezogen auf die radiologischen Stadien, ist in Abb. 2 a,b dargestellt. Dabei zeigt sich, daß am Femur stabilere Verhältnisse, auch verlaufsmäßig, festgestellt werden können. An der Tibia erfolgt nach 2 Jahren eine Verschlechterung, die in den folgenden Jahren bis heute stabil geblieben ist. Die feststellbare Verbesserung im 5. Jahr ist auf eine (radiologische) Verbesserung des Einbaues einzelner Implantate zurückzuführen.

Tabelle 6. Varusknie – Radiologie. Radiologisches Ergebnis entsprechend der Gruppeneinteilung (die Gruppe 1 zeigt keine Säume zwischen Implantatunterfläche und Knochen, Gruppe 2 Säume < 1 mm teilweise, Gruppe 3 Säume > 1 mm teilweise, Gruppe 4 hat einen durchgehenden Saum, Gruppe 5 ist gelockert).

Gruppe (n=59)	Femoral	Tibial
I	41	28
II	17	19
I+II	58	47
(fest)	(98,3 %)	(79,6 %)
III	1	11
IV	0	1
V	0	0

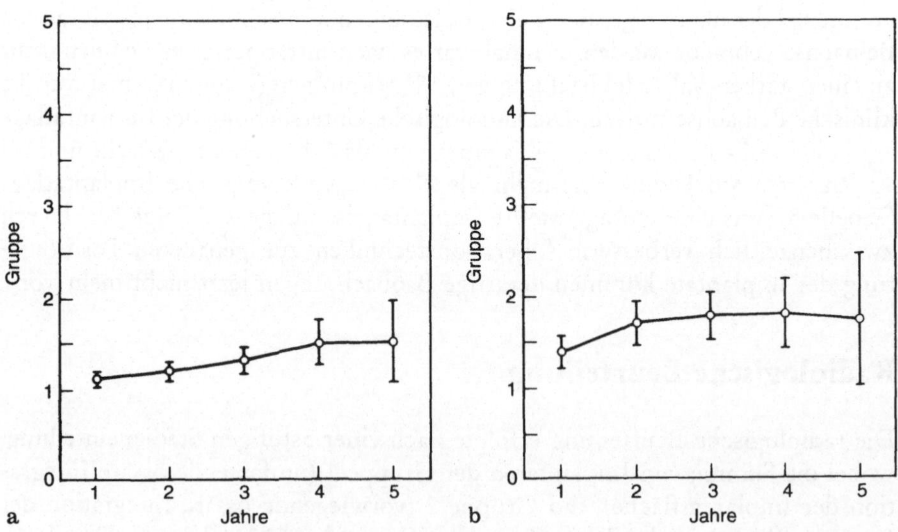

Abb. 2a, b. Radiologischer Verlauf entsprechend der Gruppeneinteilung innerhalb der ersten 5 Jahre (Mittelwert, Standardabweichung); **a** das femorale Implantat; **b** das tibiale Implantat

Komplikationen

Intraoperativ kam es einmal zu einer Femurfraktur suprakondylär beim Einschlagen der Femurkomponente. Trotz anschließender Osteosynthese mit Schrauben, Cerclage und Fixation in einem Becken-Bein-Gips resultierte eine Valgusdeformität von 18°.

Wir führten 3 Reoperationen wegen aseptischer Lockerung des Tibiaplateaus (4,7 % Lockerungsrate) durch. 2mal wechselten wir das Plateau gegen ein zementiertes APS-Tibiaplateau, einmal mußte wegen extremer Bandinstabilität auf eine teilverblockte Prothese (GSB) gewechselt werden.

Die Ursachen der aseptischen Lockerung waren 2mal eine varische Implantatlage bei gleichzeitig nicht ausreichender Korrektur der Beinachse und mangelndem medialem Release, was zu einer Revarisierung und medialer Überlastung des Knochenlagers geführt hat. Bei dem 3. Fall kam es durch Implantation eines unterdimensionierten Tibiateiles zum Nachsinken des Plateaus.

Wegen Luxation der Patella führten wir in 2 Fällen die Tuberositasversetzung nach *Elmslie* und eine Patellektomie durch; ein lockeres Patellaimplantat wurde gewechselt.

Diskussion

Die zementfreie Versorgung von Varusdeformitäten mittels APS-Gleitflächenersatz hat in 3- bis 5jähriger Nachbeobachtungszeit ein befriedigendes Resultat geliefert. Die Schwierigkeiten liegen bei einer anatomischen Positionisierung des Implantates, was auf eine zu valgische Implantation am Femur und eine zu varische an der Tibia zurückzuführen ist. Durch einen verlängerten intraossären Richtstab am Femur sowie durch Beachtung des präoperativ gemessenen Winkels zwischen Belastungsachse und anatomischer Achse am Femur konnte eine wesentliche Verbesserung erreicht werden.

An der Tibia ist die Berücksichtigung der vermehrten Außenrotation bei der Positionierung des extramedullären Richtstabes zur Ausrichtung der Resektionslehre von entscheidender Bedeutung.

Ein zusätzlicher Faktor ist die ligamentäre Balance im Bereich des Kniegelenkes zwischen medialem und lateralem Bandkomplex. Ein mediales Release aufgrund der kontrakten Bandstrukturen soll dosiert durchgeführt werden, bis ein ligamentäres Gleichgewicht hergestellt ist. Dazu ist es notwendig, stufenweise die Pes-anserinus-Einstrahlung zu lösen und bei Bedarf auch das mediale Seitenband am Epikondylus durch knöcherne Ablösung zu verlängern.

Nach unseren Erfahrungen sind präoperative Varusdeformitäten über 20° nicht geeignet, mit einem Gleitflächensystem ausreichend korrigiert zu werden. Die Behebung des dabei entstehenden ligamentären Ungleichgewichtes ist problematisch und belastet die Prognose des Verfahrens. Zusätzliche Bandverset-

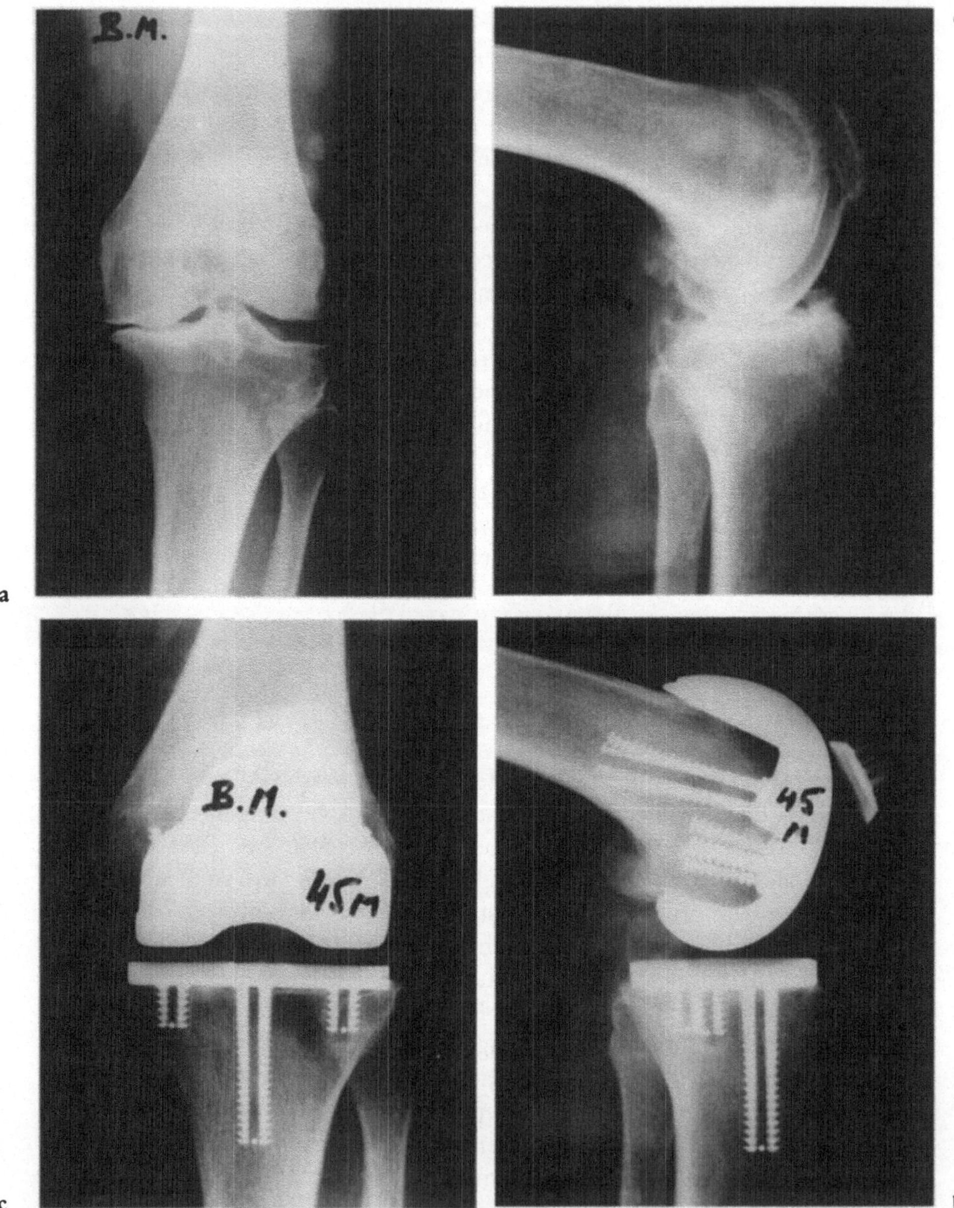

Abb. 3 a–d. 73jährige Patientin mit schwerer Gonarthrose ap und seitlich. **a, b** Präoperativ. **c, d** Postoperativ, 45 Monate nach dem Eingriff: ossäre Integration des Implantates im femuralen und tibialen Bereich

zungen können durchgeführt werden, sind jedoch aufgrund der bisherigen Erfahrungen sehr vorsichtig und mit Zurückhaltung zu indizieren.

Knöcherne Defekte am medialen Femur konnten befriedigend mit autologer Knochenauffüllung behoben werden. An der Tibia werden kavitäre Defekte ebenfalls autolog aufgefüllt. Umfassende Defekte mit knöchernem Abbau des medialen Tibiakopfes werden durch die Höhe der Schnittführung bei der Tibiaresektion und durch Verwendung eines höheren Tibiaimplantates kompensiert. Kann dies nicht mehr durchgeführt werden, wird ein formschlüssiges Implantat verwendet.

Die Ergebnisse der bisherigen Nachbeobachtungszeit bei der Varusgonarthrose haben gezeigt, daß mit dem APS-Gleitflächenersatz bei zementfreier Implantation eine befriedigende Erfolgsrate vorliegt. Allerdings müssen bei der Indikation die Knochenqualität, das Alter und eine längerdauernde Kortisonmedikation als Ausschlußkriterien herangezogen werden. Bei der Implantation ist eine anatomisch richtige Positionierung der Implantatteile von entscheidender Bedeutung (Abb. 3).

Literatur

1. Edwards E, Miller J, Chan KH (1988) The effect of postoperative collateral ligament laxity in total knee arthroplasty. Clin Orthop 236: 44
2. Jonnson B, Aström J (1988) Alignment and long-term clinical results of a semiconstrained knee prothesis. Clin Orthop 236: 124
3. Schwägerl W, Zenz P (1990) The APS knee joint prothesis. A review of 32 patients. Arch Orthop Trauma Surg 109: 252
4. Schwägerl W, Zenz P (1994) Die Behandlung der Varusgonarthrose mit dem zementfreien „APS"-Kniegelenk. Orthop Prax 30/2: 113
5. Smith JL, Tullos HS, Davidson JP (1989) Alignment of total knee arthroplasty. J Arthroplasty Suppl
6. Windsor RE, Scuderi GR, Moran MC, Insall JN (1989) Mechanisms of failure of the femoral and tibial components in total knee arthroplasty. Clin Orthop 248: 15

Zementfreie monokondyläre Knieendoprothese

N. Böhler, K. Pastl, A. Infanger

Geschichte der unikompartimentalen Kniearthroplastik

Die unikompartimentale Knieendoprothese war eines der ersten orthopädischen Implantate, das erfolgreich eingesetzt wurde. MacIntosh [9] publizierte schon 1958 erste Resultate.

Marmor war der erste, der große wissenschaftliche Untersuchungen über die monokondyläre Knieendoprothetik durchgeführt und veröffentlicht hat. Er entwickelte sein eigenes Implantat und hat sich auch ausgiebig mit der Indikationsstellung zur monokondylären Endoprothetik beschäftigt. Ab 1977 publizierte er seine seit 2 Jahren gemachten Erfahrungen [11–13]. 1988 veröffentliche Marmor [14, 15] 10- bis 13-Jahresresultate anhand von Untersuchungen an 60 Patienten. Dabei fand er gute Resultate (70 %) und, selbst nach dieser langen Zeit, eine deutliche Schmerzverbesserung (86 %).

In der Mitte der 80er Jahre wurde die Diskussion über die Anwendung monokondylärer Endoprothesen sehr kontrovers geführt. Neben hervorragenden Ergebnissen, die z.B. von Larsson [7] aufgrund von Nachuntersuchungen bei 102 Kniegelenken mit 4 % Lockerungsrate 1986 publiziert wurden, und guten Ergebnissen bei Knutson [6], Scott [17] und anderen [1, 9, 16, 19] gab es auch sehr kritische Publikationen, wie z.B. die von Insall [4] und einigen anderen Autoren.

Hauptgründe für schlechtere Ergebnisse waren:

- Eine falsche Indikationsstellung, Implantation bei instabilen oder kontrakten Kniegelenken sowie bei degenerativen Veränderungen speziell am femoropatellaren Gleitlager.
- Eine inadäquate Operationstechnik, da zu dieser Zeit die Instrumentation noch sehr unzureichend und eine korrekte Positionierung des Implantates nicht immer möglich war.
- Nicht zuletzt lagen die Fehler auch in einem verfehlten Implantatdesign : Die Femurprothese war v.a. ventral sehr ausladend. Dadurch ist es zu einem Kontakt der vorderen Implantatbereiche mit der Patella gekommen. Das Tibiaimplantat war oft außerordentlich dünn, was zu einer raschen Polyethylenzerrüttung führen konnte.

Aber selbst unter diesen Bedingungen war die monokondyläre Knieendoprothetik erfolgreicher als die totalen Knieendoprothesen. Knutson [6] zeigte dies für Arthrosepatienten anhand des „swedish arthroplasty project“, einer Multicenterstudie mit 8 000 Patienten. Er fand in dieser Studie nach 1 Jahr sehr ähnliche Resultate zwischen totaler Knieendoprothetik und monokondylärer Endoprothetik. Nach 6 Jahren aber waren die Überlebenskurven der monokondylären Endoprothesen (90 %) höher als die Überlebenskurve der totalen Knieendoprothesen (87 %) [6].

Bei Rheumapatienten wurde von Knutson allerdings ein wesentlich schlechteres Ergebnis bei der monokondylären Endoprothetik festgestellt, eine Tatsache, die klar erscheint: Beim Rheumatiker ist fast immer das gesamte Knie mitgeschädigt, so daß nach kurzer Zeit Destruktionen der anderen Kniegelenkanteile zu erwarten sind.

Indikation zur monokondylären Knieendoprothese

Um gute Ergebnisse zu erzielen, ist es sehr wichtig, die richtige Indikation nach strengen Kriterien zu stellen: Der Morbus Ahlbäck, die Osteonekrose des Femurkondylus, stellt die klassische Indikation dar. Bei Kniegelenken mit degenerativen Veränderungen müssen folgende Ausschlußkriterien unbedingt Berücksichtigung finden:

Weichteilbedingte Ausschlußkriterien

Eine ausreichende Bandstabilität ist ein ganz entscheidendes Kriterium und betrifft nicht nur die Kollateral-, sondern auch die Kreuzbänder: Es sollte sowohl ein intaktes vorderes als auch ein intaktes hinteres Kreuzband zu finden sein.

Mäßige Instabilitäten des medialen Seitenbandes sind bei Varusdeformitäten mühelos durch die Implantation der Endoprothese zu korrigieren. Sie stellen keine Kontraindikation dar. Bei Fällen mit schwerer medialer Instabilität oder einer multidirektionalen Instabilität, sowohl medial als auch lateral, muß mit einer zusätzlichen Destruktion auch des lateralen Femurkondylus gerechnet werden. Seitliche Dislokationen führen zur sog. „kissing leason“, einer degenerativen Schädigung des lateralen Femurkondylus, bedingt durch ein Aufreiten an der Eminentia intercondylaris. In solchen Fällen sollte die monokondyläre Knieendoprothese keine Anwendung mehr finden.

Flexionskontrakturen von mehr als 10–15° können mit der monokondylären Knieendoprothese nicht korrigiert werden und stellen ebenfalls eine Kontraindikation dar.

Osteokartilaginäre Ausschlußkriterien

Die Osteoarthritis in einem 2. Kompartiment ist ein absoluter Grund, monokondyläre Endoprothesen auszuschließen. Im Patellabereich stellen v.a. schmerzhafte Arthrosen in Zusammenhang mit größerem Knorpelverlust eine Kontraindikation dar. Schmerzarme Patellaarthrosen mit osteophytären Auflagerungen sind dagegen noch häufig mit einem monokondylären Implantat sehr erfolgreich zu versorgen.

Allgemeine patientenbedingte Ausschlußkriterien

Frauen mit mehr als 75 und Männer mit mehr als 80 kg Körpergewicht sind eher ungeeignete Kandidaten. Dies trifft auch für Patienten zu, die stärkeren Belastungen ausgesetzt sind oder die noch sportliche Aktivitäten in größerem Ausmaß durchführen wollen. Patienten vor dem 60. Lebensjahr sollten nur dann operiert werden, wenn mehrere Gelenke betroffen sind oder wenn es sich um eher inaktive Patienten handelt. Bei jüngeren und sehr aktiven Patienten sollte die hohe Tibiakopfosteotomie durchgeführt werden.

Aber selbst in der Patientengruppe vor dem 60. Lebensjahr sind die Ergebnisse mit der monokondylären Knieendoprothese unter Berücksichtigung der entsprechenden Indikationskriterien besser absehbar. Ferner sind v.a. die Frühergebnisse wesentlich befriedigender und die postoperative Rehabilitation verläuft zufriedenstellender als die nach der Tibiakopfosteotomie [5]. Die totale Knieendoprothese kommt bei der Schädigung mehrerer Gelenkkompartimente zur Anwendung, und zwar dann, wenn Kontrakturen oder stärkere Instabilitäten vorliegen. Verglichen mit den monokondylären Knieendoprothesen ist die postoperative Rehabilitation etwas schwieriger und das erreichbare Bewegungsmaß ein wenig geringer. Reoperationen nach Infektion oder Lockerung sind nach totalem Kniegelenkersatz komplizierter [8].

Darüber hinaus ist trotz guter Ergebnisse mit dem totalen Kniegelenkersatz das Patellaproblem noch immer nicht gelöst. Schon seit Jahren gibt es Meinungsunterschiede bei einer Reihe wissenschaftlicher Publikationen, die sich der Frage widmen, ob ein Patellaersatz durchzuführen sei oder nicht. Alle diese Faktoren sprechen dafür, daß die monokondyläre Knieendoprothetik durchaus ihren Stellenwert hat, da bei entsprechender Instrumentation und modernem Prothesendesign sehr gute Langzeitergebnisse erzielt werden können.

Implantatdesign

Bei einem totalen Hüft- und Kniegelenkersatz hat sich die zementfreie Implantationstechnik als vorteilhaft erwiesen. Aus diesem Grunde haben wir auch bei dem monokondylären Knieimplantat versucht, eine zementfreie Fixation zu erreichen. Eine Kombination von Press-fit und Dübelverankerung garantiert

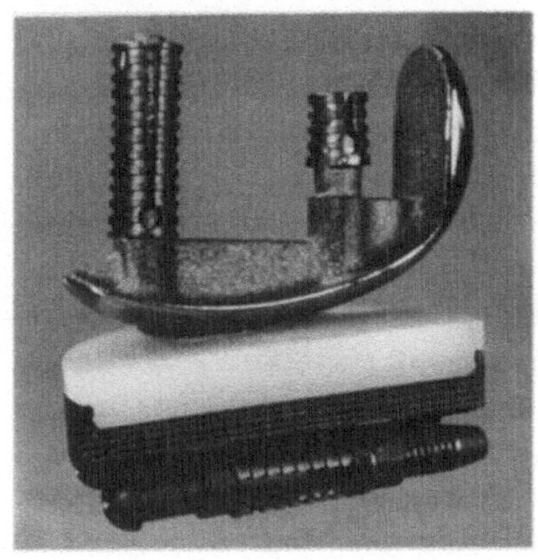

Abb. 1. Das unikondyläre APB-Knieimplantat mit zementfreier Dübelfixation und Pressfit

eine hervorragende primäre Stabilität und erlaubt die zementfreie Fixation (Abb. 1).

Das Prothesendesign und die Frage, ob eine Oberflächenwölbung des Tibiaplateaus durchzuführen sei, war Gegenstand längerer Diskussionen. Hauptproblem dabei war der Polyethylenabrieb. Tibiaimplantate mit einem stark gewölbten Polyethylenplateau bieten den Vorteil einer besseren Gewichtsaufnahme und Lastverteilung. Der Polyethylenabrieb wird dadurch reduziert. Dies funktioniert allerdings nur bei optimal kongruenten Verhältnissen:
Da die monokondyläre Endoprothese aber der Biomechanik des anderen Kniegelenkkompartimentes zu folgen hat, ist eine korrekte Positionierung des Implantates, v.a. in der Rotationsebene, unbedingt notwendig. Auch kleine Rotationsfehler, die nur sehr schwierig zu vermeiden sind, führen bei diesen Implantaten zu einer Zwangskinematik mit starken Scherkräften und damit zu einer frühzeitigen Implantatlockerung. Darüber hinaus kommt es durch diese Scherkräfte zu einem höheren Polyethylenabrieb als bei flacher Tibiapolyethylenoberfläche.

Hodge [2] konnte dies anhand der Ergebnisse mit entsprechenden Endoprothesen sehr schön zeigen. In seinen Untersuchungen fand er bei Prothesen mit nicht geführtem, flachen Tibiaimplantatdesign in 98 % der Fälle, bei stark geführten Prothesentypen aber nur 70 % gute Ergebnisse.

Bei der Entwicklung unseres eigenen Implantates haben wir uns für ein flaches Tibiapolyethylendesign, eine sog. „non-constrained" Prothese, entschieden, um Scherkräfte zu vermeiden.

Bei der Auswahl des Femurimplantates wurde auf ein sehr kurzes Implantat Wert gelegt, das mit seinem halbrunden Design auch bei etwas schrägem einbau optimale Gleitverhältnisse bietet.

Implantatwerkstoffe

Gerade bei der zementfreien Prothesenfixation ist die Auswahl des Prothesenwerkstoffes von außerordentlicher Bedeutung. Nur so kann ein kompletter Knocheneinbau erreicht werden. Unserer Meinung nach ist Titanium derzeit das beste Material, um eine innige Implantat-Knochen-Verbindung zu gewährleisten. Alle Implantatoberflächen, die mit dem Knochen in Verbindung stehen, wurden deshalb aus Titanium gefertigt. Da bei einem flachen Tibiaplateau ein hoher Kontakstreß auftritt und v.a. zu Beginn eine Punktkontaktaufnahme gegeben ist, wurde eine Reihe von wissenschaftlichen Untersuchungen durchgeführt, um auch die Oberflächengleitpaarung zu optimieren [18].

Aus diesem Grunde wurde „ultra high molecular weight Polyethylen" (UHWMPE) verwendet, welches durch Sterilisation und Bestrahlung mit 60 Kobalt und Nitrogen oberflächenoptimiert wurde. Mit diesem Verfahren konnte die PE-Abriebsrate gegenüber der Standardsterilisation mit Gammabestrahlung in Luftmedium um die Hälfte reduziert werden.

Darüber hinaus wurde auch die Femur-Implantat-Oberfläche durch „Oxygen Diffusionshärtung" (ODH) so verbessert, daß eine wesentliche Glättung der Gleitfläche erzielt wurde. Damit ist es gelungen, den Polyethylenabrieb um 30 % gegenüber Chromkobaltmolybdänimplantaten oder nitridionengehärteten Titaniumimplantaten zu verbessern [18].

Diese Technik wurde 1991 bei allen Implantaten eingeführt.

Klinische Ergebnisse

An der Orthopädischen Abteilung des Allgemeinen Krankenhauses Linz wurde die monokondylare zementfreie Knieendoprothese Typ Allo-Pro-Böhler seit 1988 verwendet. In Tabelle 1 sind die Ergebnisse, die in einer prospektiven Studie anhand der ersten 100 Prothesen gefunden wurden. Die Nachuntersuchungszeit betrug im Durchschnitt 44 Monate, die kürzeste Beobachtungszeit 36, die längste 60 Monate.

91 Kniegelenke konnten bis zuletzt beobachtet werden, 7 Patienten starben in der Zwischenzeit, bei 2 Kniegelenken mußte eine Reoperation durchgeführt werden.

Das durchschnittliche Patientenalter betrug bei der Operation 69 Jahre (51–81). Die zementfreie Fixation konnte in allen Fällen angewandt werden.

Die Indikation für diese Operation bestand bei 91 Kniegelenken in einer monoartikulären Arthrose, bei 8 Kniegelenken fand sich eine aseptische Femurnekrose und 1 Kniegelenk war traumatisch geschädigt.

Tabelle 1. Klinische Ergebnisse nach zementfreiem unikondylärem APB-Knieimplantat (u = 91)

	Präoperativ	Follow-up
Flexion		
≤ 90	20	5
91–100	16	19
101–110	31	20
111–120	13	30
> 121	11	17
Schmerzen (Hungerford)		
Grad 0 + 1	0	71
Grad 2	0	11
Grad 3	0	7
Grad 4 + 5	91	2
	6 Monate postoperativ	Follow-up
Femur (Röntgenbild)		
Kompletter Einbau	88	91
Zone 6	3	0
Tibia (Röntgenbild)		
Kompletter Einbau	31	30
Zone 5	40	48
Zonen 3 + 5	15	10
Kein Kontakt	5	2

Bewegungsaußmaß

Das gute Bewegungsaußmaß ist einer der großen Vorteile der monokondylären Knieendoprothetik. Die durchschnittliche Gelenkbeweglichkeit lag präoperativ zwischen 2,5 und 108° und konnte postoperativ im Durchschnitt auf 2–113° verbessert werden. Nur 5 Patienten wiesen weniger als 90° Knieflexion nach der Operation auf (Tabelle 1) [2].

Stabilität und Gelenkstellung

Bedingt durch die Auswahlkriterien für einen monokondylären Kniegelenkersatz waren Stabilität und Gelenksstellung kein Problem.

Nur 7 Patienten hatten eine Seitenbandinstabilität von mehr als 6° und lediglich 5 Patienten mehr als 5° Valgusfehlstellung bei medialem Gelenkersatz. Es ist zu betonen, daß wir versuchen, postoperativ eine leichte Varusposition zu erreichen, da damit das Hauptgewicht auf dem Implantat liegt und eine Sekundärschädigung des anderen Kompartimentes vermieden werden kann.

Gehleistung

79 Patienten konnten mehr als 1 h gehen, 8 Patienten bis zu 30 min. Nur 4 Patienten konnten das Haus nicht mehr verlassen. Grund war allerdings in allen Fällen eine Arthrose der Hüftgelenke oder des gegenseitigen Kniegelenkes. 66

Patienten waren ohne Laufhilfe gehfähig und 21 benutzten einen Stock. 3 Patienten mußten wegen Arthrose in anderen Gelenken 2 Krücken verwenden.

Schmerzen

Zur Definition des prä- und postoperativen Schmerzes wurde der Schmerzscore von Hungerford [3] mit 6 Schmerzgraden verwendet. 82 Patienten hatten keine oder nur leichte Schmerzen (Grad 1 und 2), 4 Patienten klagten über mäßige Schmerzen (Grad 3), bedingt durch eine Arthrose des patellofemoralen Gelenkes, bei weiteren 3 Patienten mit mäßigen Beschwerden (Grad 3) lag die Ursache im lateralen Kompartiment.

Nur 2 Patienten hatten starke Schmerzen. Nachdem bei einem dieser Patienten sowohl die Röntgenkontrollen als auch ein Technetiumscan völlig unauffällige Verhältnisse im operierten Kniegelenk zeigten, glauben wir, daß es sich um lumboischialgiforme Beschwerden handelt, die in keiner Verbindung zum Implantat stehen. Beim 2. Patienten handelt es sich um Schmerzen im lateralen Kompartiment, die durch sekundäre degenerative Veränderungen bei postoperativer Valgusfehlstellung bedingt sind.

Der Hungerford-Funktions-Score, der eine gute Gesamtübersicht gibt, lag im Durchschnitt bei 93 Punkten (Max. 100, Min. 73), was als sehr gutes Ergebnis zu werten ist.

Röntgenergebnisse

Die Ergebnisse wurden anhand von Bildwandler – gezielten Röntgenaufnahmen kontrolliert, wobei sowohl die Femur- als auch die Tibiaimplantate orthograd eingestellt wurden, um eine exakte Beurteilung der Knochen-Implantat-Grenzzone zu ermöglichen (s. Tabelle 1). In Beurteilung der Femurimplantate fanden wir bei allen nachuntersuchten 91 Kniegelenken einen kompletten knöchernen Einbau, ohne jegliche Resorptions- oder Sklerosezonen. Nur 3 Patienten zeigten anfänglich einen knöchernen Spalt im dorsalsten Implantatbreich, der durch inkorrekte Resektion bedingt war und sich im Laufe der Nachuntersuchung völlig verschlossen hat.

An der Tibia fanden wir 4 Arten von knöcherner Integration:

Typ I: kompletter Einbau im gesamten Implantatbereich (Abb. 2a)
Typ II: zentraler Spalt in der Zone zur Eminentia intercondylaris (Abb. 2b)
Typ III: zentraler Spalt und Spalt zwischen den Dübeln (Abb. 2c)
Typ IV: komplette Spaltbildung in der Belastungszone, mit Ausnahme des Dübelbereiches (Abb. 2d)

Da der zentrale Spalt in Richtung Eminentia intercondylaris durch ein Überragen des Polyethyleneinsatzes bedingt ist, kann dieser Spalt nicht als Zeichen von Knochenresorption oder ungenauer Operationstechnik gedeutet werden (s. Tabelle 1).

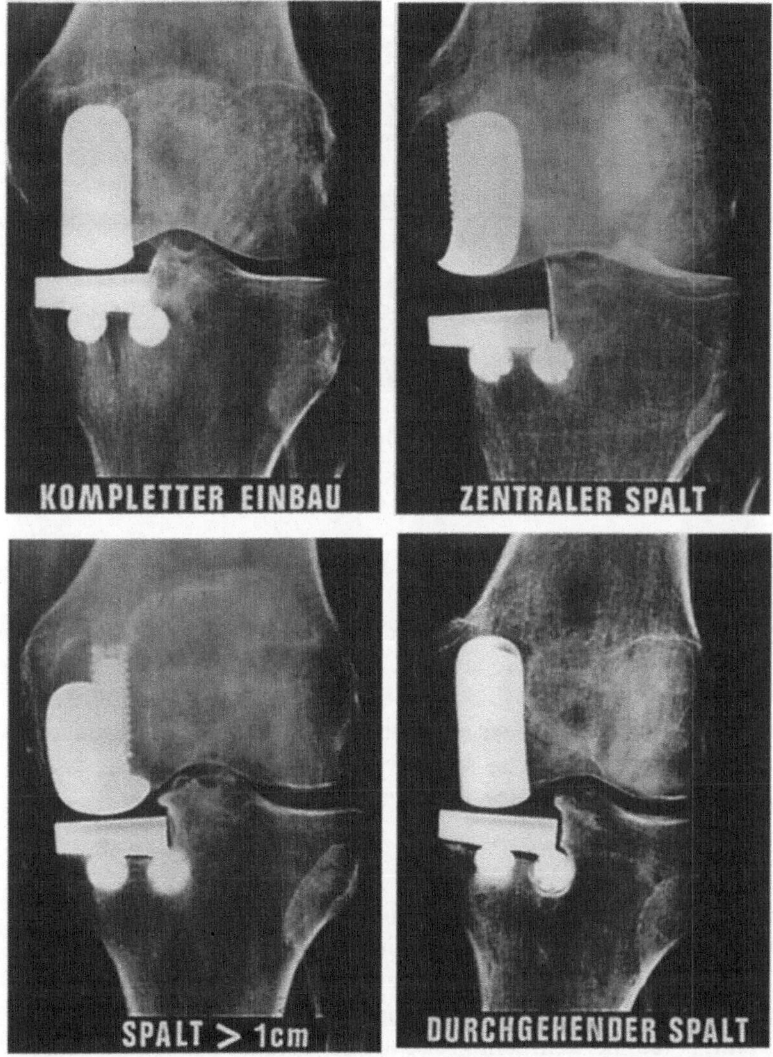

Abb. 2. 4 verschiedene Typen der Implantatknochenfixation: *Typ 1–3:* Komplette oder partielle knöcherne Implantatintegration; *Typ 4:* Knöcherne Fixation im Dübelbereich, ansonsten eine bindegewebige Verankerung

79 Patienten zeigten bei dieser Beurteilung eine komplette knöcherne Integration des Tibiaimplantates (Typ I oder Typ II) (s. Tabelle 1) (Abb. 3). Bei 10 Patienten fand sich ein partieller Spalt, bis zu 1 mm Dicke, im Bereich zwischen den beiden Dübeln. In all diesen Fällen blieb diese Spaltbildung im Beobachtungszeitraum unverändert und verursachte keine Schmerzen. Hierbei handelt

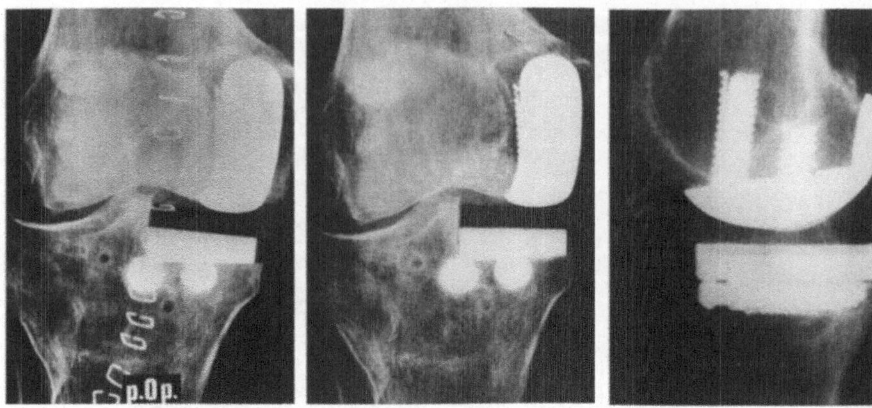

Abb. 3. Das unikondyläre APB-Implantat zeigt 5 Jahre postoperativ einen kompletten knöchernen Einbau

es sich wahrscheinlich um eine partielle Bindegewebeverankerung, bei überwiegend knöchernem Einbau.

2 Patienten hatten eine komplette Spaltbildung im Ausmaß von 1 mm Höhe im Belastungsbereich des Tibiaimplantates. Auch bei diesen Patienten zeigte sich aber immer noch eine feste Dübelverankerung mit direkter knöcherner Integration. Da auch diese Patienten nicht über Schmerzen klagten und keine Verschlechterung im Röntgenbild zu sehen war, sind wir der Meinung, daß die Dübelverankerung eine ausreichende knöcherne Stabilität bietet.

Reoperationen

Bei 2 Kniegelenken mußte eine Reoperation durchgeführt werden. In einem Fall handelt es sich um eine Luxation des Femurimplantates vom Tibiaplateau, die schon nach 4 Monaten aufgetreten war. Ursache war eine falsche Indikationsstellung: Schon präoperativ bestand eine Instabilität, und außerdem war zu diesem Zeitpunkt (1988) bei dem sehr großen Patienten keine adäquate Implantatgröße vorhanden, um das knöcherne Tibiaplateau vollständig zu bedecken. Während der Reoperation zeigte sich die Luxation des Femurimplantates über das Tibiaimplantat nach dorsal. In diesem Bereich war es zu einem beträchtlichen Abrieb gekommen. Trotz massiver Scherkräfte waren beide Implantate aber vollständig knöchern integriert und bewiesen die hohe Primärstabilität dieses Prothesentyps.

Die 2. Reoperation bei einer Patientin mit starker Osteoporose war durch eine Lockerung eines Tibiaplateaus notwendig geworden. Da das Fermurimplantat vollständig knöchern eingeheilt war, haben wir in diesem Fall lediglich eine Zementverankerung des Tibiaplateaus vorgenommen.

Polyethylenabrieb

5 Patienten zeigten im Beobachtungszeitraum einen Polyethylenabrieb von mehr als 2 mm. Wir konnten diesen Polyethylenabrieb schon bei den Zweijahreskontrollen feststellen und im Laufe der weiteren Jahre keine Verschlechterung mehr finden. Die Ursache liegt offenbar in den hohen lokalen Druckspitzen. Bei allen Implantaten handelt es sich um Prothesen ohne ODH-Oberfläche. Da es im Rahmen des Polyethylenabriebes zu einer Vergrößerung der Kontaktfläche kommt und eine glatte Grubenbildung vorliegt, hatten wir in den weiteren 3 Jahren keine Verschlechterung des Polyethylenabriebes mehr feststellen müssen (Tabelle 1)

Zusammenfassung

Zusammenfassend kann gesagt werden, daß die Resultate mit zementfreier monokondylärer Knieendoprothetik sehr zufriedenstellend sind. Bei 100 Implantaten fand sich nach 5 Jahren eine Implantatüberlebenskurve von 98 %. Die Indikation für diese Form der Endoprothetik muß allerdings sehr sorgfältig gestellt werden und unbedingt gewissen Auswahlkriterien folgen (s. Tabelle 1).

Unter der Voraussetzung, daß eine entsprechende Patientenauswahl getroffen wird, lassen sich sehr gute Resultate mit deutlich kürzerer Rehabilitationszeit, im Vergleich zur hohen Tibiakopfosteotomie und zum totalen Kniegelenkersatz, erreichen.

Die monokondyläre Knieendoprothetik sollte im operativen Repertoire eines jeden orthopädischen Chirurgen zu finden sein.

Literatur

1. Bernasek TL, Rand JA, Bryan RS (1988) Unicomparmental porous coated anatomic total knee arthroplasty.
Orthop Trans 12: 654
2. Hodge WA, Chandlery HP (1992) Unicompartmental knee replacement: comparison of constrained and unconstrained designs. J Bone Joint Surg Am 74: 877
3. Hungerford DS, Kenna RV (1983) Preliminary experience with a total knee prosthesis with porous coating used without cement. Clin Orthop 176:95–107
4. Insall JN, Agliettit P (1980) A five to seven-year follow-up of unicondylar arthroplasty. J Bone Joint Surg Am 62: 1329
5. Ivarsson I, Giliquist J (1989) Rehabilitation after high tibial osteotomy and unicompartmental arthroplasty. Clin Orthop 266:139
6. Knutson K, Lindstrand A, Lidgren L (1986) Survival of knee arthroplasties. A nation-wide multicentre investigation of 8000 casese. J Bone Joint Surg Br 68: 795
7. Larsson SE, Larsson S, Lundkvist S (1988) Unicompartmental knee arthroplasty. A prospective consecutive series followed for six to 11 years. Clin Orthop 232: 174

8. Laurencin CT, Zelicof StB, Scott RD, Ewald FC (1991) Unicompartmental versus total knee arthroplasty in the same patient: a Comparative study. Clin Orthop 273: 151
9. MacIntosh, DL (1958) Hemiarthroplasty of the knee using a space occupying prosthesis for painful varus and valgus deformities. J Bone Joint Surg Am 40: 1431
10. Mackinnon J, Young S, Baily RAJ (1988) The St. Georg sledge for unicompartmental replacement of the knee. J Bone Joint Surg Br 70: 217
11. Marmor L (1977) Result of single compartment arthroplasty with acrylic cement fixation. A minimum follow-up of two years. Clin Orthop 122: 181
12. Marmor L (1979) Marmor modular knee in unicompartmental disease. J Bone Joint Surg Am 61: 347
13. Marmor L (1984) Lateral compartment arthroplasty of the knee. Clin Orthop 186: 115
14. Marmor L (1988) Unicompartmental knee arthroplasty. Ten-to 13 years follow up study. Clin Orthop 226: 14
15. Marmor L (1988) Unicompartmental arthroplasty of the knee with a minimum ten-year follow-up period. Clin Orthop 228: 171
16. Scotts RD, Santore RF (1981) Unicondylar unicompartmental replacement for osteoarthritis of the knee. J Bone Joint Surg Am 63: 536
17. Scott RD, Cobb AG, Mc Queary FGI, Thornhill TS (1991) Unicompartmental knee arthroplasty. Eight to 12 years follow up evaluation with survivorship analysis. Clin Orthop 271: 96
18. Streicher RM, Weber H, Schoen R, Semlitsch MF (1992) Wear resistant couplings for longer lasting articulating total joint replacements. Adv 10/179: 186
19. Thornhill, TS (1986) Unicompartmental knee arthroplasty. Clin Orthop 205: 121

Teil VIII

Arthroplastiken der oberen Extremitäten

Die Ellbogenarthroplastik unter besonderer Berücksichtigung der GSB-III-Ellbogengelenkprothese

N. Gschwend, B. Simmen, H. Bloch

Einleitung

Betrachten wir die Statistik der 1992 an der Klinik „Wilhelm Schulthess" implantierten Kunstgelenke, so machen wir folgende Feststellung (Tabelle 1):

Tabelle 1. Arthroplastiken KWS 1992

Hüfte	455
Knie	241
Schulter	51
Ellbogen	27
Gesamt	774

Die Ellbogengelenkprothese wird vergleichsweise mit dem analogen Gelenk der unteren Extremität, dem Kniegelenk, deutlich weniger häufig eingesetzt. Verschiedene Gründe können als Erklärung hierfür angeführt werden. Der Hauptgrund ist wohl der, daß ein zerstörtes Gelenk der unteren Extremität, z. B. des Kniegelenkes, die Gehfähigkeit gewissermaßen in Frage stellt, während an der oberen Extremität bei Zerstörung eines Ellbogengelenkes immer noch eine weitgehende Selbständigkeit in den täglichen Verrichtungen möglich ist dank der intakten oder besseren Gegenseite.

Bei der Polyarthritis, der Hauptindikation für Ersatzoperationen am Ellbogengelenk, kommt hinzu, daß bei 80–90 % der massiv zerstörten Gelenke die Flexion in einem Umfang von mindestens 110° erhalten bleibt, was dem Patienten ermöglicht, die Hand zum Mund zu führen und sie für eine Reihe anderer, für die Selbsthilfe wichtigen Verrichtungen einzusetzen. Demgegenüber geht eine analog schwere Destruktion des Schultergelenkes sehr früh mit einer beachtlichen funktionellen Behinderung einher, die eine Selbstversorgung frühzeitig in Frage stellt.

Ein 3. Grund, der die relativ geringe Anzahl von Ellbogengelenkarthroplastiken pro Jahr erklärt, ist das Vorhandensein recht wirksamer Alternativoperationen, v. a. bei dem durch Polyarthritis betroffenen Ellbogengelenk: So kann die Synovektomie selbst in vorgerückten Stadien (Larsen-Stadium IV) [17] die

Schmerzen ganz oder weitgehend beseitigen. Die anderenorts noch relativ häufig praktizierte einfache Resektionsarthroplastik des Ellbogengelenkes weist, im Gegensatz zur Resektionsarthroplastik an anderen Gelenken, in einem relativ hohen Prozentsatz befriedigende Ergebnisse auf.

Die Resektionsarthroplastik des Ellbogengelenkes

Von Moreau [22] wahrscheinlich zuerst und in den 2 letzten Jahrzehnten des 19. Jahrhunderts von Ollier [25] praktiziert, gehörte die einfache Resektionsarthroplastik des Ellbogengelenkes bis in die jüngere Zeit zu den erfolgreichsten einfachen Formen der Arthroplastik. Wir selbst haben sie nach der von Hass [13] modifizierten Technik bis in die frühen 70er Jahre durchgeführt. Die sorgfältige Analyse von 25 Fällen einer geschlossenen Serie ergab, während einer Beobachtungszeit von rund 6 Jahren [6], bei mindestens 1/3 aller Operierten störende Zeichen einer Instabilität, die sich mit der Zeit unangenehm verstärkte. Mehrheitlich handelte es sich um Patienten, die wegen der Grundkrankheit gezwungen waren, sich mit Stöcken fortzubewegen oder bei denen oft in Zusammenhang mit einer Kortisonmedikation eine ausgeprägte Tendenz zur Knochenresorption bestand. Das Hauptproblem der Resektionsarthroplastik besteht im umgekehrt proportionalen Verhältnis zwischen Resektionsgröße und Stabilität. Will man eine gute Beweglichkeit mit ausreichender Sicherheit erzielen, dann ist man gezwungen, mehr Knochen zu resezieren. Dies aber führt erwartungsgemäß viel eher zu einer Instabilität und dadurch auch zu einer fortschreitenden Knochenresorption; diese vermindert ihrerseits wieder die Stabilität. Ähnliche Erfahrungen veranlaßten auch andere Autoren, Ellbogenprothesen zu entwickeln, die, gestützt auf die positiven Ergebnisse von Charnley [1] beim Hüftgelenk, mit Zement im Markraum fixiert wurden. Bei den ersten Prothesen dieser Art [2, 20, 21] (Shiers, pers. Mitteilung) erfolgte in allzu optimistischer Denkweise eine breite Resektion der Humeruskondylen mit den ligamentären und Muskelansätzen; eine schon kurze Zeit danach beobachtete Auslockerung der Prothese war die häufige Folge. Mußte sie entfernt werden, so führte eine sehr schwere Instabilität oft zur Gebrauchsunfähigkeit der betroffenen Extremität.

Derartige Beobachtungen veranlaßten unsere Gruppe (Gschwend, Scheier, Bähler in Zusammenarbeit mit der Firma Sulzer), die GSB-l-Ellbogen-Prothese (Abb. 1a) zu entwickeln, die, wie die genannten Ellenbogenprothesen, einem starren Metall-Metall-Scharniergelenk entsprach, jedoch so konstruiert wurde, daß der Rückzug zu einer möglichst stabilen Sine-Sine-Resektionsarthroplastik ohne großen Aufwand möglich war [6, 10]. Die GSB-l-Prothese erforderte nur die Resektion eines kleinen interkondylären Knochenstückes am Humerus und erhielt so die ligamentären und muskulären Ansätze an den Humeruskondylen. Die Zweckmäßigkeit dieses Vorgehens hat sich dann in der Folge, da schon bald eine größere Anzahl gelockerter GSB-l-Prothesen anfiel, als richtig erwiesen,

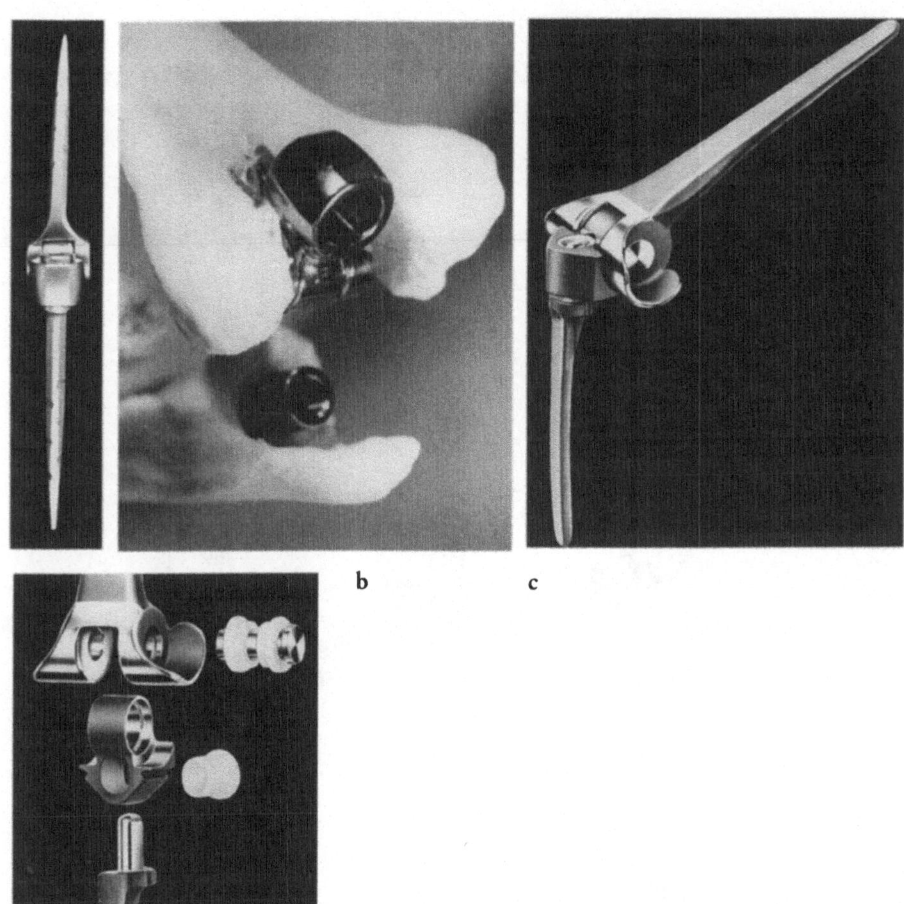

Abb. 1 a, b GSB-I-Ellbogenprothese: Starre Metall-Metall-Scharnierprothese, die nur die Resektion eines schmalen interkondylären Knochenblocks erfordert und die Humeruskondylen samt Band- und Muskelansätzen intakt läßt; **c, d** GSB-III-Ellbogenprothese

indem die Entfernung der GSB-l-Prothese mit relativ wenig Aufwand eine Umwandlung in eine einigermaßen stabile Sine-sine-Arthroplastik gestattete [7].

Neuere Ellbogenprothesenmodelle

Die neueren Modelle der Ellbogengelenkprothese können in 3 Kategorien unterteilt werden: Unverblockte (non-constrained), halbverblockte (semi-constrained) und voll verblockte (constrained) Ellbogenprothesen.

Die **„non-constrained“ Ellbogenprothesen** können eine glatte Oberfläche haben, bestehend aus einer Metallegierung am Humerus und aus Polyethylen an

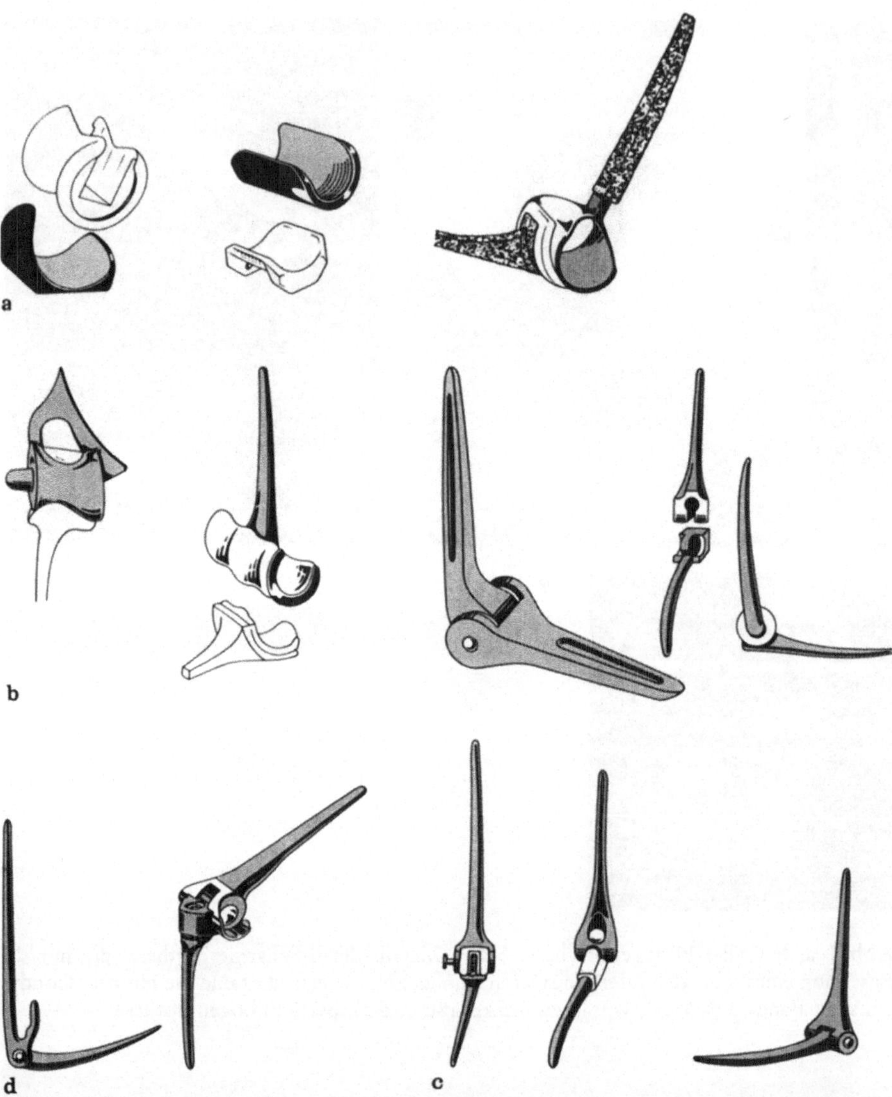

Abb. 2 a Die unverblockten, non constrained Oberflächenprothesen mit weitgehend glatter Oberfläche, ohne und mit Markraumstift: Roper Prothese, Lowe- und Kudo-Prothese; **b** semi-constrained Oberflächenprothesen von Souter und Ewald; **c** moderne Scharniergelenkprothesen (floppy hinges) mit einem kleinen Spiel zwischen den beiden Komponenten und Metall-Polyethylen-Kontakt (Low-friction-Prinzip). Zu ihnen zählen wir die Dee-2-Prothese, die Prothesen von Schlein und Coonrad, die Pritchard-Walker-2-Prothese und die von inglis (Tri-axial); **d** halbverblockte Scharnierprothesen mit Kondylenauflageflächen Mayo-Coonrad-2 und GSB-III

der Ulna, oder aber sie versuchen, die Gelenkkonfiguration des natürlichen Ellbogens mehr oder weniger genau zu imitieren, um so eine relative Stabilität zu erzielen. Zur 1. Gruppe der non-constrained Prothesen gehört die von Roper et al. [27], Lowe [19], Ishizuki [15] und Kudo [16] (Abb. 2a), während zu den **„semi-constrained" Oberflächenersatzoprothesen** v. a. die von Souter [30], Ewald [4] u. a. entwickelten Prothesen zu zählen sind (Abb. 2).

Da die Fixation der non-constrained Prothesen [16, 19, 27] bei der meistens fortgeschrittenen Zerstörung des distalen Humerus und der proximalen Ulna ohne intramedulläre Verankerung naturgemäß auf Schwierigkeiten stößt, haben die Autoren der semi-constrained Oberflächenprothese[4, 30] schon frühzeitig eine Fixation im intramedullären Bereich gesucht.

Bei den *modernen Scharniergelenkprothesen* (Abb. 2d) haben verschiedene Autoren in Kenntnis der überdurchschnittlich hohen Lockerungsrate von starr verblockten Metall-Metall-Prothesen einen Spielraum zwischen den beiden Komponenten gelassen („floppy hinges") und zudem das Low-friction-Prinzip eingeführt, bei dem Metall auf Polyethylen läuft. Durch diese Konstruktion sollte der weitgehend erhalten gebliebene Bandapparat bei der Stabilisierung mithelfen, um damit die Belastungen an der Knochen-Zement-Grenze zu reduzieren. Zu diesem Typ von Prothesen gehören die Prothese von Schlein [28], Dee-2 [3], Pritchard-Walker-2 [26], Triaxial-Prothese von Inglis [14] u. a. (Abb. 2c).

Eine Sonderstellung nehmen die *semi-constrained Scharnierprothesen* (Abb. 2d) ein, welche zusätzlich eine *Abstützung der Humeruskomponente auf den erhalten gebliebenen Humeruskonylen* suchen. Zu erwähnen ist hier die GSB-III-Prothese [8, 9, 11, 23, 24], die als erste dieses Prinzip realisierte. Später hat Morrey von der Mayo Clinic die Coonrad-2-Prothese in diesem Sinne modifiziert [24].

In ihrer Übersichtsarbeit „Current Concepts Review" der Ellbogenarthroplastik haben Goldberg et al. [5] folgenden Schuß gezogen: Die „less-constrained" Prothesen, die eine Kinematik aufweisen, die dem physiologischen Ellbogen am nächsten kommt, gestatten bessere Ergebnisse. Dieser Prothesentyp benötigt jedoch einen Knochen im metaphysären Bereich und Seitenbänder, die weitestgehend intakt sind. Dieselben Autoren kommen zu dem Schluß, daß die Scharnierprothesen mit einem Spiel zwischen den beiden Komponenten (floppy hinges) bei den posttraumatischen Fällen bessere Ergebnisse erzielen, da sie eine ausgiebigere Weichteilablösung zulassen. Der Schmerzlinderungseffekt und die Beweglichkeit sind bei diesem Prothesentyp ebenfalls zuverlässiger zu erreichen als mit Kunstgelenken des unverblockten (non-constrained) oder auch halbverblockten (semi-constrained) Oberflächenersatztyps. Auch hier spielt die großzügigere Ablösung der Weichteile ohne Gefahr eines Instabilitätsrisikos die entscheidende Rolle. In demselben Review-article kommt Goldberg zum Schluß, daß bei der Polyarthritis die Ergebnisse der Oberflächenersatzprothesen und der halbverblockten Scharniergelenke sehr ähnlich sind; die Autoren empfehlen jedoch, eine Prothese einzusetzen, die breit auf den Humeruskondylen sitzt und dadurch die Belastungen, v. a. die Torsions- und Kompressionskräfte, besser auf den metaphysären Knochen übertragen kann. Diesen Typus von Prothese bezeichnen sie als ein für die Zukunft anzustrebendes Ziel.

Die GSB-III-Prothese

10 Jahre vor der Publikation von Goldberg [5] hatte unsere GSB-Gruppe bereits dieses halbverblockte, nach dem Low-friction-Prinzip arbeitende Scharniergelenk mit breiter Abstützung auf den Kondylen entwickelt [9, 10]. Es gilt nun im folgenden, diesen Prothesentyp näher zu untersuchen.

In den letzten 16 Jahren verwendeten wir diese halbverblockte und breit auf den Humeruskondylen abstützende GSB-III-Ellbogenprothese. Sie ist nach dem Low-friction-Prinzip konstruiert, indem nirgendwo Metall auf Metall läuft, und weist zwischen der humeralen und ulnaren Komponente eine Spanne von wenigen Graden auf (floppy hinge).

Die **Operationstechnik** ist schon mehrere Male beschrieben worden, hier möchten wir lediglich auf einige, für den Erfolg entscheidende Schritte hinweisen: Der Eingriff wird in Seitenlage durchgeführt und der Arm auf einer Oberarmstütze gelagert. Eine Blutleere ist empfehlenswert. Als Zugang verwenden wir eine nach radial leicht konvexe dorsale Inzision über dem Streckapparat. Der von uns beschriebene transtricipitale Zugang [11] gestattet, die Kontinuität des Streckapparates zu erhalten, wobei dieser von der Rückfläche des Olekranons und der proximalen Ulna mit dünnsten Knochenlamellen unter Verwendung eines Ombredan-Meißels abgehoben wird. Dies erlaubt am Schluß der Operation eine zuverlässige transossäre Fixation des in seiner Kontinuität erhalten gebliebenen Streckapparates. Zuerst wird jedoch der N. ulnaris freigelegt und bis zum Abgang des 1. Muskelastes zum Flexor carpi ulnaris mobilisiert. Die in der Literatur ungewöhnlich häufig beschriebenen Verletzungen des N. ulnaris stehen nach unserem Dafürhalten in Zusammenhang mit der Schädigung des Nerves an der Stelle, wo er in unmittelbarer Nähe zur ulnaren Kante der Olekranongelenkfläche verläuft. An dieser Stelle findet sich, v. a. bei der Polyarthritis, fast regelmäßig eine Knochenkante, die scharf wie ein Messer vorsteht und in unmittelbarer Nähe (ca. 1-2 mm) des in der Tiefe vorbeiziehenden N. ulnaris liegt. Jede Manipulation des Vorderarmes gegenüber dem Oberarm, wie sie bei der Implantation der Prothesenteile unvermeidlich ist, riskiert eine direkte Läsion des Nervs durch diese scharfe Kante. Bevor wir weitere Maßnahmen zur Mobilisierung des Ellbogengelenkes ergreifen, entfernen wir deshalb diese Knochenkante. Dann erst legen wir auch die radiale Hälfte des Gelenkes mit dem Radiusköpfchen frei und resezieren dieses distal der radioulnaren Gelenkfläche. Nachdem auch das proximale nach ventral abgebogene Ende des Olekranons abgetragen worden ist, erhalten wir mit unserem Zugang einen sehr schönen Überblick über das ganze Gelenk. Eine radikale Synovektomie, die Identifizierung der Seitenbänder an den Humeruskondylen, die Abtragung des Processus coronoideus und, bei lange bestehenden Beugekontrakturen, die partielle Ablösung der Brachialisinsertion, erlauben mit relativ kleinem Aufwand die weitgehend gefahrlose Durchführung der für die GSB-III-Implantation spezifischen Schritte der Knochenresektion und Vorbereitung der Markräume zur Aufnahme der Prothese. Unser transtricipitaler Zugang dürfte auch der Hauptgrund dafür sein, warum im Vergleich zu Aussagen anderer Autoren, der erzielte durchschnittliche Streckausfall in unserer Kasuistik als gering bezeichnet werden darf.

Ergebnisse mit der GSB-III-Arthroplastik

Von 1978 bis März 1992 haben wir 144 Ellbogen mit einer GSB-III-Prothese versorgt. Davon litten 109 Patienten an einer Polyarthritis, 7 an einer juvenilen Arthritis und 2 an einer Psoriasisarthritis bzw. an einer Reiter-Arthritis. 26 Fälle wiesen arthrotische Veränderungen, überwiegend posttraumatischer Natur, auf. Während die Zahl der weiblichen Patienten bei den sekundärarthrotischen Veränderungen des Ellbogens derjenigen der männlichen Patienten genau entsprach, so fanden sich bei der Polyarthritis erwartungsgemäß weibliche Patienten in starker Überzahl (4:1). Die Beseitigung der Schmerzen oder deren wesentliche Linderung ist Hauptindikation für die Prothesenimplantation. Abbildung 3 zeigt das prä- und postoperative Schmerzverhalten bei der Polyarthritisgruppe und bei den Patienten, die wegen posttraumatischer Arthrose operiert werden mußten. In beiden Gruppen v. a. in der Polyarthritisgruppe erkennen wir, daß

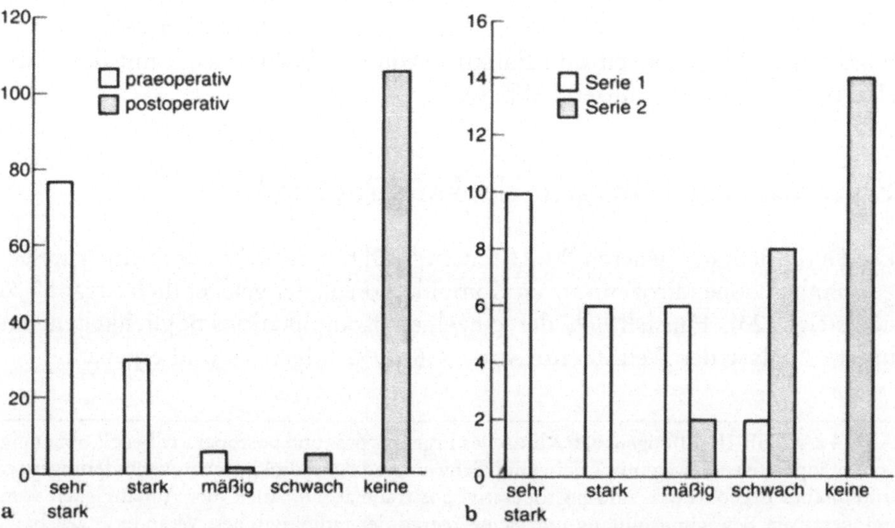

Abb. 3 a, b GSB-III-Ellbogen: **a** Schmerzen cP; **b** Schmerzen posttraumatisch

Tabelle 2. Beweglichkeit bei den Polyarthritispatienten

	Präoperativ	Postoperativ	Gewinn
Flexion	118°	134°	**28°**
Extension	-38°	-26°	
Pronation	54°	67°	**25°**
Supination	50°	62°	

Beweglichkeit bei den posttraumatischen Arthrosen

	Präoperativ	Postoperativ	Gewinn
Flexion	95°	126°	**37°**
Extension	-40°	-34°	
Pronation	55°	73°	**36°**
Supination	49°	67°	

die Schmerzen in fast allen Fällen vollständig oder bis auf minimale Restbeschwerden verschwinden. Ein sehr guter Schmerzeffekt ist aber auch bei den posttraumatischen Fällen zu erkennen. Sind Schmerzen noch in mäßigem Umfang vorhanden, handelt es sich fast ausschließlich um weichteilbedingte Schmerzen.

Der Bewegungsumfang ist präoperativ bei den Polyarthritikern größer als bei den posttraumatischen Fällen. Entsprechend leichter ist es, auch postoperativ einen größeren Bewegungsumfang sowohl bezüglich Flexion als auch Streckausfall zu erzielen (Tabelle 2). Andererseits ist der Bewegungsgewinn durch die Prothesenimplantation bei den posttraumatischen Fällen höher. Je 1 Fall von Polyarthritis und posttraumatischer Arthrose mögen demonstrieren, was wir hinsichtlich Beweglichkeit und Funktion von der Arthroplastik mit der GSB-III-Prothese erwarten dürfen (Abb. 4).

Ergebnisse der Ellbogengelenkarthroplastik

Die Durchsicht der neueren **Weltliteratur** [12] beeindruckt durch einen außergewöhnlich hohen Prozentsatz an Komplikationen, der gelegentlich sogar 50 % übersteigt [23]. Hinsichtlich der einzelnen Komplikationsmöglichkeiten hat unsere Analyse der Weltliteratur von 1986–1992 folgendes Bild ergeben:

Abb. 4 a-d GSB-III-Ellbogen: **a, b** Klinisches Ergebnis prä- und postoperativ bei cP, abhängig vom präoperativen Bewegungsumfang und Schweregrad der radiologischen Veränderungen; **c, d** klinisches Ergebnis prä- und postoperativ, posttraumatisch. Auch hier Abhängigkeit vom präoperativen Bewegungsumfang und Schweregrad der radiologischen Veränderungen bzw. etwaigen Voroperationen

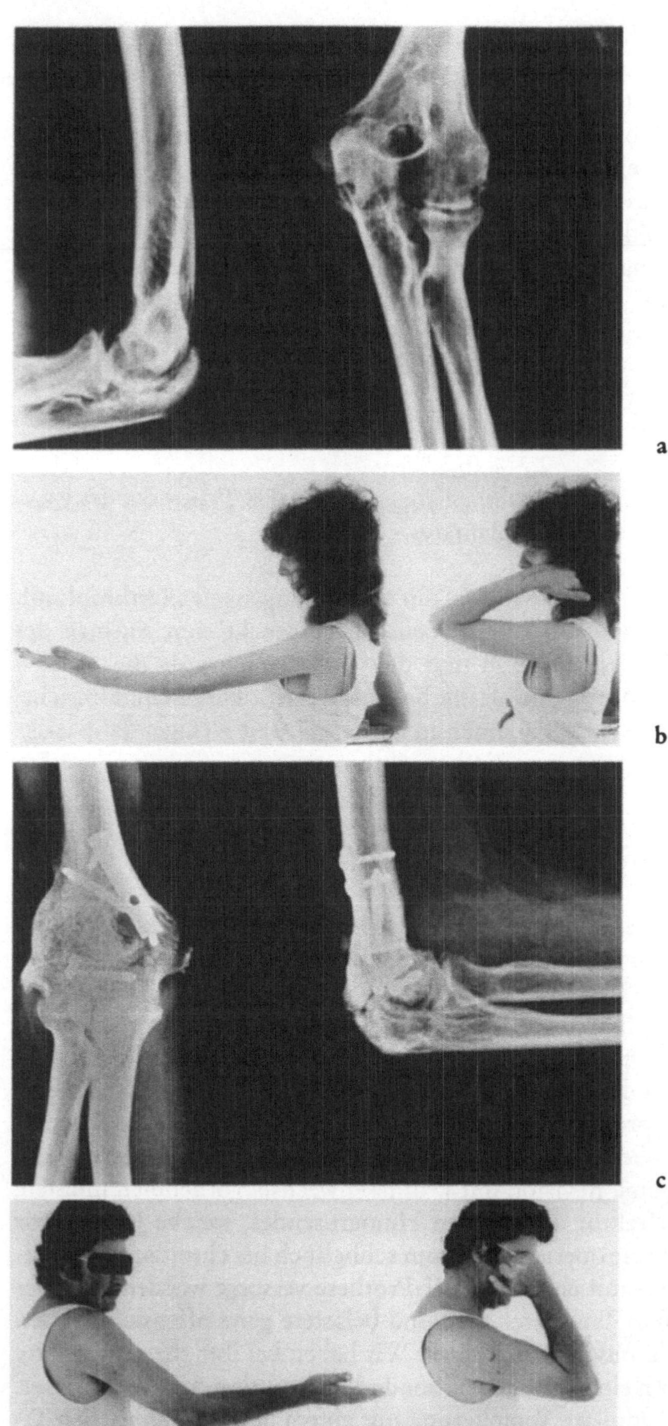

a

b

c

d

Abb. 4a–d.

Auf 828 Fälle kamen 357 Komplikationen (43 %). 23 % mußten als Spätkomplikationen bezeichnet werden. Die Revisionsquote betrug bei derselben Sammelstatistik 151 von 828 (18 %). Es verbleiben als sog. permanent complications 121 von 828 (15 %). Bei einem durchschnittlichen Follow-up von nur 55 Monaten (3–12 Jahre) ist das eine beachtlich hohe Zahl.

In der Reihenfolge ihrer Häufigkeit finden wir in unserer Analyse der Weltliteratur folgende Komplikationen:

Radiologische Lockerungen	17,2 % (Humerus 12,1 %, Ulna 5,1 %)
Klinische Lockerungen	6,4 % (Humerus 3,7 %, Ulna 2,7 %)
Neuropathien des N. ulnaris	10,4 %
Infektionen	8,1 % (oberflächlich 3,5 %, tief 4,6 %)
Instabilität	7,1 %
Luxationen	4,3 %
Subluxationen	2,2 % (6,5 %)

Des weiteren werden als Komplikationen angegeben: 3,2 % Frakturen des Knochens und 0,6 % Frakturen des Implantates.

Kein Wunder, daß eine Zurückhaltung mit der Ellbogengelenkarthroplastik weltweit vorherrschend ist. Wir waren ebenso beeindruckt vom Ausmaß des festgestellten Streckdefizites (30–50°) und dies um so mehr, als die meisten Artikel über Ergebnisse der Arthroplastik bei Polyarthritis berichten. Hinsichtlich Beweglichkeit haben diese Patienten in der Regel weit weniger Schwierigkeiten als Patienten mit posttraumatischen Arthrosen.

Komplikationen mit der GSB-III-Prothese

Vergleichen wir in unserer Statistik (144 Fälle) die Zahl der Komplikationen mit den in der Weltliteratur von 1986–1992 aufgeführten Zahlen, so ergibt sich folgendes Bild: Seit 1978 mußten wir in nur 1 von 144 Fällen eine Revision wegen Lockerung durchführen, das macht insgesamt 0,7 % aus. Nur in 3 von 48 Fällen, bei denen die Operation mehr als 10 Jahre zurücklag und die wir in jüngster Zeit klinisch und radiologisch nachuntersuchen konnten, fand sich eine vollständige oder gar progressive Aufhellungszone an der Knochen-Zement-Grenze. Der einzige Patient, bei dem wir wegen aseptischer, radiologischer und klinischer Lockerung eine Revision mit Prothesenwechsel vornehmen mußten, litt an einer Trümmerfraktur des distalen Humerusendes, welche Jahre zuvor 2mal durch Osteosynthese operiert und dann schließlich bei chronischer Pseudarthrose eines Kondylus mit einer GSB-III-Prothese versorgt worden war. Der Mann war als Maler und Tapezierer tätig und belastete ganz offensichtlich den operierten Arm überdurchschnittlich stark. Wir haben bei ihm die zementierte GSB-III-Prothese durch eine zementfreie Sonderkonstruktion derselben ersetzt, bei welcher die intramedulläre Verankerung mit einem längeren konischen Titanschaft nach dem von Wagner für die Hüftrevision entwickelten

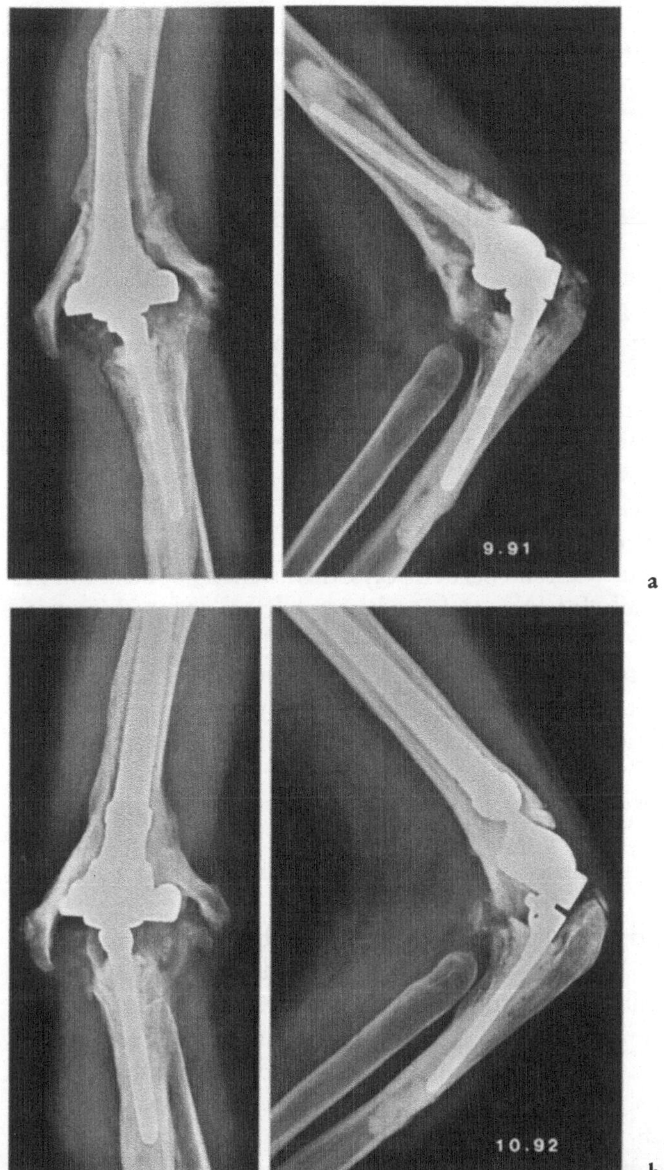

Abb. 5 a, b GSB-III-Ellbogen: Vor und nach Wechsel einer GSB-III-Prothese. Einziger Fall von über 200 GSB-III-Arthroplastiken, der bei Status nach komplexer Fraktur des distalen Humerusendes mehrfach voroperiert, schließlich mit Prothese versorgt wurde und auslockerte. Die Implantation einer modifizierten Humeruskomponente der GSB-III-Prothese mit zementfreiem längerem Markraumstift und einer konischen Konfiguration wie bei der Wagner-Hüftrevisionsprothese führte zum spontanen Aufbau des präoperativ stark ausgedünnten und spontan frakturierten Knochens

Prinzip ausgebildet war. Erstaunlich ist der Vergleich der Röntgenbilder vor, kurz nach und 1/2 Jahr nach Reimplantation dieser modifizierten und zementfrei implantierten GSB-III-Prothese (Abb. 5): Der hauchdünne und spontan frakturierte Knochenmantel des Humerusschaftes hat sich um das Mehrfache verdickt, die Prothese erscheint zuverlässig eingebaut.

Ulnarisläsionen sind in der geschilderten Zeitspanne der Weltliteratur in 10,5 % beschrieben worden. Morrey [28] spricht in seiner Statistik von 7 %, Souter [31] sogar von 14 %. Unsere eigene Statistik zeigt nur 3 von 144 operierten Fällen, das entspricht 2 %. Wie unserer Erfahrung nach Ulnarisläsionen am besten vermieden werden können, haben wir bereits geschildert.

Die *Infektionsquote* ist bei der Ellbogengelenkarthroplastik laut Angaben der aktuellen Weltliteratur mit 8,1 % im Durchschnitt deutlich höher als bei Prothesen anderer Lokalisation. Unseres Erachtens, gilt es zu unterscheiden zwischen Infektionen bei Primärimplantation einer Prothese und Fällen, wo ein oder mehrere Eingriffe vorausgegangen sind. In diesem Sinne erwarten wir bei den posttraumatischen Fällen, bei denen Schwierigkeiten mit der Osteosynthese auftraten, einen höheren Prozentsatz an Infektionen. Unsere eigene Statistik scheint dies zu bestätigen: Während bei den Polyarthritisfällen nur bei 2 von 118 Patienten (1,7 %) eine tiefe Infektion auftrat, hatten wir bei den posttraumatischen Fällen in 1 von 26 Patienten (3,8 %) zu beklagen. Bei diesen Infektionen, die in der Frühzeit unserer Kasuistik auftraten, entfernten wir die Prothese und wandelten die Endoprothesenarthroplastik mit mäßigem funktionellen Erfolg in eine Sine-sine-Resektionsarthroplastik um. Heute würden wir, wie an anderen Gelenken, je nach Erreger und nach Zustand der Weichteile bzw. des Knochens, einen einzeitigen oder allenfalls zweizeitigen Prothesenwechsel vornehmen, wobei ein ausgedehntes Débridement des Gelenkes und die lokale und allgemeine Anwendung spezifischer Antibiotika selbstverständliche Voraussetzung sein müßten.

Luxationen und **Subluxationen** der Prothese sind bei halbverblockten Scharnierprothesen nicht zu erwarten, wohl aber eine Entkoppelung der beiden Prothesenteile. Sie werden auch in der Literatur für diese Prothesenart als typisch beschrieben und mit einer Häufigkeit von 5–10 % angegeben. Als Ursache wird meistens eine Abnutzung des Polyethylens bei dem mehrheitlich als „snapfit" bezeichneten Verkoppelungsmechanismus der Polyethylen-Metall-Artikulation angegeben. Auch wir haben, v. a. in den ersten Jahren, diese Entkoppelung der beiden Komponenten als Hauptkomplikation registrieren müssen. Sie kam bei 5 von 118 Polyarthritisfällen, d. h. in 4,2 %, vor und in 4 von 26 posttraumatischen Fällen, d. h. in 15,3 %. Als Hauptursache mußten wir eine zu ausgedehnte Weichteilablösung und die nicht ganz anatomiekonforme Plazierung des Rotationszentrums der Prothese sehen. Da hauptsächlich bei posttraumatischen Fällen das Auffinden des ursprünglichen Rotationszentrums alles andere als leicht, oft sogar unmöglich ist, haben wir zwischenzeitlich einen Verlängerungsaufsatz auf der ulnaren Komponente entwickelt, der eine Entkoppelung künftig ausschließt.

Tabelle 3. Bleibende Komplikationen bei cP = 3,4 %

9 Keine
2 Residuelle Symptome N. ulnaris
2 Sine-sine-Arthroplastik

Bleibende Komplikationen bei Arthrose = 15,3 %

5 Keine
2 Sine-sine-Arthroplastik
1 Irritation des N. ulnaris
1 Karpaltunnelsyndrom

Als Gradmesser für die Beurteilung unserer eigenen Methode dient in besonderer Weise der Prozentsatz an *bleibenden Komplikationen*, d.h. an Komplikationen, die auch durch eine Revision nicht zu beheben sind. Er betrug bei unseren Polyarthritisfällen 3,4 %, bei den posttraumatischen dagegen 15,3 % (Tabelle 3). Es waren v.a. verbleibende Ulnarisnervirritationen, in einem Fall ein Karpaltunnelsyndrom, bei dem ein weiterer Eingriff die Situation durchaus nachhaltig verbessern könnte. Aber selbst bei einer Analyse der Fälle, bei denen die Prothese entfernt und das Ellbogengelenk in eine Sine-sine-Arthroplastik umgewandelt werden mußte, erkennen wir, daß nur 2 Patienten ihren Zustand als nicht zufriedenstellend bezeichneten, während die anderen zwei schmerzfrei waren und eine gute Kraft aufwiesen.

Diskussion

Wenn wir auch die Kinematik des Ellbogengelenkes nicht mit einem Scharniergelenk vergleichen dürfen, so konnten doch London [18] und Sorbie [29] mit ihren Studien zeigen, daß das *Ellbogengelenk* praktisch nur *ein Rotationszentrum* aufweist. Lediglich in den letzten Graden der Streckung erfolgt ein Drehgleitmechanismus. So ist denn auch die Konstruktion eines künstlichen Gelenkes mit einem Scharniermechanismus gerechtfertigt. Unsere GSB-III-Prothese ist ein solches Scharniergelenk, das nach dem Low-friction-Prinzip konstruiert ist und ein kleines Spiel zwischen der humeralen und ulnaren Komponente der Prothese aufweist. Dieses Spiel im Sinne des sog. floppy hinge soll die Belastungen, die an der Knochen-Zement-Grenze auftreten, dank Unterstützung des erhalten gebliebenen Kapsel-Band-Apparates reduzieren helfen. Die breite Abstützung des Humerusprothesenteiles auf den bewußt erhalten gebliebenen Humeruskondylen will zusätzlich die Kräfte abfangen, die bei den häufigsten Alltagsverrichtungen, wie dem Heben von Gewichten mit gebeugtem Ellbogen oder beim Abstützen der Hand bei gestrecktem Ellbogen, auf diesen einwirken. Diese Kräfte führen bei anderen Prothesentypen, ähnlich wie bei unserer ursprünglichen GSB-I-Prothese, zu einer außergewöhnlichen Belastung er dorsalen Humeruswandung und zu einem Einsinken der Prothese im Humerus, ein Phänomen, wie wir es seit der Verwendung der Abstützflächen beim heutigen Prothesentyp nicht mehr nachweisen konnten. Der von uns angegebene transtricipitale Zugang gestattet nicht nur eine perfekte Übersicht über das Operationsgebiet, sondern vermeidet zusätzlich Ulnarisläsionen und begünstigt außerdem ein geringeres Streckdefizit durch Erhaltung einer weitgehend vollen aktiven Streckerkraft. Die mit der GSB-III-Prothese erzielten Ergebnisse lassen sich mühelos mit den besten Langzeitergebnissen der Weltliteratur vergleichen, sowohl was den Funktionsgewinn betrifft, aber auch hinsichtlich der geringeren Komplikationsrate. Beeindruckend ist v.a. die außergewöhnlich kleine aseptische Lockerungsquote, der minimal kleine Prozentsatz von Läsionen des Ulnarisnervs und von Infektionen. Eine besondere Aussagekraft hinsichtlich der Qualität dieser Prothese besitzen die Ergebnisse bei schweren posttraumatischen Arthrosen, da mehrheitlich verschiedene andere operative Eingriffe unserer Operation vorausgingen.

Besonderen Wert legen wir auf die Rekonstruktion der Humeruskondylen, wenn sie infolge Resorption (Polyarthritis) oder peroperativer Entfernung bei Mehrfragmentfrakturen fehlen. Über unsere Methode der Rekonstruktion mittels autologer Beckenspäne haben wir an anderer Stelle berichtet [7]. Die auf diese Weise einigermaßen wiederhergestellte Anatomie des distalen Humerus soll uns nicht nur erlauben, die geschilderten Vorteile der Abstützung der Humeruskomponente zu nutzen, sondern im Falle der recht selten gewordenen Prothesenentfernung eine relativ einfache Umwandlung in eine möglichst stabile Sine-sine-Arthroplastik vorzunehmen.

Zusammenfassend dürfen wir sagen, daß wir in den letzten 16 Jahren dank dieser GSB-III-Ellbogenprothese in über 90 % der Fälle gute Ergebnisse erzielen konnten, womit die Langzeiterfolgsquote der Ellbogenarthroplastik durchaus vergleichbar ist mit derjenigen der Hüftgelenk- und Knieprothesen.

Literatur

1. Charnley J (1962) The long-term results of low-friction arthroplasty of the hip as primary intervention. J Bone Surg Joint [Br] 54: 61
2. Dee R (1969) Elbow arthroplasty. Proc R Soc Med 61: 1031
3. Dee R (1992) Revision surgery after failed elbow endoprosthesis. In: Juglis AE (ed) Symposium on total joint Replacement of the upper extremity, Mosby, St. Louis, pp 126-140
4. Ewald FC, Scheinberg RD, Poss R, Thomas WH, Scott RD, Sledge CB (1980) Capitellocondylar total elbow arthroplasty. Two to five year follow-up in rheumatoid arthritis. J Bone Surg Joint 62 [AM]: 1259–1263
5. Goldberg VM, Figgie HE III, Inglis AE, Figgie MP (1988) Current concepts review, total elbow arthroplasty. J Bone Joint Surg [Am] 70: 778–783
6. Gschwend N (1980) Surgical treatment of rheumatoid arthritis. Thieme, Stuttgart
7. Gschwend N (1983) Salvage procedure in failed elbow prosthesis. Arch Orthop Traume Surg 102: 95–99

8. Gschwend N (1991) The case for a linked elbow prosthesis. In: Hämälainen MJ, Hagena FW (eds); Rheumatoid arthritis surgery of the elbow. Rheumatology 15: 98–112
9. Gschwend N, Loehr J (1980) Ellbogenarthroplastik. Orthopädie 9: 158–168
10. Gschwend N, Scheier H, Bähler A (1977) GSB elbow-, wrist- and PIP-joints. In: Joint replacement in the upper limb. Mechanical Engineering Publications, London, pp 107–116
11. Gschwend N, Loehr J, Ivosevic-Radovanovic D (1988) Die Ellbogen-Arthroplastik. Orthopädie 17: 366–373
12. Gschwend N, Schwyzer H, Simmen B, Bloch H (to be published) Late complications in elbow arthroplasty. Vortrag in Aarhus, Dänemark
13. Hass J (1930) Die Mobilisierung ankylotischer Ellbogen- und Kniegelenke mittels Arthroplastik. Langenbecks Arch Chir 160: 693
14. Inglis AE (1982) Tri-axial total elbow replacement: indications, surgical technique and results. In: Symposium on total joint replacement of the upper extremity. Mosby, St. Louis, pp 100–110
15. Ishizuki M (1981) Quoted by Ewald reconstructive surgery and rehabilitation of the elbow. In: Kelley WN, Harris ED, Ruddy S, Sledge CB (eds) Textbook of rheumatology. Saunders Philadelphia, pp 1921–1943
16. Kudo H (1985) Long term follow-up study of total elbow arthroplasty with non-constrained prosthesis. In: Kashiwagi D (ed) Elbow joint. Proceedings of the International Seminar Kobe, Japan. Excerpta Medica, Amsterdam (International Congress Series 678: 269–276)
17. Larsen A, Dahle K, Eek M (1977) Radiographic evaluation of rheumatoid arthritis and related conditions by standard reference films. Acta Radiol Diagn 18: 481
18. London JT (1981) Kinematics of the elbow. J Bone Joint Surg [Am] 63: 529–535
19. Lowe LW (1978) The development of an elbow prosthesis at Northwick Park Hospital. J Roy Soc Med 72: 117–120
20. Mazas F (1975) Prothèses totales du coude. Acta Orthop Belg 41: 462
21. McKee (1973) Total replacement of the elbow joint. Proceedings of the 12th SICOT Congress, 1972. Excerpta Medica, Amsterdam, pp 891–893
22. Moreau PF (1805) Observations pratiques relative à la résection des articulations affectées de carie, Paris
23. Morrey BF, Admas RA (1991) Semiconstrained devices: techniques and results. In: Morrey BF (ed) Joint replacement arthroplasty. Churchill Livingstone, New York, pp 311–329
24. Morrey BF, Bryan RS (1985) Total joint replacement. In: Morrey BF (ed) The elbow an its disorders. Saunders, Philadelphia, p. 546
25. Ollier LX (1878) De la résection du coude dans les cas d'ankylose. Rev Med Chir 6: 12
26. Pritchard RW (1981) Long-term follow-up study: semiconstrained elbow. Orthopedics 4: 151–155
27. Roper BA, Tuke M, O'Riordan SM, Bulstrode CJ (1986) A new unconstrained elbow. A prospective review of 60 replacements. J Bone Joint Surg [Br] 68: 566–569
28. Schlein AP (1976) Semiconstrained total elbow arthoplasty. Clin Orthop 121: 222-229
29. Sorbie CH, Shiba R, Sin D, Saunders G, Wevers P (1986) The development of a surface arthroplasty for the elbow. Clin Orthop 208: 100
30. Souter WA (1985) The Evolution of total replacement arthroplasty of the elbow. In: Kashiwagi D (ed) Elbow joint. Proceedings of the International Seminar Kobe, Japan. Excerpta Medica, Amsterdam, International Congress Series 678: 255–268
31. Souter WA (1987) Le traitement chirurgical du coude rhumatoide. Cahiers d'enseignement de la SOFCOT. Conférences d'enseignement, pp 159–172

Handgelenktotalprothese

H. C. MEULI

Planung und Entwicklung von Handgelenkprothesen

Totalendoprothesen für das Handgelenk sind, im Vergleich zu anderen Gelenken, relativ spät eingeführt worden. Dies mag hauptsächlich dadurch begründet sein, daß die Arthrodese in hervorragender Weise geeignet ist, bei schmerzhaften fortgeschrittenen Handgelenkdestruktionen Stabilität und Schmerzfreiheit zu erzielen. In der Behandlung der rheumatoiden Arthritis gewinnt jedoch die Handgelenkarthroplastik zunehmend an Interesse, v.a. wenn beide Handgelenke oder andere Gelenke von der Krankheit betroffen sind.

1967 hat Swanson [19, 20] ein Implantat aus Silastic für das Radiokarpalgelenk angegeben. Wir haben seit 1970 an der Entwicklung einer Totalendoprothese für das Handgelenk gearbeitet. Die erste totale Handgelenkarthroplastik konnte 1971 durchgeführt werden. 1973 erfolgte dann die Veröffentlichung [11].

Bei der Entwicklung der Handgelenkprothese waren folgende Kriterien wegweisend: 1) Die Prothese sollte „handgelenkgerecht" sein, d. h. die Funktion des Handgelenkes weitestgehend nachahmen. 2) Es sollten Materialien, die sich bei anderen Endoprothesen unter Berücksichtigung biomechanischer Grundregeln bewährt haben, verwendet werden. 3) Die Operationstechnik sollte reproduzierbar, Rückzugsmöglichkeiten sollten gegeben sein.

Es war von Anfang an offensichtlich, daß eine annähernd normale Gelenkfunktion nur mit einem Kunstgelenk wiederhergestellt werden kann. Die komplexe Kinematik des Handgelenkes kann nicht einfach kopiert werden, deshalb mußte ein Kompromiß gefunden werden. Die Tatsache, daß das physiologische Bewegungszentrum des Handgelenkes im Os capitatum lokalisiert ist, war richtungsgebend für die Verwendung eines Kugelgelenkes. Das Kugelgelenk ist die einfachste Gelenkkonstruktion. Auch vom Material her stellen sich kaum Probleme. Ein Kugelgelenk erlaubt Bewegungen in sämtlichen Richtungen, ebenso eine leichte Distraktion. Die Streßwirkung auf die Verankerung der Prothesenteile im Knochen ist wesentlich herabgesetzt, weil ein Anschlag der Prothesenteile nur bei extremen Gelenkbewegungen erfolgen kann. Rotationsfehler bei der Implantation eines Kugelgelenkes sind ausgeschlossen.

In den letzten 2 Jahrzehnten sind zahlreiche andere Endoprothesen für das Handgelenk beschrieben worden. Damit wird das Bedürfnis nach einer Wiederherstellung der Handgelenkfunktion dokumentiert [1–4, 6–10, 16, 21–23]. Entscheidend für diese Entwicklung waren genauere Kenntnisse der funktionellen Anatomie und der Kinematik des Karpus.

Unsere Prothese ist im Verlauf der Zeit kontinuierlich verbessert worden. Durch die Abflachung der Gelenkpfanne konnte der Bewegungsumfang erweitert werden, ohne die Stabilität zu beeinträchtigen. Schließlich sind die distalen Verankerungsstifte exzentrisch angeordnet worden, wodurch die Zentrierung der Prothese vereinfacht wurde. Die Zahl der Mißerfolge und der damit verbundenen Revisionsoperationen ist dank verfeinerter Operationstechnik, besserer Auswahl der Patienten und sorgfältiger Indikationsstellung deutlich zurückgegangen [12–14].

Einige Hauptprobleme waren jedoch noch immer ungelöst: die exakte Zentrierung der Prothese, die Fixation der Prothese im Karpus, die Verwendung von Zement und der Polyäthylenabrieb.

Die genaue Bestimmung des Bewegungszentrums ist von entscheidender Bedeutung für das Sehnengleichgewicht und die Funktion des Kunstgelenkes. Die Fixation einer Prothese im Karpus ist deshalb so anspruchsvoll, weil nicht ein einziger Knochen vorhanden ist, sondern eine Mehrzahl verschiedener Knochen, die gelenkig miteinander verbunden sind. Aus diesem Grunde ist eine Zementierung äußerst schwierig und oft auch insuffizient. Wenn die Prothese nicht mehr stabil verankert ist, kommt es zu Zementabrieb und Fremdkörperreaktion und damit zu lokaler Osteolyse. Der Abrieb der Polyäthylenkugel war bei den ersten Prothesen unverantwortlich hoch und hatte erhebliche Gewebsreaktionen zur Folge.

In der Absicht, diesem Problemen zu begegnen, ist 1986 eine neue Prothese, die den modernsten Anforderungskriterien gerecht wird, entwickelt worden.

Die Handgelenkendoprothese (MWP-III)

Die Prothese MWP-III (Meuli Wrist Prosthesis, 3. revidiertes Modell) ist aus der hochfesten Titanium-6-Aluminium-7-Niobium-Schmiedelegierung Protasul 100 gefertigt. Die Oberfläche ist matt, mit Edelkorund grobgestrahlt. Der goldfarbene Kugelkopf ist mit Titannitrit beschichtet und besitzt eine hohe Abriebfestigkeit. Der aus „ultra high molecular weight" (UHMW-)Polyäthylen Chirulen gefertigte Pfanneneinsatz ist in die Schale eingeschraubt. Die Prothese besteht aus 2 Teilen, dem proximalen Radiusteil und dem distalen Karpalteil. Es sind zwei Größen erhältlich. Der Radiusteil kann sowohl füt rechts als auch links verwendet werden. Er besteht aus den U-förmigen Verankerungsschenkeln und der integrierten Kugelpartie. Die Kugelachse ist nach ulnar versetzt und liegt auf der Zentrumachse. Der Karpalteil ist in einer Rechts- und Linksausführung vorhanden. Er besteht aus einer Pfannenpartie und den Verankerungsschenkeln, die zur Gelenkpfanne nach dorsal geneigt und nach radial versetzt

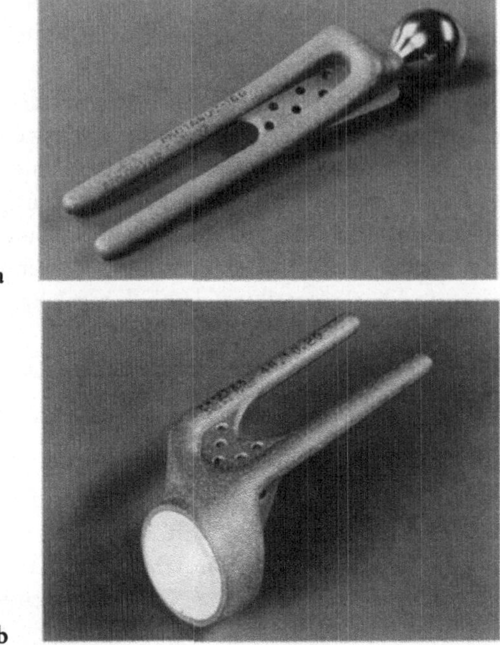

Abb. 1a,b. MWP-III-Handgelenktotalprothese: **a** Radiusteil (Gelenkkopf); **b** Karpalteil (Gelenkpfanne)

sind (Abb. 1). Die Prothese kann im Knochen einzementiert werden, sie ist jedoch für den Gebrauch ohne Zement vorgesehen. Die Verankerungsstifte, die bei Bedarf zur besseren Anpassung an die Metakarpalia zurecht gebogen werden können, sowie die Verankerungsrippen bzw. Stabilisierungsflügel erlauben eine ausgezeichnete primäre Stabilität in dem vorbereiteten Knochenlager. Durch das An- und Einwachsen von neugebildetem Knochen kann eine sekundäre Stabilisierung des Titanimplantates erwartet werden [18]. Die Basis des Kugelgelenkes ist im Bereich des radiolunaren Gelenkes fixiert. Damit ist die Stabilität des Systems garantiert und die Höhe des Karpus wird aufrecht erhalten. Eine Ligamentstabilisierung ist nicht mehr notwendig. Die freie Beweglichkeit des Kugelgelenkes findet im physiologischen Bewegungszentrum, im Os capitatum, statt. Die Rotationsachse hat keinen nachteiligen Einfluß, vielmehr können durch die Rotationsbewegungen im Kugelgelenk die rotatorischen Ausgleichsbewegungen, die normalerweise in der proximalen Karpalknochenreihe stattfinden, kompensiert werden.

Im Gegensatz zu einem geschlossenen oder halbgeschlossenen Gelenkmechanismus oder zu einer Prothese mit ellipsoidem Kopf muß jedoch ein offenes Kugelgelenk besonders präzise zentriert und die ausgeglichene Sehnenspannung während der Operation genau kontrolliert werden (Abb. 2).

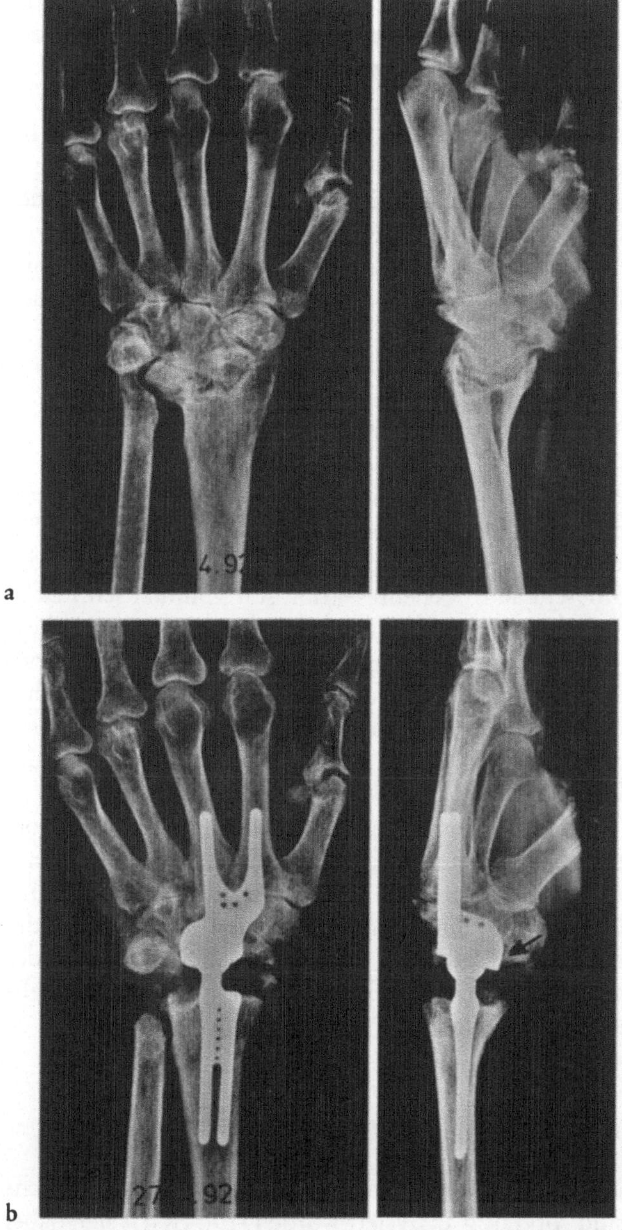

Abb. 2a, b. Hangelenktotalprothese MWP-III bei einer 74jährigen Patientin mit rheumatoider Arthritis: **a** präoperative Röntgenbilder; **b** postoperative Röntgenbilder. Rekonstruktion des Karpus und korrekte Achsenstellung. Die Prothese ist im Karpus stabil verankert *(Pfeil)*

sinnvoll, wenn keine motilitätserhaltende Operation, beispielsweise eine karpale Teilarthrodese mehr möglich ist und eine totale Arthrodese in Betracht gezogen wird. Der Rückzug zur Arthrodese ist später immer noch durchführbar. Die Totalendoprothese bedeutet also v. a. einen wertvollen Zeitgewinn.

Die Totalendoprothese für das Handgelenk ist kontraindiziert bei mangelnder Motivation des Patienten, bei manueller Schwerarbeit und bei ungünstigen lokalen Voraussetzungen wie Sehneninsuffizienz oder ungenügendem Knochenlager im Karpus. Auch schwere Achsenfehlstellungen und extreme Flexionsstellungen in den Metakarpophalangealgelenken sind ungünstige Voraussetzungen. In diesen Fällen ist die Totalarthrodese für das Handgelenk auch heute noch die Methode der Wahl.

Operationstechnik und postoperative Nachbehandlung

Eine sorgfältige Operationstechnik ist unabdingbare Grundlage für ein gutes Ergebnis. Operationstechnische Komplikationen lassen sich durch exaktes Befolgen der Richtlinien vermeiden [15]. Von entscheidender Bedeutung ist das genaue Einsetzen der Prothese. Die Knochenresektion soll minimal sein. Es ist unbedingt notwendig, möglichst viel Knochen zu erhalten, damit die Prothese vollständig im Knochen eingebettet werden kann. Intraoperative Röntgenkontrollen sollen routinemäßig vor und nach dem definitiven Einsetzen der Prothesenteile vorgenommen werden. Die Rekonstruktion des Retinaculum extensorum ist ebenfalls eine sehr wichtige Maßnahme, um die korrekte Führung der Strecksehnen zu gewährleisten.

Eine Woche nach der Operation kann mit aktiven Bewegungsübungen vorsichtig begonnen werden. Das Handgelenk wird bis zur Wundheilung in einer neutralen Stellung fixiert. Danach werden die Flexions- und Extensionsübungen allmählich intensiviert, jedoch ist eine Fixationsschiene v. a. nachts mindestens 6 Wochen lang zu tragen. Keinesfalls darf die Beweglichkeit auf Kosten der Stabilität forciert werden. Bei Tendenz zu Achsenfehlstellungen und bei Sehnenkontrakturen wird gelegentlich eine dynamische Schiene verwendet.

Diskussion

Die Ergebnisse einer ersten Serie von 50 Prothesen mit einer mittleren Beobachtungszeit von 4,5 Jahren sind sorgfältig analysiert worden [15]. Es hat sich dabei gezeigt, daß eine zuverlässige Fixation der Prothese ohne Knochenzement möglich ist. Zwischen 1986 und 1991 sind 50 Prothesen bei 45 Patienten implantiert worden. 33 Patienten hatten eine rheumatoide Arthritis und 12 eine posttraumatische Arthrose. 1 Patient starb und 44 Patienten konnten 2–6 Jahre postoperativ nachkontrolliert werden. Die Überprüfung umfaßte eine ausführliche Befragung der Patienten bezüglich Schmerzen, Zufriedenheit und Befähigung zu

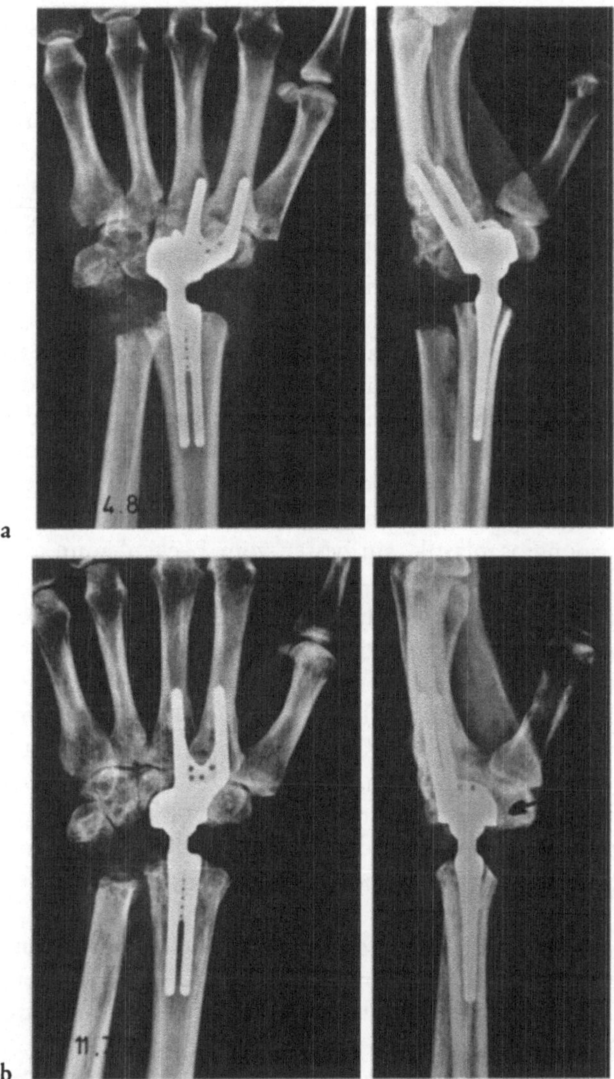

Abb. 3a, b. 52jährige Patientin mit rheumatoider Arthritis: **a** Falsch eingesetzte Prothese im Karpus, keine knöcherne Abstützung im Karpus, Lockerung und Kippung der Prothese nach palmar; **b** nach der Revision korrekte Lage der Prothese, palmare Abstützung mit Knochenspan *(Pfeil)*

Indikationen und Kontraindikationen

Die Totalendoprothese für das Handgelenk ist bei schweren schmerzhaften Destruktionen und Instabilitäten im Handgelenk infolge rheumatoider Arthritis oder posttraumatischer Arthrose angezeigt. Ein Gelenkersatz ist aber nur

Alltagsbeschäftigungen. Sie beinhaltete außerdem Messungen von Bewegungen und Kraft, sowie Röntgenkontrollen. Das Endergebnis wurde in 24 Fällen als sehr gut, in 12 Fällen als gut, in 5 Fällen als mäßig und in 8 Fällen als schlecht bewertet. Hauptproblem war eine Lockerung der karpalen Komponente mit Kippung nach palmar. Diese Komplikation trat auf, wenn die Prothese nicht korrekt in einem soliden Knochenbett verankert wurde. Bei 8 Patienten mußte deshalb die Prothese entfernt werden. 6 mal wurde eine Arthrodese durchgeführt, einmal wurde die Prothese entfernt und es resultierte eine schmerzfreie Resektionsarthroplastik. In einem Fall wurde eine neue Prothese korrekt wieder eingesetzt.

Es ist absolut notwendig, im Karpus eine ausreichende Knochenreserve zu belassen, damit die Prothese eine genügende palmare Abstützung erhält. Da die Sekundärfixation der Prothese allein vom Anwachsen des Knochens auf der Implantatoberfläche abhängig ist, muß der Pfannenteil der Prothese vollständig im Knochen eingebettet werden. Das Prinzip der Osteointegration der Prothese ist auch für den radialen Teil gültig. Es ist deshalb, wann immer das Knochenlager ungenügend ist, eine Spongiosaplastik, am besten vom Beckenkamm aus, durchzuführen.

Die minimale Knochenresektion kann als Leitprinzip für jegliche Art von Handgelenkprothese gelten. Es hat sich nämlich gezeigt, daß die Lockerung und Wanderung des karpalen Prothesenteils bei allen bisher beschriebenen Prothesen die häufigste Komplikation darstellt [3–7, 9, 17, 21] (Abb. 3). Vor allem voluminöse Implantate, die nicht im Karpalknochen eingebettet sind, können nur mit Knochenzement fixiert werden. Diese Fixation in den Metakarpalia ist jedoch, selbst bei sehr langen Verankerungsstiften, auf die Dauer fragwürdig, weil Biegungs- und Torsionskräfte auf das Implantat einwirken und mit der Zeit eine progressive Lockerung der Knochen-Zement-Grenze bewirken [17].

Aufgrund dieser Beobachtungen erscheint es uns heute richtig, möglichst kleine Prothesenteile, die maximalen Knochenkontakt haben, zu verwenden. Damit kann eine ausgeglichene biologische Fixation ohne Zement sowohl am Karpus als auch in den Metakarpalia erreicht werden. Die Knochenresektion sollte also minimal sein, allenfalls muß zusätzlich noch Spongiosa verwendet werden.

Die neue MWP-III-Totalendoprothese für das Handgelenk erfüllt diese Anforderungen und die vorläufigen Ergebnisse sind vielversprechend.

Literatur

1. Alnot JY, Guepar (1982) Les arthroplasties du poignet. In: Razemon JP, Fisk GR (eds) Le poignet. GEM Exp Scientifique Françe, Paris
2. Alnot JY, Aubriot JH, Condamine JL et al.(1988) L'arthroplastie totale GUEPAR de poignet dans la polyarthrite rhumatoide. Rev Chir Orthop (Suppl II) 74: 340–345

3. Beckenbaugh RD (1991) Arthroplasty of the wrist. In: Morrey BF (ed.) Joint replacement arthroplasty. Churchill Livingstone, New York, pp 195–215
4. Beckenbaugh RD, Linscheid RL (1982) Arthroplasty in the hand and wrist. In: Green DP (ed) Operative hand surgery. Churchill Livingstone, New York
5. Cooney III WP, Beckenbaugh RD, Linscheid RL (1984) Total wrist arthroplasty. Problems with implant failures. Clin Orthop 187: 121–128
6. Ferlic DC (1992) Management of the rheumatoid wrist. In: Clayton ML, Smythe CJ (eds) Surgery for rheumatoid arthritis. Churchill Livingstone, New York, pp 155–187
7. Figgie MP, Ranawat CS, Inglis AE, Sobel M, Figgie III HE (1990) Trispherical total wrist arthroplasty in rheumatoid arthritis. J Hand Surg 15A. 2: 217–223
8. Gagey O, Lanoy JF, Mazas Y, Mazas F (1986) Prothèse totale radiocarpienne. Etude préalable. Rev Chir Orthop 72: 165–171
9. Hamas RS (1979) A quantitative approach of total wrist arthroplasty. Development of a „precentered“ total wrist prosthesis. Orthop Clin North Am 3: 245-255
10. Kapandji IA (1982) Principes d'expérimentations d'une nouvelle famille de prothèses de poignet de Type Cardan. Ann Chir Main Memb Super 2: 155–167
11. Meuli H Ch (1973) Arthroplastie du poignet. Ann Chir 27: 527–530
12. Meuli H CH (1980) Arthroplasty of the wrist. Clin Orthop 149: 118–125
13. Meuli H Ch (1984) Meuli total wrist arthroplasty. Clin Orthop 187: 107–111
14. Meuli H Ch (1992) Total wrist arthroplasty. In: Simmen BR, Hagena FW (eds) The wrist in rheumatoid arthritis. Basel, Karger Rheumatology, vol 17 pp 198–204
15. Meuli H Ch, Fernandez DL (1995) Uncemented total wrist arthroplasty. J Hand Surg 1995; 20A: 115–122
16. Ranawat CS, Green NA, Inglis AE, Straub LR (1982) Special tri- axial total wrist replacement. In: Inglis AE (ed) American academy of orthopedic surgeons. Symposium on total joint replacement of the upper extremity. Mosby, St. Louis
17. Rettig ME, Beckenbaugh RD (1993) Revision total wrist arthroplasty. J Hand Surg Am 18: 798–804
18. Spotorno L, Schenk RK, Dietschi C, Romagnoli S, Mumenthaler A (1987) Unsere Erfahrungen mit nicht zementierten Prothesen. Orthopäde 16: 225–238
19. Swanson AB (1968) Silicone rubber implants for replacement of arthritic or destroyed joints in the hand. Surg Clin North Am 48: 1113–1127
20. Swanson AB (1973) Flexible implant resection arthroplasty of the hand and extremities. Mosby, St. Louis
21. Taleisnik J (1985) The wrist. Churchill Livingstone, New York
22. Volz RG (1976) The development of a total wrist arthroplasty. Clin Orthop 116: 209
23. Volz RG (1984) Total wrist arthroplasty. Clin Orthop 187: 112–120